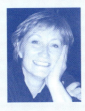

## Ricki Nusser-Müller-Busch

- Geboren und aufgewachsen in Wien
- Leitende Logopädin am Unfallkrankenhaus Berlin (ukb) und Instruktorin für Facio-Orale Trakt Therapie (F.O.T.T.®), Bobath-Kindertherapeutin
- Mitbegründerin der interdisziplinären Berliner Schlucksprechstunde am Unfallkrankenhaus Berlin und der AG Schluckstörungen Berlin-Brandenburg, umfangreiche Vortrags-, Dozententätigkeit im In- und Ausland, zahlreiche Veröffentlichungen
- Derzeitige Forschungsschwerpunkte: Schluckstörungen und Trachealkanülenmanagement bei schwer betroffenen Patienten in der Intensivphase, in der neurologischen Frührehabilitation und in der Langzeitbetreuung sowie bei Patienten mit Halsmarklähmungen

Ricki Nusser-Müller-Busch (Hrsg)

# Die Therapie des Facio-Oralen Trakts

Ricki Nusser-Müller-Busch (Hrsg)

# Die Therapie des Facio-Oralen Trakts

F.O.T.T. nach Kay Coombes

2. Auflage

Mit 94 zum Teil farbigen Abbildungen und 13 Tabellen
Mit Geleitworten von Kay Coombes und Prof. Dr. Peter Bülau

Mit Beiträgen von:
Jeanne-Marie Absil, Barbara Elferich, Petra Fuchs,
Karin Gampp Lehmann, Claudia Gratz, Wibke Hollweg, Silke Kalkhof,
Dr. med. Berthold Lipp, Jürgen Meyer-Königsbüscher, Doris Müller,
Ricki Nusser-Müller-Busch, Dr. med. Wolfgang Schlaegel,
Dr. med. Rainer O. Seidl, Heike Sticher, Daniela Tittmann,
Margaret Walker

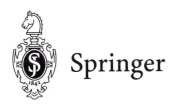

Ricki Nusser-Müller-Busch (Hrsg)
Unfallkrankenhaus Berlin
Warener Straße 7
12683 Berlin

ISBN-13  978-3-540-49683-0    Springer Medizin Verlag Heidelberg

Bibliografische Information der Deutschen Nationalbibliothek
Die Deutsche Bibliothek verzeichnet diese Publikation in der Deutschen Nationalbibliografie;
detaillierte bibliografische Daten sind im Internet über http://dnb.ddb.de abrufbar

Dieses Werk ist urheberrechtlich geschützt. Die dadurch begründeten Rechte, insbesondere die der Übersetzung, des Nachdrucks, des Vortrags, der Entnahme von Abbildungen und Tabellen, der Funksendung, der Mikroverfilmung oder der Vervielfältigung auf anderen Wegen und der Speicherung in Datenverarbeitungsanlagen, bleiben, auch bei nur auszugsweiser Verwertung, vorbehalten. Eine Vervielfältigung dieses Werkes oder von Teilen dieses Werkes ist auch im Einzelfall nur in den Grenzen der gesetzlichen Bestimmungen des Urheberrechtsgesetzes der Bundesrepublik Deutschland vom 9. September 1965 in der jeweils geltenden Fassung zulässig. Sie ist grundsätzlich vergütungspflichtig. Zuwiderhandlungen unterliegen den Strafbestimmungen des Urheberrechtsgesetzes.

**Springer Medizin Verlag.**
springer.de

© Springer Medizin Verlag Heidelberg 2004, 2007

Printed in Germany

Die Wiedergabe von Gebrauchsnamen, Handelsnamen, Warenbezeichnungen usw. in diesem Werk berechtigt auch ohne besondere Kennzeichnung nicht zu der Annahme, dass solche Namen im Sinne der Warenzeichen- und Markenschutzgesetzgebung als frei zu betrachten wären und daher von jedermann benutzt werden dürften.

Produkthaftung: Für Angaben über Dosierungsanweisungen und Applikationsformen kann vom Verlag keine Gewähr übernommen werden. Derartige Angaben müssen vom jeweiligen Anwender im Einzelfall anhand anderer Literaturstellen auf ihre Richtigkeit überprüft werden.

Planung: Marga Botsch, Heidelberg
Projektmanagement: Claudia Bauer, Heidelberg
Zeichnungen: Otto Nehren, Achern
Satz und Repro: am-productions GmbH, Wiesloch
Layout und Umschlaggestaltung: deblik, Berlin
SPIN 11862895
Gedruckt auf säurefreiem Papier    22/2122/cb – 5 4 3 2 1 0

# Geleitwort

Hirnveränderungen und ihre Folgen treten in sehr verschiedenen Formen und Schweregraden auf. Die Folgen von Hirnschädigungen können sehr einschneidend sein. Die auslösenden Ursachen sind verschiedener Art. An prominenter Stelle steht der Hirnschlag (und mit den Bemühungen um eine angemessene Therapie nach Schlaganfall ist der Name »Bobath« verbunden). Zusammenarbeit ist nötig:
- Kooperation aller derjenigen, die den unmittelbar Betroffenen helfen,
- Partnerschaft dieser »Helfer« untereinander und mit den Patienten sowie mit der Familie,
- Verbindung zwischen den aktuellen Forschungsergebnissen und den Therapiemethoden des Rehabilitationsteams.

Weltweit geht es darum, Menschen mit Hirnschädigungen ein sinnerfülltes Leben zu ermöglichen, so gut es unter den jeweiligen konkreten Bedingungen geht:
- körperlich,
- psychisch,
- sozial.

Der für die »Facial Oral Tract Therapy« (F.O.T.T.) charakteristische Grundzug der Kooperation kommt auch im Aufbau und in den Inhalten dieses Buchs zum Ausdruck. Diese in der Therapie gelebte Philosophie ist durchwegs handlungsanleitend in den Beiträgen. Die Autorinnen und Autoren kommen aus verschiedenen Fachrichtungen. Einige Texte entstanden als Gemeinschaftswerk.

F.O.T.T. beschäftigt sich mit (Problemen beim)
- Atmen,
- (selbständigem) Essen und Trinken,
- Schlucken und
- verbaler und non-verbaler Kommunikation (besonders unter Einschluss des Gesichtsausdrucks und der Körpersprache).

Das grundlegende Konzept der F.O.T.T. wird nun in diesem Buch dargelegt und an relevanten Behandlungsbeispielen aufgezeigt.

Dabei ist zu beachten, dass F.O.T.T. keine starre Übungsabfolge ist, sondern eine Anwendung von Prinzipien, die auf der Physiologie des Menschen, den Neurowissenschaften und den Lerntheorien basieren. F.O.T.T. begleitet so die Therapeutinnen und Therapeuten (einschließlich Krankenpflege, ärztlicher Dienst und andere am Rehabilitationsprozess Beteiligte) bei der Betreuung »rund um die Uhr«.

Behandlungsmethoden müssen maßgeschneidert sein, um die Bedürfnisse des individuellen Betroffenen zu treffen. Dabei ist unser aktuelles Wissen über normales und davon abweichendes Verhalten (nach Hirnschädigung) zu berücksichtigen – und dies bedeutet auch Zugriff auf aktuelle Technologien für Menschen mit »Handicaps«. Technische Geräte zur »Alternative & Augmentative Communication (AAC)« sind Beispiele hierfür. Dieses wichtige Thema wird in der ersten Auflage dieses Buches noch nicht abgedeckt, doch wer in diesem Bereich tätig ist, wird schnell erkennen können, wie wichtig und lohnend es ist, auch bei Auswahl, Einübung und Verwendung von High-tech- oder Low-tech-Hilfsmitteln die F.O.T.T.-Grundeinsichten praktisch umzusetzen.

Oft passen die vorhandenen Fähigkeiten und die angebotenen Mittel nicht zusammen. So sehen wir in der Praxis beispielsweise Rollstuhlfahrer, die damit kämpfen, den E-Rollstuhl mit dem Joystick zu bewegen – ohne Möglichkeit, den Arm bei dieser Aufgabe abzustützen, und vielleicht wird dies noch durch instabile Fußstützen verschlimmert. Das vorhersagbare Resultat ist steigender Tonus (durch die Kombination von fehlschlagenden Versuchen, den Körper zu stabilisieren, auf Grund fehlender Balance, ohne angemessene dynamische Stabilität fehlschlagenden Versuchen einer willkürlichen, gezielten Bewegung und innerem Erregungsaufbau durch die Intention, sich anderen darüber mitzuteilen).

Kurz: Hier werden pathologischer Tonus und pathologische Handlungsmuster vertieft. Diese aber sollten in der Rehabilitation »ent-lernt« werden, d. h., es ist nötig, hier gezielt zu hemmen und günstigere Muster anzubahnen, und dazu kann F.O.T.T. beitragen. Denn ohne den wirklich helfenden Eingriff gehen in diesem und anderen Fällen erhaltene Fertigkeiten verloren. Diese »spontane« Entwicklung unterdrückt die bei richtiger Behandlung mögliche Besserung.

Für uns alle besteht die Verpflichtung, uns Rechenschaft abzulegen über unsere Vorgehensweisen bei Diagnose und Behandlung und über die Langzeitwirkung sowie die unmittelbar sichtbaren Ergebnisse der Behandlung.

Wenn auf Grund medizinischer Fortschritte immer mehr Menschen auch schwere Schlaganfälle und schwere Hirnverletzungen überleben (mit schwergradigen und dauerhaften Behinderungen), ist auf der Seite der Rehabilitation die kontinuierliche Reflektion des Vorgehens und die Evaluation immer wichtiger, um bestmöglichst helfen zu können.

Die Erforschung der Neurophysiologie normaler und gestörter Handlungsabläufe zeigt den Weg zur wirkungsvolleren Prävention und/oder Intervention. Aber in der Realität gibt es immer auch Verzögerungsgründe für die praktische Umsetzung des verbesserten theoretischen Verständnisses in der Therapie. Diese zeitlichen Verzögerungen müssen kürzer werden! Dazu kann auch beitragen – und das ist Ziel dieses Buches –, die therapeutische Praxis präzise zu beschreiben und sie zu erklären.

Die Beiträge entstanden aus Anlass des 1. F.O.T.T.-Syposiums im Oktober 2001 in Berlin. TherapeutInnen (mich eingeschlossen) und Krankenpfleger sind nicht gerade voller Selbstvertrauen, wenn es darum geht, eigene Erfahrung zu veröffentlichen. Ich persönlich stehe in der Schuld all der Autorinnen und Autoren dieses F.O.T.T.-Buches: Es freut mich, wie die komplexe und nicht leichte Aufgabe hier kooperativ gelöst wurde.

**Kay Coombes**
(deutsch von Dr. V. M. Roth)

# Geleitwort

Schluckstörungen nach einer Schädigung des ZNS können lebensbedrohlich sein. Bei gestörten Schutzreflexen werden sie häufig übersehen. Unsachgemäße orale Ernährung führt zur Aspiration, die erst nach Entwicklung einer Pneumonie klinisch auffällig wird.

Dieses Problem wird mit zunehmender Kenntnis pathophysiologischer Zusammenhänge und intensiverer Betreuung der Patienten viel häufiger wahrgenommen. Insbesondere hat der Paradigmenwechsel von Versorgungspflege zu rehabilitativer Pflege den Blick für neurologische Funktionsstörungen geschärft. Das Verdienst von Kay Coombes, einer ausgewiesenen Sprachtherapeutin, ist es nun, neben einer genauen Beobachtung und Beschreibung dieses Funktionsdefizits auch fundierte Behandlungsansätze entwickelt und perfektioniert zu haben. Dabei kann sie sich auf die in der neurologischen Rehabilitation zusammengeführten vielfältigen Spezialisierungen und Kompetenzen der unterschiedlichen Berufsgruppen stützen.

Das von ihr entwickelte Konzept der Facio-Oralen Trakt Therapie (F.O.T.T.) beruht auf dieser breiten Interdisziplinarität. Die Autoren der hier publizierten Buchbeiträge repräsentieren somit auch alle Fachgebiete, die in eine erfolgreiche Therapie einbezogen sind. Nur die Synergie von Arbeiten am Schluckvorgang selbst, an der Atmung, der Stimme und der Körperhaltung erlauben die bemerkenswerten Resultate dieser Therapie. Diese intensive Arbeit am Patienten, oft nur als Doppelbehandlungen möglich, bindet große Personalressourcen der behandelnden Institutionen. Dies ist in unserer heutigen Zeit der Fallpauschalen und Ausgabenbegrenzungen nur sehr schwer zu vertreten. Deshalb ist es einerseits wichtig, die Behandlung durch begleitende wissenschaftliche Studien in ihrer Evidenz zu belegen. Andererseits gilt es, langfristige gesundheitsökonomische Überlegungen anzustellen. Es muss der finanzielle Benefit durch die Verhinderung von Aspirationspneumonien oder durch frühzeitige Entwöhnung von Trachealkanülen den Kosten der personalintensiven F.O.T.T. gegenübergestellt werden. Sowohl der Aspekt der Evidence-based Medicine als auch der langfristige ökonomische Gewinn muss in engagierter Lobbyarbeit gesundheitspolitisch vertreten werden.

Die Idee für dieses Buch entstand beim ersten internationalen F.O.T.T.-Symposium in Deutschland. Heraus kam eine wertvolle, umfassende Darstellung des State of the Art der Schlucktherapie bei neurologischen Patienten aus dem Blickwinkel aller beteiligter Berufsgruppen. Dem Anliegen der Autoren, den Stellenwert der Schlucktherapie und der Rehabilitation des gesamten fazio-oralen Trakts in Deutschland zu heben, wünschen wir viel Erfolg.

**Prof. Dr. Peter Bülau**

# Vorwort zur 2. Auflage

Drei Jahre nach der 1. Auflage und einem Nachdruck geht das F.O.T.T.-Buch in seine 2. überarbeitete Auflage. Dem Wunsch vieler Leser folgend sind die Fotos nun überwiegend farbig abgedruckt. Zusätzlich wurden in einem weiteren Kapitel (Kap. 10) die Ergebnisse erster wissenschaftlicher Untersuchungen zur Wirkung von F.O.T.T. eingefügt. Teilergebnisse dieser Studie hat Wibke Hollweg im Rahmen einer Diplomarbeit an der Universität Aachen im Diplomstudiengang Forschungs- und Lehrlogopädie im Jahr 2003 unter dem Titel »Eine Therapiestudie zur Therapie des Facio-Oralen Trakt (F.O.T.T) bei neurogenen Schluckstörungen in der Akutphase und Frührehabilitation« untersucht.

Damit soll zum einen die fortschreitende weitere Entwicklung von F.O.T.T. dokumentiert, aber auch die kritische Auseinandersetzung mit diesem komplexen Therapieansatz gefördert werden.

**Ricki Nusser-Müller-Busch**
Berlin, Januar 2007

# Vorwort zur 1. Auflage

Die Rehabilitation des fazio-oralen Trakts hat sich innerhalb der neurologischen Rehabilitation vom »Niemandsland« zum vielbeachteten Bereich entwickelt. Das vorliegende Buch soll in das Konzept der Therapie des Facio-Oralen Trakts (F.O.T.T.) einführen, das bei Patienten mit erworbener Hirnschädigung Anwendung findet. Die Autorenschaft setzt sich aus den Referentinnen und Referenten des 1. internationalen F.O.T.T.-Symposiums und Mitgliedern der Special interest group (S.I.G.) F.O.T.T. International zusammen.

Die **Facial Oral Tract Therapy**« wurde in den letzten 30 Jahren von der englischen Sprachtherapeutin und Bobath-Tutorin **Kay Coombes** entwickelt, indem sie sprachtherapeutisches Wissen mit dem Bobath-Konzept und den Erkenntnissen und Erfahrungen benachbarter Berufszweige zusammenführte und daraus Behandlungsprinzipien für die Integration und Koordination der Funktionen des fazio-oralen Trakts ableitete.

Kay Coombes stellte als Berufsanfängerin in ihrer Arbeit mit Patienten mit Hirnschädigungen fest, dass Physiotherapeuten oft bedeutend bessere Ergebnisse in der Sprechleistung ihrer Patienten erzielten als sie, die »Expertin für Stimme, Sprechen …«. (Eine Erfahrung, die mich übrigens auch – einige Jahre später – nach anderen Wegen als logopädischen Therapieansätzen suchen ließ). Deshalb besuchte sie 1969 als eine der ersten Sprachtherapeutinnen einen 8-wöchigen Bobath-Ausbildungskurs und arbeitete anschließend mit Kindern im Londoner Bobath-Zentrum, das von der Physiotherapeutin Berta Bobath und dem Psychiater und Neurologen Karel Bobath nach ihrer Emigration aus Berlin in London gegründet und geleitet wurde. Dort und auf vielen Reisen rund um die Welt haben das **Ehepaar Bobath** von den siebziger Jahren an – bis zu ihrem gemeinsamen Tod 1991 – gelehrt. Ihr holistisches Therapiekonzept wurde und wird von ihren Schülern weiterentwickelt. Stellvertretend verwiesen sei auf die Kindertherapeutin Nancy Finnie und die heutige Senior Bobath-Instruktorin Pat Davies.

Berta Bobath zeigte sich zu Beginn mehr als skeptisch über das Ansinnen einer Sprachtherapeutin, mit dem Bobath-Konzept arbeiten zu wollen. Kay Coombes erzählt, dass das Arbeiten mit den Bobaths eine Inspiration, aber nicht gerade bequem und entspannend (»relaxing«) war. Anfangs verging kein Tag, an dem sie nicht Berties Stimme hörte: »Why are you continuing with something that does not work?« („Warum machst du mit etwas weiter, das nicht wirkt?")

Das sollte sich ändern! Im Laufe der Jahre hat Kay Coombes ein umfassendes, interdisziplinäres Konzept für die Rehabilitation des fazio-oralen Trakts bei neurogenen Störungen entwickelt, das sich eng am Alltag der Patienten und ihren bio-psycho-sozialen Bedürfnissen orientiert. In der Therapie, die auch nach Möglichkeit die Angehörigen miteinbezieht, wird der Tatsache Rechnung getragen, dass zentral bedingte Störungen von Haltung, Bewegung und Muskelspannung das Schlucken, die Atmung, die nonverbale Kommunikation, die Stimmgebung und das Sprechen nachhaltig und u. U. lebenslang beeinflussen.

Gemeinsam mit Weggefährten wie Pat Davies, mit der sie in den 80er Jahren die ersten Kurse in Bad Ragaz unterrichtete, hat sie damit die Neurorehabilitation entscheidend mitgeprägt. Seit 1993 werden von Kay Coombes Multiplikatoren ausgebildet. Diese erste Generation von F.O.T.T.-Instruktoren kommen aus den Bereichen Physio-, Ergotherapie, Pflege und Sprachtherapie und unterrichten die Grundkurse in Europa. Die Kurse in Japan werden gemeinsam mit Kay Coombes gestaltet. Mit ihren unterschiedlichen Sichtweisen und Erfahrungen prägen die Instruktoren und die S.I.G. F.O.T.T. International gemeinsam das interdisziplinäre Konzept weiter.

Die F.O.T.T. steht, ebenso wie das Bobath-Konzept und viele andere Therapieansätze, erst am Beginn eines Prozesses, in dem ihre klinische Effektivität noch wissenschaftlich untermauert werden muss. In Zeiten sehr knapp werdender Ressourcen wird der Ruf nicht nur nach evidenzbasierter Medizin (evidence-based medicine), sondern auch nach evidenzbasierter Praxis (evidence-based practice) laut. Forschung tut not! Hier sollten neue Wege beschritten werden: die Finanzierung von Therapieforschung, Forschungsstellen und Stipendien auch für nichtakademische Professionen!

Wer in diesem Buch Handlungsanweisungen im Sinne von Technikvermittlung oder festgelegten Übungsangeboten erwartet, wird enttäuscht werden. Wer F.O.T.T. bisher als Schlucktherapie oder nur als »Arbeit an der oralen Phase« oder gar nur als die Durchführung der taktilen Mundstimulation kennen gelernt hat, erhält hier die Möglichkeit, die Vielschichtigkeit des Konzeptes in einigen seiner Bereiche kennen zu lernen.

Die Persönlichkeit und Individualität der Menschen, der Patienten zu berücksichtigen und ihre Probleme und Störungen effektiv zu behandeln, ist jeden Tag bei jedem Patienten eine Herausforderung. Als Therapeutin, Pflegende, Arzt usw. offen und wach zu bleiben, ist dafür Voraussetzung! Das heißt, Fragen zu stellen, unsere Arbeit auf die individuellen Probleme der anvertrauten Patienten abzustimmen und immer wieder unser Handeln mit anderen zu diskutieren, zu reflektieren und ggf. zu ändern.

»The patients guide you in their treatment« (»Die Patienten führen uns in ihrer Behandlung«)

(Berta Bobath)

**Ricki Nusser-Müller-Busch**
Berlin, Februar 2004

# Dankesworte

Mein Dank und der Dank aller »F.O.T.T.-Autorinnen« geht zu allererst an

**Kay Coombes**, die uns immer wieder aufs Neue mit Enthusiasmus lehrt, das physiologische Wunder »Mensch« zu achten und seinen Geheimnissen nachzugehen und die uns Vorbild ist, in ihrer Achtung und Respektierung der Patienten und ihrer Angehörigen.

Dass der Patient und sein Befinden 24 Stunden pro Tag im Mittelpunkt dieser Arbeit stehen, erfahren alle, die mit Kay Coombes Zeit verbringen können. Bis spät abends werden nach Kurs- oder Supervisionsschluss noch stationäre und ambulante »Problem«-Patienten von ihr angesehen, d. h. behandelt. Die für ihre pünktliche Abreise »Verantwortlichen« – nicht selten Nervenzusammenbrüchen nahe – müssen Taxifahrer bei Laune halten, die dann hoffnungslos verspätet in Richtung Flughafen rasen. Und wenn sie wieder einmal einen der Flüge nach Birmingham verpasst hat, kann es sein, dass gute Freunde ihr Haus in der Zwischenzeit mit einem Transparent geschmückt haben:

>»Kay feeds the world«

Ein Konzept entwickelt sich durch die mannigfaltigen Impulse vieler Menschen, die einen Weg gemeinsam gehen oder ihn begleiten. Wir danken stellvertretend

- **allen Kliniken und ihren Mitarbeitern**, die mit uns gemeinsam an der Umsetzung des Konzeptes arbeiten, für die vielen fruchtbaren Diskussionen und die Unterstützung, die wir auch als Special interest group S.I.G. F.O.T.T.-International von Seiten der Verwaltungen erfahren. Allen voran sei das Therapiezentrum Burgau (TZB) genannt mit den Klinikchefs **Dr. Lipp** und **Dr. Schlaegel**,
- Chefarzt **Prof. Dr. Bülau** für das Geleitwort und der Westerwald Klinik Waldbreitbach für die Unterstützung in der Sache,
- Chefarzt **Prof. Dr. Meier-Baumgartner** und dem Albertinen-Haus Hamburg, das maßgeblich an der Implementierung des Bobath- und F.O.T.T.-Konzeptes im norddeutschen Raum beteiligt war und ist.

Aber was wären diese Kliniken ohne ihre hervorragenden Mitarbeiterinnen und Mitarbeiter? Stellvertretend seien genannt:

- **Barbara Kuhlmann**, Logopädin am Albertinen-Haus Hamburg, eine der deutschen Pionierinnen der F.O.T.T.,
- **Karen Nielsen**, als Leiterin der Therapie-Abteilung im Therapiezentrum Burgau verantwortlich für die Qualität der therapeutischen Arbeit im TZB,
- **Annette Schneider**, Leiterin des erfolgreichen Schulungszentrum im TZB, das eine qualitativ hochwertige Ausbildungsstätte im Bereich neurologische Rehabilitation ist,
- die Bobath Instruktorinnen **Heidi Lessig**, Reha Nova Köln, **Bettina von Bidder**, REHAB Basel, und **Heidrun Pickenbrock**, St. Barbara Hospital Gladbeck, für ihre unerlässlichen Hilfen und Diskussionsfreudigkeit. Und – last but really not least – Senior Bobath-Instruktorin **Pat Davies** für ihre Ermutigung im November 2001, dieses Buch zu schreiben!

Wir lernen jeden Tag, ganz besonders von Patienten wie **Daniel**, die uns lehren, das alltagsrelevante Konzept besser zu verstehen und umzusetzen!

Bei der Realisierung dieses Buches haben uns viele Personen unterstützt und das Ergebnis mitgestaltet. Gedankt sei:

- »unseren Fotografen« **Bernd Milkereit, Thorsten Megele** und **Rainer Högl** (Video- und Dokumentationsabteilung des TZB), **Nicolas Lerch** (Videoabteilung REHAB Basel) und **Silke Lehmann** (Ergotherapeutin, Klinik Bavaria Kreischa), die an der Erstellung einer nicht unerheblichen Anzahl von Patientenfotos beteiligt waren. Frau OÄ Dr. **Christiane Laun**, Klinik für Allgemein- und Viszeralchirurgie am Unfallkrankenhaus Berlin, für die freundliche Überlassung der Aufnahmen zur Punktionstracheotomie in Kapitel 6 und Menschen wie **Frank Winkler**, die die elektronische Bildbearbeitung »fazilitiert« haben;
- **Marga Botsch, Heidrun Becker** und **Claudia Wallmann** vom Springer Verlag für ihre professionelle Unterstützung dieses Vorhabens und ihre Geduld;
- Unseren **Lebenspartnern, Familien, Freundinnen** und **Freunden**, Menschen, die uns Freiraum, aber auch »Unterstützungsfläche und dynamische Stabilität« gaben – »who kept us sane«.

Das vorliegende Buch ist in der Freizeit entstanden, an unzähligen Abenden bis tief in die Nächte – nach der täglichen Arbeit, an Wochenenden, ... sozusagen ein (Neben)Produkt des täglichen Lebens (»PtL«).

Wir gingen schwanger mit dem Buch. Eine Zeit, die zwar auch an eine Schwangerschaft und Geburt erinnerte, aber eigentlich noch viel mehr an die doch anstrengenden Monate danach.

**Margaret Walker**, »Kiwi in Schwaben«, verzweifelte daran, dass die deutschen Übersetzungen ihres englischen Manuskripts ihrer Meinung nach nie das widerspiegelten, was mit der englischen Sprache so prägnant auf den Punkt gebracht werden kann. Sie freut sich also schon auf eine englische Ausgabe dieses Buches! Ihrem »Übersetzer« **Hartmut Bunse** sei besonders gedankt. Es liegt nicht an ihm, sondern an der Sperrigkeit der deutschen Sprache, wenn »Kiwi« sich beschwert ...

**Silke Breternitz**, die neben der Leitung der Logopädie-Abteilung der Median-Klinik Grünheide, ebenso wie Margaret Walker noch »nebenbei« ihre Instruktoren-Ausbildung in England absolviert.

**Doris Müller**, die ihren eigenen Haltungshintergrund und ihr Körper-Alignment beim regelmäßigen Bauchtanztraining dynamisch in Schwung hält, deren Lebensmittelpunkt Dresden während des Kapitelschreibens in den Fluten versank, ... und die gemeinsam mit

**Heike Sticher**, bis November 2002 langjährige und verdienstvolle Secretary der S.I.G. F.O.T.T. International, in dieser Zeit noch die kulturellen Unterschiede – nicht nur der Nahrungsaufnahme und nonverbalen Kommunikation – in Kursen in Japan erfahren und studieren konnte.

**Jeanne Marie Absil**, als »niederländische Schweizerin« fähig, das Konzept in mehreren Sprachen zu unterrichten, deren Computer in dieser Zeit den Geist aufgab und die – dem Himmel sei Dank – einen schweren Autounfall weitgehend unversehrt überstand.

**Petra Fuchs**, die ihre Flexibilität bei mehrmaligen Wohnungswechseln in London und durch regelmäßiges »Jetten« über den Kanal und nach »Down under« unter Beweis stellte.

**Daniela Tittmann**, unsere an Jahren jüngste „Schluckschwester" mit sehr ausgereiften, überzeugenden didaktischen Fähigkeiten, die sich hervorragend bei Tai Bo abreagieren kann, aber auch innerhalb einiger Wochen ihr Leben umkrempelte und jetzt als Supervisorin in Kopenhagen unsere dänischen F.O.T.T.-Kolleginnen unterstützt.

**Jürgen Meyer-Königsbüscher**, der den organisatorischen Aufbau von FOrmaTT, Organisation der F.O.T.T.-Kurse in Europa, mitgestaltete.

**Barbara Elferich**, die beim Aufbau von FOrmaTT nicht nur organisatorisch sondern auch inhaltlich aktiv war, so »nebenbei« noch ein geeignetes Domizil in einer größeren süddeutschen Stadt suchte und fand, zwei Umzüge durchführte und ihre »ambulante« Wochenendbeziehung in eine »stationäre« umwandeln konnte. Und selbstverständlich dabei noch einen geordneten Weggang aus Burgau hinlegte, um in einem neuen Arbeitsgebiet »die Ärmel hochzukrempeln«!

Und den ärztlichen Autoren, **Dr. Wolfgang Schlaegel, Dr. Berthold Lipp** und **Dr. Rainer Seidl**? Ging es ihnen besser? … Nun ja, einige haben Frauen im Hintergrund, denen in solchen Worten dann immer gedankt wird (»Ohne sie …«). Aber auch hier hieß es, nach einem 10–12 Stunden-Kliniktag: Ran den Schreibtisch.

Ich danke **Rainer Seidl**, meine permanenten wie penetranten Änderungswünsche für das gemeinsame Kapitel ausgehalten zu haben.

Und dann noch der hehre Versuch, Menschen unserer Lebensgemeinschaften nicht zu vernachlässigen, was da heißt, unser Wichtigstes – Kinder – mit Liebe und Fürsorge zu begleiten. Ein Hoch auf unsere Mütter mit Kleinkindern, die nicht nur im übertragenen Sinne, sondern in vivo schwanger gingen. F.O.T.T. ist eben ein alltagsorientierter Ansatz!

**Karin Gampp Lehmann** hat hier Extremes geleistet. Während des Schreibens noch einen neuen Eidgenossen zu gebären, in die Familie zu integrieren und die Aufgaben in der Gemeinschaftspraxis nicht zu vernachlässigen, ist gleichzusetzen mit den Leistungen bei einem Triathlon Marke Ironman Hawaii – nur länger andauernd.

Und auch **Claudia Gratz**, die just in dieser Zeit ihre 3-köpfige Familie mit fast ebenso vielen Haustieren noch mal zu vergrößern begann. Mal sehen, wer früher da ist, N. N. oder das Buch …?

**Ricki Nusser-Müller-Busch**

## Hinweise

Die Bezeichnung F.O.T.T. wurde durch die Urheberin des Therapiekonzeptes Kay Coombes geschützt, welches auch durch die Schreibweise F.O.T.T.® verdeutlicht wird. Um den Lesefluss nicht zu beeinträchtigen haben wir die Schreibweise ohne Trademarkzeichen »®« gewählt.

Zur besseren Lesbarkeit wird im Text häufig nur eine Geschlechtsbezeichnung benutzt. Die Autorinnen und Autoren haben sich jeweils für die männliche oder weibliche Form entschieden. Es sind jedoch immer beide Geschlechter gemeint.

# Inhaltsverzeichnis

»Erde an Daniel …« 1

1 **Das F.O.T.T.-Konzept: funktionell – komplex – alltagsbezogen** 3
*Ricki Nusser-Müller-Busch*
1.1 Menschliches Bewegungsverhalten 4
1.1.1 Normale Bewegungsmuster 4
1.1.2 Abnorme Bewegungsmuster 6
1.2 Was tun, wenn die Problemlösungsmaschine – genannt ZNS – gestört arbeitet? 8
1.2.1 Ein konzeptioneller Ansatz bei zentralen Läsionen 8
1.2.2 Konsequenzen für das therapeutische Vorgehen 9
1.2.3 Konzept versus Technik – ein Beispiel 10
1.3 Die Therapie des Facio-Oralen Trakts 12
1.3.1 Die therapeutische Situation 12
1.3.2 Die Aufgabenstellung in den verschiedenen Krankheitsphasen 13
1.3.3 Die vier Bereiche der F.O.T.T. 16
1.4 Das interdisziplinäre 24-Stunden-Konzept 21
1.4.1 Individuelle und multidisziplinäre therapeutische Kompetenz 21
1.4.2 Das interdisziplinäre Team 22
1.4.3 Der 24-Stunden-Tag 22
1.5 Nutzen und Kosten 23
1.5.1 »Wer A sagt, muss auch B sagen!« 23
1.5.2 »Wer A und B sagt, muss auch C, D, E, und F sagen!« 24
1.6 Ausblick 25
Literatur 26

2 **Haltungshintergrund** 27
»Wir schlucken mit dem Becken …«
*Heike Sticher und Karin Gampp Lehmann*
2.1 Grundlagen Physiologie/Haltung 28
2.1.1 Haltungshintergrund 28
2.1.2 Motorisches Lernen 31
2.1.3 Dynamische Stabilität 32
2.2 Grundlagen Anatomie/Physiologie Schlucken 32
2.2.1 Os hyoideum 32
2.2.2 Brustwirbelsäule – Halswirbelsäule – Schulterblatt – Os hyoideum 35
2.2.3 Halswirbelsäule – Os hyoideum 35
2.2.4 Os temporale – Os hyoideum 36
2.2.5 Mandibula – Os hyoideum 37
2.2.6 Zunge – Os hyoideum 37
2.2.7 Larynx – Os hyoideum 38
2.2.8 M. Cricopharyngeus – Os hyoideum 38
2.3 Therapie 40
2.3.1 Physiologische Bewegungen und Ausgangsstellungen 40
2.3.2 Patientenbeispiele 41
Literatur 44

3 **Nahrungsaufnahme – mehr als Schlucken** 45
*Doris Müller, Jürgen Meyer-Königsbüscher und Jeanne-Marie Absil*
3.1 Normale Nahrungsaufnahme 46
3.2 Nahrungsaufnahme bei neurologischen Patienten 47
3.2.1 Typische Probleme beim Essen und Trinken 48
3.2.2 Die Nahrungsaufnahme wird unsicher 48
3.3 Wann ist die Nahrungsaufnahme ausreichend sicher? 49
3.3.1 Nahrungsaufnahme ist mehr als die pharyngeale Phase 49
3.3.2 Die Schlucksequenz 51
3.3.3 Funktionelle Zusammenhänge erkennen 54
3.4 Sichere Nahrungsaufnahme ist mehr als Schlucken 56
3.4.1 Sicherheitsrelevante Aspekte 56
3.4.2 Die Bewertung sicherheitsrelevanter Faktoren 57
3.5 Voraussetzungen für orale Nahrungsaufnahme erarbeiten 61
3.5.1 F.O.T.T. beginnt frühzeitig 61
3.5.2 Therapeutisches Essen 62
3.6 Assistierte Mahlzeiten 69
3.6.1 Überlegungen zur Gestaltung der Situation 70
3.6.2 Vorbereitung der assistierten Mahlzeit 70

| | | | | |
|---|---|---|---|---|
| 3.6.3 | Therapeutische Hilfen bei der Mahlzeit 71 | 5.3 | Stimme 124 |
| 3.6.4 | Nachbereitung der Mahlzeit 73 | 5.3.1 | Zentrale Steuerung der Stimmgebung 125 |
| 3.6.5 | Assistierte Mahlzeiten und enterale Ernährung 74 | 5.3.2 | Aspekte aus Anatomie und Physiologie 125 |
| 3.6.6 | Zusammenfassung 74 | 5.4 | Einfluss von Körperhaltung und Muskeltonus 127 |

## 4 Mundhygiene in der F.O.T.T.: therapeutisch – strukturiert – regelmäßig 77

*Barbara Elferich und Daniela Tittmann*

| | |
|---|---|
| 4.1 | Aus der Geschichte der Mundhygiene 78 |
| 4.2 | Probleme bei Patienten mit erworbener Hirnschädigung 79 |
| 4.2.1 | Primärprobleme nach Hirnschädigung und Lösungsansätze 79 |
| 4.2.2 | Sekundärprobleme nach Hirnschädigung und Lösungsansätze 83 |
| 4.3 | Die Mundhygiene in der F.O.T.T. 89 |
| 4.3.1 | Der Prozess von Befundung und Behandlung 90 |
| 4.3.2 | International Classification of Functioning, Disability and Health 93 |
| 4.3.3 | Vorgehen bei der therapeutischen Mundhygiene 95 |
| 4.4 | Hilfsmittel für die Mundhygiene bei neurologischen Patienten 105 |
| 4.4.1 | Reguläre Hilfsmittel 105 |
| 4.4.2 | Therapeutische Hilfsmittel 107 |
| 4.4.3 | Kontraindizierte Hilfsmittel bei neurologischen Patienten 108 |
| 4.5 | Mundhygiene – eine multidisziplinäre Aufgabe 110 |
| 4.6 | Angehörigenarbeit – eine individuelle Prozessbegleitung 113 |
| 4.6.1 | Prozessbegleitung 114 |
| 4.6.2 | Angehörigenanleitung am Beispiel Mundhygiene 115 |
| | Literatur 117 |

## 5 Atmung und Stimme: wieder sprechen … 119

*Silke Kalkhof und Margaret Walker*

| | |
|---|---|
| 5.1 | Atmung 120 |
| 5.1.1 | Zentrale Steuerung der Atmung 120 |
| 5.1.2 | Aspekte aus Anatomie und Physiologie 121 |
| 5.2 | Atem-Schluck-Koordination 123 |
| 5.3 | Stimme 124 |
| 5.3.1 | Zentrale Steuerung der Stimmgebung 125 |
| 5.3.2 | Aspekte aus Anatomie und Physiologie 125 |
| 5.4 | Einfluss von Körperhaltung und Muskeltonus 127 |
| 5.5 | Grundsätzliche Überlegungen und Behandlungsprinzipien in der F.O.T.T. 128 |
| 5.6 | Typische Probleme von Patienten mit Hirnschädigung und einige Lösungsansätze 130 |
| 5.6.1 | Zentrale Störungen der Atmung 130 |
| 5.6.2 | Probleme mit Haltung und Bewegung 130 |
| 5.6.3 | Weitere Probleme, die die Atmung beeinflussen 132 |
| 5.6.4 | Auswirkungen pathologischer Atmung auf Stimme und Sprechen 135 |
| 5.7 | Ausgangsstellungen für die Behandlung 140 |
| | Literatur 145 |

## 6 Die Trachealkanüle: Segen und Fluch 147

*Rainer O. Seidl und Ricki Nusser-Müller-Busch*

| | |
|---|---|
| 6.1 | Indikationen zur Tracheotomie 148 |
| 6.2 | Arten der Tracheotomie 149 |
| 6.2.1 | Temporäre Tracheotomie 149 |
| 6.2.2 | Plastische Tracheotomie 151 |
| 6.2.3 | Komplikationen der Tracheotomie 153 |
| 6.3 | Arten der Trachealkanüle 153 |
| 6.3.1 | Blockbare Kanülen 153 |
| 6.3.2 | Nichtblockbare Kanülen 155 |
| 6.3.3 | Sonstige Kanülen 157 |
| 6.3.4 | Kanülenzubehör 157 |
| 6.4 | Trachealkanülenwechsel und Tracheostomapflege 157 |
| 6.4.1 | Einsetzen und Befestigen der Trachealkanüle 157 |
| 6.4.2 | Wechsel der Trachealkanüle 158 |
| 6.4.3 | Pflege von Trachealkanülen und Tracheostomas 159 |
| 6.4.4 | Komplikationen am Tracheostoma 160 |
| 6.4.5 | Komplikationen an der Trachea 162 |
| 6.5 | Trachealkanülen und Schlucken 163 |
| 6.6 | Entfernung der Trachealkanüle 166 |
| 6.6.1 | Indikationen zur Entfernung einer Trachealkanüle 166 |
| 6.6.2 | Entfernung der Trachealkanüle 167 |
| | Literatur 167 |

## 7 Trachealkanülen-Management in der F.O.T.T. – Der Weg zurück zur Physiologie  173
*Heike Sticher und Claudia Gratz*

- 7.1 Grundlagen: Physiologie  170
- 7.1.1 Normale Atmung  170
- 7.1.2 Schutz- und Reinigungsmechanismen  173
- 7.1.3 Atem-Schluck-Koordination  174
- 7.2 Grundlagen: Pathophysiologie  174
- 7.2.1 Veränderungen der Atmung  175
- 7.2.2 Abnormale Haltung und Bewegung  175
- 7.2.3 Trachealkanülen und ihre Auswirkungen  176
- 7.3 Therapie  177
- 7.3.1 Grundgedanken  178
- 7.3.2 Behandlungspositionen  179
- 7.3.3 Reinigung des Atem-Schluck-Trakts  179
- 7.3.4 Therapeutisches Absaugen  181
- 7.3.5 Therapeutisches Entblocken  182
- 7.3.6 Therapeutisches Vorgehen nach der Entblockung  182
- 7.3.7 Interdisziplinäre Zusammenarbeit  185
- Literatur  186

## 8 Das F.O.T.T.-Konzept in der neurologischen Rehabilitation am Beispiel TZB (Therapiezentrum Burgau)  189
*Wolfgang Schlaegel und Berthold Lipp*

- 8.1 Strukturen  190
- 8.1.1 Personal  190
- 8.1.2 24-Stunden-Konzept  192
- 8.1.3 Standards  193
- 8.2 Dokumentation und Statistik  195
- 8.2.1 Dokumentation  195
- 8.2.2 Statistik  195
- 8.3 Diagnostik  196
- 8.3.1 Abklärung von Schluckstörungen  196
- 8.3.2 Apparative Schluckdiagnostik im Vergleich  197
- 8.3.3 Der Stellenwert der Laryngoskopie  197
- 8.3.4 Poststationäre Nachuntersuchungen  200
- 8.4 Fortbildung  201
- Literatur  202

## 9 F.O.T.T.: Mythos oder messbar?  205
*Petra Fuchs*

- 9.1 Studiendesigns  206
- 9.1.1 Nachweis der Therapiewirksamkeit  206
- 9.1.2 Gruppendesigns  208
- 9.1.3 Einzelfalldesigns  209
- 9.2 Das F.O.T.T. Assessment Profile  213
- 9.2.1 Entstehungsgeschichte  213
- 9.2.2 Beschreibung des F.O.T.T. Assessment Profile  214
- 9.2.3 Inhaltliche Validität und Inter-Rater Reliabilität  216
- 9.3 Studiendesign für F.O.T.T.  218
- 9.3.1 Ausarbeiten der Fragestellung  218
- 9.3.2 Design  218
- 9.3.3 Studienteilnehmer  219
- 9.3.4 Instrumente  219
- 9.3.5 Datenerhebung  219
- 9.3.6 Datenanalyse  220
- Literatur  221

## 10 Pilotstudie zu F.O.T.T. bei neurologischen Patienten  223
*Rainer O. Seidl, Wibke Hollweg und Ricki Nusser-Müller-Busch*

- 10.1 Methode  224
- 10.1.1 Beobachtungszeiträume  224
- 10.1.2 Therapie- und Untersuchungsablauf am Behandlungstag  224
- 10.1.3 Untersuchungsverfahren  225
- 10.2 Ergebnisse  226
- 10.2.1 Verlauf über den Behandlungszeitraum  226
- 10.2.2 Verlauf am Behandlungstag  227
- 10.3 Diskussion  228
- 10.3.2 Patienten  229
- 10.3.3 Zielparameter  230
- 10.3.4 Verlauf über den Behandlungszeitraum  230
- 10.3.5 Verlauf am Behandlungstag  231
- Literatur  231

## 11 Glossar  233

## 12 Fort- und Weiterbildungsmöglichkeiten  241

## Sachverzeichnis  245

# Autorenverzeichnis

**Jeanne-Marie Absil**
Pflegefachfrau
F.O.T.T.®-Senior Instruktorin
Instruktorin für Dysphagie
Rehaklinik Bellikon
5454 Bellikon, Schweiz
E-Mail:
absil@formatt.org

**Prof. Dr. Peter Bülau**
Ärztlicher Direktor
Westerwaldklinik Waldbreitbach
Schwerpunktklinik Neurologie und
Psychosomatik
Klinikstraße 1
56588 Waldbreitbach
E-Mail: buelau@t-online.de

**Barbara Elferich**
Ergotherapeutin
F.O.T.T.®-Senior Instruktorin
Am Schwarzenberg 14
97078 Würzburg
E-Mail: elferich@formatt.org

**Petra Fuchs**
Logopädin
MSc in Human Communication
Route de Corps-Nuds
35230 Saint Armel, Frankreich
E-Mail: pfuchs2000@yahoo.co.uk

**Karin Gampp Lehmann**
Physiotherapeutin
qualif. Therapeutin für
craniosacrale Osteopathie
S.I.G. F.O.T.T. International
Sandbühl 26
3122 Kehrsatz, Schweiz
E-Mail: karin.gampp@bluemail.ch

**Claudia Gratz**
Ergotherapeutin
F.O.T.T.®-Senior Instruktorin
Supervisorin F.O.T.T.
Therapiezentrum Burgau
Dr.-Friedl-Straße 1
89331 Burgau
E-Mail: gratz@formatt.org

**Wibke Hollweg**
Diplom-Logopädin
Sechzigstraße 85
50733 Köln
E-Mail: Wibke.Hollweg@t-online.de

**Silke Kalkhof**
Dipl. Stimm- und Sprachtherapeutin
F.O.T.T.®-Instruktorin
Ltd. Therapeutin der Abteilung
Logopädie
MEDIAN Klinik Grünheide
An der Reha-Klinik 1
15537 Grünheide
E-Mail: silke.kalkhof@freenet.de

**Dr. med. Berthold Lipp**
Chefarzt
Therapiezentrum Burgau
Dr.-Friedl-Straße 1
89331 Burgau
E-Mail: b.lipp@
therapiezentrum-burgau.de

**Dipl.-Päd.
Jürgen Meyer-Königsbüscher**
Diplompädagoge
F.O.T.T.®-Instruktor
Leiter Abt. Stimm-
und Sprachtherapie
Hardtwaldklinik I
Hardtstraße 31
34596 Bad Zwesten
E-Mail: me-koe@formatt.org

**Doris Müller**
Ergotherapeutin
F.O.T.T.®-Senior Instruktorin
Fachl. Leitung Ergotherapie
Klink Bavaria II
An der Wolfsschlucht 1-2
01731 Kreischa
E-Mail: mueller@formatt.org

**Ricki Nusser-Müller-Busch**
Logopädin
F.O.T.T.®-Instruktorin
Leitung Logopädie
Abt. für physikalische Therapie
und Rehabilitation
Unfallkrankenhaus Berlin
Warener Straße 7
12683 Berlin
E-Mail: rnmb@formatt.org

**Dr. med. Rainer O. Seidl**
Stellv. Klinikdirektor
Klinik für Hals-, Nasen-,
Ohrenheilkunde, Kopf-
und Halschirurgie
Unfallkrankenhaus Berlin
Warener Straße 7
12683 Berlin
E-Mail: ROSeidl@UKB.DE

**Heike Sticher**
Physiotherapeutin
F.O.T.T.®-Senior Instruktorin
Supervisorin F.O.T.T.
REHAB Basel
Im Burgfelderhof 40
4055 Basel, Schweiz
E-Mail: sticher@formatt.org

**Daniela Tittmann**
Ergotherapeutin
F.O.T.T.®-Senior Instruktorin
Fachliche Anleiterin
Abteilung Neurorehabilitation
Hvidovre Hospital
Kettegård Allé 30
2650 Hvidovre, Dänemark
E-Mail: tittmann@formatt.org

**Margaret Walker**
Ergotherapeutin
F.O.T.T.®-Instruktorin
ARCOS Whitbourne Lodge
137 Christ Street
Malvern, WR 14 2 AN
Great Britain
E-Mail: kiwi.in.schwaben@web.de

**Dr. med. Wolfgang Schlaegel**
Leiter Schluckzentrum am
Therapiezentrum Burgau
Dr.-Friedl-Straße 1
89331 Burgau
E-Mail: w.schlaegel@
therapiezentrum-burgau.de

## »Erde an Daniel …«

*Daniel, ein 22-jähriger Patient mit Zustand nach Schädelhirntrauma auf der neurologischen Intermediate Care (Wachstation), ist seit heute – tagsüber – mit einer Sprechkanüle versorgt. Seine Reaktionen sind noch sehr verlangsamt, er versteht und zeigt erste Ansätze, sprechen zu wollen. Er kann aber Stimmgebung und Sprechbewegungen noch nicht koordinieren. Auch die Schluckfrequenz ist herabgesetzt. An orale Nahrungsgabe ist noch nicht zu denken. Seine Freundin ist zu Besuch und in der Therapie anwesend.*

*Es wird **streng dogmatisch** nach den Prinzipien der **Therapie des Facio-Oralen Trakts (F.O.T.T.)** vorgegangen:*

## Einbeziehen der Angehörigen in die Therapie

*Die F.O.T.T.-Therapeutin geht davon aus, dass die Freundin mehr zur **Steigerung der Wachheit** des Patienten beitragen kann als sie selbst, die vom Alter her Daniels Mutter sein könnte.*

*Sie erfragt vorab Vorlieben ihres Patienten und den Namen seiner Partnerin. Zum besseren Verständnis der folgenden Situation: Die Freundin nennt Daniel »Hase« und er sie wahlweise »Erde« oder »Maus«.*

## Ausgangsposition

*Daniel ist »geschafft«, da er in der Physiotherapie heute zum ersten Mal wieder aufrecht gestanden hat. Er sitzt mit geschlossenen Augen gut gelagert in einem Sessel. Seine junge Freundin hat verständlicherweise andere Erwartungen. »Erde an Daniel … nicht schlafen, ich bin doch jetzt da …«.*

*Fazilitation im Sinne des sensomotorischen Regelkreises unter Berücksichtigung der Umweltbedingungen: kontextbezogener Input – Verarbeitung – Output*

*Mit therapeutischer Unterstützung des Haltungshintergrundes und der Ausatmung kommt ein tiefer Seufzer. **Weiterer Input ist gefragt!** Die Therapeutin »designt« die Ausgangsposition der co-therapierenden Freundin: Maus setzt sich seitlich sehr nahe zu Daniel hin. Die Therapeutin führt seinen Arm und berührt mit seiner Hand das Maus-Gesicht, ihren Hals, ihre Arme und Hände. Nach einiger Zeit fordert sie Maus/Erde auf, Daniel einen Kuss zu geben – und siehe da – nach einer nur leicht **verlängerten Verarbeitungszeit** kommt die **motorische Antwort**: eine schwache, aber eindeutige Aktivität des M. orbicularis oris, die Lippen werden gespitzt.*

*Nach dieser erfolgreichen Bahnung ist die F.O.T.T.-Therapeutin nun nicht mehr zu bremsen:*

## Einsatz von Hilfen nach den Prinzipien des motorischen Lernens

*Eine Kombination von Hilfen bietet sich an: Neben den **taktilen Hilfen** kommt nun additiv auch **verbaler Input** zum Einsatz: »Jetzt soll Daniel Erde einen Kuss geben«. Erde hält ihr Gesicht hin – und Hase küsst seine Erde (so in etwa). **Wiederholt!***

## Therapieevaluation und Hypothesenbildung

*Nach Evaluierung der therapeutischen Situation baut die F.O.T.T.-Therapeutin konsequent ihre Hilfen ab und lässt die beiden unter Bildung folgender Hypothese alleine: Erde und Maus werden – »**hands-on**« – die **alltagsrelevante Therapie** fortführen bzw. das in der Therapie Wieder-erfahrene im Alltag umsetzen! Die Übergänge sind hier fliessend…*

*Hoffentlich ist Erde morgen wieder da…*

**Ricki Nusser-Müller-Busch**

# Das F.O.T.T.-Konzept: funktionell – komplex – alltagsbezogen

Ricki Nusser-Müller-Busch

1.1 Menschliches Bewegungsverhalten – 4
1.1.1 Normale Bewegungsmuster – 4
1.1.2 Abnorme Bewegungsmuster – 6

1.2 Was tun, wenn die Problemlösungsmaschine – genannt ZNS – gestört arbeitet? – 8
1.2.1 Ein konzeptioneller Ansatz bei zentralen Läsionen – 8
1.2.2 Konsequenzen für das therapeutische Vorgehen – 9
1.2.3 Konzept versus Technik – ein Beispiel – 10

1.3 Die Therapie des Facio-Oralen Trakts – 12
1.3.1 Die therapeutische Situation – 12
1.3.2 Die Aufgabenstellung in den verschiedenen Krankheitsphasen – 13
1.3.3 Die vier Bereiche der F.O.T.T. – 16

1.4 Das interdisziplinäre 24-Stunden-Konzept – 21
1.4.1 Individuelle und multidisziplinäre therapeutische Kompetenz – 21
1.4.2 Das interdisziplinäre Team – 22
1.4.3 Der 24-Stunden-Tag – 22

1.5 Nutzen und Kosten – 23
1.5.1 »Wer A sagt, muss auch B sagen!« – 23
1.5.2 »Wer A und B sagt, muss auch C, D, E, und F sagen!« – 24

1.6 Ausblick – 25

Literatur – 26

Die von Kay Coombes entwickelte Therapie des Facio-Oralen Trakts (F.O.T.T.) hat ihre Wurzeln im Bobath-Konzept und beinhaltet wie dieses eine vielschichtige Sichtweise neurogener Probleme und ihre Auswirkungen auf das menschliche Verhalten. Das Vorgehen basiert auf der Verbindung von theoretischen und praktischen Erkenntnissen normaler Bewegungs- und Handlungsabläufe und ihrer Abweichungen bei neurogenen Schädigungen. Ziel ist es, den gestörten Tonus und die Haltung so zu beeinflussen, dass die Funktionen Atmen, Stimme geben, Sprechen und die Nahrungsaufnahme wieder koordiniert und sicher ablaufen können. Die Selbständigkeit des Patienten soll wiederhergestellt bzw. maximal gefördert und ihm eine Teilnahme am sozialen Leben ermöglicht werden. Dieses Einführungskapitel stellt grundsätzliche Überlegungen zur neurologischen Rehabilitation vor und soll einen Einblick in das F.O.T.T.-Konzept geben.

## 1.1 Menschliches Bewegungsverhalten

> **Beachte**
> Atmen, Stimmgebung, Sprechen und Schlucken sind essentielle Voraussetzungen für die menschliche Kommunikation und die Nahrungsaufnahme.
> Der ganze Körper ist an diesen Vorgängen beteiligt.

Mit dem Auftreten von Hirnschädigungen wie Infarten, Schädelhirntraumen, hypoxischen (durch Sauerstoffmangel verursachte) Hirnschäden etc. kann es zu unterschiedlichen **Störungen der Funktionen des Schluck- und Sprechtrakts und ihrer Koordination** kommen. Das Sprechen, das Schlucken von Speichel, das Kauen, Trinken und Schlucken von Nahrung sind oft erschwert oder nicht möglich.

Die in den folgenden beiden Abschnitten dargelegten Erläuterungen beruhen auf den Erkenntnissen der Neuro- und Bewegungswissenschaften, der Lerntheorien und des Bobath-Konzeptes.

### 1.1.1 Normale Bewegungsmuster

»Wir müssen das Normale kennen!«
(Kay Coombes 2002)

Um zentral bedingte Störungen der Vital- und Alltagsfunktionen von Stimme, Sprechen und Schlucken beurteilen und später behandeln zu können, müssen wir zuerst die physiologischen Abläufe genau kennen.

> **Beispiel**
> Wir verschwenden keine Gedanken darüber, wie wir morgens aus dem Bett kommen, was wir als erstes dabei bewegen müssen, sondern eher, ob wir verschlafene Zeit einholen müssen, um pünktlich zu sein. Wir lesen die Tageszeitung während wir – so nebenbei ohne besondere Aufmerksamkeit und Anstrengung – frühstücken. Wir trinken den Kaffee im Stehen, wenn wir es eilig haben. Wir fahren zur Arbeit und begrüßen dort die Arbeitskollegen, dies tun wir normalerweise atem-rhythmisch angepasst in der uns eigenen normalen Sprechstimmlage.

Für eine Bewegung werden eine ganze Reihe von Muskeln angesteuert. Ein komplexer Bewegungsablauf setzt sich aus einer Vielzahl von Einzelbewegungen zusammen. Jede Bewegung, jede Handlung findet in einem **sensomotorischen Regelkreis** statt, in dem der Bewegungsablauf gleichzeitig u. a. propriozeptiv, visuell und auditiv kontrolliert wird. Wir benötigen dazu:
- eine normale Sensorik und Wahrnehmung,
- zentrale Verarbeitungsprozesse und
- eine adäquate Ansteuerung funktionsfähiger Ausführungsorgane.

Diese Ansteuerung erfolgt auf der Grundlage eines **Alignments des Körpers** (= die Ausrichtung aller Körperabschnitte zueinander und in Beziehung zur Umwelt, also zur jeweiligen Unterstützungsfläche und der Schwerkraft).

> **Beachte**
> Faktoren wie Wachheit, Aufmerksamkeit, Kognition, Psyche, Motivation, unsere bisherigen Erfahrungen, unser Wissen und die Umwelt beeinflussen die Ausführung unserer Handlungen und ihre Ergebnisse.

Das **Zentralnervensystem** ermöglicht es uns, Ziele zu erreichen und unseren Körper dabei an die jeweilige Aufgabe und Umweltbedingung zu adaptieren. Die eingehenden Informationen werden selektiert, aber auch integriert, in dem sie ausgewertet, mit unserem Wissen und unserer Erfahrung abgeglichen und gespeichert werden. Sie dienen als Grundlage für die Ausführung gleichgearteter, ähnlicher oder aber auch neuer Bewegungen.

### Lernen in der motorischen Entwicklung

Mit einer großen Anzahl **reflektorischer, automatischer Bewegungen,** die – wie man heute annimmt – auf die Aktivierung angeborener neuronaler Muster (Mustergeneratoren, »central pattern generators«, Kandel et al. 1996) zurückzuführen sind, werden wir am Beginn unseres Lebens ausgestattet. Diese – einmal aktiviert – generieren sich ständig selbst (Paeth Rohlfs 1999). Ein Beispiel ist der Saug-/Schluckreflex.

Nach Mulder et al. (2002) werden Menschen durch
- körperbezogene (propriozeptive, viszerale, vestibuläre …) und
- umweltbezogene (auditive, olfaktorische, visuelle, postural etc.) Informationen beim Lösen von Aufgaben angetrieben.

Im Laufe unserer prä-, peri- und postnatalen Entwicklung lernen wir zielgerichtet Bewegungen und Bewegungsabfolgen auszuführen, indem wir sie zigtausende Male wiederholen. *(Man denke an die unermüdlichen Aktivitäten von Kleinkindern, vom Krabbeln in den Stand zu kommen).* Dies führt zu **automatisierten Bewegungen,** die dann ohne die früher notwendige kortikale Initiierung, subkortikal, ausgeführt werden. Sie laufen später unterbewusst, sicher, schnell und ökonomisch ab (Paeth Rohlfs 1999).

### Normale Haltung und Bewegung am Beispiel der Nahrungsaufnahme

> **Beispiel**
> Sitzen wir bei Tisch und wollen zu essen beginnen, werden wir i. d. R. den Rumpf und den Kopf in Richtung des vor uns stehenden Essens ausrichten. Wir können uns aber auch anders positionieren, so wie es uns bequem ist. Zerkauen der Nahrung und Durchmengen mit Speichel sind längst gelernte, automatisierte Bewegungen, die wir auch ausführen können, wenn z. B. der Kopf zum seitlich sitzenden Tischnachbar gedreht ist. Das anschließende Schlucken erfolgt dann – meistens mit zentriertem Kopf – reflektorisch/automatisch.

> **Beachte**
> Nahrungsaufnahme ist ein **automatisierter Vorgang** mit **automatischen** Anteilen (z. B. dem reflektorischen Schlucken).

Die Bewegungsabläufe haben sich im Laufe der ersten Lebensjahre verändert, ausdifferenziert und weiterentwickelt und laufen in geringem Maße bewusst ab: Vom frühkindlichen Schluckmuster des Neugeborenen, dem reflektorischen Ansaugen flüssiger Nahrung, bis zum perfektionierten Verarbeiten fester Konsistenzen, dem koordinierten Kauen mit seinen rotatorischen Komponenten.

> **Exkurs**
> **Schluckreaktion**
> Analog zu den Schlussfolgerungen Duysens et al. (1990), dass Reflexe keine rigiden vorprogrammierten Reaktionen sind, ist davon auszugehen, dass sich der reflektorische/automatische Anteil des Schluckvorganges durch die Reifung des Schluckmusters und durch die Adaptation an verschiedene Konsistenzen und Bolusarten ebenfalls verändert und seine neuronalen motorischen Antworten im Laufe der Reifung differenzierter ausfallen als zu Beginn der menschlichen Entwicklung. Im Kinder-Bobath-Konzept (NDT = neurodevelopmental treatment) wird daher anstelle von Schluckreflex oft von der **Schluckreaktion** gesprochen.

### Lernen/Integrieren neuer Bewegungsabläufe

Menschen haben die Fähigkeit, lebenslang zu lernen.

> **Beachte**
> Neuen, ungewohnten Aufgaben müssen und werden erhöhte Aufmerksamkeit, Energie und Konzentration zukommen.

> **Beispiel**
> Lernen wir neue Bewegungsabläufe, z. B. Autofahren, Stricken, Skaten, das Bedienen der Maus am Computer, sind Aufmerksamkeit und Konzentration nötig. Die Körperspannung steigt, die Atmung wird u. U. angehalten. Die Bewegungsabläufe sind zunächst mit viel Aufwand und Anstrengung verbunden, wirken linkisch und sind anfangs unökonomisch, nicht effizient. Wer erinnert sich nicht an die hohe Anspannung – den erhöhten (schon »abnormen«) Haltungstonus bei seinen ersten Auto-Fahrstunden?
> Sind wir zum nicht alltäglichen Hummer-Essen eingeladen, müssen wir dem Vorgang der Nahrungsaufnahme mehr Aufmerksamkeit zukommen lassen. Im Umgang mit dem speziellen und ungewohnten
> ▼

Besteck und den Zerteiltechniken wird der Tonus – eventuell nicht nur in den oberen Extremitäten und im Gesicht – zunehmen. Es kann sein, dass das Tischgespräch währenddessen doch etwas verebbt.

> **Beachte**
> Beim Lernen neuer Bewegungsabläufe können **assoziierte Bewegungen** auftreten. Dies sind »normale automatische Haltungsanpassungen, die Willkürbewegungen begleiten, um präzise Bewegungen anderer Körperteile zu verstärken, oder wenn eine Aktivität sehr viel Kraft oder Konzentration erfordert« (Davies 2002).

### Haltungs- und Bewegungskontrolle

Im Leben passiert tagtäglich Unvorhergesehenes, auf das wir reagieren müssen und können. Glücklicherweise verfügen wir über die Fähigkeit, uns meist schnell und effizient anzupassen. Im Bobath-Konzept wird dies als **dynamische Haltungs- und Bewegungskontrolle** bezeichnet. Sie besteht u. a. aus:

- dem zentralen Haltungs-Kontroll-Mechanismus und
- physiologischen Gleichgewichts-, Equilibriums- und Stützreaktionen (Paeth Rohlfs 1999).

Gjelsvik (2002) beschreibt den Begriff **Balance** als eine Reaktion auf eine unerwartete Störung, aber auch als eine Strategie, wenn wir uns aufrichten oder unser Gewicht verlagern. Dies beinhaltet Elemente wie:

- posturale (=Haltungs)Kontrolle,
- Schutzreaktionen oder -strategien und
- Einstellungen (v. a. Stellreaktionen des Kopfes und Rumpfes), wenn sich der Körperschwerpunkt innerhalb oder außerhalb der Unterstützungsfläche (Kontakt mit der Unterlage) verändert.

Im Alter bauen sich diese Fähigkeiten wieder ab.

> **Beispiel**
> Übertragen auf eine plötzliche Störung der Nahrungsaufnahme kann das bedeuten:
> Nehmen wir einen zu großen Schluck aus der Tasse und verschlucken uns, werden wir unseren Oberkörper eventuell abrupt nach vorne beugen und uns dabei abstützen – **Stützreaktion** – und den Kaffee wieder ausprusten – **Schutzreaktion**. Wir werden solange alles hochhusten bis die Atempassage frei
> ▼

und nicht mehr gereizt ist, und sich dann langsam wieder ruhiges, rhythmisches Atmen, unterbrochen von gelegentlichem (Speichel)Schlucken, einstellen kann.

Weitere Ausführungen zur physiologischen Schlucksequenz und ihren Kontroll- und Schutzmechanismen finden sich in Abschnitt 1.3.3.

> **Beachte**
> Machen wir uns alltägliche Bewegungsabläufe bewusst, stellen wir fest, dass es **normale ▶ Bewegungsmuster** gibt, die – von individuellen Abweichungen abgesehen – bei allen Menschen ähnlich ablaufen.

## 1.1.2 Abnorme Bewegungsmuster

»Das Gehirn ist eine Problemlösungsmaschine« (Mulder 2003)

Aus der Analyse physiologischer Bewegungen und Handlungen, die im menschlichen Verhalten immer auch zielgerichtet sind, können wir schlussfolgern, dass uns das Zentralnervensystem während des ganzen Tages dabei unterstützt, Aufgaben und Probleme zu lösen.

Wenn ein Körperteil nicht mehr in gewohnter Weise einsatzfähig ist, z. B. ein Arm durch eine Schiene, erfahren wir, wie schwierig die Bewältigung des Alltags werden kann. Wir sind aber in der Lage, die eingeschränkte Bewegung des Armes zu kompensieren, in dem wir z. B. den anderen Arm vermehrt einsetzen.

Ist das Gehirn von einer Schädigung betroffen, können die Störungen vielfältig und komplex sein.

> **Beispiel**
> Eine Tasse Kaffee steht zum Trinken bereit:
> - Kann eine Tasse aufgrund einer **Gesichtsfeldeinschränkung** nicht wahrgenommen werden, wird nicht nach ihr gegriffen, vielleicht wird sie sogar aus Versehen umgestoßen.
> - Ist die **Propriozeption** (also die Wahrnehmung der Stellung der Gelenke, der Richtung und Geschwindigkeit ihrer Bewegung) gestört, wird der Tonus in der greifenden Hand vielleicht übermäßig hoch sein, die Bewegung wird ruckartig, der Kaffee wird verschüttet.
> - Ist die **Sensorik** eingeschränkt und wird der Speichel im Mund deshalb nicht gespürt, läuft er
> ▼

irgendwann aus dem Mund heraus oder wird ohne einsetzende Schluckbewegung unkontrolliert in den Larynx (Kehlkopf) und die unteren Atemwege eindringen.
- Sind **kognitive Prozesse** gestört, kann der Aufforderung, die Tasse zu ergreifen, nicht nachgekommen werden, obwohl sie vielleicht gesehen wird.
- Ist die **zentrale Ansteuerung motorischer Bewegungen** gestört, kann es zu einer Parese (Lähmung) im Arm oder statt einer Greifbewegung zu einer Tonuserhöhungen, zu einer Spastik im Arm kommen. Vielleicht merkt der Patient, dass die Bewegung nicht zu dem gewünschten Erfolg führt und versucht nun in der Folge mit verstärkter Anstrengung, die Tasse zu greifen. Dies kann dann zu einer weiteren sekundären Spannungszunahme im Arm führen.

**Zerebrale Schädigungen** verändern den ursprünglichen Regelkreis und können **dramatische Auswirkungen** auf das (Bewegungs)Verhalten haben:
- **Fehlende oder verzerrte Informationen** führen zu einer veränderten Ansteuerung und in Folge zu einer veränderten Ausführung einer Bewegung. Auch diese Muster werden gespeichert und können kurzfristige (Tonuserhöhung, »Spastik«) oder permanente Veränderungen, z. B. Kontrakturen, nach sich ziehen.
- **Störungen von Haltung und Bewegung**, des Gleichgewichts beeinflussen die Rumpf- und Kopfstabilität, das stabile Fundament, das notwendig ist, um selektive Bewegungen durchzuführen.
- Die dem Organismus eigenen **Schutzmechanismen** sind nicht mehr oder nur mehr bedingt vorhanden, oder können – sekundär – aufgrund einer kompensatorisch »fixierten« Haltung nicht entsprechend zum Einsatz kommen (z. B. das physiologische Vorbeugen des Rumpfes und Kopfes beim Husten).

Bei Menschen mit einer Hemiparese treten **assoziierte Bewegungen der weniger betroffenen Seite** (oder Extremität) auf, wenn sie versuchen, die betroffene Seite oder Extremität zu bewegen. Diese sind nicht zu verwechseln mit pathologischen ▸ assoziierten Reaktionen, die als stereotype Muster auf der stärker betroffenen Seite bei Anstrengung, Angst etc. in Assoziation mit willkürlichen und/oder automatischen Bewegungen zu sehen sind (Davies 2002).

> **Beispiel**
> Der Patient ist vom Rollstuhl auf die Therapieliege transferiert worden. Eine für den Patienten günstige Ausgangsstellung ist erarbeitet worden mit einer sorgfältigen Positionierung des stärker betroffenen Armes. Durch plötzlich auftretendes Husten oder Niesen wird der Arm wieder in ein Beugemuster gezogen.

> **Vorsicht**
> Treten ▸ assoziierte Reaktionen in der Therapie auf, verändern sie die oft mühsam erarbeitete Ausgangsstellung, den Haltungshintergrund stereotyp in Richtung des für den Patienten typischen abnormen Körpermusters (Extensions-/Streck- oder ▸ Flexions-/Beugetendenz).

> **Exkurs**
> Typische, gestörte ▸ Bewegungsmuster bei Hemiplegie, Tetraplegie etc. wurden seinerzeit beschrieben durch B. und K. Bobath (1977, 1986, 1990). Die Weiterführung dieser Grundlagen und Behandlungsprinzipien typischer Bewegungsmuster sind bei Davies (1995, 2002), Paeth Rohlfs (1999) und Gjelsvik (2002) nachzulesen. Aspekte und Betrachtungsweisen normaler Aktivität bezogen auf den fazio-oralen Trakt und die Konsequenzen bei zentralen Schädigungen sind in den folgenden Therapie-Kapiteln ausgeführt.

> **Beachte**
> Da bei einer Hirnschädigung oft Störungen auf mehreren Ebenen vorliegen oder diese sich gegenseitig beeinflussen, entsteht ein neuer, veränderter sensomotorischer Regelkreis, der als motorische Antworten **abnorme** ▸ **Bewegungsmuster** auslösen kann.
>
> Dieser veränderte sensomotorische Regelkreis arbeitet 24 Stunden am Tag. Wird er nicht unterbrochen, zementiert sich das Erfahren und Lernen gestörter Bewegungen.

## 1.2 Was tun, wenn die Problemlösungsmaschine – genannt ZNS – gestört arbeitet?

> **Beispiel**
> Ein Patient hat eine Hirnschädigung erlitten. Der Patient zeigt ▶ Symptome einer Schluckstörung (▶ Dysphagie) und einer zentralen Sprechstörung (▶ Dysarthrophonie). Die Koordination von Atmung, Schlucken, Stimmgebung und Sprechen sind gestört. Das Ausmaß seiner Funktionseinschränkungen und der Verlauf der Rehabilitation sind zu Beginn noch nicht zu prognostizieren. Wir wissen noch nichts über die Persönlichkeit, etwaige vorbestehende Erkrankungen und die Lebensumstände des Patienten und – wir können das mögliche Rehabilitationspotential dieses Patienten nicht vorhersagen!

### 1.2.1 Ein konzeptioneller Ansatz bei zentralen Läsionen

> **Exkurs**
> **Therapiekonzepte auf neurophysiologischer Grundlage**
> Die Grundlagenforschungen im letzten Jahrhundert, u. a. die Arbeiten der späteren Nobelpreisträger Penfield (1950) zur Kortex-Repräsentation und Levi-Montalcini (1968) zur Plastizität des ZNS prägten die Entwicklung von Therapiekonzepten auf neurophysiologischer Grundlage, die sich durch aktuelle Erkenntnisse der Neurowissenschaften weiter verändern und ihr therapeutisches Vorgehen laufend aktualisieren. Die verschiedenen Konzepte beeinflussen sich auch gegenseitig (u. a. Bobath 1990; Vojta 1992; Castillo Morales 1991) und kommen heutzutage auch in Kombination zum Einsatz (siehe das ABC-Konzept, Affolter 1983; Bobath 1990; Coombes 1996).

Anhand der Entwicklung des Bobath-Konzeptes, auf dem die F.O.T.T. basiert, soll der »**dynamische**« **Charakter von Konzepten** exemplarisch dargestellt werden.

### Die Entwicklung des Bobath-Konzeptes

Das Bobath-Konzept ist der wohl europaweit am weitesten verbreitete Therapie- und Pflegeansatz für die Behandlung von Säuglingen, Kindern und Erwachsenen mit Schädigungen des zentralen Nervensystems (ZNS). Seit den 50er Jahren revolutionierten Berta und Karel Bobath die Ansichten ihrer Zeit, u. a. bezüglich der **Beeinflussbarkeit von erhöhtem Tonus** (»Spastik«) mittels reflexhemmender Positionen, **Inhibition** (Hemmung) und **Fazilitation** (Bahnung).

Bis zu diesem Zeitpunkt wurden in der Behandlung neurologischer Bewegungsstörungen im Wesentlichen bewegungsbezogene ▶ Kompensationen trainiert, z. B. wie der Patient mit seiner »gesunden« Seite möglichst selbständig werden konnte. Im Lauf der Zeit stellte man aber fest, dass der zu frühe Einsatz von »Technik«, Hilfsmittel wie z. B. der Einsatz eines Vierpunktstocks bei einer Halbseitenlähmung, zu einer Reihe sekundär auftretender Probleme wie zunehmenden Ausweichbewegungen und Spastik und damit längerfristig zu einem Verlust von Selbständigkeit führte (Ashburn et al. 1988).

Bobaths Beschreibung (1977; 1986; 1990) physiologischer ▶ Bewegungsmuster und der Abweichungen bei neurogenen Schädigungen veränderte grundlegend die Betrachtungsweisen, das Denken in »Muskeln und Muskelgruppen« und sie veränderte das therapeutische Vorgehen. Die Zielsetzung war es nun, dass der Patient die **Kontrolle über Bewegung**, nicht über einzelne Muskeln wieder erlernen soll. Ein seinerzeit auf die Therapie gemünztes, provokativ gemeintes Statement Berta Bobaths wird überliefert:
»Das Gehirn weiß nichts von Muskeln, nur von Bewegungen.« (Berta Bobath)

Die Sichtweise über die Funktionsweise des ZNS hat sich während der folgenden Jahrzehnte vom hierarchischen System der fünfziger Jahre zum nicht-hierarchischen Systemmodell der neunziger Jahre weiter verändert. Heute geht man davon aus, dass die Erlangung der **Kontrolle über das Ziel, der Wiedererwerb von »Regeln«**, die Aufgaben sein könnten. Regeln, die uns helfen, unseren Alltag und die darin auftretenden Probleme zu bewältigen. Der offene, konzeptionelle Charakter spiegelt sich auch in der derzeit aktuellen Definitionen des Bobath-Konzeptes wider:
»Das Bobath-Konzept ist ein problemlösender Ansatz zur Befundung und Behandlung von Individuen mit Störungen von Funktion, Bewegung und Tonus aufgrund einer Läsion des zentralen Nervensystems … Ziel ist die Wiedererlangung der größtmöglichen Selbständigkeit im Alltag und die soziale Integration bei Menschen

mit einer neurologischen Erkrankung. Die Behandlung ist charakterisiert durch die Analyse und Fazilitation von effizienter Haltungs- und Bewegungskontrolle in der Vorbereitung auf funktionelle Aktivitäten und währenddessen« (IBITA 2006)

- Was also tun, wenn die Verarbeitungsprozesse der Sensomotorik, Wachheit, Aufmerksamkeit, Kognition und Psyche unsere Bewegungsabläufe, unsere Handlungsausführungen verändern?
- Was tun, wenn Lähmungen oder Störungen des Tonus die Haltung und Bewegung primär, aber auch sekundär aufgrund von Angst, Stress verändern?
- Was tun, wenn der Körper nicht in der Lage ist, dies zu kompensieren?

> **Beachte**
> Wir müssen dem rund um die Uhr arbeitenden, gestörten zentralen Nervensystem helfen, möglichst physiologische Reize und Bewegungen zu erfahren und wieder zu automatisieren und Problemlösungsstrategien wieder zu lernen, – **rund um die Uhr!!!**

### 1.2.2 Konsequenzen für das therapeutische Vorgehen

»Ohne Information (ohne sensorischen Input) gibt es keine Kontrolle, kein Lernen, keine Veränderung, keine Weiterentwicklung« (Mulder u. Hochstenbach 2002).

Im Folgenden werden die Überlegungen, Grundsätze vorgestellt, die in der neurologischen Rehabilitation und auch im F.O.T.T.-Konzept das therapeutische Vorgehen leiten. Die Ausführungen beruhen auf den Publikationen von Mulder et al. (2002). Sie verbinden die Erkenntnisse der Bewegungswissenschaften und der Neuropsychologie.

#### Input, Aktivität und Adaptation

Die Faktoren **Input, Aktivität und Adaptation** bestimmen unsere Entwicklung und unser (Über)leben und sind »Basics« für motorisches Lernen. Ohne Aktivität gibt es keinen Input, ohne Input keine Anpassung und ohne Anpassungsfähigkeit ist Lernen nicht möglich.

#### Wiedererlernen motorischer Fertigkeiten

Entgegen früherer Annahmen ist nach erlittenen Funktionseinschränkungen nicht das Wiedererlangen der Kontrolle über einzelne Muskeln, ihre Kräftigung und das Verbessern ihres Bewegungsausmaßes gefragt, sondern die **Anpassung an ständig neue Situationen und Aufgaben**. Demzufolge wurde und wird vom Üben isolierter, abstrakter Bewegungen Abstand genommen. Drei Voraussetzungen werden heute für optimales Lernen beschrieben (□ Übersicht 1.1).

> **Übersicht 1.1: Voraussetzungen für optimales Lernen**
> - Optimale sensorische Information
> - Variabilität der Aufgaben
> - Anwendungsbezogene Ausrichtung des kontextbezogenen Trainings
>
> (Mulder u. Hochstenbach 2002)

> **Beachte**
> Sensorische Information muss sowohl qualitativ wie quantitativ auf die jeweilige Aufgabenstellung und an den Bedürfnissen des Patienten ausgerichtet werden.

Das Anbieten sensorischer Information in der Therapie, die therapeutischen Hilfen müssen angepasst erfolgen, d. h. klein- oder großschrittig genug sein und dürfen den Patienten weder unter- noch überfordern.

> **Beachte**
> Das Angebot sensorischen Inputs ist zu variieren und soll unter verschiedenen Bedingungen, in verschiedenen Lernzusammenhängen stattfinden.

Dies schafft Voraussetzungen, um neue Situationen zu meistern. Erst das ermöglicht den Transfer in den Alltag. Es nützt relativ wenig, wenn der Patient in einer geschützen Therapiesituation, einen Bewegungsablauf gut meistert, im Alltag, bei Ablenkung etc. jedoch versagt. Schon in der Therapie muss demnach **zielorientiert im Hinblick auf die Anwendung im Alltag** gearbeitet werden.

Aber auch die Verfügbarkeit und der Zugriff auf höhere Hirnleistungen ist von essentieller Bedeutung für das Lernen.

> **Beachte**
> Hirnleistungen wie Aufmerksamkeit und Motivation sind bestimmend für das Planen und die motorische Ausführung.

Nach Kandell (1996) richtet Motivation die Aufmerksamkeit auf eine Ziel, steigert dabei die Wachheit und Aufmerksamkeit und hat auch organisierende und koordinierende Funktion, in dem sie individuelle Komponenten zu einer kohärenten zielorientierten Verhaltenssequenz führen kann.

Die Ergebnisse leiten auch das Vorgehen in der F.O.T.T.. Weitere Ausführungen dazu finden sich im folgendem Abschnitt, in Abschnitt 1.3 und 1.4 und in den Therapiekapiteln dieses Buches.

### 1.2.3 Konzept versus Technik – ein Beispiel

In diesem Abschnitt soll exemplarisch dargestellt werden, warum dem Wunsch nach »Übungen« oder »rezeptartig« niedergeschriebenen Übungsabfolgen im Rahmen von Konzepten nicht entsprochen werden. Zuerst werden die Begriffe »**Konzept**« und »**Technik**« definiert und die das Vorgehen leitenden Überlegungen erläutert.

#### Konzept versus Technik

Der Begriff **Konzept** (lat.: das Zusammenfassen) steht synonym für einen Entwurf, einen Plan. Es stellt sozusagen den Rahmen oder die hardware dar, innerhalb dessen als software das Programm, die Philosophie lebt und beheimatet ist. Hier ist der Ausgangspunkt für die Ausarbeitung und Überprüfung von Fragestellungen. In diesem Rahmen ist es offen für Interpretationen und Erweiterungen. Flexible Lösungswege für individuelle Fragestellungen können in einem Konzept entwickelt und neue Forschungsergebnisse integriert werden. Der interaktive Prozess zwischen dem Patienten und der Therapeutin/ dem Team und die individuelle Schwerpunktsetzung prägen die Therapie.

Als **Technik** (griech.: Handwerk, Kunstwerk, Kunstfertigkeit) wird die Gesamtheit der Mittel, Verfahren, Vorgehensweisen und Methoden bezeichnet, die dazu dienen, die Natur dem Menschen nutzbar zu machen. Unter einer Technik wird aber auch die Beherrschung eines Arbeitsmittels oder einer Fertigkeit verstanden. Eine Technik ist so gesehen gebunden an eine feste Interpretation, an ein genaues Vorgehen und festgelegte Übungsabfolgen.

> **Vorsicht**
> **In der neurologischen Rehabilitation können KEINE Techniken oder Übungsfolgen eingesetzt werden, die bei ALLEN Patienten gleichermaßen zum Erfolg führen.**
> **Ein und derselbe Griff oder ein und dieselbe Technik sind nicht bei jedem Patienten wirksam.**

#### Der Einsatz von Techniken in Konzepten

Warum eine starr eingesetzte Technik im Rahmen eines Konzeptes oft nicht wirksam ist, ja scheitern muss, soll am Beispiel des seinerzeit im Bobath-Konzept entwickelten **Kieferkontrollgriffes** (KKG) in seiner Anwendung im F.O.T.T.-Konzept verdeutlicht werden. (Für Leser, die mit der F.O.T.T. noch nicht vertraut sind, bietet es sich vielleicht an, diesen Abschnitt erst nach Studium der gesamten Lektüre zu lesen.)

#### Der Kieferkontrollgriff

> **Beispiel**
> Es ist eine weit verbreitete (unrichtige) Annahme, dass der KKG zum Öffnen des Kiefers eingesetzt wird, in dem man mit den am Unterkiefer positionierten Fingern Zug nach unten gibt. Dieser taktile Reiz kann zum gewünschten Erfolg führen bei Patienten mit erhaltener Sensibilität und Wahrnehmung. Bei Patienten mit schweren Störungen führt dieser Griff aber oft zu einem gegenteiligen Ergebnis: Die ohnehin schon feste Kiefermuskulatur spannt noch mehr an. Eine Öffnung des Kiefers ist nicht zu erreichen.

#### Voraussetzungen zur Analyse und Hypothesenbildung

- Wissen um die **Funktionsweise von Muskeln**: Muskeln reagieren auf Zug mit Kontraktion, d. h. bei Führen des Unterkiefers nach unten kontrahiert die Muskulatur, hier u. a. des M. masseter und des M. pterygoideus medialis. Der Kiefer schließt also noch fester.

> **Praxistipp**
> Eine schon eingangs sehr hypertone, »feste« Kiefermuskulatur wird noch mehr kontrahieren.

- **Beobachten UND Erspüren** normaler Funktion: Der Kiefer bewegt sich bei der Öffnung erst etwas nach vorne, dann nach unten.

## 1.3 · Die Therapie des Facio-Oralen Trakts

> **ⓘ Praxistipp**
> Die Hilfen zur Bewegungsführung müssen also erst nach vorne und dann nach unten ausgerichtet sein.

- Finden einer **Position/Ausgangsstellung und therapeutisches Handling** – jeweils abgestimmt auf die aktuellen, individuellen Probleme des Patienten (siehe dazu auch Ausführungen in den folgenden Therapie-Kapiteln).

> **ⓘ Praxistipp**
> Denn: Der Kieferkontrollgriff ist nur dann hilfreich, wenn das momentane, gesamtkörperliche Haltungsmuster berücksichtigt und ggf. vorher verändert oder optimiert wird oder/und wenn keine weiteren limitierenden Faktoren übersehen werden.

- Erstellen einer **Arbeitshypothese** zum Einsatz des Kieferkontrollgriffes: Sehr oft ist der Kieferkontrollgriff hilfreich,
  - um die fehlende **Stabilisierung des Unterkiefers** zu gewährleisten, damit die Zunge (und damit verbunden die Mundboden-, die Nacken- und Kopfmuskulatur) ihre kompensatorische Haltefunktion aufgeben und sich bewegen kann (u. a. bei den Funktionsabläufen: *Bolustransport, Schlucken*);
  - damit ein zurückgezogener, ▶ retrahierter Kiefer **tendenziell nach vorne** gebracht werden kann (u. a. beim Funktionsablauf: *Kieferöffnung*).

### Evaluierung

- Die Anwendung des Kieferkontrollgriffes im eingangs beschriebenen Beispiel war u. U. »technisch« nicht richtig. Nach der **Analyse des normalen Funktionsablaufes**: »Kieferöffnung« und der Funktionsweise der Muskeln wird man verstehen, warum dieser Griff – so angewendet – bei einer schweren Kieferöffnungsstörungen versagen muss.
- Wurde der Griff jedoch exakt eingesetzt und ist das Ergebnis aber immer noch nicht befriedigend, wären im weiteren die **Richtigkeit Arbeitshypothese und/oder das therapeutische Vorgehen** zu prüfen.

### Weiteres Vorgehen

Wird das gewünschte Ergebnis (hier: Kieferöffnung) nicht erreicht, muss die Arbeitshypothese verworfen werden und der Prozess beginnt erneut. Es muss eine **neue Hypothese** aufgestellt werden, warum der Patient seinen Mund so fest geschlossen hält. Ausführungen zu dem Zusammenspiel von Körperstrukturen finden sich in Kapitel 2. Verschiedene Varianten des Kieferkontrollgriffes sind im Buch abgebildet (◘ Abb. 4.8c, 4.20a, 4.24c).

### Schlussfolgerungen

- Entscheidend ist, dass ein **Plan** existiert, WOFÜR der Griff in DIESER therapeutischen Situation bei DIESEM Patienten eingesetzt werden soll. Die anschließende Bewertung zeigt, ob damit das gewünschte Ergebnis erreicht werden konnte.
- Es ist konzeptionell nicht unbedingt von Bedeutung, dass der Griff lehrbuchgemäß angewendet wird. Wichtig ist aber, dass das Prinzip **Kieferstabilisierung** erreicht wird.
- Die **Grifftechnik** ist nicht starr:
  - Sie kann und muss **variiert werden**, zum einen durch verschiedene Grifftechniken (extra- wie intraoral, bilateral etc.) zum anderen durch die Position des Anwenders: von vorne/unten, von der Seite, von hinten.
  - Sie sollte im Laufe der Therapie unter dem Aspekt »Abbau von Hilfen« abgewandelt und am Ende vielleicht **ganz entbehrlich werden**.

> **❗ Beachte**
> Der Kieferkontrollgriff ist eine Fertigkeit, eine Technik, mit der unterschiedliche, funktionelle Ziele erreicht werden sollen. Je nach Intention ist er individuell und variabel einzusetzen und veränderbar.

In der F.O.T.T. werden abgestuft uni- und multisensorische Informationen (u. a. auch Stimulationstechniken wie Druck, Vibration, tapping etc.) eingesetzt, mit deren Hilfe notwendige Bewegungen **fazilitiert** (erleichtert, gebahnt) unerwünschte Bewegungen ggf. **inhibiert** (gehemmt) werden können.

Das Beherrschen von Techniken ist unbestritten notwendig. Ihr Einsatz und ihr Erfolg sind aber von einer Vielzahl von Faktoren abhängig wie die individuellen Ausfälle, die Prädisposition und das Potential des Patienten im Umgang mit diesen Problemen und der jeweils zu lösenden Aufgabe. Die Reaktionen auf den Einsatz eines Stimulus oder einer Technik sind immer zu **evaluieren**!

## 1.3 Die Therapie des Facio-Oralen Trakts

Die F.O.T.T. hat die Rehabilitation der Funktionen des fazio-oralen Trakts und ihre integrative Koordination zum Ziel. Das therapeutische Vorgehen wird individuell auf den Patienten und seine jeweilige Erkrankungsphase abgestimmt.

In ◘ Übersicht 1.2 sind wichtige Prinzipien des F.O.T.T.-Konzeptes zusammengestellt.

> **Übersicht 1.2: Prinzipien des F.O.T.T.-Konzeptes**
> Die **Therapie des Facio-Oralen Trakts** bietet einen strukturierten Ansatz zur Befunderhebung und Behandlung neurogener Störungen des mimischem Ausdrucks, oraler Bewegungen, des Schluckens und der Atmung, der Stimmgebung und des Sprechens. Dieser Ansatz ist
> - alltagsbegleitend,
> - interdisziplinär,
> - integriert in ein 24-Stunden-Konzept.
>
> Die F.O.T.T. beginnt **so früh wie möglich** und hat zum Ziel,
> - dem Patienten zu möglichst normaler, physiologischer Haltung, Bewegung und Funktionen im Rahmen sinnvoller, alltäglicher Handlungsabläufe zu verhelfen;
> - die Kommunikationsfähigkeit und die Partizipation am täglichen Leben und somit die Integration in die Gesellschaft so weit wie möglich wieder zu ermöglichen.

### 1.3.1 Die therapeutische Situation

»Befundung ist Behandlung – Behandlung ist Befundung«. (Kay Coombes 2002)

Der Patient und die Therapeutin treffen aufeinander. Dem ständig arbeitenden ZNS eines Patienten, aber auch dem einer Therapeutin ist es egal, ob es sich bei einem therapeutischen Vorgang, um eine Befundung oder eine Behandlung handelt. Beide sollen die kommenden Anforderungen lösen!

Die F.O.T.T.-Therapeutin wird immer befunden, behandeln und evaluieren, egal wie sich die Situation nennt. Das **Erkennen von Problemen** ist wichtig, noch wichtiger ist aber die Frage nach dem vorhandenen, **zu aktivierenden Potential** des Patienten.

 **Praxistipp**
*Potentiale des Patienten* erkennen:
- Was kann der Patient?
- Wobei braucht er Hilfe und Unterstützung?
- Wie müssen diese Hilfe gestaltet werden, um das Optimum an Bewegungs- und Handlungsmöglichkeiten zu erreichen?

Der Patient wird zu Beginn in eine möglichst physiologische Ausgangsposition gebracht, in der er die Möglichkeiten hat, annähernd normale Bewegungen zu spüren und auszuführen (s. Kap. 2, 5 und 7). Das Vorgehen ist in ◘ Übersicht 1.3 schematisiert:

> **Übersicht 1.3: Das Vorgehen in der F.O.T.T.**
> - Herstellen einer möglichst physiologischen Haltung in einer dem Patienten und der Situation angepassten Ausgangsstellung
> - Individuelle Befunderhebung
> - Aufstellen von Arbeitshypothesen für Teilziele
> - Angepasstes therapeutisches Vorgehen/Handling im Hinblick auf die Aufgabenstellung
> - Evaluierung, ob die F.O.T.T.-Teilziele erreicht wurden
> - Erstellen neuer Teilziele und entsprechende Hypothesenbildung

Die Beobachtungen der motorischen Reaktionen müssen »richtig interpretiert« werden. Erst dann kann eine **Arbeitshypothese** für das weitere Vorgehen gebildet und therapeutische Hilfen eingeleitet werden. Ob die eingesetzten Maßnahmen »richtig« sind, zeigt die **ständige Evaluation** der motorischen Antworten.

#### Alltagsrelevantes Vorgehen

Menschliche Bewegungen und Aktivitäten finden statt, um ein **Ziel** zu erreichen. Das zu erreichende Ziel ist dabei Motivation und Kontrolle zugleich. Soweit es möglich ist, werden deshalb **alltagsbezogene Funktionen und Aktivitäten** in der therapeutischen Situation benutzt: *Die Hand zum Gesicht führen, Speichel vom Mund abtupfen, Zähneputzen, Kerzen auspusten, die eintretenden Angehörigen mit »hallo« begrüßen …*

Alltagsrelevante und zielorientierte Aufgaben haben die **Vorteile**, dass
- auf eventuell – auch bruchstückhaft – vorhandenes Situationsverständnis des Patienten zurückgegriffen werden kann,
- nicht unbedingt Sprachverständnis zur Ausführung notwendig ist.

Die Patienten können dabei ein Ergebnis spüren, sehen oder hören und erhalten dadurch eine konkrete, **alltagsrelevante Rückmeldung**, ob sie ihr Ziel erreicht haben. Dies kann zu einer **Verbesserung des Verständnisses** für das situative Geschehen und in der Folge zur erneuten, selbständigen Initiierung der Bewegung führen.

> **Beachte**
> Die Therapiesituation ist alltagsbezogen zu gestalten. Befunderhebung, Therapie und Evaluation sind ein sich wechselseitig beeinflussender, permanenter Prozess.

### 1.3.2 Die Aufgabenstellung in den verschiedenen Krankheitsphasen

Die Erst- und Notfallversorgung nach einem lebensbedrohlichen Ereignis hat sich in den letzten Jahren entscheidend verbessert. Heute überleben immer mehr Menschen schwere und schwerste Verletzungen, Poly- und Schädelhirntraumen etc. Die Menschen in den reichen Ländern werden aufgrund des sozialen und medizinischen Fortschritts immer älter. Es entstehen neue Probleme, Aufgaben und Herausforderungen für die Medizin und Therapie.

Die prämorbiden Voraussetzungen und die Funktionseinschränkungen bei Patienten mit erworbenen Hirnschädigungen sind sehr unterschiedlich ausgeprägt, so dass kein einheitliches, allgemein gültiges Prozedere festgelegt werden kann. Wie also vorgehen?

»Den Patienten da abholen, wo er steht!« (Anonymus)

Dieser Leitsatz hat bei jedem Patienten und in jeder Therapiephase Gültigkeit.

#### Intensiv- und Akutphase

Dank des engmaschigen Versorgungsnetzes werden viele Patienten heute am Auffindungsort oral intubiert und kommen kontrolliert beatmet per Notarztwagen oder Rettungshubschrauber auf eine Intensivstation oder eine Stroke unit (Station zur Akutversorgung von Schlaganfällen). Muss die Beatmung fortgesetzt werden, ist eine ▶ Tracheotomie (= Luftröhreneröffnung) und die Beatmung mittels einer ▶ Trachealkanüle, die in die Öffnung eingeführt wird, längerfristig ebenso erforderlich wie eine künstliche Ernährung. (Nähere Information s. Kap. 6 und 7).

Zu Beginn **beeinflussen auch intensivmedizinische Maßnahmen** wie Sedierung und Langzeitbeatmung:
- die Vigilanz (Wachheit),
- die Schluckfähigkeit und die Schutzreaktionen und
- die Kommunikationsmöglichkeiten.

Die Anlage eines Tracheostomas und eine Trachealkanüle, die Ernährung über Sonde erschweren den Fortgang der Rehabilitation und führen nicht selten zu sekundären Komplikationen. Das sich anschließende »weaning« (= Abtrainieren von der künstlichen Beatmung), die Umstellung auf eine Atmung mit Trachealkanüle, gestalten sich je nach Ausmaß der Schädigung und Allgemeinzustand unterschiedlich (s. Kap. 6 und 7).

> **Vorsicht**
> **Patienten in der Intensiv- oder Akutphase können zu Beginn oft nicht oder nur sehr reduziert ihren Speichel schlucken.**
>
> **Schlucken kann zu den Vitalfunktionen gezählt werden. Wer seinen Speichel nicht schlucken kann, wer keine Schutz- und Abwehrmechanismen hat oder sie nicht einsetzen kann, ist ohne medizinische Hilfe nicht lebensfähig!**

> **Beispiel**
> Das kann nach Extubation dazu führen, dass die Lunge des Patienten innerhalb kurzer Zeit mit Speichel voll läuft. Re-Intubation und andere Intensivmaßnahmen oder das Wiederblocken der Trachealkanüle entscheiden dann über Leben und Tod!

Aufgrund des reduzierten Allgemeinzustandes und der oft multiplen medizinischen Probleme der Intensiv- und Akutpatienten ist zu diesem frühen Zeitpunkt **das Schlucken von Nahrung** oft noch gar nicht indiziert, obwohl immer wieder diese Fragestellung an die Therapeuten herangetragen wird.

Die **Nöte der Patienten** sind zu diesem Zeitpunkt meist andere:
- Die fehlenden oder eingeschränkten Möglichkeiten des Patienten zur physiologischen Selbststimulation können zu **sensorischer Deprivation im fazio-oralen Trakt** führen,
- zum **Versiegen der Bewegungsinitiierung** führen und
- primär wie sekundär **Hypersensibilität** (eventuell sogar mit entsprechenden, stereotypen Überreaktionen im Gesicht wie hypertonem Kieferschluss, Beißreaktionen etc.) auslösen oder verstärken.

**Frühzeitiger Therapiebeginn**

»Die Therapeutin wird zur wichtigsten Quelle externer Information« (Mulder u. Hochstenbach 2002)

In der Intensiv- oder Akutphase oder beim schwer betroffenen (auch komatösen) Patienten beginnt die F.O.T.T. mit der Vermittlung physiologischer Bewegungserfahrungen.

### Beachte
Wir lernen, indem wir uns bewegen oder bewegt werden. Wenn wir selbst dazu nicht in der Lage sind, müssen **so früh wie möglich** von außen gesetzte Reize und Stimuli und geführte Bewegungen unsere fehlende Eigenaktivität und Selbststimulation ersetzen.

Die therapeutischen Hilfen sind zu Beginn v. a. **taktiler Art**. Dies bringt den großen Vorteil, dass Patienten für die Therapie nicht wach sein müssen und nicht unbedingt über Sprachverständnis zur Ausführung von Bewegungen verfügen.

### Beispiel
Der Patient liegt seit einer Stunde in Seitenlage links. Die Arbeit beginnt mit der Veränderung seiner Ausgangsposition. Er wird mit eindeutigen therapeutischen und pflegerischen Hilfestellungen auf die rechte Seite gelagert. Sind dabei Ansätze einer Schluckinitiierung erkennbar, wird das Umlagern unterbrochen und eine Schluckhilfe angeboten. Mit der weiteren fazio-oralen Arbeit wird nach optimierter Positionierung in Seitenlage rechts fortgefahren.

### Beachte
Regelmäßige Veränderungen der Positionen und Bewegen sind Teil der F.O.T.T.-Behandlung und dienen darüber hinaus der Prophylaxe zur Vermeidung von Sekundärschäden.

### Praxistipp
In der Intensiv- oder Akutphase werden verstärkt *taktil-kinästhetische Reize* eingesetzt. Die Hände der Therapeutin sind Sensor und Helfer. *»Hands-on«* spürt die Therapeutin die Möglichkeiten und die Nöte des Patienten und kann eingreifen und Stabilität und Unterstützungsfläche anbieten, um anschließend eine selektive Bewegung zu fazilitieren und nicht hilfreiche Bewegungen zu hemmen.

Da wir z. B. schlucken, weil wir den Speichel spüren – und nicht, weil es uns jemand sagt –, wird an der **Automatisierung des sensomotorischen Regelkreises** gearbeitet. So wird u. a. die **Mundstimulation** (s. Kap. 4.3.3) durchgeführt, mit deren Hilfe der Patient seine Strukturen im Mund und den Speichel besser spüren kann, dies löst oft unwillkürlich eine motorische Reaktion, manchmal sogar ein Schlucken aus. Hamdy et al. (1997, 2000), erforschen derzeit den Einfluss von gezielter Stimulation auf die Reorganisation der Schluckfähigkeit nach zentralen Schädigungen.

Nach Jeannerod (1997) aktivieren das **Beobachten einer Aktion** aber auch ihre **mentale Vorstellung** Neuronen, die für Planung und Durchführung motorischer Leistungen notwendig sind. Deshalb kommen auch visuelle Hilfen der Therapeutin zum Einsatz, z. B. das Vormachen alltäglicher mimischer und Zungenbewegungen, die der Patient nach Möglichkeit imitieren soll.

### Praxistipp
Neben den Händen kommen auch *visuelle Hilfen* zum Einsatz.
Die Erfahrung zeigt, dass bei schwer betroffenen Patienten zum einen das *Imitieren von Bewegungen* eher zum Erfolg führt als das Umsetzen verbaler Aufforderungen und zum anderen die Durchführung isolierter, abstrakter Bewegungen oft nicht möglich ist oder oft nur im Moment Wirkung zeigen.

## Rehabilitationsphase

Die Verweildauer auf einer Intensivstation wird heute so kurz wie möglich gehalten. Viele Patienten werden mit ▶ Trachealkanülen auf periphere Stationen oder in Abteilungen für Frührehabilitation weiterverlegt. Da eine geblockte Trachealkanüle das physiologische Schlucken behindert, wird nach sorgfältiger Befundung und Abwägung zahlreicher Faktoren zu prüfen sein, ob die **Trachealkanüle entblockt** oder in der Therapie entfernt werden kann, um durch eine physiologische Lenkung des Ausatemstroms die Sensibilität im Rachen zu ermöglichen und dadurch das Schlucken in seiner Frequenz zu erhöhen (Seidl et al. 2002) und in seiner Qualität zu verbessern (s. Kap. 6 und 7).

Verbessert sich der Allgemeinzustand und die Bewusstseinslage eines Menschen, werden die eingangs durch die Therapeutin initiierten basalen Reizsetzungen mehr und mehr durch die **Fazilitierung** (Bahnung, Erleichterung) **aktiver und selektiver Funktionen** abgelöst. An der Verbesserung mimischer und schluckrelevanter Bewegungen, an der Koordination von Atmung und Schlucken und an der Stimm- und Sprechanbahnung wird gearbeitet. Kann der Patient aktiv(er) am therapeutische Geschehen teilnehmen, können zunehmend »**höhere**« **Ausgangsstellungen** wie Sitzen, Stehen (siehe »Ausgangsstellungen für die Behandlung« s. Kap. 5.7), **Alltagshandlungen und Bewegungselemente** in die Therapie mit aufgenommen werden.

## Spätphase

Die oft lebenslang bestehenden Beeinträchtigungen der Haltungs- und Bewegungskontrolle durch z. B. Hemi- und Tetraparese bergen die Gefahr von **Sekundär- und Langzeitschäden** in sich, denen frühzeitig, d. h. schon in frühen Phasen, und langfristig therapeutisch begegnet werden muss. Ist eine vollständige orale Ernährung bisher nicht möglich geworden, wird eine **kombinierte Ernährungsform** (oral und Sondennahrung) angestrebt. Eine tägliche orale Nahrungsgabe auch kleinster, diätetisch modifizierter Mengen hält die Bewegungsfähigkeit der schluckrelevanten Strukturen aufrecht und kann das Schleimhautmilieu im Schlucktrakt gesund erhalten (s. »Therapeutisches Essen«, Kap. 3.5.2).

## Patienten mit progredienten Erkrankungen

Bei progredient verlaufenden neurogenen Erkrankungen, z. B. Amyotrophe Lateralsklerose, Multiple Sklerose, müssen der jeweiligen Krankheitsphase entsprechend **therapeutische Hilfestellungen und Hilfsmittel angepasst** werden. Eine Genesung des Patienten wird nicht erfolgen.

**Ziel** kann es sein, dem Patienten so lange wie möglich eine **angemessene Kommunikation und sicheres Essen und Trinken** (ggf. diätetisch modifiziert oder in Kombination mit künstlicher Ernährung) zu ermöglichen und somit Lebensqualität zu erhalten (s. auch »Bewertung sicherheitsrelevanter Faktoren«, Kap. 3.4.2). Rechtzeitig müssen aber auch die **verbleibenden Möglichkeiten oder Notwendigkeiten künstlicher Ernährungsformen und alternativer Kommunikationshilfen** aufgezeigt werden und die Patienten ggf. darauf vorbereitet werden.

> **Praxistipp**
> - Das therapeutische Vorgehen muss der *Bewusstseinslage* des Patienten angepasst werden.
> - Beim komatösen, nicht wachen Patienten können (für ihn stellvertretend ausgeführte) *taktile Bewegungshilfen* eine Deprivation mindern oder verhindern und Bewegungsansätze wieder bahnen.
> - In einem günstigen Rehabilitationsverlauf werden die *Koordination* von Stimmgebung, Sprechen und die Nahrungsaufnahme auf der Basis einer optimierten Haltung und Bewegung erarbeitet und die Integration dieser Funktionen angestrebt.
> - Bei pflegebedürftigen Patienten bestimmen auch *präventive Gesichtspunkte* das Vorgehen.

### 1.3.3 Die vier Bereiche der F.O.T.T.

Wir atmen beim Kauen und nach dem Schlucken, wir schlucken beim Zähneputzen und beim Sprechen. Wir sprechen während des Essens, unser Gesichtsausdruck und die mimischen Ausdrucksmöglichkeiten wechseln ständig während all dieser Vorgänge.

Der folgende Abschnitt soll in die konzeptionelle Sicht- und Vorgehensweise der **vier großen F.O.T.T.-Bereiche** einführen:

- Nahrungsaufnahme,
- Mundhygiene,
- Nonverbale Kommunikation,
- Atmung – Stimme – Sprechen.

Diese Aufteilung ist künstlich und hat didaktische Gründe. Das folgende Beispiel zeigt, wie die **verschiedenen F.O.T.T.-Bereiche ineinander greifen** und kein Bereich unabhängig vom anderen therapiert werden kann.

> **Beispiel**
> Nicht selten ist bei Patienten, die das erstem Mal Stimme geben oder zum Sprechen ansetzen wollen, zuerst ein Schluckvorgang zu beobachten: Bei der Initiierung einer Sprechbewegung werden durch den Ausatem die in der Mundhöhle und/oder im Rachenraum befindlichen Speichelresiduen bewegt und dadurch gespürt. Dies führt dann zum (ggf. therapeutisch unterstützten) Abtransport des Speichels und Schlucken und erst anschließend wird erneut zum Sprechen angesetzt.

Im deutschsprachigen Raum wurde in den letzten 20 Jahren besonders der F.O.T.T.-Bereich **Nahrungsaufnahme** bekannt, da die Vorgehensweise bei Patienten mit gravierenden Problemen der Schlucksequenz und/oder mit komplexen neurogenen Störungen der Sensomotorik und der Wahrnehmung Therapiemöglichkeiten eröffnet. Für diese schwer betroffenen Patienten hat sich auf der Basis dieser vier Bereiche auch ein spezielles **Trachealkanülen-Management** entwickelt, das heute ein wichtiger Teil der F.O.T.T. ist (s. Kap. 7).

#### F.O.T.T.-Bereich Nahrungsaufnahme

Wenn Menschen zusammentreffen, miteinander kommunizieren, verbinden sie das oft mit einem gemeinsamen Essen. Dies ist eine Möglichkeit, seine Anerkennung, Fürsorge, Zuneigung und Gastfreundschaft zu zeigen. Essen und Trinken sind **wichtiger Bestandteil der menschlichen Kultur** und eine Form der **menschlichen Kommunikation**, von der Geburt (Tauffeiern) bis zum Tode (Leichenschmaus). Diese Tatsachen prägen auch die F.O.T.T.-Sichtweise zum Thema »Schlucken« und so wird in Kapitel 3 treffend formuliert:

»Nahrungsaufnahme dient neben der Ernährung und dem Genuss, der alltäglichen Begegnung mit unseren Mitmenschen und folglich der Nährung sozialer Kontakte.« (Müller Kap. 3)

> **Beispiel**
> Wir produzieren Speichel beim Anblick und Geruch von Speisen und schlucken ihn. Bekommen wir eine Tasse Kaffee ans Bett gereicht, verändern wir automatisch unsere Position, um ihn sicher zu schlucken. Wir führen Nahrung zum Mund und öffnen dabei angepasst unseren Kiefer …

Es finden also **Handlungsabläufe vor dem eigentlichen Schlucken** von Nahrung statt, die den weiteren Verlauf beeinflussen. Die **prä-orale Phase**, deren Bedeutung und Einfluss auf den Schluckvorgang mittlerweile anerkannt ist, wird von Coombes im Rahmen der **Schlucksequenz** als eigenständige Phase beschrieben und in die Therapie miteinbezogen (s. auch Kap. 3.3.2).

#### Die Schlucksequenz nach Coombes

Die Schlucksequenz besteht aus folgenden **Phasen**:
- Prä-orale Phase
- Orale Phase
  1. Bolusformung
  2. Bolustransport
- Pharyngeale Phase
- Ösophageale Phase

(Coombes 1996)

Die Erkenntnisse über normale Bewegung und ▶ Bewegungsmuster, das Wissen um unsere Möglichkeiten der Haltungs- und Bewegungskontrolle (s. Abschn. 1.1.1) können auf den **Vorgang der Nahrungsaufnahme übertragen werden.**

Bei einer **normalen, physiologischen Schlucksequenz** lassen sich differenziert abgestimmte Bewegungsabläufe und -muster erkennen, die sich zusammensetzen aus

- **willkürlichen und automatisierten Bewegungen** (wie angepasstes Mundöffnen, Kauen etc.),

- **automatischen Bewegungen** (das eigentliche »Schlucken« in der pharyngealen Phase) und
- **Kontroll- und Schutzmechanismen.**

Schutzreaktionen kommen besonders dann zum Tragen, wenn der Schluckvorgang nicht erfolgreich verlaufen ist.

### Kontroll- und Schutzmechanismen
#### Atem-Schluck-Koordination
Während des Schluckens ist die Atmung unterbrochen. Atmung und Schlucken verhalten sich reziprok. Nach dem Schlucken wird i. d. R. reflektorisch kurz ausgeatmet, um verbliebende Reste zu spüren und ggf. zu räuspern, husten und/oder wieder zu schlucken.

#### Reinigen der »Schluckstrasse«
Die Zunge kontrolliert und sammelt Reste in der Mundhöhle ein, die wir »nachschlucken«. Durch wiederholtes Schlucken wird auch der Rachen von Resten (»Residuen«) gereinigt.

#### Räuspern
Räuspern transportiert Material aus dem Hypopharynx hoch (eine abgeschwächte Form des Hustens).

#### Husten
Husten transportiert Nahrung, die in den Kehlkopf »penetriert« oder gar unterhalb der Stimmbänder »aspiriert« wird, wieder hoch. Husten ist aber nur dann effektiv, wenn wir das Hochgehustete **danach schlucken oder ausspucken.**

#### Würgen/Erbrechen
Würgen befördert bei Gefahr den Bolus reflektorisch aus dem Rachen in die Mundhöhle und kann Erbrechen einleiten.

#### Niesen
Niesen befördert in den Nasenrachenraum eindringendes Material aus der Nase.

> **Beachte**
> **Willkürliches Husten** und das im Alltag äußerst selten auftretende Husten nach Aufforderung ist nicht gleichzusetzen mit einem unwillkürlichen, **reflektorischen Husten** als Antwort auf einen irritierenden, gefährdenden Reiz im Rachen oder in den Atemwegen.

Auch die Bewertung des Fehlens eines Würgreflexes bei klinischer Testung ist fragwürdig. Bei einem nicht unbeträchtlichen Teil gesunder Menschen (10 % der Frauen, 40 % der Männer) lässt sich **in der Untersuchungssituation kein Würgreflex** auslösen (Logemann 1998).

> **Vorsicht**
> Die Effizienz der Schutzmechanismen Niesen, Husten und Würgen erweist sich in letzter Konsequenz oft nur im Alltag – im Ernstfall!

Viele der »schluckgestörten« Patienten haben Beeinträchtigungen im **gesamten Vorgang der Nahrungsaufnahme,** die »als komplexer Teil einer ganzkörperlichen Problematik zu sehen sind« (Gratz u. Woite 2000) und die den Schluckvorgang unsicher machen können (s. Kap. 3.2.2). Es werden daher in der F.O.T.T. **nicht nur die Störungen des Schluck»aktes«** (= Boluspassage vom Mund in den Magen), **sondern die Störungen der Nahrungsaufnahme,** der gesamten Sequenz analysiert und therapiert (Nusser-Müller-Busch 1997).

> **Praxistipp**
> Besondere Aufmerksamkeit wird im F.O.T.T.-Bereich *Nahrungsaufnahme* auf die *Normalisierung von Haltung und Muskelspannung im gesamten Körper* gelegt, um im weiteren Verlauf die physiologischen Bewegungsabläufe in den Phasen der Schlucksequenz und die Schutzreaktionen zu bahnen und zu unterstützen.

### F.O.T.T.-Bereich Mundhygiene
Wir nehmen die Fähigkeit des **Aufspürens von Essensresten** in den Zahnzwischenräumen und die motorischen Aktivitäten unserer Zunge beim Entfernen – oder ersatzweise das Hantieren mit Zahnstochern und allerlei diffizilen Gerätschaften – als selbstverständlich hin. Aber auch uns Gesunden kann es passieren, dass wir beim morgendlichen »verschlafenen« Zähneputzen würgen müssen. Das **Auslösen der körpereigenen Schutzreaktion** – hier eine Überreaktion – zeigt, dass unser sensorisches intraorales System für unvorhergesehene Inputs noch nicht genug vorbereitet ist. Wir gehen in der Folge also vorsichtiger und zarter ans Werk, damit unsere Mundhöhle noch ein bisschen Zeit zum Aufwachen hat. Im Laufe des Tages wird dieses Problem nicht mehr auftreten: Wir sprechen, schlucken unseren Speichel, essen, trinken, und geben uns dadurch **ständig taktilen Input** im oralen

Trakt so wie wir das den ganzen Tag über unbewusst auch mit unseren Händen im Gesicht tun.

Das **Säubern der Mundhöhle und der Zähne von Essensresten** hat bei den Patienten einen hohen und sicherheitsrelevanten Stellenwert. Die strukturiert durchgeführte Mundsäuberung soll die noch fehlenden oder eingeschränkten Bewegungsmöglichkeiten des Patienten ersetzen und ihn anleiten, die Mundhygiene später wieder allein ausführen zu können. Diese Berührungen und Manipulationen sind nicht zufällig oder gar »überfallsartig«, sondern die **taktilen Informationen werden klar, eindeutig und strukturiert gesetzt**. Für den Patienten sind das Möglichkeiten, im Laufe des Tages Erfahrungen im Mundbereich zu machen (s. Kap. 4).

> **Beachte**
> Neben der Gesunderhaltung der Mundhöhle dient der F.O.T.T.-Bereich Mundhygiene immer auch als: »Medium zur Problemanalyse am Patienten, zur Anbahnung physiologischer Bewegungsabläufe und der Vermeidung von Sekundärproblemen« (Elferich u. Tittmann, Kap. 4).

### F.O.T.T.-Bereich Nonverbale Kommunikation

**Körpersprache und Mimik** verraten viel über uns Menschen. Unsere auf dieser Ebene gezeigten Gefühle wie Zuneigung, Ängste, Akzeptanz oder Ablehnung werden vom Empfänger schneller wahrgenommen als verbal Geäußertes. Jeder, der schon mal das Phänomen »Liebe auf dem ersten Blick« erleben konnte, weiß wovon die Rede ist. Vom Säuglingsalter an lernen wir mimisch zu reagieren und im Laufe der Kindheit unsere Gefühle auszudrücken. Eltern erkennen den gleich einsetzenden Wutanfall ihrer Kleinkinder noch bevor ein Laut ausgestoßen ist. Wir lernen auch, Nonverbales zu interpretieren und wissen um die Bedeutung des differenzierten Spiels der Gesichtsmuskeln von Menschen, die wir gut kennen.

> **Beispiel**
> Wir erkennen und nehmen wahr, ob der Chef langsam nervös wird, weil wir uns nicht kurz genug fassen oder ihm das Thema unangenehm ist.
> Wir wenden uns einem lächelnden Mitmenschen (aber auch einem lächelnden Patienten?) eher und öfter zu als einem, dessen Gesichtsausdruck wir als missmutig, ernst oder abweisend interpretieren.

In unserem Kulturkreis lernen wir, dass wir unsere Gesprächspartner beim Sprechen interessiert – oder zumindest nicht gelangweilt – anzusehen haben. In anderen Kulturen ist es verpönt, Blickkontakt mit dem Lehrer aufzunehmen.

Wir registrieren auch verschiedene Formen **assoziierter Bewegungen** im Gesicht bei Tätigkeiten, die jemand präzise ausführen will.

> **Beispiel**
> Einen Faden durch ein dünnes Nadelöhr zu fädeln oder eine neue Sportart erlernen.

Beherrschen wir allmählich die neuen Bewegungsabläufe, werden diese – mitunter auch verzerrt wirkenden – Varianten unseres Gesichtsausdrucks nur mehr dann auftreten, wenn uns der Ehrgeiz packt und wir z. B. den Ball **besonders präzise** in den Korb werfen wollen. In professionell ausgeübten Sportarten grenzen diese Mitbewegungen oft schon an ▸ assoziierte Reaktionen.

> **Beispiel**
> Man denke nur an Monica Seles, an ihre Körperhaltung, ihren Gesichtsausdruck und ihre unwillkürliche »assoziierte (Mit)Phonation« beim Schlagen des Tennisballes über das Netz, die sie auch nicht abstellen kann, wenn die Zuschauer darüber lachen.

Da der F.O.T.T.-Bereich **Nonverbale Kommunikation** meistens in der Vorbereitung und Therapie der Nahrungsaufnahme integriert wird, ist ihm in diesem Buch kein eigenes Kapitel gewidmet. Daher sollen im Folgenden die Überlegungen zum therapeutischen Vorgehen erläutert werden:

Viele unserer Patienten haben **Sensibilitäts- und Bewegungsstörungen im Gesichts- und Mundbereich**. Ein differenziertes Mienenspiel ist nicht mehr möglich:
- Der Gesichtsausdruck ist oft starr und wirkt abweisend.
- Die Bewegungen sind verlangsamt und oft nicht sehr differenziert.
- Die Asymmetrie der Gesichtszüge durch eine Fazialisparese verstärken sich oft bei Aktion.
- Fehlende Sensibilität im Mundraum beeinträchtigt das Spüren und Wahrnehmen des Speichels. Der Mund steht offen, es kommt zu permanentem Speichelfluss oder ▸ protruhierende Zungenbewegungen befördern dann den Speichel aus dem Mund heraus statt ihn in den Rachen zu transportieren.

Die sozialen Folgen sind bekannt. Aber auch bei körperlich anstrengenden Aktivitäten, wie erste Gehversuche oder die Zahnbürste zum Mund führen, sind oft Mitbewegungen und Reaktionen im Gesicht als Zeichen der Anstrengung und fehlender selektiver Bewegungsmöglichkeiten wahrzunehmen.

> **Beachte**
> Mimische Bewegungen erfolgen nicht losgelöst vom Körper. Auch ihre Beeinträchtigungen sind daher nicht isoliert zu sehen oder isoliert zu behandeln. Oft sind sie Teil eines komplexen Musters, das aus eigenen Impulsen nicht aufgelöst werden kann.

> **Beispiel**
> Therapeutische Bemühungen, die Stirn eines Patienten zu bewegen, der konstant die Augenbrauen mit hochzieht, werden scheitern, wenn man sich nur auf die Stirn konzentriert und den »erstaunten Gesichtausdruck« nicht als Teil und Folge eines Musters erkennt.
> Es gilt den Blick von der Stirn zu lösen, um u. U. die weit geöffneten Augen, den offenen, zurückgezogenen Kiefer, den »kurzen Nacken«, den hypotonen, flektierten Rumpf, das nach hinten fixierte Becken als abnormes gesamtkörperliches Muster wahrzunehmen.

Wird schwerpunktmäßig an der Verbesserung der Mimik gearbeitet, kann es sein, dass die sitzende **Ausgangsstellung** u. U. nicht hilfreich ist, da sie das oben beschriebene Körpermuster provozieren oder unterhalten kann. Sitzen fordert dem Patienten viel Haltungstonus ab, entsprechend weniger »(Rest-)Kapazität« steht dann für die selektiven Bewegungsausführungen im Gesicht zur Verfügung.
Erst **Veränderungen am Haltungshintergrund** wie Becken- und Rumpfaufrichtung oder die Wahl einer für den Patienten geeigneteren Behandlungsposition, die eine Veränderung der Kopfposition, der Nacken-, Kopf- und Gesichtsmuskulatur nach sich ziehen, können zeigen, ob die hochgezogene Stirn Teil eines kompensatorischen Gesamtmusters ist (s. Kap. 2).

> **Praxistipp**
> Bei vielen Patienten ist eine stärker unterstützte Ausgangsstellung z. B. *Seitenlage* von Vorteil, in der das Gewicht von Kopf und Rumpf auf eine Unterstützungsfläche abgegeben werden kann.

> Die kompensatorische Haltearbeit (ggf. sogar Fixierung) des Kopfes oder Rumpfes kann dann entfallen. Die Aufmerksamkeit und vorhandenen Kapazitäten können wieder auf das Spüren und Ausführen mimischer Bewegungen gerichtet werden.
> Bei einigen Patienten bietet sich als Ausgangsstellung (*unterstütztes*) *Stehen* an. Die Aufrichtung kann eine physiologischere Stellung des Nacken und Kopfes (»langer Nacken«) ermöglichen.

Durch eine für den Patienten günstige Ausgangsstellung (s. Kap. 5) wird eventuell schon eine hilfreiche, verbesserte Kopf-/Nackenbeweglichkeit erreicht oder es kann an diesen **Basismaßnahmen** gearbeitet werden (Davies 1995; Nusser-Müller-Busch 2001).

Das **taktile Führen von Bewegungen** im Gesicht und intraoral ermöglicht, dass alltäglich benötigte Abläufe wie »Mund spitzen« »lächeln« wieder gespürt und (ggf. mit Hilfe) durchgeführt werden können.

Ist eine Gesichtsseite durch eine Lähmung mehr betroffen, können die mimischen Bewegungen auf dieser Seite taktil unterstützt werden. Die oft auftretende Überaktivität der weniger betroffenen Seite, die die Asymmetrie noch zusätzlich verstärken kann, wird ggf. gehemmt.

> **Beachte**
> Das zusätzlich eingesetzte, visuelle Vorbild der Therapeutin ist oft eine für Patienten leichter umzusetzende Hilfe als verbale Instruktionen.

Bei **dauerhaft hohem Tonus** kann mittels der Hände des Patienten oder des Therapeuten Unterstützungsfläche im Gesicht geboten werden, damit die darunter liegenden Muskeln in ihrer Spannung nachlassen kann.
Bei **schlaffem Tonus** werden u. U. kurze, feste Reize mit Druck – tapping – zur Aktivierung der Muskelspannung eingesetzt.

> **Vorsicht**
> *Thermale Kältereize* im Gesicht werden in der F.O.T.T. nicht verwendet, da sie bei wahrnehmungsgestörten Patienten ein zu starker (»überfallsartiger«) Reiz/Stimulus sein können. (Orientierung am Normalen: Eis im Gesicht kommt in unserem Alltag auch nur höchst selten vor!).

Auch das Zusammenspiel so vieler kleiner Muskeln beim mimischen Ausdruck lässt eine gezielte Eisbehandlung im Gesicht eher fragwürdig erscheinen. Ebenso kann das Phänomen der Fehlsprossung des N. facialis bei seiner Regeneration u. U. begünstigt werden (Poeck 1982).

**Intraoral** kann Eis angewendet werden, aber auch **Vibration** (z. B. intraorale Stimulation des M. buccinator mit der elektrischen Zahnbürste).

> **Beachte**
> Die Durchführung isolierter Stimulationen um ihrer Selbst willen ergeben keinen Sinn. Es sollte eine Aktion, eine motorische Antwort in Form einer Bewegung folgen.

> **Beispiel**
> Nach intraoraler Vibration des M. buccinator werden z. B. im Wechsel Artikulationsbewegungen fazilitiert wie »e« (Funktion: Mund breit ziehen) und »u« (Funktion: Mund spitzen) oder kurze Wörter, in denen diese Vokale enthalten sind.

Die Behandlung des »vernachlässigten« Gesichtes ist bei Davies (2002) in Zusammenarbeit mit Coombes beschrieben.

### F.O.T.T.-Bereich Atmung – Stimme – Sprechen

Die erste Aktivität eines gesunden neuen Erdenbürgers ist eine **Atemaktivität**, entweder ein Einatem oder ein Ausatem, gefolgt von Schreien (Alavi Kia u. Schulze-Schindler 1998). Die Entwicklung der Atemmuster, die darauf aufbauende Ausbildung der individuellen Stimme, aber auch die Fähigkeit der Bildung von Konsonanten gehen einher mit verschiedenen Beuge-/Flexions- und Streck-/▶ Extensionsphasen in der motorischen Entwicklung eines Kindes. Die weitere Automatisierung von Bewegungsabläufen verfeinert im Laufe der Jahre unsere Artikulation. Gleichzeitig ergreifen wir mit den Händen Gegenstände und be«greifen« so im weiteren ihre Namen und beginnen die Sprache zu erlernen.

Dass wir mit der uns eigenen Sprechstimmlage, moduliert, sprechrhythmisch und mit präziser Artikulation verständlich sprechen können, basiert auf dem soliden Fundament einer **physiologischen Haltung und Atmung**. Wie entscheidend dieses Fundament ist, wird erst klar, wenn es nicht mehr tragfähig ist. Bei zentralen Hirnschädigungen treten ▶ Dysphagien und ▶ Dysarthrophonien, d. h. zentrale Störungen der Atmung, Stimme, Sprechen und ihrer Koordination oft gemeinsam auf. Die Patienten haben Probleme, Bewegungsabläufe koordiniert auszuführen. Das Durchführen selektiver Bewegungskomponenten und das Überführen dieser zu Bewegungssynergien sind aufgrund der gestörten, veränderten neuromuskulären Aktivität nicht oder nur eingeschränkt möglich.

Der **F.O.T.T.-Behandlungsbereich** umfasst die Arbeit an
- der Atmung,
- der Stimmgebung und
- des Sprechens.

Durch Einflussnahme auf die Haltung und Regulierung der Körperspannung werden die Voraussetzungen dafür geschaffen, dass die an der Atmung beteiligte Muskulatur, die Artikulationsorgane etc. effizienter arbeiten können. Initial muss oft **erst an der Koordination von Atmung und Schlucken** gearbeitet werden, bevor Laute wieder gebahnt werden können (s. Kap. 5).

### Trachealkanülen-Management in der F.O.T.T.

Die Hilfe durch die Trachealkanüle bei der Beatmung oder/und bei schluckgestörten und aspirationsgefährdeten Patienten – zu Beginn ein »Segen« – kann aus vielerlei Gründen zum »Fluch« werden. Zu den **negativen Auswirkungen der Trachealkanülen** zählen:
- mechanische Einschränkungen des Schluckvorganges,
- Einschränkungen der Kommunikation,
- sich erst später manifestierende Komplikationen wie Trachealstenosen.

◘ Übersicht 1.4 fasst zusammen, was in der Arbeit mit Trachealkanülen zu beachten ist.

> **Übersicht 1.4: Arbeit mit Trachealkanülen**
> In der Arbeit mit Patienten mit Trachealkanülen ist es notwendig:
> - die entsprechenden **Überwachungsparameter** beim monitoring (z. B. Sauerstoffsättigung im Blut) beurteilen zu können.
> - die **funktionellen Voraussetzungen und Kriterien** für ein Dekanülement zu kennen,
> - das **therapeutische Vorgehen bei der Entwöhnung** von der Trachealkanüle (inklusive Absaugtechniken und Wechsel der Trachealkanülen) in Kombination mit
> - dem **therapeutischen Know-how der Schluck- und Stimmanbahnung** zu beherrschen.

Das Wissen über Trachealkanülen, Wege zur Dekanülierung sind noch nicht sehr verbreitet. Im therapeutischen Umgang mit diesen Patienten bedarf es u. a. der Beurteilung des Schutzes der unteren Atemwege, seiner körpereigenen Kontroll- und Abwehrmöglichkeiten auf der Basis eines suffizienten Haltungshintergrundes. Die Kapitel 3, 6 und 7 zeigen hier die Beeinträchtigungen der physiologischen Abläufe und Kriterien auf dem Weg zurück zur Physiologie auf. Ein qualifiziertes Trachealkanülen-Management bei neurologischen Patienten ist dringend erforderlich. Es kann Rehabilitationszeit verkürzen, Kosten senken und die Lebensqualität der betroffenen Patienten verbessern helfen (siehe Abschnitt 1.5.2).

## 1.4 Das interdisziplinäre 24-Stunden-Konzept

Ein 24-Stunden-Konzept ist nur auf der Basis einer **gut funktionierenden Gemeinschaft** (Patient, Angehörige und Team) zu verwirklichen, die verstanden hat, dass sie den Kampf gegen ein rund um die Uhr gestört arbeitendes zentrales Nervensystem aufnehmen muss.

### 1.4.1 Individuelle und multidisziplinäre therapeutische Kompetenz

»Feel the patient's body function«
»Spürt die Körperfunktionen des Patienten«,
(Kay Coombes 2002)

Um im konkreten Tun mit dem Patienten seine Probleme, die Abweichungen von der Norm wahrnehmen und beeinflussen zu können, sind neben theoretischem Wissen die Fähigkeiten der Therapeutin, zu sehen und beobachten, zu spüren und zu bewegen, zu hören, zu riechen, und alle ihre weiteren »siebten« Sinne gefragt.

**Viele Berufsgruppen** arbeiten an der Rehabilitation eines neurologischen Patienten mit und jede Berufsgruppe verfügt über spezielles Wissen, hat ihre Sichtweise und Erfahrung im Umgang mit dem Patienten und den jeweiligen Störungsbildern.
- **Physiotherapeuten** bringen ihr komplexes Wissen über normale Haltung, Bewegung, Atmung und den Umgang mit Störungen dieser Bereiche ein.
- **Ergotherapeuten** setzen dieses (und ihr Spezial)Wissen in der Anleitung des Patienten zum Wiederbewältigen von Alltagsfunktionen und Aktivitäten des täglichen Lebens ein.
- **Pflegende** lagern, transferieren, reichen Essen an und führen die Mundhygiene durch.
- **Sprachtherapeuten** aus den Bereichen Logopädie, Sprachheilpädagogik und Linguistik bringen spezielle Kenntnisse im Umgang und in der Behandlung von Schluck-, Stimm- und Sprech- und Sprachstörungen ein.

Und trotzdem passiert es nicht selten, dass die »Spezialisten« im Laufe ihrer Arbeit in der neurologischen Rehabilitation immer deutlicher ihre »Defizite« und ihre Hilflosigkeit merken, mit den basalen Problemen des Patienten umzugehen. Das Arbeiten an den **spezifischen Aufgaben** gestaltet sich mitunter schwierig:
- Das Erkennen einer asymmetrischen Kieferstellung und einer in den Rachen »zurückgezogenen« Zunge helfen einer Therapeutin nicht weiter, wenn sie nicht in der Lage ist, das Problem ganzkörperlich zu sehen und z. B. dem Patienten aus seiner zusammengesunkenen Haltung »herauszuhelfen« und Rumpf-, Kopf- und Nackenmuskulatur zu mobilisieren!
- Essen anreichen im Bett deckt zwar den Kalorienbedarf des Patienten, entspricht aber nicht dem Rehabilitationsziel, dem Patienten zu sicherer, selbständiger Nahrungsaufnahme zu verhelfen!
- Das Durchführen neuropsychologischer Tests und Therapie in Rückenlage im Bett fördert weder das Situationsverständnis noch die Alltagskompetenz der Patienten!

> **🛈 Praxistipp**
> Die Teammitglieder müssen in der Lage sein oder es erlernen, den Patienten (ev. mit anderen Teammitgliedern gemeinsam) *aus dem Bett zu transferieren und am Tisch in eine geeignete Ausgangsstellung* zu bringen. Erst dann kann mit der therapeutischen Vorbereitung und ggf. dem Essen anreichen oder der Durchführung neuropsychologischer Tests begonnen werden.

Teaminterne Fort- und Weiterbildungen sind dafür notwendig. In **regelmäßigen Selbsterfahrungen** können normale Bewegungen gespürt und bewusst nachvollzogen werden. Man lernt dabei, wie es dem Patienten in einer zusammengekauerten Stellung, bei erhöhtem Spannungszustand der Muskeln geht, ob und wie man dann noch in der Lage ist, zu sprechen oder mit nach hinten überstrecktem Kopf zu schlucken. Wer solche Situationen an sich selbst erlebt und die anschließenden wohltuenden Korrekturen und Erleichterungen durch eine sachgemäße Hilfestellung erfahren hat, wird wesentlich aufmerksamer die aktuellen Beeinträchtigungen der Patienten zu verändern suchen.

Das **bewusste Erspüren normaler Funktionen wie Kauen, Schlucken Atmen** etc., das Erleben von Stabilität, die ein gut angesetzter Kieferkontrollgriff geben kann, und das **Erleben von Sicherheit** bei einem strukturiert durchgeführten Transfer vom Bett in den Stuhl, gibt den Teammitgliedern differenziertere Möglichkeiten »an die Hand«, die Patienten therapeutisch effizient zu unterstützen.

### Praxistipp
*Theoretische Fortbildungen und praktische Selbsterfahrungs-Workshops* im interdisziplinären Team erweitern die therapeutische Kompetenz.
*Das Üben therapeutischer und pflegerischer Techniken mit anderen* hat den großen Vorteil, dass Rückmeldung gegeben werden können, ob das *Handling* angepasst ist oder noch mal verändert werden muss. Die Patienten können uns diese Rückmeldungen oft nicht verbal geben.

## 1.4.2 Das interdisziplinäre Team

Das **interdisziplinäre Team** setzt sich aus allen Beteiligten zusammen, die sich im Rahmen eines Klinikaufenthaltes oder in der häuslichen Betreuung und Langzeitpflege um das Wohl eines Patienten kümmern. Zum multiprofessionellen Team zählen Ärzte, Pflege, Therapeutinnen der Physio- und Ergotherapie, Logopädie und alle im jeweiligen Team mitarbeitenden Berufsgruppen wie Neuropsychologen, Freizeit- und Musiktherapeuten, etc.. Im Rahmen des stationären Aufenthaltes des Patienten hat die **Pflege eine Schlüsselfunktion**. Sie ist die Berufsgruppe, die den Patienten in seinem Tagesablauf kontinuierlich begleitet und die meisten Aktivitäten mit ihm durchführt.

### Beachte
Jede Berufsgruppe muss bereit sein, von den anderen Berufsgruppen zu lernen.

Das heißt, Abstand zu nehmen von »berufsgruppenbedingten Neglekten«.

Das erfordert **Bereitschaft zur Kommunikation**, fachlichen Austausch, um sich auf ein einheitliches Vorgehen verständigen zu können.

Das erfordert aber auch, in **gemeinsamen Schulungen**, in Selbsterfahrungen die Situation des Patienten zu erleben, nachzuempfinden.

Das **adäquate Handling** im Umgang mit dem Patienten muss von ALLEN in der neurologischen Rehabilitation arbeitenden Berufsgruppen beherrscht werden.

Von den anderen zu lernen, bietet die Möglichkeit und Chance, das eigene Wissen und seine **eigenen therapeutischen Möglichkeiten zu erweitern!**

Die Patienten profitieren davon, wenn das Team **realistische Ziele** verfolgt, die in regelmäßigen Teamkonferenzen oder Besprechungen nach der Sammlung und Analyse der Beobachtungen gemeinsam formuliert werden. Das bedeutet, dass alle Berufsgruppen ihre Vorgehensweise auf dieses Ziel hin prüfen, im Team abstimmen und Kompetenzen klar geregelt werden. Ein Teammitglied sollte **koordinierend** für einen Patienten zuständig sein. Im häuslichen Bereich sind dies meist die Angehörigen, die die koordinierende Schlüsselrolle innehaben.

## 1.4.3 Der 24-Stunden-Tag

Wie Schlaegel und Lipp in Kapitel 8.1.2 zutreffen schreiben, bedeutet ein 24-Stunden-Konzept nicht, dass die Patienten ständig Therapie haben. Ruhepausen, sogenannte »hands-off«-Phasen, dienen der Erholung aber auch der Verarbeitung und sind für die Rehabilitation genauso notwendig wie die »hands-on«-Phasen. Es bedeutet, dass die vorab **festgelegten Prinzipien und Vorgehensweisen zu jeder Tageszeit** bei Untersuchungen, in der Therapie und bei der Durchführung von Pflegemaßnahmen und Besuchen beachtet und umgesetzt werden.

### Beispiel
Eine, aber auch drei Einzeltherapien pro Tag bringen den Patienten nicht weiter, wenn er stundenlang zusammengesunken im Rollstuhl sitzt oder den Rest des Tages in Rückenlage im Bett verbringen würde.

Abgesehen von der Dekubitusgefahr und der Gefahr der übersteigerten Strecktendenz im Körper (z. B. Spitzfußgefahr), die die Rückenlage mit sich bringt, würde kein gesunder Mensch mehrere Stunden in derselben Position verbringen.

> **Beachte**
> Jede Veränderung, jedes Positionieren, jedes Umlagern des Patienten und viele Pflegemaßnahmen und Alltagsverrichtungen (Wegziehen der Bettdecke, Mundhygiene, Mundabwischen, Fieber- und Blutdruck messen etc.) bieten dem Patienten **Möglichkeiten, Erfahrungen zu machen und zu lernen.**
> Es ist notwendig, dass bei allen Alltagsverrichtungen des 24-Stunden-Tages die festgelegten Prinzipien immer wieder angewendet werden.

Wenn kleinschrittig daran gearbeitet wird, dass der Patient Berührungen im Gesicht in unterschiedlichen Ausgangsstellungen und bei unterschiedlichen Tätigkeiten zulässt ohne mit Zähneknirschen oder festem Kieferschluss zu reagieren, so muss dies über den ganzen Tag beachtet werden.

Ein Transfer in den Alltag kann nur stattfinden, wenn die in der Therapie und im Pflegealltag wiedererworbenen Fähigkeiten und Fertigkeiten bei allen Verrichtungen und Tätigkeiten im Laufe des Tages erneut, aber in verschiedenen Situationen erfahrbar sind und angewendet werden. **So können Regeln gebildet, so kann gelernt werden.**

Hilfestellungen sollten durch alle Teammitglieder und angeleitete Angehörige strukturiert und therapeutisch erfolgen, wann immer sie erforderlich sind.

- Wir leben und arbeiten in Gemeinschaft mit anderen. Besonders als Patient ist man auf die Hilfe anderer Menschen angewiesen. Im 24-Stunden-Konzept arbeiten die geschulten Mitarbeiter des interdisziplinären Teams an der Verbesserung der Spür- und Bewegungsinformation rund um die Uhr.
- Schwer betroffene Patienten brauchen zu Beginn (und manchmal auch später) zwei Teammitglieder in Co-Therapie zum Transferieren, Positionieren und Lagern oder für die Durchführung einer effizienten Therapie. **Dies erfordert Teamarbeit, ausreichend Personal und viel Zeit!**

## 1.5 Nutzen und Kosten

Im Titel dieses Abschnittes soll es entgegen dem normalen Sprachgebrauch gestattet sein, die **Nutzen** für den Patienten VOR den **Kosten** zu platzieren. So wichtig heute die Finanzierungsprobleme im Gesundheitswesen sind, der Patient sollte immer an erster Stelle der Betrachtung stehen.

### 1.5.1 »Wer A sagt, muss auch B sagen!«

Die Fortschritte der Medizin, der flächendeckende Ausbau der Notfall- und der intensivmedizinischen Versorgung zog den Ausbau neurologischer Rehabilitationskliniken nach sich. Die Behandlung von **Patienten der Phase A (Akut) und B (Frührehabilitation)** erfordert einen hohen Bedarf an Personalleistungen. Nach Schönle (1996) sind die Kosten der Frührehabilitation hoch, relativieren sich aber zu denen der Intensivpflege. Der Autor berechnet in einem Personalanforderungsprofil für neurologische Rehabilitation den Stellenbedarf für die Kombination der Phasen B und C (Mischung der unterschiedlichen Schweregrade der Patienten). Ausgehend von 4 Stunden Funktionstherapie pro Patient und Tag ergeben sich Stellenschlüssel für Pflegepersonal und Therapeuten (Übersicht 1.5).

> **Übersicht 1.5: Stellenschlüssel in der Frührehabilitation**
> - 2,27 **Pflegekräfte** pro Patient, die sowohl kurativ – wie rehabilitationsmedizinische Aufgaben haben.
> - Ein **Therapeut** auf 1,15 Patienten.
> - **Aufteilung** der Therapeutenstellen:
>   - 40 % für Motorik (Statomotorik, Lokomotion, obere Extremität)
>   - 30 % für orofaziale Funktionen (Kauen, Schlucken, Sprechen) und Kommunikation
>   - 30 % für mental/kognitive Funktionen
> - **Doppel- bis Dreifach-Therapien** sind im Pflegeschlüssel mit eingerechnet. Bei Reduzierung des Pflegestellenschlüssels müssen diese dem Therapeutenschlüssel zugerechnet werden.
> - Der **ärztliche Stellenschlüssel** ist von der Größe der Klinik abhängig.
> (Schönle 1996)

Kostenträger, die diese Stellenschlüssel in den Pflegesätzen nicht berücksichtigen, Rehabilitationskliniken, die diesem Personalschlüssel nicht entsprechen, können weder die Aufgaben einer Frührehabilitation gewährleisten noch Qualitätsstandards erfüllen oder sichern!

> **Exkurs**
> **Studien zu Kosten und Nutzen der Frührehabilitation**
> Bisher gibt es nur wenig Publikationen, die den Kosten-Nutzen-Effekt früher – und rechtzeitiger – Therapie nachweisen. Nach Howarth (1995) wurden 1992 in den USA 500 Millionen Dollar für künstliche Ernährung ausgegeben. In nur 3 Jahren (1989–1992) stieg allein die Zahl der so versorgten ambulanten Patienten um 115 %.
> Haaks u. Walkenbach (1999) zeigen in einer Studie mit 233 neurologischen Patienten, dass 76,4 % mittels F.O.T.T. und Funktioneller Dysphagietherapie (Bartolome 1999) wieder an eine komplette orale Ernährung herangeführt werden konnten. Auf Basis dieser und anderer Daten rechnen sie die monatlichen Ausgaben für Sondenernährung auf 30 Millionen Euro hoch. Ginge man von einem Therapieerfolg von nur 50 % aus, **könnten die Kosten halbiert werden**. (Dies entspricht der Oralisierungsrate von 55 %, die Prosiegel et al. 2002) in einer prospektiven Studie an Patienten der Phasen A – E fanden). Unter Berücksichtigung der unsicheren Datenlage, des noch nicht wissenschaftlich untersuchten Spontanverlaufs anhand einer Kontrollgruppe, halbieren die Autoren in ihrer Diskussion diese Zahlen großzügig noch mal. Es würden nach Abzug der Therapiekosten immer noch **7,5 Millionen Euro im Monat eingespart** und – nicht zu vergessen – die Lebensqualität dieser Patienten wahrscheinlich verbessert werden!

### 1.5.2 »Wer A und B sagt, muss auch C, D, E, und F sagen!«

Maximierung der Ausgaben in Phase A haben ihre Legitimation. **Ziel** ist es, optimale Therapie zu gewährleisten, um Pflegefälle zu verhindern. Die durchgehende Konzeption von Phase A – F (Pflegeheim) ist fundiert. Angesichts der derzeitigen verordneten Kostenreduktion im Gesundheitswesen wird ihre Umsetzung aber zunehmend in Frage gestellt. Kontinuierlich bauen sich die bereitgestellten Aufwendungen von Phase zu Phase ab. Die Personalsituation in Langzeitpflegeeinrichtungen ist bekanntermaßen schon seit langem vollkommen unzureichend. Dies führt zu **Sekundärkomplikationen** (z. B. Aspirationspneumonien, Dekubiti, Kontrakturen, Komplikationen durch langliegende Trachealkanülen, ...), die medizinisch versorgt werden müssen, und damit zu weiteren Kosten. Mitarbeiter der Aktukrankenhäuser kennen diese bedauernswerten »Drehtürpatienten«.

> **Exkurs**
> **Untersuchungen zur Ernährungssituation und Therapieerfolgen**
> Groher u. McKaig (1995) untersuchten in einer Review 212 Bewohner zweier Pflegeheime, die keine Therapie hatten. 91 % waren auf eine Art Diät gesetzt, die nicht indiziert war. Adäquat war die Ernährung nur bei 5 % der Bewohner. 49 % waren auf eine Kost gesetzt, die für sie nicht sicher war.
> Klor u. Milianti (1999) untersuchten den Effekt von Therapie und Management an 16 Bewohnern eines Pflegeheimes mit zerebro-vaskulären Schädigungen. Alle Bewohner waren zu diesem Zeitpunkt mindestens 10 Monate mit einer PEG versorgt und wiesen in einer zu Beginn der Studie durchgeführten radiologischen Eingangsuntersuchung Aspirationen auf. Nach Abschluss einer durchschnittlich 7-wöchigen Therapie (2–16 Wochen) konnten bei 10 von ihnen (67 %) die PEG entfernt werden. Bei ihnen wurde keine Aspiration mehr nachgewiesen. Die restlichen 6 Bewohner (37 %) aspirierten nur mehr dünne Flüssigkeiten, wobei 5 mit diätetischen Maßnahmen (z. B. Andicken der Flüssigkeiten) ebenfalls oral ernährt werden konnten. Auch der Mangelernährung konnte entgegengewirkt werden: 15 Bewohner nahmen an Gewicht zu. Beim 16. übergewichtigen Patienten wurde erfolgreich das Gewicht reduziert.

Die **Ergebnisse** sprechen für sich: Die täglichen Kosten für enterale Ernährung betrugen 27,95–41,68 Dollar. Die Kostenhochrechnung für enterale Ernährung der 16 Patienten pro Jahr ergab einen Betrag von 163 228,– bis 243 411,– Dollar. Die Kosten für Untersuchung und Therapie bei einer durchschnittlichen Behandlungsdauer von 7 Wochen betrugen 3125,- Dollar. Die weitere täglichen Kosten einer oralen Ernährung betragen maximal 7 Dollar pro Tag!

Bei Fortbildungsveranstaltungen und Supervisionen in Alten- und Pflegeheimen erleben Referentinnen immer wieder, wie hoch der Bedarf an fundiertem Wissen in der Langzeitversorgung von Patienten ist. Dieses Know-how würde Kosten sparen und die Situation der Patienten verbessern, wie die folgenden Ausführungen zeigen:

Neun Patienten eines **Modellprojekts für Patienten im Wachkoma** wurden seit Mitte 2001 mit der Fragestellung nach Veränderungen des Trachealkanülenstatus in der interdisziplinären Schlucksprechstunde (HNO-Arzt/Logopädin) des Unfallkrankenhauses Berlin von ihrem Team vorgestellt und werden seither konsiliarisch mitbetreut.

**Im Zeitraum eines Jahres** konnte durch das gemeinsam festgelegte Vorgehen bisher bei 5 dieser Patienten die Kanüle entfernt und das Tracheostoma verschlossen werden. Eine Patientin ist auf ihrem Weg zur Dekanülierung auf eine gefensterte Sprechkanüle umgestellt. Eine weitere Patientin mit ▶ Trachealstenose ist mit einer speziellen Kanüle versorgt. Nur 2 Patienten müssen zur Zeit wegen permanenter Aspiration mit einer geblockten Trachealkanüle versorgt bleiben. Ihre Kanülen werden jedoch in der Therapie entblockt bzw. auf Sprechkanüle umgestellt.

Ausgelöst wurden diese Veränderungen durch den **Wunsch des therapeutischen Teams nach einer Fortbildung.** Bei Vorgesprächen im Pflegeheim und nach einem Rundgang über die Station schlug die Autorin dem therapeutischen Team die Vorstellung und Mitbetreuung der Patienten in der Schlucksprechstunde vor. Der Vorschlag wurde umgesetzt. Die Therapeuten stellen die Patienten vor, betreuen sie bei der endoskopischen Schluckuntersuchung mit und können anschließend ihre Fragen bezüglich Befund, Therapie und des weiteren Vorgehens mit dem Untersucherteam besprechen.

Als Zwischenergebnis kann resümiert werden, dass der Pflegeaufwand bei den dekanülierten Patienten verringert werden konnte und sich Erfahrung und Wissen der betreuenden Therapeuten und der Mitarbeiter der Schlucksprechstunde erweitert haben. Dieses Wissen kommt weiteren Patienten zugute. Auch kann von einer partiellen Verbesserung der Lebensqualität der 5 dekanülierten Patienten ausgegangen werden, da die Prozeduren des Absaugens und Trachealkanülenwechsels entfallen. Eine Objektivierung, eine Befragung der Patienten zu ihrer Lebensqualität ist bei diesem Krankheitsbild nicht möglich.

> **Beachte**
> Neurologische Rehabilitation – so sie verantwortungsvoll und effektiv sein soll – ist personalintensiv und verursacht hohe Kosten. Aber: Gibt es dazu eine Alternative?

## 1.6 Ausblick

Die Therapie des Facio-Oralen Trakts kennen zu lernen und mit ihr zu arbeiten, ist ein spannender Prozess. Dieser erfolgt mit und zwischen Menschen, die sich beim **gemeinsamen Arbeiten theoretisch und praktisch** mit dem Konzept auseinandersetzen. Wir lernen voneinander in der täglichen Arbeit und in Kursen, die in Kliniken stattfinden: durch das interdisziplinäre Behandeln von Patienten unter Supervision und die anschließende Evaluation und Diskussion.

Die **Kursangebote** sind grundsätzlich auf eine multiprofessionelle Teilnehmergruppe gerichtet. Im Angebot sind zweitägige Einführungen, fünftägige Grund-, darauf aufbauende dreitägige Refresher Kurse und Kurse zur Behandlung von Patienten mit Trachealkanülen (siehe Anhang). Das Konzept lebt vor Ort in den Kliniken, den Praxen, bei Hausbesuchen und es beginnt langsam auch in Langzeiteinrichtungen zu leben. In der Arbeit mit dem einzelnen Patienten werden immer wieder Fragestellungen konkretisiert, die es mit anderen zu bearbeiten und befriedigend zu lösen gilt.

Seit 1993 treffen sich Menschen zum Austausch, die mit dem Konzept arbeiten oder sich dafür interessieren. Die **»special interest group« S.I.G. – F.O.T.T. International** tagt dreimal jährlich. Durch die Verbreitung des Konzeptes und durch die ca. 20 jährlich stattfindenden Grundkurse werden in einiger Zeit auch regionale Arbeitsgruppen möglich werden.

Ein Konzept lebt von Impulsen und Veränderungen. Medizinisches Wissen verdoppelt sich derzeit alle fünf Jahre. Das, was heute gilt, kann morgen verworfen sein. Das Grundlagenwissen wird sich ändern und die F.O.T.T. sich dadurch weiterentwickeln. Die Philosophie der auf dem Bobath-Konzept basierenden Therapie des Facio-Oralen Trakts wird sich sicher nicht so schnell ändern:

> **Beachte**
> Der Patient mit seiner Individualität und Persönlichkeit steht im Mittelpunkt der Bemühungen.

Auch die Orientierung an normalen, physiologischen Abläufen und Alltagssequenzen wird weiterhin eine zentrale Bedeutung einnehmen.

Die in diesem Buch dargelegten Inhalte geben einen Einblick in die derzeitigen aktuellen Betrachtungs- und Arbeitsweisen. Ein Anspruch auf Vollständigkeit kann nicht erhoben werden. Jeder ist aufgefordert und eingeladen, an diesem Prozess teilzunehmen.

## Literatur

Affolter F, Bischofberger W (1993) Wenn die Organisation des zentralen Nervensystems zerfällt – und es an gespürter Information mangelt. Neckar, Villingen-Schwenningen

Alavi Kia R, Schulze-Schindler R (1998) Sonne, Mond und Stimme. Atemtypen in der Stimmentfaltung. Aurum, Braunschweig

Ashburn A, Lynch M (1988) Disadvantages of The Early Use of Wheelchairs in The Treatment of Hemiplegia. Clinical Rehabilitation 2:327–331

Bartolome G (1999) Grundlagen der Funktionellen Dysphagietherapie. In: Bartolome G et al.: Schluckstörungen. Diagnostik und Rehabilitation. Urban u. Fischer, München

Bobath K (1977) Die motorische Entwicklung bei Zerebralparesen. Thieme, Stuttgart

Bobath B (1986) Abnorme Haltungsreflexe bei Gehirnschäden. Thieme. Stuttgart

Bobath B (1990) Adult Hemiplegia. Heinemann Medical Books

Castillo Morales R (1991) Orofaziale Regulationstherapie. Pflaum, München

Coombes K (1996) Von der Ernährungssonde zum Essen am Tisch. In: Lipp B, Schlaegel W (Hrsg): Wege von Anfang an. Frührehabilitation schwerst hirngeschädigter Patienten. Neckar, Villingen-Schwenningen

Coombes K (2002) Zitate im Rahmen des F.O.T.T.-Refresher Kurses im Therapiezentrum Burgau 12/2002

Davies PM (1995) Wieder Aufstehen. Frühbehandlung und Rehabilitation für Patienten mit schweren Hirnschädigungen. Springer, Berlin

Davies PM (2002) Hemiplegie. 2., völlig überarbeitete Aufl. Springer, Berlin

Duysens J, Trippel M, Horstmann GA, Dietz V (1990): Gating and reversal of reflexes in ankle muscles during human walking. Experimental Brain Research 82:351–358

Gjelsvik BE (2002) Form und Funktion. Neurologie, Bobath-Konzept, Physiotherapie. Thieme Stuttgart

Gratz C, Woite D (2000) Die Therapie des Facio-Oralen Traktes bei neurologischen Patienten. Schulz-Kirchner, Idstein

Groher ME, McKaig TN (1995) Dysphagia and dietary levels in skilled nursing facilities. J Am Geriatr Soc 43:528–532

Haaks T, Walkenbach K (1999) Klinisches Management neurogener Dysphagie unter Berücksichtigung einer Kosten-Nutzen-Analyse. Neurol Rehabil 5:269–274

Hamdy S, Aziz Q, Rothwell JC, Crone R, Hughes DG, Tallis RC, Thompson DG (1997) Explaining oropharyngeal dysphagia after unilateral hemispheric stroke. Lancet 350:686–692

Hamdy S, Rothwell JC, Aziz Q, Thompson DG (2000) Organization and reorganization of human swallowing motor cortex: implications for recovery after stroke. Clin Sci 99(2):151–7

Howarth L (1995) Current use of clinical outcome of home parenteral and enteral nutrition therapies in the USA. Gastroenterology 199:355–365

IBITA (Internet-Website) International Bobath Instructors Training Association: www.ibita.org

Jeannerod M (1997) The Cognitive Neuroscience of Action. Blackwell Publishers Cambridge

Kandel EC, Schwartz JH, Jessel TM (Hrsg) (1996) Neurowissenschaften Spektrum. Akademische Verlag Heidelberg

Klor BM, Milianti FJ (1999) Rehabilitation of Neurogenic Dysphagia with Percutaneous Endoscopic Gastrostomy. Dysphagia 14:162–164 Springer New York, Heidelberg

Levi-Montalcini R, Angeletti P (1968) Nerve growth factor. Physiol. Rev. 48:534–69

Logemann, J.A. (1998): Evaluation and Treatment of Swallowing Disorders. Pro-ed Austin

Mulder Th (2003) Zitat aus Vortrag Adaptation and flexibility of human motor system – implications for neurological rehabilitation. Allgemeines Krankenhaus St. Georg, 01.02.2003 Hamburg

Mulder Th, Hochstenbach J (2002) Motor control and learning: Implications for neurological rehabilitation. In: Greenwood RJ Handbook of neurological rehabilitation (2nd ed) Psychology Press New York

Nusser-Müller-Busch R (1997) Therapieansätze bei Störungen der Nahrungsaufnahme – eine Standortbestimmung. FORUM Logopädie 2:5–7, Schulz-Kirchner, Idstein

Nusser-Müller-Busch R (2001) Therapie neurogener Schluckstörungen. In: Böhme G (Hrsg) Sprach-, Sprech- Stimm- und Schluckstörungen. Band 2: Therapie. Urban u. Fischer, München

Paeth Rohlfs B (1999) Erfahrungen mit dem Bobath-Konzept. Thieme, Stuttgart

Penfield W, Rassmussen TB (1950) The Cerebral Cortex of Man. Princeton. NJ: Princeton University Press

Poeck K (1982) Neurologie, Springer Berlin, Heidelberg, New York

Prosiegel M, Heintze M, Wagner-Sonntag E, Wuttge-Hannig A, Yassouidis A (2002) Schluckstörungen bei neurologischen Patienten. Nervenarzt 73:364–370

Schoenle PW (1996) Personale Anforderungsprofile in den frühen Phasen der neurologischen Rehabilitation. Neurologie u. Rehabilitation 3:165–175

Seidl RO, Nusser-Müller-Busch R, Ernst A (2002) Der Einfluß von Trachealkanülen auf die Schluckfrequenz. Neurol Rehabil 8:302–305

Vojta V (1992) Das Vojta-Prinzip. Springer, Berlin

# Haltungshintergrund

## »Wir schlucken mit dem Becken...«

**Heike Sticher und Karin Gampp Lehmann**

| | | |
|---|---|---|
| 2.1 | Grundlagen Physiologie/Haltung | – 28 |
| 2.1.1 | Haltungshintergrund – 28 | |
| 2.1.2 | Motorisches Lernen – 31 | |
| 2.1.3 | Dynamische Stabilität – 32 | |
| | | |
| 2.2 | Grundlagen Anatomie/Physiologie Schlucken | – 32 |
| 2.2.1 | Os hyoideum – 32 | |
| 2.2.2 | Brustwirbelsäule – Halswirbelsäule – Schulterblatt – Os hyoideum – 35 | |
| 2.2.3 | Halswirbelsäule – Os hyoideum – 35 | |
| 2.2.4 | Os temporale – Os hyoideum – 36 | |
| 2.2.5 | Mandibula – Os hyoideum – 37 | |
| 2.2.6 | Zunge – Os hyoideum – 37 | |
| 2.2.7 | Larynx – Os hyoideum – 38 | |
| 2.2.8 | M. Cricopharyngeus – Os hyoideum – 38 | |
| | | |
| 2.3 | Therapie – 40 | |
| 2.3.1 | Physiologische Bewegungen und Ausgangsstellungen – 40 | |
| 2.3.2 | Patientenbeispiele – 41 | |
| | | |
| | **Literatur** – 44 | |

Der Titel »Wir schlucken mit dem Becken« mag provokant oder irritierend klingen, in der praktischen Arbeit in der F.O.T.T. (Facial Oral Tract Therapy) wurde dieser Satz für die Autorinnen jedoch wichtig als Hinweis auf Ursache und Wirkung.

Ein Patient mit einem schweren Schädelhirntrauma oder nach einem Apoplex ist häufig nicht in der Lage, seine Position selbst in einer physiologischen Art und Weise zu verändern. Dies können mehrere Faktoren verursachen, z. B. **mangelnde oder verzerrte sensorische Informationen** oder **Schwierigkeiten bei der Verarbeitung der sensorischen Informationen.** Die Informationen können dann nicht adäquat eingeordnet werden. Der Patient wird sich bewegen, seine Position verändern – aber nur so, wie es ihm durch seine veränderte Senso-Motorik möglich ist.

Durch eine Hirnschädigung ist der gesamte Mensch betroffen, nicht nur bestimmte Nerven- oder Muskelgruppen. So ist eine Schluckstörung häufig kein isoliertes Problem, sondern ein **Teil eines »Gesamtproblems«** (Gratz u. Woite 2000). Für die Arbeit mit Patienten in der neurologischen Rehabilitation ist es wichtig, dass kein behandlungsbedürftiger Bereich isoliert betrachtet wird, sondern der Mensch immer individuell in seinen funktionellen Zusammenhängen gesehen wird.

Um sich der These: »Wir schlucken mit dem Becken« zu nähern, werden in diesem Kapitel **anatomische und funktionelle Beziehungen** aufgezeigt zwischen einzelnen Körperstrukturen und physiologischen bzw. unphysiologischen Haltungen – zuerst allgemeiner Art und danach detaillierter bezogen auf den Bereich des Schluckens. Mit Hilfe dieses Wissens um die funktionellen Zusammenhänge und **Abweichungen bei neurogenen Schädigungen** können in der Arbeit mit neurologischen Patienten muskuläre Fehlfunktionen und ihre Auswirkungen genau analysiert und therapiert werden.

Die **alleinige Behandlung des fazio-oralen Trakts**, ohne Berücksichtigung bzw. Einbeziehung des gesamten Körpers wird zu **unphysiologischen Ausgangsstellungen** führen, wie eingesunkenem asymmetrischen Rumpf mit unphysiologischer Kopfhaltung. Diese wiederum rufen **unphysiologische ▶ Bewegungsmuster** (z. B. Streckspastik in den Extremitäten) hervor und erschweren so dem Patienten das Wiedererlernen möglichst normaler Bewegung, eventuell wird sie sogar unmöglich gemacht (Nusser-Müller-Busch 1997). Durch unphysiologische Ausgangsstellungen werden normale Bewegungsabläufe behindert, wie im Folgenden aus den funktionellen Zusammenhängen zu ersehen ist.

Wir wollen dem Patienten eine optimale Möglichkeit geben, wieder normale Bewegung im fazio-oralen Trakt zu erfahren. Das bedeutet in der Arbeit mit unseren Patienten, dass die Therapeutinnen vorbereitend und begleitend an der **Basis, nämlich an Haltung und Bewegung**, arbeiten müssen.

## 2.1 Grundlagen Physiologie/Haltung

### ❗ Beachte
Unser Körper ist darauf ausgerichtet, alle Bewegungen effektiv, sicher und ökonomisch durchzuführen.

Unsere ▶ Bewegungsmuster 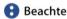 sind teilweise bereits vor der Geburt angelegt, teilweise werden sie erst nach der Geburt gelernt, danach ständig benutzt und weiter verfeinert und dadurch optimiert (automatisierte Bewegungen). Mit der Zeit werden sich **Eigenheiten** ausbilden: Gewisse individuelle Muster verfestigen sich, andere Bewegungsabläufe sind nicht mehr so fließend, es werden Umwege gemacht oder es muss – bei Fehlhaltungen – gar kompensiert werden. Das hat einerseits mit Gewohnheiten und andererseits auch mit »Abnutzung« zu tun.

In unserem Körper befinden sich auf kleinstem Raum viele verschiedene Strukturen (Knochen, Muskeln, Sehnen, Nerven, Blutgefässe, Bindegewebe...), die miteinander in Beziehung stehen, aufeinander aufbauen und gemeinsam funktionieren müssen. Da der Mensch ein sehr großes Repertoire an Bewegungsmöglichkeiten hat, braucht er ein spezielles System von begleitender Haltung – ▶ Haltungshintergrund –, um zu jeder Zeit zu gewährleisten, dass er nicht aus dem Gleichgewicht gerät – gleichzeitig aber einfache oder komplexere Funktionen ausführen kann (Davies 1994; Edwards 1996; Umphred 2000).

### 2.1.1 Haltungshintergrund

»Es muss betont werden, dass die Haltung die Basis jeder Bewegung ist und dass jede Bewegung aus der Haltung ihren Anfang nimmt und in ihr endet« (Wright 1954).

2.1 · Grundlagen Physiologie/Haltung

Diese Möglichkeiten setzen einen **flexiblen Haltungshintergrund** voraus, der von K. Bobath (1980) umschrieben wird mit »angehaltene Bewegung in jedem Augenblick eines Bewegungsablaufes«, von Davies (1991) als »dynamische Stabilität« oder auch »stabile Dynamik« und von Vojta (1992) als »Jede Bewegung wird von einer ausgewogenen, automatisch gesteuerten Körperhaltung begleitet (posturale Aktivität)«. Dieser Haltungshintergrund kann nicht etwas Starres sein, da er ja die Bewegung begleiten soll, sondern er muss stabil und dennoch jederzeit modifizierbar, änderbar sein (Shumway-Cook u. Woollacott 1995).

### Physiologische Sitzhaltung bei der Nahrungsaufnahme

Als Beispiel soll der Zusammenhang zwischen Becken, Lenden-, Brust- und Halswirbelsäule sowie Kopf in der Ausgangsstellung »normale Sitzhaltung« aufgezeigt werden (◘ Abb. 2.1).

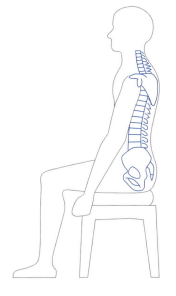

◘ Abb. 2.1. Normale Sitzhaltung

Beim Sitzen am Tisch, z. B. beim Essen, ist das ▶ Becken als Basis des Sitzens **nach vorne »gekippt«**, die Belastung wird an den Sitzhöckern spürbar. Die Füße stehen auf dem Boden, Hüften und Knie sind flektiert (+/− 90°). Die Lendenwirbelsäule, die Brustwirbelsäule, die Halswirbelsäule sowie der Kopf richten sich entsprechend darüber aus, es entsteht eine S-Form der Wirbelsäule, wobei die ▶ Schwerkraftlinie zwischen die Sitzhöcker fällt.

Aus diesem Haltungshintergrund heraus ist es leicht möglich, den Kopf (◘ Abb. 2.2) in jede beliebige Richtung zu drehen oder zu neigen, mit seinem Nachbarn zu reden und die Hände frei zu benutzen, zu kauen und zu schlucken. Auch das Os hyoideum (Hyoid, Zungenbein) ist dabei in alle Richtungen frei beweglich.

### Veränderte Sitzhaltung

Nehmen wir nun an, dass – aus welchen Gründen auch immer – das **Becken** nicht mehr ▶ **nach vorne gekippt ist, sondern nach hinten** (◘ Abb. 2.3).

Die Folge davon ist, dass die Belastung jetzt nicht mehr an den Sitzhöckern zu spüren ist, sondern dahinter. Es wird zu einer nach oben weiterlaufenden ▶ **Flexion der Lendenwirbelsäule** kommen und daraus resultierend zu vermehrter ▶ **Kyphose der Brustwirbelsäule**, die dann zu einer ▶ **Flexion der Halswirbelsäule** führt. Da jeder Mensch das Bedürfnis hat etwas von der Welt oder seinem Gegenüber zu sehen, wird die Augenlinie nicht zum Boden gerichtet bleiben, sondern sie wird sich wieder horizontal einstellen; dadurch kommt es zu einer kompensatori-

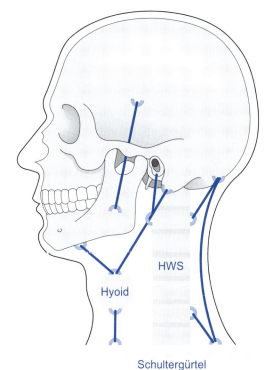

◘ Abb. 2.2. Das funktionelle Gleichgewicht des Kopfes

schen ▶ **Hyperextension der oberen Halswirbelsäule** also zu einem sehr »kurzen Nacken«. Häufig ist hierbei eine gleichzeitige Translation (Verschiebung) des Kopfes nach vorne und eine Rückverlagerung des Unterkiefers (ggf. auch Schmerz im Kiefergelenk) zu beobachten (◘ Abb. 2.4) (Engström 2001).

Verändert sich nur einer dieser Faktoren, gibt es sofort **Auswirkungen auf die anderen Strukturen dieses Systems** (Engström 2001; Liem 1998; Orth und Block 1987). Die vorher übereinander aufgerichteten Strukturen sind jetzt im Ungleichgewicht und können ihre Funktionen deshalb nicht mehr regelrecht ausführen.

> **Beachte**
> Schon kleine Verlagerungen des Beckens (Kippen) nach dorsal bewirken Veränderungen der oberen Halswirbelsäule in Richtung verstärkter ▶ Extension (30–40°).

> **Exkurs**
> **Zusammenhang zwischen Kopfstellung und Schluckvorgang**
> Eine Untersuchung von Castell et al. 1993 zeigt diesbezüglich interessante Zusammenhänge zwischen Veränderung der Kopfstellung und Ablauf des Schluckvorgangs. Im Pharynx und am oberen Ösophagussphinkter (oÖS) wurden während des Schluckens manometrische Messungen vorgenommen und zwar jeweils bei einer Kopf- ▶ Flexion von 30 Grad, 15 Grad, 0 Grad und dann bei zunehmender Kopf- ▶ Extension von 15 Grad, 30 Grad und 45 Grad. Die Ergebnisse zeigen, dass die Kopf-Flexion keine nennenswerten Effekte auf Pharynxkontraktion oder oÖS-Öffnung hatte. Mit zunehmender Kopfextension erhöhte sich die Grundspannung des oÖS jedoch markant, die oÖS-Öffnungszeiten verkürzten sich dabei ebenso markant und die Koordination zwischen Pharynxkontraktion und oÖS-Öffnung verschlechterte sich zunehmend bis zu dem Punkt, an dem sich der oÖS erst verspätet **nach** Beginn der Pharynxkontraktionen öffnete und verfrüht **vor** Ende der Pharynxkontraktion wieder verschloss.

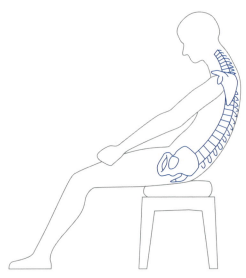

◘ Abb. 2.3. Veränderte Sitzhaltung

Eine verstärkte Extension der Halswirbelsäule hat sofortigen und direkten Einfluss auf alle am Schluckvorgang beteiligten Strukturen wie Knochen, Muskeln, Faszien, Ligamente, Nerven, etc. (Orth und Block 1987; Sasaki 1985; Schewe 1988).

Achtet man nun noch auf der ◘ Abbildung 2.3 auf den **Bereich unterhalb des Beckens**, werden auch hier Auswirkungen sichtbar. Als Gegengewicht für die Verlagerung vom Rumpf nach hinten, strecken sich die Beine in Knie und Hüfte (evtl. sogar auch noch die Arme), d. h. die Füße stehen nicht mehr auf dem Boden, sondern gleiten nach vorne über ihn hinweg und der Kopf ▶ translatiert nach vorne. Die beschriebenen Reaktionen sind normal und bei allen Menschen in verschiedenen Alltagssituationen zu beobachten (Edwards 1996; Engström 2001), z. B. beim Sitzen in einem Liegestuhl.

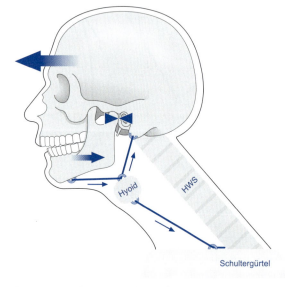

◘ Abb. 2.4. Ungleichgewicht des Kopfes

## 2.1 · Grundlagen Physiologie/Haltung

> **Praxistipp**
> Mit einem *intakten sensomotorischen System* kann die Körperposition, der Haltungshintergrund modifiziert oder angepasst werden. Dies ist in einer großen Bandbreite möglich, wenn die *Voraussetzungen zu normaler Bewegung* gegeben sind (Panturin 2001; Shumway-Cook und Woollacott 1995; Umphred 2000).

### 2.1.2 Motorisches Lernen

Eine Handlung oder Bewegung wird in der Abfolge mannigfaltiger **Teilprozesse,** nach der Aufnahme von Signalen (Informationen) aus der Umwelt und dem Organismus, vorbereitet, geplant und ausgeführt. Dabei spielen die **Erfahrungen** aus früheren Situationen eine bedeutende Rolle. Die **Aufnahme der Signale** (Informationen) erfolgt über die Sinnesorgane. Es können z. B. akustische, visuelle, taktile, aber auch olfaktorische Informationen sein. Diese werden übersetzt in **Nervenimpulse**, die weitergeleitet werden ins zentrale Nervensystem (ZNS). Dort wird unter Einbezug der früheren Erfahrungen analysiert, ob eine Handlung zum jetzigen Zeitpunkt notwendig erscheint. Danach wird die **Entscheidung** gefällt, ob und welche Bewegung erfolgt (Abb. 2.5).

> **Beachte**
> Die Informationsverarbeitung beim normalen motorischen Lernen stützt sich auf ein **intaktes ► sensomotorisches System** mit Feedback- und Feedforward-Mechanismen, die körpereigene Schutz- oder Sicherheitsreaktionen auslösen können.

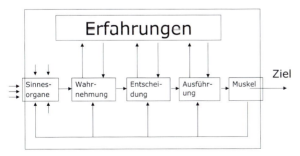

**Abb. 2.5.** Darstellung der Handlungs- und Bewegungsplanung in der Theorie der Informationsverarbeitung. (Schewe 2000)

Das ► sensomotorische System ist extrem flexibel und gleichzeitig sehr zuverlässig. Ständig wird evaluiert, verglichen mit altem Wissen/gemachten Erfahrungen. Es werden Hypothesen erstellt, überprüft, Bewegungen nachgeregelt, d. h. Bewegungen werden abgeglichen mit anderen gleichzeitig ablaufenden Aktivitäten und Schutzmechanismen werden aktiviert. Dabei wird Neues gelernt und als Erfahrung abgespeichert. Eine enorme Leistung des Körpers und des ZNS, ohne dass wir uns ihrer bewusst sind!

Die **Aktivität, für die sich der Organismus entscheidet**, wird entweder komplett aus einer früheren, vergleichbaren Situation übernommen oder – falls es sich um eine neue Situation handelt, für die kein fertiger Handlungsplan zur Verfügung steht – aus bekannten Teilen zusammengesetzt. Dann kommt es zur **Ausführung** durch die Muskeln (nach der Umsetzung der Nervenimpulse in mechanische Energie). Nach der Aktivität – egal ob zu Ende ausgeführt, ob von Erfolg gekrönt oder fehlgeschlagen – erfolgt eine **Auswertung**, auf die in ähnlichen Situationen wieder zurückgegriffen werden kann. Diese Auswertung ist immer auch verbunden mit den dabei ausgelösten **Gefühlen**, wie z. B. Erfolg/Misserfolg, Schmerzen, Angst, oder Freude (Edwards 1996; Schewe 2000; Umphred 2000).

### Feedback

> **Beachte**
> Feedback ist eine **Ergebniskontrolle**, es überprüft die Bewegung nach der Ausführung.

Die Auswirkungen können jedoch erst bei der nächsten Bewegung korrigiert werden, da erst dann die Anpassungen durchgeführt werden können. Das Ergebnis der laufenden Bewegung bleibt also unbeeinflusst hiervon. Feedback kann aus dem eigenen ► sensomotorischen System oder über die Umwelt kommen (Schewe 1988; Shumway-Cook und Woollacott 1995; Umphred 2000).

### Feedforward

> **Beachte**
> Feedforward ist eine **Verlaufskontrolle**, die während der Ausführung einer Bewegung/Handlung abläuft und so die Möglichkeit bietet, auf die laufende Bewegung einzuwirken, d. h. diese zu verändern oder anzupassen.

Der Feedforward-Mechanismus bewirkt, dass unser Körper schon vor der eigentlichen Bewegung Maßnahmen ergreift, die die eigentliche Bewegung erst optimal ermöglichen. Z.B. wird vor dem Anheben eines Serviertabletts mit Gläsern, der Rumpf nach hinten verlagert und die Tonusverhältnisse im Rumpf entsprechend angepasst. Die Feedforward Steuerung ist zum Teil sogar eine **vorwegnehmende Korrektur**, die schon regulierend eingreift, bevor ein potenzieller Fehler der laufenden Bewegung gemeldet werden kann (Edwards 1996; Schewe 2000; Umphred 2000).

### 2.1.3 Dynamische Stabilität

Um den unzähligen, verschiedenen Funktionen gerecht werden zu können, muss unser Körper so viele verschiedene, zeitlich und räumlich komplexe und hochkoordinierte Bewegungen ausführen.

> **Beachte**
> Ein und dieselbe Struktur kann je nach Bewegungsablauf unterschiedliche, oft gegensätzliche Aufgaben erfüllen.

#### Punctum stabile/Punctum mobile

Durch den **Wechsel einer Struktur in ihrer Funktion** (als Punctum stabile oder Punctum mobile) bietet sich eine breitere Funktionsfähigkeit. Durch den Wechsel von Punctum stabile und Punctum mobile kann es zur Änderung der Muskelzugrichtung kommen.

> **Exkurs**
> **Der Begriff »Muskelzugrichtung«**
> Der Begriff »Muskelzugrichtung« ist ein Begriff aus der Vojta-Therapie (Vojta 1992) und beschreibt folgenden Vorgang: Muskeln haben jeweils einen Ansatz und einen Ursprung. Die Muskelzugrichtung und damit die Richtung der Bewegung ist normalerweise vom Ansatz hin zum Ursprung, da der Ursprung als Punctum stabile (der Ansatz als Punctum mobile) dient. Dies kann sich aber umkehren, wenn der Ansatz zum Punctum stabile wird und sich dann der Ursprung dem Ansatz nähert (s. Abschnitt 2.2.1). ▶ Dynamische Stabilität bedeutet, dass die Fähigkeit vorhanden ist, schnell und adäquat zwischen Punctum stabile und Punctum mobile hin und her zu wechseln.

> **Beachte**
> Dynamische Stabilität bedeutet, dass die Funktion bestimmt, wann eine Struktur als Punctum stabile oder Punctum mobile benutzt wird. Dies erfordert einen flexiblen Haltungshintergrund.

Diese **Fähigkeit des Wechsels** zwischen Punctum stabile und Punctum mobile trägt viel zur Ökonomie und Effektivität von Bewegungen bei, setzt aber eine große Selektivität von Bewegungen voraus.

Um den funktionellen Zusammenhang zwischen der Haltung der Wirbelsäule und der an der Schlucksequenz beteiligten ossären (knöchernen) Strukturen und der entsprechenden Muskulatur aufzuzeigen, folgen genauere anatomisch-funktionelle Betrachtungen, mit denen unsere These – »wir schlucken mit dem Becken« – untermauert werden soll. Daraus können Überlegungen zur jeweils physiologischen Ausgangsstellung für die Patienten abgeleitet werden.

## 2.2 Grundlagen Anatomie/Physiologie Schlucken

### 2.2.1 Os hyoideum

Das Os hyoideum (**Zungenbein**, Hyoid) ist ein hufeisenförmiger Knochen an der Knickstelle zwischen Mundboden und Hals auf Höhe des 3. Halswirbelkörpers. Als einziger Knochen im Körper hat es keine knöcherne Gelenkverbindungen, sondern ist nur über Muskeln, Ligamente und Faszien mit anderen Knochen verbunden (◘ Abb. 2.6 a–b) (Liem 1998; Sobotta 2000; Upledger u. Vredevoogd 1996).

Diese Verbindungen bestehen zur Mandibula (Unterkiefer), zum Os temporale (Schläfenbein), zum Sternum (Brustbein), zur Klavikula (Schlüsselbein), zur Skapula (Schulterblatt) und zur Wirbelsäule. Von Upledger (Upledger und Vredevoogd 1996) wird das Os hyoideum als **schwimmender Anker** beschrieben, der einerseits über Muskeln und Faszien mit den darunter liegenden Partien (Kehlkopf, Sternum etc) verbunden ist und andererseits den Muskeln des Schädels Fixationsmöglichkeiten bietet, u. a. auch der Muskulatur der Mandibula und der Zunge (◘ Abb. 2.6c).

## 2.2 · Grundlagen Anatomie/Physiologie Schlucken

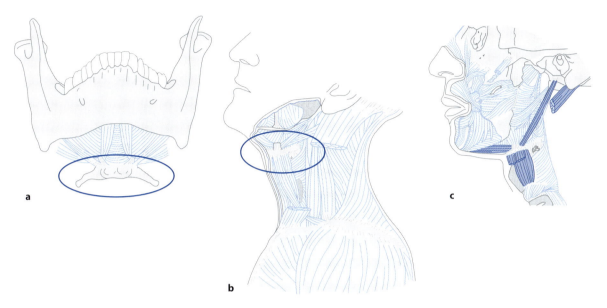

**Abb. 2.6 a–c.** Das Zungenbein **a–b** Lage des Os hyoideum (Zungenbein) **c** Das Os hyoideum in seiner Funktion als schwimmender Anker

### Spezielle Funktionen des Os hyoideum

> **Beachte**
> Das Os hyoideum hat **wechselnde** Funktionen als Punctum stabile oder Punctum mobile bei allen Bewegungen der oralen und der pharyngealen Phase des Schluckens!

In ▫ Übersicht 2.1 sind die verschiedenen Funktionen des Os hyoideum beschrieben.
Durch die Umkehr von Punctum stabile (vorher: Os hyoideum, jetzt: Mandibula) und Punctum mobile (vorher: Mandibula, jetzt: Os hyoideum) kann eine **Änderung der Muskelzugrichtung** stattfinden, d. h. die Muskulatur, die vorher den Unterkiefer zum Beißen und Kauen geöffnet hat, ermöglicht jetzt die Hebung des Os hyoideum und des Larynx beim Schlucken nach vorne/oben (▫ Abb. 2.7d).

> **Beachte**
> Ein koordiniertes Zusammenspiel der Muskulatur, die am Os hyoideum Ansatz oder Ursprung hat, ist für das muskuläre Gleichgewicht und die dynamische Stabilität im Kopf-/Halsbereich wichtig.

Ist einer dieser Muskeln nicht mehr in der Lage seine Funktion – anspannen oder loslassen – auszuführen, kann es zu Funktionsstörungen aller umliegenden Muskeln kommen. Das Bild des schwimmenden Ankers zeigt eindrücklich, wie labil dieses funktionelle Gleichgewicht sein kann.

> **Übersicht 2.1: Funktionen des Os hyoideum**
> – **Punctum stabile bei Kieferöffnung:** Stützpunkt und Stabilisierung für Bewegungen der Mandibula. Gleichzeitig wird dabei das Os hyoideum durch die ► infrahyoidale und ► retrohyoidale Muskulatur und durch den M. constrictor pharyngis medius stabilisiert (▫ Abb. 2.7 a–b) (Liem 1998).
> – **Punctum mobile bei Kieferschluss und beim Schlucken:** Bei stabilisierter Mandibula kann sich das Os hyoideum ► kranial/► ventral bewegen und zieht so aufgrund seiner Verbindungen den Larynx (Kehlkopf) und sich anschließende Strukturen bis zum oÖS mit (▫ Abb. 2.7c).

> **Beachte**
> Das Os hyoideum kann als sensibler Marker dienen. Gleichzeitig ist aber festzuhalten, dass Schlucken ohne Os hyoideum durchaus möglich ist.

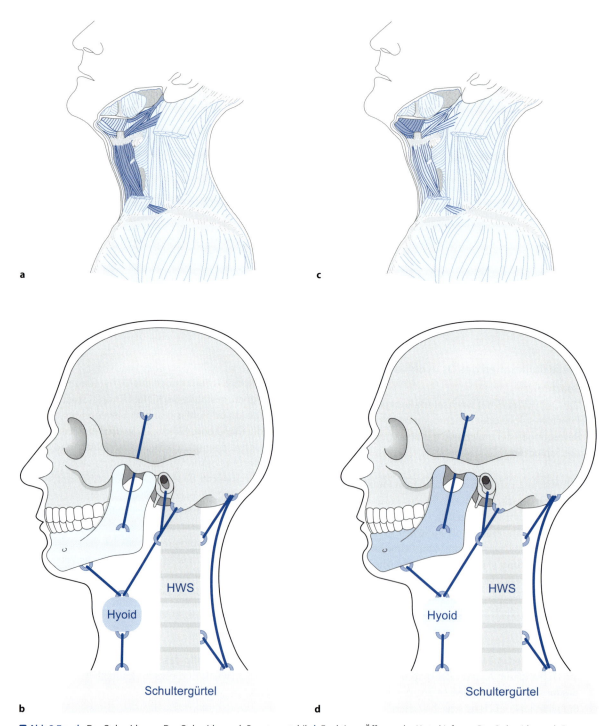

**Abb 2.7 a–d.** Das Os hyoideum a Das Os hyoideum als Punctum stabile b Funktion: »Öffnung des Unterkiefers« c Das Os hyoideum als Punctum mobile d Funktion »Hebung des Os hyoideum nach kranial/ventral beim Schluckvorgang«

## 2.2 · Grundlagen Anatomie/Physiologie Schlucken

> **Beispiel**
> Zum Beispiel bei Patienten mit nicht-neurogenen Ätiologien, nach Hyoidektomie bei Z. n. Laryngektomie, bei Z. n. horizontaler Kehlkopf-Teilresektion, Halszysten-OP.

### 2.2.2 Brustwirbelsäule – Halswirbelsäule – Schulterblatt – Os hyoideum

Als Auswirkung der bereits beschriebenen veränderten Beckenstellung (nach hinten gekippt, s. ◘ Abb. 2.3), ergibt sich im Sitz eine **verstärkte** ▶ **Kyphose der Brustwirbelsäule** (BWS) und – zur Aufrechterhaltung des Blickkontaktes – eine **verstärkte** ▶ **Extension der Halswirbelsäule** (HWS). Die Schulterblätter werden dabei **hochgezogen** (die Muskulatur hilft das Gewicht von Kopf und HWS zu tragen). Die **Schulterblattstellung** beeinflusst und wird beeinflusst vom M. omohyoideus (◘ Abb. 2.8).

Da der **M. omohyoideus** durch seinen Verlauf indirekt beugend auf die Kopf- und Halsgelenke wirkt, wird er bei einer ▶ **Hyperextension** der oberen HWS in seinem ▶ **kranialen Teil** gedehnt und zieht dadurch das Os hyoideum nach ▶ **kaudal**, was wiederum eine ausgleichende Gegenspannung der ▶ **suprahyoidalen Muskulatur** zur Folge hat. Ist durch diese ▶ **Hyperextension** der Raum für den Austritt der Nerven (der M. omohyoideus wird von den ersten Zervikalnerven innerviert) zu eng, kann es zu **Druckläsionen** und dadurch zur Beeinträchtigung – z. B. Schwäche – der »ungenügend« innervierten Muskulatur kommen (Liem 1998; Upledger und Vredevoogd 1996).

### 2.2.3 Halswirbelsäule – Os hyoideum

Eine ▶ Hyperextension der oberen HWS **bewirkt**
- eine **Verengung der neuralen Austrittsstellen** ▶ dorsal. Dies kann direkten Einfluss auf das Os hyoideum haben, da der M. geniohyoideus auch durch den ersten Zervikalnerven sowie durch den N. hypoglossus innerviert wird (Umphred 2000). Die ▶ ventrale ▶ infrahyoidale Muskulatur sowie der oben erwähnte M. omohyoideus werden ebenfalls durch die zervikalen Nerven innerviert.
- eine **Verkürzung der Distanz zwischen Os temporale und Os hyoideum** (◘ Abb. 2.9). Dadurch kommt es zu einer Dehnung der ▶ ventralen Strukturen ▶ suprahyoidal und als Folge zu einer Gegenspannung der ▶ infrahyoidalen Muskulatur: Der M. constrictor pharyngis medius verliert seine optimale Ausdehnung und kann als Folge in seiner Funktion – Peristaltik des Pharynx – eingeschränkt sein.

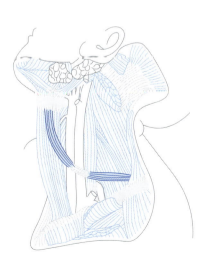

◘ Abb. 2.8. Lage des M. omohyoideus

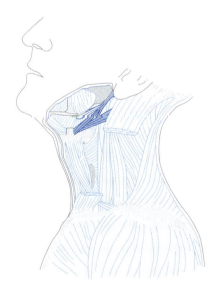

◘ Abb. 2.9. Stabilisation des Os hyoideum nach dorso-kranial

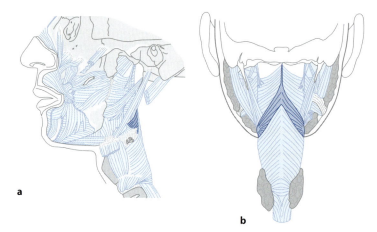

**Abb. 2.10 a,b.** M. constrictor pharyngis medius
**a** Lage des M. constrictor pharyngis medius von lateral links **b** Lage des M. constrictor pharyngis medius von dorsal

Der M. constrictor pharyngis medius setzt am Os hyoideum und an der Raphe pharyngis an. Diese wiederum ist an der Schädelbasis befestigt und über straffes Bindegewebe mit den Halswirbeln verbunden. Aufgrund dieser Verbindungen kann es über den M. constrictor pharyngis medius zu **Wechselwirkungen zwischen HWS und Os hyoideum** kommen (◘ Abb. 2.10 a,b) (Liem 1998).

Auch die ▶ ventralen Halsfaszien (z. B. läuft die Lamina ▶ suprahyoidea vom oberen Rand des Os hyoideum zu beiden Seiten des Unterkiefers) haben einen starken Einfluss auf die Beweglichkeit des Os hyoideum (Liem 1998).

### 2.2.4 Os temporale – Os hyoideum

Der M. stylohyoideus und das gleichnamige Ligamentum bilden eine Verbindung vom Os hyoideum zum Os temporale: vom Corpus ossis hyoidei zum Processus styloideus. Ebenso bildet der M. digastricus eine Verbindung vom Os hyoideum zum Os temporale, indem er mit dem M. digastricus venter posterior (hinterer Anteil des M. digastricus) am Processus mastoideus ansetzt und mit seinem vorderen Anteil, dem M. digastricus venter anterior an der Mandibula (Unterkiefer). Diese Muskeln bilden das Gleichgewicht nach dorso-▶ kranial und **stabilisieren beim Schlucken** auch in diese Richtung (◘ Abb. 2.11).

#### Beachte
- Der M. stylohyoideus und der venter posterior des M. digastricus werden **vom Nervus fazialis innerviert.**
- Der Venter anterior des M. digastricus wird **vom Nervus trigeminus** innerviert.
- Bei entsprechenden **neuralen Läsionen** ist an diese Innervationen unbedingt zu denken!

Hält die ▶ Hyperextension der oberen HWS über längere Zeit an, kann es zu **Kontrakturen** (Verkürzungen) der Verbindungen zwischen Os temporale und Os hyoideum kommen. So ist es möglich, dass der Kopf nur noch mit vermehrtem Kraftaufwand in der Neutralstellung gehalten werden kann, und dass es in dieser Neutralstellung zu einem Spannungsgefühl (Würgen) kommt, da das Os hyoideum – durch die Kontraktur der Muskulatur (M. digastricus und M. stylohyoideus) – zu weit nach dorso-▶ kranial gezogen wird. Erfahrungen aus der physiotherapeutischen Praxis von Gampp Lehmann zeigen:

Schon bei gesunden Personen kann eine arbeitsplatzbedingte, täglich mehrstündige unphysiologische Sitzhaltung (zum Beispiel bei Bildschirm-Arbeit) zu Kontrakturen der Verbindungen zwischen Os temporale und Os hyoideum führen und bei ▶ Flexion der oberen HWS ein Würgegefühl erzeugen!

## 2.2 · Grundlagen Anatomie/Physiologie Schlucken

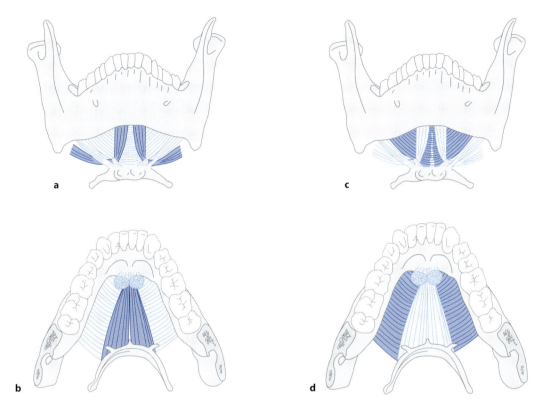

**Abb 2.11 a–c.** Muskuläre Verbindungen zwischen Os hyoideum und Mandibula a M. digastricus b M. geniohyoideus c M. mylohyoideus

### 2.2.5 Mandibula – Os hyoideum

Durch den M. digastricus (Abb. 2.11a), den M. geniohyoideus (Abb. 2.11b) und den M. mylohyoideus (Abb. 2.11c) ist der Unterkiefer mit dem Os hyoideum muskulär verbunden. Diese Muskeln bilden den **Mundboden**.

#### Beachte
Ist das Os hyoideum zu sehr ▸ dorsal oder ▸ kaudal blockiert und verliert dadurch seine Funktion als Punctum mobile oder Punctum stabile, wird in der Folge auch der M. geniohyoideus den Unterkiefer vermehrt unten halten. Dies erschwert den **Kieferschluss und die Zungenfunktion beim Schlucken** (Upledger und Vredevoogd 1996).

### 2.2.6 Zunge – Os hyoideum

Eine vermehrte ▸ dorsale oder ▸ kaudale Fixation des Os hyoideum kann einen entsprechenden Zug auf den M. hyoglossus (Abb. 2.12a) und den M. chondroglossus (Abb. 2.12b) bewirken. Dadurch kann wiederum sowohl die Zunge wie auch der Unterkiefer einen vermehrten Zug in dieselbe Richtung nach ▸ kaudal erfahren, was gerade die oft schon beeinträchtigte **Hebung der Zunge weiter erschwert**.

#### Beachte
— Die Bewegungen des Os hyoideum nach ▸ kranial sind eng mit Geschehnissen in der Mundhöhle verknüpft,
— die Bewegung des Os hyoideum nach anterior hingegen ist eng mit der Öffnung des oÖS verknüpft (Ishida und Palmer 2002).
▼

- Eine veränderte Stellung des Os hyoideum wirkt sich auf die Bewegungsfreiheit der Zunge aus und damit auch auf das Schlucken.

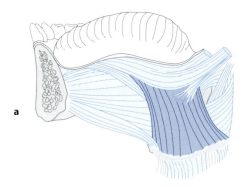

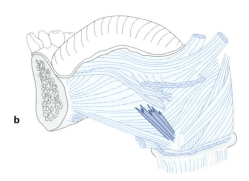

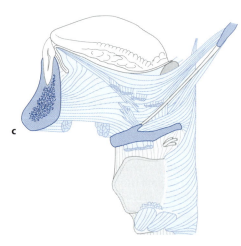

**Abb 2.12 a–c.** Muskuläre Verbindungen zwischen Os hyoideum und Zunge **a** M. hyoglossus **b** M. chondroglossus **c** Das Spannungsgleichgewicht der Zunge

Auf Grund ihrer muskulären und ligamentären Verbindungen wird das **Spannungsgleichgewicht der Zunge** vom Os hyoideum, der Mandibula und dem Os temporale beeinflusst (Abb. 2.12c) (Ishida und Palmer 2002; Liem 2000). Somit wird umgekehrt auch ersichtlich, wie sehr die **Zungenfunktion von einer optimalen Kopfhaltung – und damit von der Beckenstellung – abhängig** ist.

### Praxistipp
Der *Kieferkontrollgriff* wird in der F.O.T.T. *primär als Stabilisierungshilfe* für den Unterkiefer angeboten, um das Punctum stabile adäquat zu unterstützen, d. h. der Zunge einen stabilen Referenzpunkt zu geben, die Transportbewegung einzuleiten und somit den oralen Transport von Speichel und Nahrung zu fazilitieren (s. Abb. 2.7d).

Der Kieferkontrollgriff ermöglicht dadurch eine Optimierung der Muskelfunktion (die Strukturen können regelrecht arbeiten) und eine qualitativ verbesserte Ausführung der Bewegung.

### 2.2.7 Larynx – Os hyoideum

Der M. thyrohyoideus (Abb. 2.13a) zieht den Larynx beim Schlucken an das Os hyoideum und folgt so dessen kranio-▸ ventraler Bewegung. Dadurch wird u. a. die Stellung der Epiglottis (Kehldeckel) und der Cartilago arytaenoidea (Stellknorpel) beeinflusst (beachte auch das Lig. Hyoepiglotticum als Verbindung zwischen Os hyoideum und Epiglottis, Abb. 2.13b).

### Beachte
Eine veränderte Stellung des Os hyoideum und damit eine veränderte Spannung der ▸ infrahyoidalen Muskeln kann **Heiserkeit** und **Schluckstörungen** zur Folge haben (Liem 1998).

### 2.2.8 M. Cricopharyngeus – Os hyoideum

Über den Cartilago cricoidea (Cricoidknorpel, Ringknorpel) hat der Kehlkopf eine direkte Verbindung zum oberen Ösophagus-Sphinkter (oÖS, Abb. 2.14a).

Die Verbindung verläuft über muskuläre und ligamentäre Strukturen vom Os hyoideum über den Larynx zur Cartilago cricoidea und schliesslich zum M. crico-

## 2.2 · Grundlagen Anatomie/Physiologie Schlucken

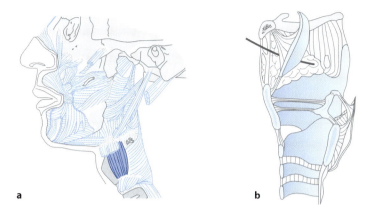

**Abb 2.13 a–b.** Larynx a Lage des M. thyrohyoideus, der den Larynx an das Os hyoideum zieht b Larynx (Kehlkopf), Medianschnitt

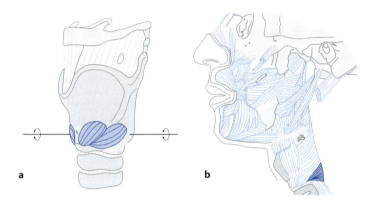

**Abb 2.14 a,b.** Muskuläre Verbindung zwischen Larynx und Cartilago cricoidea (Ringknorpel) a M. cricothyroideus b M. cricopharyngeus (kaudaler Teil des M. constrictor pharyngis inferior) als Teil des oÖS

pharyngeus als Teil des oÖS (◘ Abb. 2.14b). Der M. cricopharyngeus ist der ▶ kaudale Teil des M. constrictor pharyngis inferior und wird auch als Schlundschnürer bezeichnet.

### Beachte
Je freier das Os hyoideum in seinen Bewegungen ist und je weiter es beim Schlucken nach ▶ ventral (und ▶ kranial) bewegen kann, desto besser öffnet sich auch der oÖS (Garon et al. 2002; Sasaki 1985).

### Praxistipp
— In der F.O.T.T. wird bei *Öffnungsstörungen des oÖS* besonderes Augenmerk auf die funktionelle Regulation der oberhalb des oÖS liegenden Strukturen gelegt.
— Die Therapie einer funktionellen Öffnungsstörung des oÖS beginnt immer am Becken, d. h. mit einer *physiologischen Basis für die Sitzhaltung* als Ausgangsstellung für die Therapie.

### Exkurs
**Zusammenhang zwischen Haltungshintergrund und der Fähigkeit zu schlucken**
Eine retrospektive Untersuchung von Detoledo et al. (1994) an 36 Erwachsenen, die seit Geburt behindert waren (Ursachen u. a. perinatale Hypoxie, Meningitis), zeigt ebenfalls den **Zusammenhang zwischen Haltungshintergrund und der Fähigkeit zu schlucken** auf. Obwohl die orale Ernährung in der 1. und eventuell 2. Dekade ihres Lebens möglich war, wurden die Schluckprobleme im Laufe der Zeit so massiv, dass eine orale Ernährung nicht mehr möglich war. Sie mussten mit einer Ernährungssonde versorgt werden. Die Untersucher konstatieren den sich verschlechternden Haltungshintergrund (häufig starke Kyphoskoliose, Kontrakturen an den Extremitäten…) als die Hauptursache für die Zunahme der Schluckprobleme dieser Patienten.

Erfahrungen aus der Praxis von Gampp Lehmann bestätigen diese Aussagen und zeigen gleichzeitig, wie erfolgreich das Arbeiten am Haltungshintergrund das Schlucken beeinflussen kann (s. unter 2.3.1 Patientenbeispiel 1).

## 2.3 Therapie

»Die Aufmerksamkeit des Klienten muss sich auf das Ziel der Aufgabe richten und nicht auf einzelne Komponenten der Bewegung. Der Bewegungsplan muss programmiert und geübt werden ohne dauernde kognitive Kontrolle.«
Umphred (2000)

Am Anfang steht die **Befunderhebung**, die das Ausführen von Aktivitäten, das Potential des Patienten erfasst. Danach werden **Hypothesen** aufgestellt – häufig mehr als eine – die dann in der **Behandlung** überprüft und ggf. verändert werden.

Wir gehen von der Annahme aus, dass jeder Patient das Potential hat zu lernen. Ob das Lernpotential genutzt werden kann, um alle oder nur einen Teil der funktionellen Bewegungen wieder physiologisch zu lernen, kann zu Anfang noch nicht prognostiziert werden. Ob Therapeuten in der Lage sind, ihm die entsprechende Lernumgebung und das entsprechende Angebot zur Weiterentwicklung oder Wiederentdeckung anzubieten, stellt sich erst mit der Zeit heraus.

### 2.3.1 Physiologische Bewegungen und Ausgangsstellungen

**Beachte**
Ein Ziel des F.O.T.T.-Konzeptes ist es, dass der Patient wieder physiologische, sichere und ökonomische Bewegungen und Funktionen ausführen kann.

**Praxistipp**
Die Lernsituation soll so gestaltet werden, dass möglichst ausschließlich physiologische Inputs zum Tragen kommen.

Der Patient soll die Möglichkeit erhalten, durch eine »**entsprechende**« **Ausgangsstellung**, physiologische Aktivitäten – ohne Kompensation – zu erfahren. Dies kann gelingen, indem wir für eine gewisse Zeit seine ungenügende Stabilität durch Hilfestellungen »von außen« ersetzen. Der Begriff »entsprechende« Ausgangsstellung bezieht sich auf das **Ziel der jeweiligen Therapieeinheit**.

- Ist das Ziel der Therapieeinheit, wieder vermehrte Selektivität der Zunge zu erhalten, kann das für den Patienten die Ausgangsstellung Seitenlage (s. Abb. 5.9) bedeuten als Ausgangsstellung mit größerer Unterstützungsfläche und zusätzlicher Stabilisation des Unterkiefers durch den Kieferkontrollgriff.
- Die Produktion einer kräftigeren Stimme, erfordert eventuell – bei demselben Patienten – die Ausgangsstellung Stehen (s. Abb. 5.12) oder Gehen (s. Abb. 5.11).
- Wird bei der Phonationsanbahnung an einem koordinierten Einsatz von Atmung und Stimmgebung gearbeitet, wird die Ausgangsstellung vielleicht zu Anfang das Sitzen am Tisch (s. Abb. 3.4) mit nach vorne abgelegtem Oberkörper und gelagerten Armen sein.

**Beachte**
In der F.O.T.T. werden zu Beginn keine kompensatorischen Hilfen oder Techniken angeboten, um nicht den Weg des Lernens von ökonomischen, physiologischen Bewegungen zu versperren.

Um wirklich beurteilen zu können, ob es sich um einen geeigneten Haltungshintergrund für eine bestimmte Funktion handelt oder ob dadurch eine »fixierte« Position entsteht, sollte der Patient **Bewegungsveränderungen** in der Therapie erfahren.

**Praxistipp**
*Ausgangsstellungen* müssen während der Therapie immer wieder variiert werden, damit der Patient Bewegungsveränderungen erfährt und dadurch das Neuerlernte auf andere Situationen übertragen kann.
     Nur soviel Hilfestellung anbieten, wie es die *physiologische Bewegung* erfordert.

Dem Patienten soll es ermöglicht werden,
- in wechselnden Situationen aus sich selbst heraus Feedback zu erhalten – **self stimulation** – (s. Kap. 5.7) und
- auftretende »Fehler« selbst während der Aktion zu **korrigieren**.

## 2.3 · Therapie

Bieten wir ihm diese vorher beschriebenen Ausgangsstellungen nicht, **muss** er kompensieren, d. h. er wird zu unphysiologischen/unökonomischen Bewegungen gezwungen. Es können dann **sekundäre Probleme** resultieren, wie z. B. häufigeres Verschlucken ohne sichere Schutzmechanismen, hervorgerufen durch die ständige (nun unveränderbare) ▶ Hyperextension der HWS (s. Kap. 3.3.3).

### Beachte
In der F.O.T.T. können keine einheitlichen Lösungen angeboten werden, sondern gemeinsam mit dem Patienten wird an Lösungswegen/Lösungsstrategien gearbeitet.

Für unsere Patienten heißt das, bereits während des Vorganges (z. B. der Nahrungsaufnahme) **angepasste Veränderungen zu erlernen** (z. B. sich räuspern und **anschließend schlucken**) und nicht erst nach der »verunglückten« Aktion, z. B. dem Verschlucken, Rettungsmaßnahmen ergreifen zu müssen (ineffektives Husten ohne Schlucken bis man blau wird und fremde Hilfe benötigt!).

Auch für uns **therapeutisch Tätige** kann das heißen, dass wir lernen müssen.

Als gesunde Menschen können wir jederzeit auf die verschiedensten Anforderungen eingehen und haben die Auswahl zwischen unterschiedlichen »Antworten«.

### Beispiel
Sie sitzen im Flugzeug, dieses startet und Sie erfahren die Beschleunigung, werden in Ihren Sitz gedrückt und haben evtl. auch noch etwas Angst. Ihre Spannung steigt, Ihre Arme und Beine gehen in Streckung, Ihr Kopf drückt nach hinten ins Kopfpolster. Wenn Ihnen die Stewardess in dieser Position etwas zu trinken anbieten würde, würden Sie dankend ablehnen oder Ihre Position verändern.

### Praxistipp
Wir müssen in Selbsterfahrung nachvollziehen, in welcher Haltung oder Spannung sich manche Patienten befinden, denen Essen oder Trinken angereicht wird.

### 2.3.2 Patientenbeispiele

#### Frau F.S.
### Beispiel
Frau F.S. ist 26 Jahre alt. Sie hat eine zerebrale Bewegungsstörung unklarer Ätiologie mit linksbetonter Dystonie und Athetose.

**Hauptprobleme**

**Atmung/Essen:** In letzter Zeit zunehmend starkes Verschlucken mit Atemnot beim Essen, vor allem bei festen Speisen. Dies löst bei der Patientin Angst aus.
**Atmung/Sprechen:** Die Artikulation wird seit einiger Zeit zunehmend schlechter, aktuell kaum verständliches Sprechen, auch der Sprechrhythmus ist stark beeinträchtigt.
**Arme:** Beide Schultern sind stark nach ▶ ventral gezogen und die ventralen Muskeln entsprechend verkürzt. Beide Arme sind in Innenrotation, der linke Arm ist zusätzlich ▶ retrahiert und flektiert.
**Beine:** Beide Hüften stehen in starker Innenrotation, links mehr als rechts. Beide Hüften und Knie sind flektiert.
**Rumpf:** Rechte Seite ist deutlich verkürzt. Starke Streckspannung im Rumpf beim Gehen.
**Kopf:** ▶ Hyperextension der oberen Halswirbelsäule (HWS) und entsprechende Rückneigung des Kopfes. Passiv kann der Kopf und die obere HWS spontan nur knapp bis zu einer Neutralstellung gebracht werden. Eine ▶ Flexion der oberen HWS ist nicht möglich. Im Liegen wird der Kopf oft unwillkürlich ruckartig in die Luft gehoben.

Muskelspannungen und Kontrakturen sind im gesamten Hals-/Gesichts-/Mundbereich zu tasten.
**Fazio-oraler Bereich:** Der Unterkiefer ist geöffnet und wird stark nach ▶ dorsal gezogen. Dabei wird die Unterlippe eingezogen und es entsteht ein schmatzendes Geräusch. Der Mundschluss kann nicht gehalten werden. Zunge, Zungengrund und Os hyoideum werden nach ▶ dorsal gezogen. Es finden sich ausgeprägte unwillkürliche Bewegungen von Zunge und Unterkiefer. Willkürliche Zungenbewegungen können nur im Ansatz ausgeführt werden. Die Zunge kann nicht vorgestreckt werden, sie kann mit viel Anstrengung knapp bis hinter die untere Zahnreihe bewegt werden. Laterale Bewegungen sind nicht möglich.

▼

Der Speichel fließt schaumig vor allem aus dem linken Mundwinkel. Dort wird er sofort von der Patientin mit einem Tuch abgewischt (Sensorik am Mundwinkel soweit intakt).

**Schlucken:** Es finden sich nur dyskoordinierte, ineffektive Rollbewegungen der Zunge in der oralen Phase. Mit dem Finger wird die feste Speise weit nach hinten Richtung Zungengrund geschoben, der Kopf wird dabei stark nach hinten gelegt. Zum Schlucken wird der Kopf dann stark nach vorne und nach rechts gedreht. Dabei beisst die Patientin zum Teil zusätzlich in ein Tuch. Larynxbewegungen sind kaum zu sehen und kaum tastbar.

### Arbeitshypothesen

- Die Probleme sind bedingt durch die enorme **Tonus-Dysbalance** im ganzen Körper und haben ihre Auswirkungen auf den fazio-oralen Trakt und die Nahrungsaufnahme.
- Die meisten der oben beschriebenen Schwierigkeiten entstanden aufgrund **sekundärer Kontrakturen**, die durch die jahrelangen Fehlstellungen verursacht wurden. Diese führten zu unphysiologischen Kompensationen, u. a. beisst die Patientin während des Schluckvorganges in ein Tuch, um vermehrten Tonus zu erzeugen und den Unterkiefer zu stabilisieren.

### Vorgehen in der Therapie

Die Patientin kommt wöchentlich für eine dreiviertel Stunde zur **ambulanten Schlucktherapie** (die physiotherapeutische Therapie zur allgemeinen Gehfähigkeit und Kontrakturprophylaxe wird bei ihrer bisherigen Therapeutin fortgesetzt).

Es wird nun versucht, von den Beinen her über das Becken nach ▶ kranial aufbauend die **Kontrakturen passiv zu lösen** durch feinste Mobilisations- und Dehntechniken, die keinerlei Gegenspannung erzeugen sollen. Besonderes Augenmerk wird dabei auch auf die hyoidale Muskulatur und auf die HWS-▶ Extensoren gelegt.

Der Rumpf, die Halswirbelsäule und die Mund- und Zungenbein-Muskulatur sollen **mobilisiert** werden, damit – als Grundlage für die funktionellen Bewegungen – die physiologischen Längenverhältnisse so gut wie möglich wieder hergestellt werden.

### Epikrise

Nach achtzehn Sitzungen wird die Therapie mit folgenden **Ergebnissen** abgeschlossen:
- Die Fehlhaltungen sind soweit aufgelöst, dass die Patientin den **Kopf in einer neutralen Stellung halten** kann.
- Die kontrakturbedingten Fixierungen der Zunge konnten gelöst werden. Die **Zungenmotorik hat sich verbessert**. Die Zunge kann nun u. a. bis über die Zahnreihe nach vorne herausgestreckt werden.
- Die **Patientin kann wieder passierte Kost zu sich nehmen** ohne sich zu verschlucken.
- Gleichzeitig **verbessert sich ihr Gangbild**. Der Kopf und die obere HWS sind nicht mehr in einer ▶ Hyperextension fixiert.

### Weiterer Verlauf

Dieser Zustand hielt über ein Jahr an. Danach nahmen die Kontrakturen allmählich wieder zu, sodass sich das Schlucken wieder verschlechterte und eine weitere Therapie verordnet wurde.

### Herr L.N.

 **Beispiel**

Herr L.N., 56 Jahre alt, zeigt eine Tetraparese bei Z. n. Hirnblutung.

### Hauptprobleme

**Atmung/Essen:** kann keine orale Kost zu sich nehmen, da Gefahr von Aspiration.
**Atmung/Sprechen:** Kurze schnelle Ausatmung, erhöhte Atemfrequenz. Wenn Stimme produziert wird, dann gepresst und häufig während der Einatmung.
**Arme:** Die Schultern sind hochgezogen, die Ellbogen flektiert, die Hände geschlossen.
**Beine:** Oberschenkel sind adduziert und innenrotiert, Knie sind leicht gestreckt, die Fersen sind beidseits nicht auf dem Boden, sondern nur der Vorfuß.
**Rumpf:** Das ▶ Becken ist nach hinten gekippt, der Rumpf verharrt in ▶ Flexion.
**Kopf:** extendiert und ▶ translatiert.
**Fazio-oraler Bereich:** die Stirn ist hochgezogen, der Kiefer offen und ▶ retrahiert, die Zunge liegt zurückgezogen im Mund.
**Schlucken:** ist selten beobachtbar. Bei Lageveränderungen kommt es zu Pumpbewegungen des Unterkiefers und nachfolgend zu starkem Husten.

**Arbeitshypothesen**
- **Mangelnder Haltungshintergrund**, fehlende Rumpfstabilität
- **Kompensatorische Kopfhaltung** (kurzer Nacken) bedingt durch zuviel Rumpfflexion
- ungenügende Stabilität des Unterkiefers
- mangelnde Selektivität und Beweglichkeit der Zunge und des Os hyoideum
- Beeinträchtigung der Atmung/Stimmproduktion durch ungenügende dynamische Rumpfstabilität
- **Bewegungsansatz** fürs Schlucken ist vorhanden.

> **Beachte**
> Um die Hypothesen zu überprüfen und um festzustellen, ob es sich hier um primäre oder sekundär entstandene Symptome handelt, wird zuerst die Haltung verändert und mehr Stabilität durch die Umwelt angeboten.

> **Praxistipp**
> Lässt sich z. B. durch stabile Unterstützung im Sitz oder in der Seitenlage (eventuell unter Zuhilfenahme von Lagerungsblöcken) der Tonus normalisieren, wird ersichtlich, dass es sich um ein ▶ sekundäres Symptom handelt.
> Fragestellungen:
> - Kann der Kiefer in eine neutrale Stellung kommen und dort bleiben (*Mundschluss*)?
> - Wird dadurch die Zunge in Mittellage gebracht?
> - Werden die selektiven Bewegungen der Zunge durch die zusätzliche Stabilität – *Kieferkontrollgriff* – unterstützt?
> - Können die Pumpbewegungen des Unterkiefers reduziert werden?
> - Kommt es durch verbesserte Kieferstabilität zu einem vollständigen Schlucken evtl. sogar zu Nachschlucken?

**Exemplarischer Aufbau einer Behandlungsserie**

Um selektive Bewegungen der Zunge und des Os hyoideum zu **ermöglichen**, benötigt der Patient zu Beginn als Ausgangsstellung die **Seitenlage** (s. Abb. 5.9), da er nicht in der Lage ist, seinen Haltungshintergrund im Sitzen zu bewahren (zuviel Haltearbeit notwendig) und **gleichzeitig** selektive Zungenaktivitäten auszuführen. In dieser Position wird dann im fazio-oralen Trakt gearbeitet: Mundstimulation (s. Kap. 4.3.3), Fazilitieren von seitlichen Bewegungen der Zunge im Mund (z. B. Apfel in Gaze aus der Wange nach vorne bringen), gezielte seitliche Bewegungen der Zunge ausserhalb des Mundes (z. B. Reinigen des äusseren rechten Mundwinkels) sowie Unterstützung bei der Ausatmung und begleitend Schluckhilfen, wenn der Patient hustet oder von sich aus das Schlucken einleitet (s. auch Kap. 3 und 7).

**Angestrebtes Teilziel:** Der Kiefer befindet sich in einer neutralen Stellung, die Zunge liegt in der Mitte des Mundes. Die Pumpbewegungen werden weniger, gleichzeitig steigt die Schluckfrequenz.

**Mögliche nächste Schritte**
- Übergang in die Ausgangsstellung **Sitz am Tisch mit nach vorne abgelegtem Oberkörper** (s. Abb. 5.4)

> **Praxistipp**
> Fragestellungen:
> - Kann der Patient auch in der höheren Ausgangsstellung den Kiefer und die Zunge in Mittelstellung halten?
> - Wird das Schlucken initiiert?
> - Kann der Patient mit Unterstützung zu einer längeren Ausatmung kommen?
> - Kann er phonieren während des Ausatmens?
> - Kann er den Ton unterbrechen und während der gleichen Ausatmung den Ton wieder neu ansetzen?
> - Kann er einatmen, ohne dass er die Ausgangsstellung verändern muss (z. B. Kopf anheben, Rumpf nach hinten bewegen)?

- Übergang zu **unterstütztem Sitz** (s. Abb. 3.6 a,b)

> **Praxistipp**
> Fragestellungen:
> - Was kann der Patient auf diese neue Situation übertragen?
> - Ist mehr ▶ Extension der Brustwirbelsäule möglich?
> - Ist ein »langer Nacken« möglich?
> - Wie ist die Kieferstellung?
> - Kann die Zunge selektiver bewegt werden?
> - Wird das Schlucken weiterhin mit pumpenden Bewegungen von Kiefer und Zunge eingeleitet?

Die F.O.T.T. beginnt in einer Position (Ausgangsstellung), in der der Patient die Möglichkeit hat, weitgehend normalen sensorischen Input zu erfahren. Dies dient
- der **Anbahnung physiologischer Bewegung**,
- verhilft zu normalem **Feedback** und
- dadurch zu verbessertem **Feedforward**.

Dabei richtet sich die Therapie stets nach dem Potential des Patienten (Edwards 1996).

## Literatur

Bobath K (1980) Neurophysiology, pt 1. videofilm recorded at the Postgraduate Study Centre, Hermitage, Bad Ragaz

Castell JA et al (1993) Effect of head position on the dynamics of the upper esophageal sphincter and pharynx. Dysphagia 8:1–6

Davies P (1991) Im Mittelpunkt. Springer, Berlin

Davies P (1995) Wieder Aufstehen. Rehabilitation und Prävention 30. Springer, Berlin

Detoledo J et al (1994) Swallowing difficulties and early CNS injuries: correlation with the presence of axial skeletal deformities. Brain injury, Vol. 8 No. 7, 607–611

Edwards S (1996) Neurological Physiotherapy. New York Churchill Livingstone

Engström B (2001) Ergonomie – Sitzen im Rollstuhl, Posturalis Books

Garon BR et al. (2002) Epiglottic Dysfunction: Abnormal epiglottic movements patterns. Dysphagia 17:57–68, Springer, New York, Heidelberg

Gratz C, Woite D (2000) Die Therapie des Facio-oralen-Traktes bei neurologischen Patienten: Zwei Fallbeispiele. Schulz-Kirchner, Idstein

Ishida R, Palmer JB (2002) Hyoid motion during swallowing: factors affecting forward and upward displacement. Dysphagia 17:262–272

Liem Torsten, (1998) Kraniosakrale Osteopathie. 2. Auflage, Hippokrates, Stuttgart

Liem Torsten, (2000) Praxis der Kraniosakralen Osteopathie. Hippokrates, Stuttgart

Nusser-Müller Busch R (1997) Therapieansätze bei Störungen der Nahrungsaufnahme – Eine Standortbestimmung. FORUM Logopädie, Schulz-Kirchner, Idstein

Orth H, Block R (1987) Die Beeinflussung orofazialer Funktionen durch die Wirbelsäulenhaltung. Der Kinderarzt 18. Jg Nr. 9

Panturin E (2001) The importance of the Trunk and Neck: Therapeutic implications. Jubiläumsschrift 10 Jahre Schulungszentrum Burgau, Therapiezentrum Burgau, D-89331 Burgau

Sasaki CT (1985) Surgery of the larynx., »Laryngeal physiology«. Chapter 3, W. B. Sounders and company.

Schewe H (1988) Die Bewegung des Menschen. Thieme, Stuttgart

Schewe H (2000) Wege zum Verständnis von Bewegung und Bewegungslernen. In: Gefangen im eigenen Körper. Neurorehabilitation, Neckar, Villingen-Schwenningen

Shumway-Cook A, Woollacott M (1995) Motor control Theory and practical applications. Lippincott Williams u. Wilkins, Baltimore

Umphred D A (2000), Neurologische Rehabilitation, Bewegungskontrolle und Bewegungslernen in Theorie und Praxis. Rehabilitation und Prävention Bd 52, Springer, Berlin

Upledger JE und Vredevoogd JD, (1996) Lehrbuch der Kraniosakral-Therapie. 3. überarbeitete Auflage, Haug, Heidelberg

Vojta V (1992) Das Vojta-Prinzip. Springer, Berlin

Wright S (1954) Applied physiology. Oxford University Press, Oxford

# Nahrungsaufnahme – mehr als Schlucken

Doris Müller, Jürgen Meyer-Königsbüscher
und Jeanne-Marie Absil

| | | |
|---|---|---|
| 3.1 | Normale Nahrungsaufnahme | – 46 |
| 3.2 | Nahrungsaufnahme bei neurologischen Patienten | – 47 |
| 3.2.1 | Typische Probleme beim Essen und Trinken – 48 | |
| 3.2.2 | Die Nahrungsaufnahme wird unsicher – 48 | |
| 3.3 | Wann ist die Nahrungsaufnahme ausreichend sicher? | – 49 |
| 3.3.1 | Nahrungsaufnahme ist mehr als die pharyngeale Phase – 49 | |
| 3.3.2 | Die Schlucksequenz – 51 | |
| 3.3.3 | Funktionelle Zusammenhänge erkennen – 54 | |
| 3.4 | Sichere Nahrungsaufnahme ist mehr als Schlucken | – 56 |
| 3.4.1 | Sicherheitsrelevante Aspekte – 56 | |
| 3.4.2 | Die Bewertung sicherheitsrelevanter Faktoren – 57 | |
| 3.5 | Voraussetzungen für orale Nahrungsaufnahme erarbeiten | – 61 |
| 3.5.1 | F.O.T.T. beginnt frühzeitig – 61 | |
| 3.5.2 | Therapeutisches Essen – 62 | |
| 3.6 | Assistierte Mahlzeiten | – 69 |
| 3.6.1 | Überlegungen zur Gestaltung der Situation – 70 | |
| 3.6.2 | Vorbereitung der assistierten Mahlzeit – 70 | |
| 3.6.3 | Therapeutische Hilfen bei der Mahlzeit 71 | |
| 3.6.4 | Nachbereitung der Mahlzeit 73 | |
| 3.6.5 | Assistierte Mahlzeiten und enterale Ernährung – 74 | |
| 3.6.6 | Zusammenfassung – 74 | |
| | Literatur – 75 | |

»Die Nahrungsaufnahme ist ein wichtiger Bestandteil des täglichen Lebens. Sie dient neben der Ernährung und dem Genuss, der alltäglichen Begegnung mit unseren Mitmenschen und folglich der Nährung sozialer Kontakte.« (Müller)

Die Bewegungsabläufe bei der Nahrungsaufnahme im Alltag sind einerseits auf das **sichere Essen und Trinken**, andererseits auf **Kommunikation und Interaktion** ausgerichtet. Für Patienten, die nicht essen, trinken und schlucken können, steht die Wiedererlangung möglichst ▶ physiologischer Bewegungsabläufe im Vordergrund. Ihnen fehlt der Genuss und auch die gesellschaftliche Einbindung über die gemeinsame Mahlzeit.

In diesem Kapitel sollen basierend auf dem F.O.T.T.-Konzept **Wege zur sicheren oralen Nahrungsaufnahme** und somit zurück in ein erfüllteres Leben aufgezeigt werden. Dazu werden zunächst verschiedene Aspekte bei der normalen Nahrungsaufnahme beleuchtet, aus denen sich eine erweiterte Betrachtung der Schlucksequenz ergibt. Die Beschreibung der Arbeit mit Nahrung im Sinne der therapeutischen Nahrungsgabe und der assistierten Mahlzeit schließen sich an. Ferner werden Aspekte der Sicherheit im Bezug auf orale Ernährung diskutiert. Es soll verdeutlicht werden, warum das **Essen in Gemeinschaft** für viele Patienten ein sehr hohes Ziel ist.

## 3.1 Normale Nahrungsaufnahme

Im Rahmen der F.O.T.T. lenken wir bei der Betrachtung einer Funktion unser Augenmerk zunächst auf deren **physiologischen Ablauf**. Erst danach beurteilen wir Abweichungen vom Normalen. Damit schaffen wir uns die Möglichkeit, **Störungen der Funktion** zu erkennen, zu beschreiben, über funktionell zu Grunde liegende Ursachen **Hypothesen** zu bilden, den **Behandlungsplan** zu formulieren und die Behandlung zu beginnen.

Nahrungsaufnahme verläuft vielschichtig und komplex. Sie geschieht aber auch nebenbei. Kein Gesunder macht sich Gedanken darüber. Wenn wir mit anderen Menschen zusammentreffen, verbindet sich damit oft gemeinsames Essen. Die Nahrungsaufnahme ist dabei in einigen Situationen das zentrale Thema, in anderen erfolgt sie nebenbei. ◘ Übersicht 3.1 nennt die Kennzeichen der normalen Nahrungsaufnahme.

**Übersicht 3.1: Normale Nahrungsaufnahme**
**Normale Nahrungsaufnahme ist:**
– komplex,
– sicher und automatisiert,
– zentral oder nebenbei,
– mit Genuss in den Alltag integriert.

### ▶ Beispiel

Stellen wir uns vor: Die Familie und die Verwandtschaft sitzen anlässlich der Konfirmation der Tochter um die große, festlich geschmückte und gedeckte Tafel. Der Ober hat bereits allen Gästen das Hauptgericht serviert und wünscht »guten Appetit«. Jeder von uns kennt eine derartige Situation und weiß, dass die Anwesenden ihre Aufmerksamkeit dem Essen widmen. Sie sitzen auf den Stühlen, wenden sich zum Nachbarn und bitten um die Gewürze. Sie schneiden ein Stück Fleisch ab, führen es mit der Gabel zum Mund. Sie drehen den Kopf, um nach dem vierjährigen Sohn zu schauen, zerkauen das Fleisch und korrigieren zeitgleich ihre Sitzposition. Sie richten sich auf, verändern die Stellung ihrer Beine und Füße und greifen nach dem Weinglas, um auf die Konfirmation anzustoßen.

In der Situation des festlichen Zusammenseins besitzt die Nahrungsaufnahme eine zentrale Bedeutung. Sie ist ein komplexer, vielschichtiger Vorgang und läuft automatisiert ab.

Bei Betrachtung der ◘ Abb. 3.1 fällt auf, dass die Nahrungsaufnahme hier nicht im Mittelpunkt steht. Es geht am Tisch lebhaft und kommunikativ zu. Die **Nahrungsaufnahme ist in die Situation integriert**. Ihre Komplexität zeigt sich besonders in den Variationen der **prä-oralen Phase**, dem Zerteilen der Pizza, dem Halten des Bestecks oder Glases, dem »Nach vorne gerichtet« sein des Oberkörpers. Die Personen nehmen in unterschiedlichem Maße an der Kommunikation, der Unterhaltung bei Tisch teil. Für einige ist das Essen in diesem Moment zentrales Thema, sie sind voll darauf konzentriert, für andere erfolgt es nebenbei. Das Bild macht darüber hinaus deutlich, dass der Gesunde in der Lage ist, seine Haltung der Situation anzupassen, asymmetrisch zu sitzen, Ablenkung zu tolerieren, dass unsere Hände ins Gespräch eingebunden werden können oder Kontakt zu Gesicht und Körper halten.

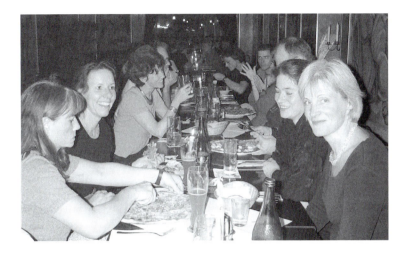

◘ **Abb. 3.1.** Fröhliche Gesellschaft beim gemeinsamen Essen an einer langen Tafel

> **Beachte**
> Nahrungsaufnahme ist in manchen situativen Zusammenhängen nicht von zentraler Bedeutung, sondern erfolgt nebenbei.

**Gesunde Menschen** sind im gemeinsamen Kontakt mit anderen in der Lage, **verschiedene Handlungen gleichzeitig** zu tun. Trotz der Komplexität der Situation erfolgt Essen und Trinken im Rahmen gemeinsamer Mahlzeiten automatisiert, unabhängig davon, ob die Nahrungsaufnahme in diesem Moment von zentraler Bedeutung ist oder ob sie nur nebenbei erfolgt. Gesunde bewegen sich **angepasst an die Situation**, nehmen an der sozialen Interaktion teil, essen und trinken, sprechen und lachen …

## 3.2 Nahrungsaufnahme bei neurologischen Patienten

Bei neurologisch erkrankten Patienten finden wir die **Grundvoraussetzungen für alltägliche Aktivitäten wie Nahrungsaufnahme verändert.**
  Sie haben unter anderem **Probleme:**
— in der Wahrnehmung, Sensibilität und der Koordination von Haltung und Bewegung.
— Sie sind oft nicht in der Lage ihre Haltung ohne Aufwand und Anstrengung zu verändern.
— Sie haben Bewegungseinschränkungen, die es ihnen unmöglich machen, z. B. den Kopf zu drehen, den Rumpf zu bewegen, Beine und Füße in ihrer Stellung zu verändern, Gegenstände zu greifen und Nahrung zum Mund zu führen.

> **Beispiel**
> Ein Patient kann durch eine Halbseitenlähmung in eine asymmetrische Sitzhaltung gezwungen sein, die er nicht auflösen kann. Er hat Koordinationsprobleme bei Bewegungen, die alltägliche Aktivitäten beeinflussen. Diese Probleme setzen sich im Gesicht und oralen Trakt fort und zeigen sich z. B. als gestörte Bewegungen und Bewegungsasymmetrien.

> **Beachte**
> Sensomotorische Probleme beeinträchtigen Bewegungen und die Koordination von Abläufen. Sie betreffen den ganzen Körper, so auch den Rumpf, die Kopfhaltung und setzen sich im fazio-oralen Trakt fort.

Zur **psychosozialen Bedeutung des Essens und Trinkens** verweisen wir auf Elferich (2001). Die Autorin fokusiert die fachlichen und ethischen Aspekte der Dysphagierehabilitation, die psychodynamischen Prozesse bei der normalen Nahrungsaufnahme und deren Veränderungen bei gestörter oraler Nahrungsaufnahme, beschreibt häufig beobachtbare Verhaltensmuster bei oraler Nahrungskarenz und während des oralen Kostaufbaus bei Patienten, Teammitgliedern und Angehörigen und formuliert Gedanken zur Angehörigenarbeit.

## 3.2.1 Typische Probleme beim Essen und Trinken

Beim Essen und Trinken treten typische Probleme auf. Sie sind in ◘ Übersicht 3.2 zusammengefasst.

> **Übersicht 3.2: Typische Probleme beim Essen und Trinken**
> — Komplexe Leistungen zerfallen.
> — Die Bewegungsqualität verändert sich.
> — Essen wird zur »Schwerstarbeit«.

Vielen Patienten mit einer neurogenen Schädigung ist nicht mehr möglich, **gleichzeitig** zu sprechen und zu laufen, andere Patienten spüren beim Zuhören oder Aktivität ihren Speichel nicht, es kommt zu Speichelfluss. **Komplexe Leistungen** stellen für unsere Patienten sehr große Herausforderungen dar. Sie können oft nicht mehr während des Essens zuhören oder sprechen, indem sie die Nahrung in der Wange parken, um das Tischgespräch aufrecht erhalten.

Die mangelnde Koordination von Haltung und Bewegung bei alltäglichen Aktivitäten kann dazu führen, dass komplexe Leistungen, bei denen man mehreres gleichzeitig macht, zerfallen. Die Qualität der Bewegungen verändert sich u. U. dramatisch. Die Bewegungen werden unökonomisch, wirken ineffektiv und verlaufen nicht mehr harmonisch, sondern unphysiologisch. Es kommt zu ▶ Tonuserhöhungen und Fixierungen in bestimmten Haltungen, die auch Schmerzen verursachen können. Jede Bewegung bedarf besonderer Anstrengung, das **Essen wird zur »Schwerstarbeit«**.

## 3.2.2 Die Nahrungsaufnahme wird unsicher

Trotz dieser Probleme ernähren sich viele unserer Patienten oral oder werden oral ernährt. Die Patienten konzentrieren sich vollständig auf die Nahrungsaufnahme, ohne in der Situation Kapazität für eine Unterhaltung zu haben.

Manche Patienten beginnen während der Mahlzeit zu sprechen und können den Bolus dabei nicht ausreichend kontrollieren. Die **Folgen** sind vielfältig:
— Nahrung fällt aus dem Mund

— Penetration/Aspiration von Nahrung in den Kehlkopf, auf die im günstigsten Fall mit einem kräftigen Husten mit Nachschluck »geantwortet« wird,
— bestimmte, z. B. feste oder flüssige Konsistenzen können nicht mehr problemlos aufgenommen werden.

Die **Diät** wird deshalb modifiziert, z. B. passierte Kost angeboten. Viele Patienten benötigen **Unterstützung** oder Hilfe von außen, um die Essenssituation zu meistern. Die Teilnahme an sozialen Interaktionen, die eine Essenssituation darstellt, erfolgt nur noch selten.

 **Vorsicht**
**Werden die benötigten Leistungen bei der Nahrungsaufnahme für den Patienten zu komplex, wird die Nahrungsaufnahme unsicher. Der Schutz der unteren Atemwege ist nicht mehr gegeben. Dies ist ein Alarmsignal, da Aspiration lebensbedrohliche Komplikationen nach sich ziehen kann.**

Die Rehabilitation von Störungen der Nahrungsaufnahme muss daher verschiedene Stufen anbieten (◘ Übersicht 3.3).

> **Übersicht 3.3: Behandlungsstufen bei Störungen der Nahrungsaufnahme**
> — Eine ausreichend **sichere Schlucksequenz** erarbeiten.
> — Fazilitierend Arbeiten mit **therapeutischer Nahrungsgabe.**
> — Alle von Patienten und Umfeld eingebrachten Faktoren einbeziehen, um den richtigen Zeitpunkt für den Beginn und die **optimale Art des Nahrungsangebotes** festzustellen.
> — **Oralen Kostaufbau** beginnen.
> — **Nahrungsmenge** und angebotene **Konsistenzformen** erweitern.
> — Orale Nahrungsaufnahme im Sinne der **assistierten Mahlzeit** begleiten.
>
> Funktionelle Zusammenhänge und Wahrnehmungskontext müssen in allen Stufen berücksichtigt werden.
> Das **Ziel** ist es, langfristig eine sichere Nahrungsaufnahme mit Genuss (ev. sogar) in Gesellschaft zu erreichen oder zu erhalten.

## 3.3 Wann ist die Nahrungsaufnahme ausreichend sicher?

Im Folgenden befassen wir uns zunächst mit den Fragen, welche Faktoren gegeben sein müssen, um die Nahrungsaufnahme sicher zu machen, und über welche Fähigkeiten neurologisch erkrankte Patienten verfügen müssen, um wieder zu sicherer oraler Ernährung geführt werden zu können.

### 3.3.1 Nahrungsaufnahme ist mehr als die pharyngeale Phase

#### Die pharyngeale Phase – kritisch betrachtet

**Physiologische Abläufe** in der pharyngealen Phase werden in der Literatur detailliert und einheitlich beschrieben (Logemann 1983; Neumann 1999 etc.). Durch die Schubkraft der Zunge und v. a. des Zungengrundes wird der mit Speichel vermengte Bolus in den Rachen befördert und mit Hilfe der peristaltischen Pharynxwelle durch den Rachen in Richtung Ösophagus befördert. Dabei zieht das Zungenbein nach vorne und der sich verschließende Kehlkopf nach oben, vorne und der obere Ösophagussphinkter öffnet sich. Der Nasen-Rachen-Raum sowie die unteren Atemwege werden dabei verschlossen und somit vor eindringendem, fehlgeleitetem Material geschützt.

#### Die pharyngeale Phase ist wichtig …

Das Wort **Schlucken** wird oft als Synonym für den Vorgang in der pharyngealen Phase genutzt.

Die Bedeutung dieser Phase ergibt sich daraus, dass sich im Rachen der **Atem- und Nahrungsweg überschneiden**. Kommt es nicht zum adäquaten Nahrungstransport und zum effektiven Schutz der Atemwege, so ist das Eindringen von Nahrung in den Kehlkopfbereich bis zu den Stimmlippen – **Penetration** – oder gar unterhalb der Stimmlippen – **Aspiration** – die gefürchtete Konsequenz. In der pharyngealen Phase entscheidet sich also, ob die Nahrung oder der Speichel »den richtigen Weg nimmt«.

> ❗ **Vorsicht**
> Werden Nahrung und/oder Speichel aspiriert und gelangen in die Lunge, kann dies zu Komplikationen bis hin zu lebensbedrohlichen Aspirationspneumonien führen.

#### … aber das ist nicht alles!

Die Fokusierung in der Therapie auf das »Schlucken« – auf die pharyngeale Phase – bringt aber auch **Probleme** mit sich:
- Die pharyngeale Phase ist nur ein Teil der Schlucksequenz.
- Ein direkter »Zugriff« auf diese Phase – seitens des Patienten und Therapeuten – ist nicht möglich.
- Relevante therapeutische Mittel werden nicht ausgeschöpft.
- Das Therapiepotential wird unterschätzt.

#### Indirekte Beeinflussung des Schluckvorganges

Die Strukturen und Bewegungsabläufe in der pharyngealen Phase können therapeutisch nicht direkt taktil beeinflusst werden wie die der oralen Phase. Der orale Anteil der Zunge kann berührt und bewegt werden, um sensomotorischen Input zu geben.

> ℹ **Praxistipp**
> Der pharyngeale Anteil der Zunge kann *beeinflusst* werden durch:
> - passives Bewegen der Zunge,
> - ▶ Fazilitieren des oralen Zungenanteils und/oder
> - durch Stimulation am Mundboden und Bewegen und Positionieren des Kopfes.

#### Unwillkürliches Schlucken

Weder der Patient noch die Therapeutin können die reflektorischen Anteile der Schlucksequenz in der pharyngeale Phase willentlich beeinflussen. Der Begriff »**Schluckreflex**«, der auch häufig synonym für das pharyngeale Schlucken verwendet wird, versinnbildlicht die »Ohnmächtigkeit«, die Therapeuten und Ärzte oft im Bezug auf die pharyngeale Phase beziehungsweise auf das Schlucken empfinden.

> ℹ **Praxistipp**
> Wenn ein Reiz – hier im Bereich der Pharynxschleimhaut – nicht mit dem adäquaten, unwillkürlich regelrecht ablaufenden Vorgang – hier koordinierte Erregung der Schlund-, Kehlkopf- und Ösophagusmuskulatur – beantwortet wird, wie kann da eine sinnvolle therapeutische Intervention aussehen?

Diese Frage beantwortet sich, wenn wir die Nahrungsaufnahme/das Schlucken im erweiterten Blickwinkel betrachten, der über die pharyngeale Phase hinausgeht.

### Nahrungsaufnahme und die Sichtweise des Bobath-Konzeptes

»Im Allgemeinen führen Menschen die Aktivitäten in der prinzipiell gleichen energiesparenden Weise aus. Kann ein Patient eine dieser Aktivitäten nicht auf diese Weise durchführen, muss die Therapeutin herausfinden, warum das nicht geht. Die Antwort darauf dient ihr später als Grundlage ihrer Behandlung. Sie wird versuchen, dem Patienten wieder ein normales ökonomisches Bewegen mit geringem Kraftaufwand zu ermöglichen.«
(Davies 2002)

Die Beobachtung und Auswertung normaler Abläufe bei der Nahrungsaufnahme und beim Speichelschlucken zeigen, dass sich das Schlucken durch **vorhersagbare Abläufe und ▶ Bewegungsmuster** auszeichnet. In ◘ Übersicht 3.4 sind die typischen Aspekte ▶ normaler Bewegung bei der Nahrungsaufnahme dargestellt.

> **Übersicht 3.4: Einige typische Aspekte normaler Bewegung**
> — Sie ist ökonomisch, fließend und harmonisch koordiniert.
> — Sie ist auf ein Ziel ausgerichtet.
> — Der Ablauf wird den Erfordernissen angepasst.
> — Die Bewegungsabläufe, Bewegungsmuster sind bei verschiedenen Konsistenzen ähnlich, weisen aber relevante Unterschiede auf.

> **Beispiel**
> Wenn eine Person ein Stück Apfel isst bzw. einen Löffel Apfelmus zu sich nimmt, verläuft dies ähnlich, aber nicht genau gleich. Wir wissen, dass beim Essen von Apfelmus Beißen und Kauen nicht erforderlich sind. Mit bildgebenden Verfahren wie ▶ Endoskopie und ▶ Videofluoroskopie wird auch erkennbar, dass sich der Transport dieser beiden Nahrungskonsistenzen durch den Rachen nicht gleich darstellt. Dies spiegelt sich unter anderem durch eine veränderte pharyngeale Transit-Time des Bolus wider (Bisch et al. 1994).

### F.O.T.T. nach Kay Coombes: Die erweiterte Sichtweise

Der Ablauf des Schluckens ist also durchaus **variabel – und auch beeinflussbar**. Dabei spielen nicht nur verschiedene Nahrungsmittel oder –konsistenzen eine Rolle. Es ist wichtig, die **Nahrungsaufnahme als Ganzes** zu betrachten, und nicht nur die kritischste, die pharyngeale Phase. Kay Coombes hat als Bobath-Tutorin mit ihrem Wissen um ▶ normale Bewegungsabläufe das Schlucken und die Nahrungsaufnahme analysiert und kommt zu dem Ergebnis:

> **Beachte**
> Für eine effektive pharyngeale Phase sind auch zeitlich vorgelagerte Abläufe wie die Haltung und Bewegung des Körpers, das Einbeziehen der Sinne (spüren, sehen, riechen, schmecken …) und Bewegungen im Mund wesentlich.

Aus dem Alltag ist uns die Komplexität der Nahrungsaufnahme vertraut. Intuitiv nutzen wir für uns selbst unsere Erfahrung, wie wir zum Beispiel das Trinken ausreichend sicher gestalten können:

> **Beispiel**
> Nur mit äußerster Vorsicht würden wir in Rückenlage aus einer Flasche oder gar einer Schnabeltasse trinken! Wenn Sie sich nicht sicher sind, ob diese Aussage stimmt, probieren Sie aus! Sie werden sehr behutsam versuchen, nicht zu viel Flüssigkeit auf einmal in den Mund aufzunehmen, indem Sie über Hand- und Armbewegungen, sowie Kopf-, Lippen- und Zungenposition die Flüssigkeit bremsen. Würden Sie sich auch gerne seitlich drehen und abstützen oder gar aufsetzen?
> Sofort ist uns bewusst, dass die Rückenlage – mit ihrer typischen, beschleunigenden Schwerkraftwirkung auf die Flüssigkeit – uns zum Husten bringen würde bzw. den Schluckvorgang unsicher macht.

Diese Sichtweise integriert auch weitere, die **Nahrungsaufnahme beeinflussende Bereiche**:
— Haltung/▶ Tonus,
— Atmung,
— Artikulationbewegungen,
— mimische Bewegungen und
— deren Koordination.

Einige Komponenten mimischer und artikulatorischer Bewegungen, z. B. der Lippen und der Zunge, werden auch bei der Nahrungsaufnahme genutzt. Durch ▶ **Fazilitieren alltagsrelevanter Lippen- und Zungenbewegung** unter **gleichzeitiger Hemmung** der für neurologische Patienten typischen abnormalen Bewegungskomponenten, wie Überaktivität der weniger betroffenen Seite beim Halbseitengelähmten, Ausweichbewegungen, ▶ assoziierte Reaktionen oder spastische Tonuserhöhung, wird der Zugriff auf ▶ normale, ökonomische Bewegungsabläufe für den Patienten gebahnt und erleichtert.

Das therapeutische Vorgehen zeigt ◘ Übersicht 3.5.

### Übersicht 3.5: Therapeutisches Vorgehen

- Erarbeiten der sicheren Schlucksequenz
- Erarbeiten von Schutzmechanismen

Währenddessen:
- Berücksichtigung beeinflussender Bereiche: Haltung/▶ Tonus, Atmung, Artikulation und mimische Bewegungen und deren Koordination
- Erleichtern/▶ Fazilitieren ▶ physiologischer, alltagrelevanter Bewegungen
- Hemmen/Inhibieren abnormer Bewegungskomponenten.

Dieser Behandlungsansatz hat sich für **schwer betroffene neurologische Frührehabilitationspatienten** bewährt. Auch bei **leichter betroffenen Patienten mit umschriebenen Störungen**, die das Schlucken und die Nahrungsaufnahme beeinträchtigen, ist eine genaue Analyse der vorhandenen Bewegungskomponenten sowie das »handson-Vorgehen« zum Lenken der sensomotorischen Abläufe erforderlich. Damit wird der Grundstein für ein sicheres Schlucken gelegt.

### ❽ Beachte
Die F.O.T.T. ist mehr als »Schlucktherapie« für neurologische Patienten. Sie bezieht Aspekte und Vorbedingungen ein, die für die alltägliche Nahrungsaufnahme wesentlich sind, um ▶ normale Bewegungsabläufe auszubauen, so dass der Patient lernt, während des Essens und Trinkens – und später im Alltag – wieder Zugriff darauf zu erlangen.

## 3.3.2 Die Schlucksequenz

Aus der erweiterten Betrachtungsweise des Schluckablaufes im Rahmen der F.O.T.T. ergibt sich ein Beobachtungsschema, das die Nahrungsaufnahme als einen aufeinander aufbauenden, sequenziellen Vorgang beschreibt.

### Die Schlucksequenz nach Coombes

Die Schlucksequenz besteht aus vier Phasen, in ◘ Übersicht 3.6 sind diese dargestellt.

### Übersicht 3.6: Phasen des Schluckvorganges
**Prä-orale Phase**
- ▶ Haltungshintergrund: Aufgerichtetes Becken, entspannter, symmetrischer Schultergürtel, Kopf in Mittelposition, langer Nacken
- Zielgerichtete Bewegungen unter Einbeziehen der Sinneskanäle:
  - »Hand« bereitet die Nahrung vor
  - »Hand« bewegt Nahrung zum Mund
  - Spüren der Bewegung und der Position
  - Augen (Nase + Ohren) sammeln Information über die Vorbereitung der Nahrung.

**Orale Phase**
- *Bolusformung:* Zerkleinern der Nahrung und Durchmischen mit Speichel
- *Bolustransport:* Horizontaler oraler Transport mit der Zunge durch die Mundhöhle

**Pharyngeale Phase**
- Vertikaler Bolustransport unter Verschluss der Atemwege

**Ösophageale Phase**
- Vertikaler Transport in den Magen

**unzureichend: eine isolierte Betrachtung …**

… der einzelnen Phasen oder Bewegungskomponenten! Das ist die logische Schlussfolgerung, wenn der Ablauf bei der **Nahrungsaufnahme als Schlucksequenz** betrachtet wird. Dies beinhaltet auch, dass nicht nur die Funktion einzelner Muskeln oder Bewegungskomponenten in deren Effektivität bewertet werden, sondern dass koordinierte Bewegungsabläufe in funktionellen Zusammenhängen und die **Koordination verschiedener Abläufe** miteinander – wie Atmen und Schlucken – beurteilt und therapeutisch beeinflusst werden (s. Kap. 2 und 5).

> **ⓘ Praxistipp**
> Der ▸ Haltungshintergrund – und somit die prä-orale Phase – beeinflusst die Bewegungsmöglichkeiten in der oralen und der pharyngealen Phase und somit die Sicherheit. Beachte und nutze, dass eine Phase die nächste Phase beeinflusst!

Bei einem wahrnehmungsgestörten Patienten ist es besonders wichtig, die **prä-orale Phase** auszubauen. Die gespürte Information über das Geschehen, die Alltagsaktivität, muss vermittelt werden (Affolter und Bischofberger 1996). Nur so kann er die Situation »begreifen« und adäquate Bewegungen in der oralen Phase ausführen. Ohne **ausreichende Spürinformation** kommt es zum Beispiel zum Beißen ins Glas, aus dem der Patient trinken soll. Gratz (2002) führt in diesem Zusammenhang den Begriff »erweiterte prä-orale Phase« ein. Diese bezieht neben der Vor- und Zubereitung der Nahrung auch gegebenenfalls deren Zusammenstellung und das Einkaufen (Besorgen) gemeinsam mit dem Patienten mit ein.

> **ⓘ Praxistipp**
> Bei der Frage nach »*Sicherheit*«
> — wird die prä-orale Phase oft unterschätzt,
> — wird die orale Phase ebenfalls unterschätzt,
> — wird die pharyngeale Phase zu isoliert betrachtet.

**Therapeutische Konsequenzen**

Die Betrachtung der Nahrungsaufnahme als **Schlucksequenz** gibt dem therapeutischen Team, den Patienten und den Angehörigen eine Möglichkeit, den Ablauf des Schluckens, Essens und Trinkens zu verändern, ihn effektiver und somit sicherer zu machen. Auch die **pharyngeale Phase** kann positiv beeinflusst werden durch:
— Einbeziehen der Hände,
— Unterstützen des ▸ Haltungshintergrundes, der Kopfposition, der koordinierten Kiefer- und Zungenaktivität und
— die »Vorbereitung des Mundes« durch Stimulation von Bewegung und vermehrten taktilen Input.

> **ⓘ Praxistipp**
> *Generelle Überlegungen und einige Beispiele:*
> — Wir gestalten das »*Davor und Danach der pharyngealen Phase*«. Dazu nutzen wir die Überlegungen und Mittel der therapeutischen Nahrungsgabe, der assistierten Mahlzeit und der Mundhygiene unter Einbeziehung basaler Zusammenhänge wie Haltung und Atmung. So wird das Zähneputzen in einer hilfreichen Ausgangsstellung bei vielen Patienten vermehrtes Schlucken auslösen.
> — Wir richten unsere Arbeit auf Erweiterung und Ausbau *sensomotorischer Fähigkeiten* zur Erreichung funktioneller Ziele aus: Gestaltung des ▸ Haltungshintergrundes + Berührung der Zunge verhilft häufig zum Schlucken von Speichel.
> — Wir *kontrollieren, ob unser Vorgehen etwas verändert*. z. B.: Ist die Stimme nicht mehr »nass« nach dem »Schlucken«? Dies bedeutet, dass der Patient Residuen im Bereich der Stimmlippen entfernen konnte und heruntergeschluckt hat.
> — Wir achten bei der Ausführung von Bewegungen, z. B. der Zunge, auf die *Bewegungsqualität* und beeinflussen sie, zum Beispiel durch den Kieferkontrollgriff.
> — Wir korrigieren die *Kopfposition*.
> — Wir fördern die ▸ dynamische Stabilität des Unterkiefers durch einen an die Fähigkeiten des Patienten angepassten *Kieferkontrollgriff*. Dieser stabilisiert den Kiefer vom Beginn des oralen Bolustransports bis zum Ende der pharyngealen Phase.
> — Wir geben *Schluckhilfen am Mundboden*, die
>   — den Kiefer stabilisieren,
>   — Transportbewegungen der Zunge initiieren oder unterstützen
>   — Residuen z. B. im ▸ Vallecularraum spürbar machen (◪ Abb. 3.2b, 36.b, 3.9)

> **❯ Beispiel**
> Erarbeiten einer ausreichend sicheren Schlucksequenz
> Herr B., der sich normalerweise mit dem Rollstuhl fortbewegt, sitzt in korrigierter Haltung auf einem Stuhl am Tisch. Zwischen der Wand und dem rechten Bein wurde ein Pack (fester Schaumstoffblock) positioniert, über den der Patient die Wand als stabile Seite (stabile Umwelt) spüren kann. Nach dieser Vorbereitung des ▸ Haltungshintergrundes wird die Mundstimulation durchgeführt und somit die oralen
> ▼

## 3.3 · Wann ist die Nahrungsaufnahme ausreichend sicher?

Strukturen und das Schlucken vorbereitet. Dann erfolgt das Entblocken der ▶ Trachealkanüle. Da Herr B. ein punktiertes ▶ Tracheostoma hat, das sich innerhalb kurzer Zeit verkleinert, schrumpft, kann die Trachealkanüle nicht für die Therapie entfernt werden. Sie kann aber für einige Zeit mit einem Sprechventil »verschlossen werden«. Herr B. kann trotzdem ruhig und fließend – jetzt über Kehlkopf und Rachen – ausatmen. (Nähere Informationen zur Trachealkanüle in Kapitel 6 und 7)

Herr B. hält ein Glas mit gekühltem Apfelsaft in der Hand (◘ Abb. 3.2a). Er hat schon mit dem Finger gekostet und prompt geschluckt. Nun berührt die Therapeutin die Zunge des Patienten gezielt und mit etwas Druck. Ihr Finger ist mit etwas Apfelsaft angefeuchtet, um den Geschmacksstimulus zur Anregung vermehrter Bewegung und der Speichelproduktion zu nutzen. Der rechte Arm der Therapeutin unterstützt mit dem Kieferkontrollgriff von der Seite die Kopfposition des Patienten.

Nach der Berührung der Zunge ▶ fazilitiert die Therapeutin das Schlucken (◘ Abb. 3.2b). Ihre rechte Hand unterstützt am Occiput die Kopfposition »langer Nacken«. Daumen und Mittelfinger der linken Hand
▼

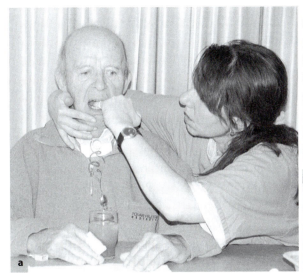

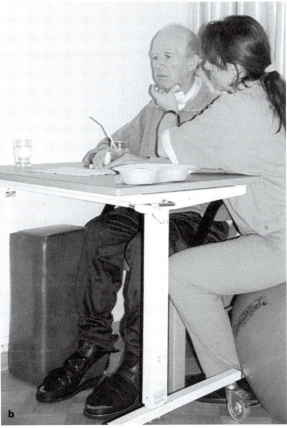

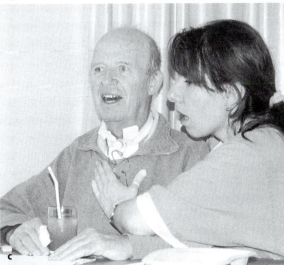

◘ Abb 3.2 a–c. Erarbeiten einer ausreichend sicheren Schlucksequenz mit Herrn B. **a** Die Therapeutin berührt Herrn B.s Zunge. **b** Anschließend erfolgt die Stimulation des Schluckens. **c** Stimmkontrolle, war das Schlucken effektiv?

stabilisieren bilateral den Unterkiefer und heben über den Mundboden leicht den hinteren, oralen Zungenanteil an. Herr B. schluckt.

Nach dem Schlucken erfolgt die »Stimmkontrolle« (◘ Abb. 3.2c). Die Therapeutin erspürt Herrn Bs Atemrhythmus und unterstützt ihn bei der Ausatmung und beim koordinierten Einsatz der Stimme, indem sie zum rechten Zeitpunkt gemeinsam mit ihm ihre Stimme erklingen lässt (statt ihn dazu aufzufordern). Herr B. artikuliert, einsetzend mit der Ausatmung für fünf Sekunden ein kräftiges, klares »a«. Die Stimme ist »frei«, es hat sich kein Speichel auf die Stimmlippen gelegt und im Bereich des Sternum ist kein Rasseln zu spüren. Dies sind klinische Zeichen für ein »erfolgreiches«, sicheres Schlucken.

### 🛈 Praxistipp
**Es gibt keine »Zaubergriffe«, die bei allen Patienten wirken. Wir müssen uns mit der Komplexität von Alltagsleistungen wie der Nahrungsaufnahme vertraut machen. Wir müssen detektivische Arbeit leisten, um herauszufinden, was dem einzelnen Patienten hilft,** *normalere Alltagsbewegungen* **auszuführen. Dadurch ermöglichen wir dem Patienten, diese Abläufe später auch ohne externe Hilfe zur Verfügung zu haben.**

»Give the patients their body back!«

»Gebt den Patienten (die Kontrolle über) den eigenen Körper zurück!« (Kay Coombes)

### ❗ Beachte
Schlucken ist eine Alltagsaktivität, die sich durch Schnelligkeit, höchste Koordination, Variabilität und Automatisierung auszeichnet. Ökonomische Bewegungsabläufe, die auf gespürter Information und normalen ▶ Bewegungsmustern basieren, sind für ein effektives, unwillkürliches Schlucken unerlässlich.

### 3.3.3 Funktionelle Zusammenhänge erkennen

#### Normale Koordination von Atmung und Schlucken
Normalerweise können wir beobachten, dass **Atmung und Schlucken** in einer vorhersagbaren Weise miteinander koordiniert werden. Wir wissen, dass mit der Ausatmung nach dem Schlucken Residuen aus dem unteren Pharynx oder gar Larynxeingang bewegt werden können. Damit werden sie leichter spürbar, die unteren Atemwege werden geschützt und Reste können in den oberen Pharynx transportiert und dann geschluckt werden. Auch bei gesunden Personen wird teilweise nach dem Schlucken eine Ausatmung hörbar.

In der Regel wird **vor der pharyngealen Phase der Schlucksequenz etwas ausgeatmet,** dann erfolgt das Schlucken (die Atmung stoppt – »Schluckapnoe«), woraufhin erneut die Ausatmung einsetzt (s. auch 5 und 7). Dieser Ablauf, also **Ausatmen – Schlucken – Ausatmen**, wurde auch mit verschiedenen Studien als der vorherrschende belegt. Die ermittelten Prozentsätze variierten jedoch.

### ▸ Exkurs
**Studienergebnisse**
Nach einer Studie von Klahn und Perlman (1999) ging in 93 % der Fälle dem Schlucken eine Ausatmung voraus und zu 100 % folgte Ausatmung. Bei dieser Untersuchung bekamen die Testpersonen die Nahrung angereicht. Hiss et al. (2001) berichteten, dass bei 900 bzgl. Atem-Schluck-Koordination analysierten Schluckvorgängen Ausatmung zu 75 % vor dem Schluck und zu 86 % nach dem Schluck erfolgte. Die Autoren kommen zu dem Ergebnis, dass normale Testpersonen dieses sichere Schluck-Atemmuster nutzen, wenn sie aufgrund der Versuchsanordnung die Nahrung nicht selbst zum Mund führen können.

Aus den Studienergebnisse kann man schließen, dass eine Beeinträchtigung in der normalen prä-oralen Phase – das Anreichen von Nahrung – eine Umstellung auf mehr Kontrolle – **mehr Sicherheit** – in den funktionellen Zusammenhängen verlangt. Mehr Sicherheit bedeutet in diesem Fall **Ausatmung vor und nach dem Schlucken,** damit werden Residuen entfernt, zum Beispiel aus dem Kehlkopfeingangsbereich.

### ❗ Beachte
Menschen mit normaler Sensomotorik sichern sich über Umstellung der Atem-Schluck-Koordination annähernd maximale Sicherheitsfaktoren, wenn sie selbst nicht die Nahrung zum Mund führen können.

## Typische Probleme im Bezug auf Haltung, Atmung und Schlucken

Beim Anreichen von Essen und Trinken in den Selbsterfahrungs-Workshops, die in den F.O.T.T.-Kursen durchgeführt werden, versuchen die Kursteilnehmer, mit den ihnen zur Verfügung stehenden (präoralen) Bewegungen und Schutzreaktionen, die Situation zu kontrollieren. Es können dabei generell gültige **Beobachtungen** gemacht werden:

Wir kompensieren **mit vermehrter Informationssuche** über Augenbewegungen und neigen Kopf- und Oberkörper oder gar den ganzen Rumpf vor, wenn uns Nahrung angereicht wird. Ziel dieser kontrollierenden (Re-)Aktionen auf die veränderte Situation ist, das **Herstellen der Sicherheit in den einzelnen Phasen** der Schlucksequenz. Neben dem Vermeiden von prä-oralen »Unfällen«, z. B. dem Verschütten von Flüssigkeit aus dem Glas, das jemand anreicht, soll insbesondere auch ein sicherer oraler und pharyngealer Flüssigkeitstransport ermöglicht werden. Beim Übergang von der prä-oralen zur oralen Phase kontrollieren wir vor allem die **Nahrungsmenge** und kehren dann schnell in eine für das Schlucken günstige »Mittelposition mit langem Nacken« zurück, um vor allem die pharyngeale Phase sicher zu bewältigen.

Wird im Alltag Patienten Nahrung angereicht, so müssen wir berücksichtigen, dass sie damit die Kontrolle über den Ablauf verlieren können. Gerade schwerer betroffene Patienten können aufgrund ihrer koordinativen Beeinträchtigung die oben genannten Strategien zur Sicherung der Nahrungsaufnahme nicht oder nur eingeschränkt einsetzen. Sie sind damit einem erhöhten Risiko ausgesetzt.

> **Beispiel**
> Die fixierte Rumpfposition oder Rumpfinstabilität der Patienten verhindert häufig die Möglichkeit sich selbst in eine normale »Schluckposition« zu bringen und auch die Atmung ökonomisch den Erfordernissen anzupassen. Dies scheitert gerade dann, wenn die Anforderung komplexer wird und mit weiteren Funktionen kombiniert wird, hier **Atmung und Schlucken**, aber auch **Atmung und Stimmgebung/Sprechen.**
>
> Neurologische Patienten haben in der Regel auch Mühe, ihre Haltung und Bewegung ökonomisch an die Situation an zu passen. Hier sind die Probleme vielschichtig:
> ▼

Besonders den Rumpf selektiv aufzurichten und mit dem Oberkörper vorzukommen, fällt den Patienten schwer. Auf dieser Position und den Tonusverhältnissen des Rumpfes basierend ist der Kopf nicht frei beweglich (s. Kap. 2). Der Körper kann der Nahrung nicht »entgegenkommen« und damit etwas Kontrolle übernehmen. Auch für die visuelle Kontrolle des Vorgangs wäre eine differenzierte Kopfeinstellung nötig. Die Probleme verstärken sich noch, wenn die Nahrung von der Seite angereicht wird.

> **Exkurs**
> **Studie zum Pneumonierisiko**
> Untermauert werden diese Überlegungen durch einer Studie von Langmore et al. (1998), die übrigens selbst vom Ergebnis ihrer Recherchen überrascht waren. In der Arbeit werden Faktoren, die das Auftreten von Pneumonien wahrscheinlich machen, untersucht. **Der wesentlichste »Vorhersagefaktor« für das Auftreten einer Pneumonie war, dass Patienten die Nahrung angereicht werden musste!** Als weitere relevante prognostische Faktoren erwiesen sich: die Abhängigkeit bei der Mundpflege, die Anzahl der schlechten Zähne, Sondenernährung, mehr als eine medizinische Diagnose und, dies sei der Vollständigkeit halber genannt, Rauchen. ► **Dysphagie, also eine Schluckstörung war keiner der relevantesten Prognosefaktoren für eine Pneumonie!**

## Ein umfassender Therapieansatz ist nötig!

Die therapeutische Konsequenz dieser Studie liegt auf der Hand: Um Sicherheit zu schaffen – und hier schwebt dem »Schlucktherapeuten« vor allem die Vermeidung einer Aspiration und einer lebensbedrohlichen Pneumonie vor –, müssen Parameter betrachtet werden, die über die Beurteilung der pharyngealen Phase hinausgehen.

Des Weiteren bekräftigt das Ergebnis der Studie, dass es für eine effektive Behandlung **mehr als die Fokussierung auf das Schlucken** braucht. Insbesondere die Wichtigkeit einer adäquaten **Mundhygiene**, der Gesunderhaltung des oralen Milieus wird betont. F.O.T.T.-Therapeuten arbeiten mit diesem Schwerpunkt während der Mundstimulation nach Coombes (Kap. 4.3.3), bei der Anbahnung von Zungen- und Schluckbewegungen und innerhalb der Durchführung einer strukturierten Mundhygiene (Kap. 4). All dies ist eng mit dem Thema »Sicherheit« bzw. Vermeidung von Pneumonie verknüpft.

### ❖ Beachte
- Durch Arbeit in der prä-oralen und oralen Phase wird die pharyngeale Phase beeinflusst.
- Denken in funktionellen Zusammenhängen erleichtert die Analyse und Beeinflussung von Alltagsproblemen. Z. B. sollte der Therapeut mit der Koordination von Atmen und Schlucken vertraut sein.
- Sichere Nahrungsaufnahme setzt voraus, dass der Patient seinen Alltag möglichst automatisiert bewältigen kann. Ist dies nicht möglich, ist eine therapeutische Begleitung des Patientenalltags erforderlich.

## 3.4 Sichere Nahrungsaufnahme ist mehr als Schlucken

» Um Pneumonien zu verhindern, müssen wir mehr als einen Faktor, wie die ▶ Dysphagie, betrachten. Die Behandlung muss alle relevanten Faktoren umfassen. « (Langmore et al. 1998).

### 3.4.1 Sicherheitsrelevante Aspekte

In der täglichen Arbeit mit Patienten und auch in F.O.T.T.-Kursen beschäftigt Therapeutinnen, Pflegende und natürlich Patienten und Angehörige häufig die Frage, **zu welchem Zeitpunkt mit dem Angebot von Nahrung** begonnen werden kann. Zu dieser dringenden Frage gibt es keine einfache, allgemein gültige Antwort. Im Ansatz der F.O.T.T. werden bei der klinischen Untersuchung, häufig untermauert mit bildgebenden Verfahren, folgende **Fragen** beantwortet:

Ist der ▶ Haltungshintergrund des Patienten in der sitzenden Position dynamisch-stabil bzw. durch die Therapeutin kontrollierbar? Wie ist die Schulter – Nackenposition?

### ⓘ Praxistipp
In der Regel sollte der Patient für die Nahrungsaufnahme *aktiv sitzen*!
- Schluckt der Patient seinen Speichel? Sind orale Transportbewegungen und pharyngeale Bewegungen vorhanden?
Patienten, die aufgrund von *Speichelaspiration* eine geblockte ▶ Trachealkanüle haben, werden auch Nahrung aspirieren!

- Kann der Patient effektiv husten, wenn es nötig ist?
Husten nach Aufforderung ist kein alltagsrelevantes Kriterium!
- Der Patient muss husten, wenn er in Aspirationsgefahr ist, und über einen kompletten Schutzmechanismus verfügen, d. h. *spontanes, kräftiges Husten gefolgt von Schlucken* (oder Husten und anschließendes Ausspucken)!

### ❗ Vorsicht
Bedenke die besondere Situation von *tracheotomierten Patienten*!
Patienten, die eine ▶ Trachealkanüle haben, werden dadurch funktionell sowohl beim Husten als auch beim Schlucken beeinträchtigt (s. Kap. 7).

Wenn der Patient diese Kriterien erfüllt, kann in einer kontrollierten Situation mit der im Folgenden beschriebenen **therapeutischen Nahrungsgabe** begonnen werden. Erfüllt der Patient über längere Zeiträume diese Kriterien nicht, so sollte die Therapeutin weitere Gesichtspunkte heranziehen, um abzuwägen, ob die therapeutische Nahrungsgabe zwar mutig, aber chancenreich oder einfach leichtsinnig wäre. Für die frühzeitige, **kontrollierte Nutzung von Nahrungs- und Geschmacksreizen** sprechen die Chancen, die Geschmack und Nahrung mit sich bringen. Im Klinikalltag ist immer wieder zu beobachten, dass Patienten nach einer guten Vorbereitung des ▶ Haltungshintergrundes sowie oraler Vorbereitung und darauf folgender Geschmacks- oder Nahrungsgabe effektiver schlucken als wenn nur Speichel zu schlucken ist. Dies bringt der gesteigerte sensorische Input, die Kontraste an Geschmacks- und Spürinformation der Nahrung mit sich.

### ❗ Vorsicht
Trotz der positiven, stimulierenden Aspekte des Nahrungsangebotes ist von der »trial and error«-Methode (Versuch und Irrtum) dringend abzuraten. Der Patient muss bestmöglich auf die therapeutische Nahrungsgabe vorbereitet und optimal begleitet werden. Die Unterstützung und Bewertung aller Aspekte der Schlucksequenz und der Schutzfunktionen stehen im Mittelpunkt der therapeutischen Intervention.

## 3.4.2 Die Bewertung sicherheitsrelevanter Faktoren

Die Beurteilung der Situation des Patienten im Bezug auf eine ausreichend **sichere Nahrungsaufnahme** ist häufig Mittelpunkt der Diskussion zwischen den Mitgliedern des Behandlungsteams, den Patienten und den Angehörigen. Essen ist eine der wichtigsten alltäglichen Aktivitäten, die eine vielschichtige Relevanz hat. Mit einem Festessen tun wir uns oder unseren Gästen etwas Gutes. Eine Zeitlang nicht essen oder trinken zu dürfen, zum Beispiel vor und nach einer Operation, stört unser Wohlbefinden erheblich. Auch wenn die Zufuhr von Nährstoffen gesichert ist, ist besonders das »Nicht trinken dürfen« für viele Patienten eine deutliche Beeinträchtigung. Der Mundinnenraum fühlt sich bei Nahrungs- und insbesondere Flüssigkeitskarenz unangenehm an. Und wie soll man ohne etwas »Richtiges zwischen den Zähnen und im Bauch« wieder zu Kräften kommen?

Es ist daher nicht verwunderlich, dass häufig Kontroversen um das Thema Nahrungsaufnahme entstehen und auch Gesichtspunkte der Lebensqualität einfließen, die sogar zu emotional geladenen Debatten in den Behandlungsteams oder mit den Angehörigen führen können. Zur Entscheidungsfindung können gedankliche Modelle beitragen, die klare, aber nicht eindimensionale Kriterien beinhalten.

### Sicherheits- und entscheidungsrelevante Kriterien

Ursprünglich wurde das folgende Modell genutzt für die Entscheidungsfindung bei der Kanülenentwöhnung (◘ Abb. 3.3). Die dargestellten Faktoren bieten aber auch **Entscheidungshilfen zur Erwägung einer ausreichend sicheren oralen Nahrungsaufnahme.** Es werden **Kernfaktoren und Zusatzfaktoren** unterschieden. Sind die Kernfaktoren Schlucken und Schutzmechanismen vorhanden, aber noch nicht sicher genug, so sollten die Zusatzfaktoren die Situation absichern.

> **Beachte**
> Ausreichende Sicherheit: Für jeden Patienten setzt sich die Entscheidungsfindung individuell aus den unterschiedlichen Kern- und Zusatzfaktoren zusammen.

### Die Kernfaktoren

Effektives **Schlucken** und effektive **Schutzmechanismen** sind die wesentlichsten Gesichtspunkte in der Bewertung einer ausreichend sicheren Nahrungsaufnahme, daher »Kernfaktoren« genannt.

### Schlucken

**Das normale sichere Schlucken** (pharyngeale Phase) **und die Schlucksequenz** sollen die Grundlage für die Bewertung des Schluckens sein. Doch wann ist das Schlucken ausreichend sicher? Noch schwieriger wird die Entscheidung, wenn Studien belegen, dass auch Normalpersonen nicht »perfekt« schlucken, wie die Studie von Robbins et al. (1999) sehr anschaulich verdeutlicht.

»Obwohl keine der normalen, gesunden Personen aspirierte, zeigte die Penetrations-Aspirations-Skala, dass bei Normalpersonen während des Schluckens Material in die Atemwege eindringt. Es verbleibt jedoch oberhalb der Stimmlippen, ein Phänomen, das wir als »hohe Penetration« bezeichnen, und wird meist (97 % der Schlucke) vor Beendigung des Schlucks aus den Atemwegen befördert.« (Robbins et al. 1999)

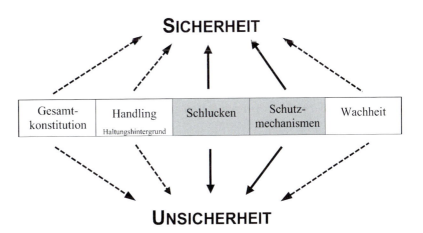

◘ Abb. 3.3. Kernfaktoren (grau unterlegt): Schlucken und Schutzmechanismen; Zusatzfaktoren: Wachheit, Haltungshintergrund und Handling, Gesamtkonstitution; Modell: Lehmann K. & Müller D., Klinik Bavaria Kreischa

Zum gleichen Ergebnis kam Schlaegel bei der Endoskopie von nicht schluckgestörtem Personal (s. auch Kap. 9.3.3). Eine Kollegin entsprach der erwarteten Norm so wenig, dass Schlaegel bei einem Patienten mit gleichem Befund erwogen hätte, eine ▶ Trachealkanüle einzusetzen. Hier schließt sich deshalb die Frage an:

### ❗ Vorsicht
**Verlangen wir den Patienten nicht einen hypernormalen, supersicheren Schluck ab?**

Logemann (1999) zweifelt ebenfalls an den bisher üblichen Kriterien. Sie fragt:
»Wissen wir, was normaler und was abnormaler Schutz der Atemwege ist?«

Diese Aussage Logemanns unterstützt die Wichtigkeit der **Evaluation normaler Funktionen**, die eine wesentliche Grundlage der F.O.T.T darstellt. Normale Funktionen sind sowohl Grundlage als auch das primäre Ziel der Behandlung. Der **Schutz der Atemwege** wird nicht ausschließlich durch den effektiven Verschluss der Atemwege und den regelgerechten Nahrungstransport innerhalb der Schlucksequenz gewährleistet.

### ❗ Beachte
Das Material, das »hoch penetriert«, das also beginnt in den Kehlkopf einzudringen, wird durch eine kurze Ausatmung aus den Atemwegen befördert. Eine sichere Atem-Schluck-Koordination stellt somit einen wesentlichen Schutzaspekt dar.

Ein ausreichend sicheres Schlucken kann auch dann gegeben sein, wenn der Patient bei Penetration oder Aspiration einen effektiven Schutz zeigt. Kommt es zu **Residuen im Rachen oder oberhalb der Stimmlippen**, muss geprüft werden:
- Kann der Patient verbliebene **Residuen** z. B. während der therapeutischen Nahrungsgabe **spüren**, durch Hochräuspern oder Mundausspülen aus dem Larynxeingang oder Pharynx-Bereich **entfernen** und **ausspucken oder herunterschlucken**?
- Ob und inwieweit beeinträchtigen **veränderbare Faktoren** wie z. B. eine Nasensonde zusätzlich mechanisch das Schlucken.

Huggins und Mitarbeiter (1999) kommen in ihrer Studie zu folgenden Schlüssen:
- Eine **naso-gastrale Sonde verlangsamt** das Schlucken bei jungen, gesunden Erwachsenen, die aber ausreichend kompensieren können und auch mit Nasensonde sicher schlucken.
- Möglicherweise **beeinträchtigt die Nasensonde** die Erholung und Rehabilitation von Patienten mit Schluckstörungen.

In den letzten Jahren hat sich die Anlage von ▶ perkutanen endoskopischen Gastrostomien (PEG) zunehmend durchgesetzt. Die frühzeitige Anlage schafft oft erst die Voraussetzung für einen erfolgreichen Rehabilitationsprozess, da viele Patienten nach PEG-Anlage und Entfernung der Nasensonde ihren Speichel deutlich effektiver schlucken.

### ℹ️ Praxistipp
Wird aufgrund medizinischer Erwägungen die PEG-Anlage verzögert, empfiehlt es sich – im Rahmen des Sondenwechsels –, eine *Therapieeinheit ohne Nasensonde* durchzuführen.

### ▶ Beispiel
Endoskopisch lässt sich immer wieder beobachten, dass Speichel entlang der Nasensonde, die quasi als Schienung dient, nach unten läuft und an der hinteren Kommissur in den Larynx überläuft. Patienten, bei denen dies zu beobachten ist, aspirieren ihren Speichel permanent und brauchen oft eine geblockte ▶ Trachealkanüle. Nach Entfernung der Sonde beginnen sie, den Speichel zu schlucken und im weiteren Verlauf werden dann therapeutische Nahrungsgaben oder die Aufnahme kleiner Mahlzeiten sicher möglich.

Da die Schlucksequenz auch bei gesunden Menschen mit zunehmendem Alter tendenziell langsamer werden kann (Schaupp 2000) und bei neurologischen Patienten die verzögerte Initiierung des pharyngealen Schluckens ein ▶ Leitsymptom ist (Bisch et al. 1994, die auch auf weitere Studien mit entsprechenden Ergebnissen verweisen), ist es nur zu verständlich, dass bei einigen Patienten die Nasensonde mit den oben beschriebenen Effekten sozusagen »das Fass zum Überlaufen« bringt und der entscheidende Faktor sein kann, der das Schlucken zu langsam und damit nicht ausreichend sicher macht.

## Schutzmechanismen

**Effektive Schutzmechanismen** zeichnen sich durch folgende Kriterien aus:

- Effektive Schutzmechanismen setzen »**rechtzeitig**« und »**automatisch**« ein.

> **Beispiel**
> Der Patient hustet oder räuspert sich, da er spürt, dass Material in die Atemwege eindringt. Dies müssen wir im Alltag beobachten. Effektive Schutzmechanismen sind nicht verlässlich dadurch zu prüfen, dass ein Patient auf Aufforderung husten kann.

- Effektive Schutzmechanismen sind **produktiv**.

> **Beispiel**
> Das in die Atemwege eingedrungene Material wird durch Husten oder Räuspern zurück in den pharyngealen oder oralen Bereich befördert.

- Teil der effektiven Schutzmechanismen ist eine »**reinigende**« Aktivität.

> **Beispiel**
> Nach oben in den Pharynx befördertes Material muss anschließend geschluckt oder ausgespuckt werden. Geschieht dies nicht, so besteht die Gefahr, dass es wieder in die Atemwege eindringt.

**Funktionelle Voraussetzungen für effektives, präzis koordiniertes Husten** sind:

- Ein **adäquates ▸ Bewegungsmuster** des gesamten Körpers, Husten geht mit ▸ Flexion vor allem des Rumpfes einher.
- Ausreichende Möglichkeit zum **Druckaufbau** sind vorhanden: Bei forcierter Ausatmung, die auf einem koordinierten Zusammenspiel von Diaphragma, Bauchmuskulatur und Atemhilfsmuskulatur basiert, müssen die Stimmlippen zunächst fest geschlossen bleiben, um dann explosionsartig geöffnet zu werden.

> **Beachte**
> Eine ▸ Trachealkanüle beeinträchtigt den effektiven Druckaufbau.

## Koordination der »Kernfaktoren«

Gerade bei Patienten, bei denen es zu pharyngealen Residuen, zur Penetration und/oder Aspiration kommt, ist es wichtig, zu beurteilen, was in diesen kritischen Momenten passiert. Ein wesentlicher Aspekt ist die Frage nach der individuellen Effektivität des Schluckens, der Schutzmechanismen und deren Koordination. Hierbei kann neben der geschulten klinischen Beurteilung ein bildgebendes Verfahren (wie die Endoskopie) Aufschluss über erweiterte **Fragestellungen** geben (s. ◘ Übersicht 3.7).

> **Übersicht 3.7: Fragen zur Beurteilung der Kernfaktoren**
> - **Unter welchen Gegebenheiten** schluckt dieser Patient effektiv und sicher? (z. B. prä-oral: Wie muss der ▸ Haltungshintergrund unterstützt werden?)
> - **Schluckt der Patient nach**, wenn er hustet?
> - Wie effektiv und spontan sind die **Schutzmechanismen** des Patienten?
> - Wie muss dieser Patient **unterstützt** werden, um effektiv Schlucken und Husten zu können?
> - Welche **Vor- und Nachbereitung** benötigt dieser Patient, um sicher etwas therapeutische Nahrungsgabe oder gar eine assistierte Mahlzeit zu erhalten?

## Zusatzfaktoren

Überlegungen bezüglich der Kernfaktoren »Schlucken und Husten« müssen dahingehend gelenkt werden, ob sie gemeinsam oder unter Mitberücksichtigung der Zusatzfaktoren-Liste ausreichend sicher sind.

## Wachheit

Wache Patienten ohne erhebliche Einschränkung der Wahrnehmung bzw. der kognitiven Leistungen können selbst zur Sicherheit der Nahrungsaufnahme beitragen. Sie können zu **Experten für ihre eigenen Fähigkeiten bei der Nahrungsaufnahme** werden.

> **Beispiel**
> Diese Patienten können selbst prüfen, ob die servierte Mahlzeit ausreichend passiert ist. Sie können die gut gemeinte, aber gefährliche, dekorative Petersilie beiseite legen und nicht mitessen.

Auch die Möglichkeit einer **selbständigen Mundpflege** nach der Mahlzeit ist sicherheitsrelevant. Kognitiv nicht beeinträchtigte, nicht sprachgestörte Patienten können sich melden, wenn sie Probleme haben, Unterstützung oder Hilfe benötigen.

All diese positiven Aspekte schaffen Sicherheit, vorausgesetzt, der Patient ist sich der Tragweite der Problematik bewusst und nicht leichtsinnig. Dies hängt beides oft nicht nur von der neurologischen Störung, sondern auch von der Persönlichkeit des Patienten, seiner **Compliance** ab.

> **Vorsicht**
> Aus der Wachheit des Patienten und seinen kognitiven Fähigkeiten schließen Laien häufig, dass der Patient Essen können müsste. Aufgrund ihres Leidensdrucks übersehen besonders Angehörige und Pflegende, dass der Patient seine Schluckprobleme in der Regel nicht kognitiv lösen kann.

**Haltungshintergrund und Handling**

Patienten, die sich selbst in eine ▶ **dynamisch stabile Sitzposition** für die Nahrungsaufnahme und das Schlucken bringen können, unterstützen damit die Sicherheit der Nahrungsaufnahme. Können Patienten selbst eine adäquate Veränderung des Rumpfes und Kopfes (selektive Verstärkung der flexorischen Komponenten) z. B. für das Husten vornehmen, ist die Nahrungsaufnahme insgesamt sicherer als bei Patienten, die hierbei auf Hilfe durch das Personal oder Angehörige angewiesen sind. Patienten, die sicherheitsrelevante Unterstützung benötigen, sind davon abhängig, wie geschult und aufmerksam der Angehörige daheim oder die professionelle Hilfe, z. B. im Pflegeheim ist, oder auch wieviel Zeit die betreuende Person hat.

Wenn der Patient selbst seine Haltung nicht korrigieren kann und Hilfe in kritischen Situationen braucht, müssen wir uns fragen, ob dieser externe Faktor im Alltag des Patienten wirklich »abgesichert« werden kann.

> **Beachte**
> Anleitung der Angehörigen und klare Informationen an Alltagsbetreuer sind genauso wichtig wie eine Reflexion der (oft ernüchternden) Möglichkeiten oder Grenzen der Betreuung in den individuellen Lebensumständen des Patienten.

**Gesamtkonstitution**

Wenn Schlucken und Schutzmechanismen **nicht als sicher** eingestuft werden können,
- muss beurteilt werden, wie **anfällig und vorgeschädigt die unteren Atemwege**, die Lungen des Patienten sind.

> **Beispiel**
> Pneumonien seit dem Krankheitsbeginn oder eine zusätzliche Erkrankung mit Vorschädigung der Lungen, wie chronisch obstruktive Lungenerkrankungen etc., sind ein Warnsignal.

- müssen **prognostische Faktoren** in Erwägung gezogen werden.

> **Beispiel**
> Bei einigen progredienten Erkrankungen, wie z. B. beim Krankheitsbild Amyotrophe Lateralsklerose (ALS), ist im Laufe der Zeit mit deutlichen Verschlechterungen bis hin zum völligen Funktionsausfall der Schluck- und Schutzmechanismen zu rechnen. Da ein Aufhalten des Prozesses bisher nicht möglich ist, hat die Frage nach Sicherheitsaspekten einen anderen Stellenwert.
>
> Hier sollte mit dem Patienten, den Angehörigen und dem behandelnden Team eine Klärung erfolgen, die neben der medizinischen Situation die Definition von Lebensqualität und Bedürfnissen des Betroffenen mit in den Mittelpunkt rückt.

> **Praxistipp**
> *Typische Fragestellungen bei progredienten Erkrankungen:*
> - Würde eine *frühzeitige PEG-Anlage* den Druck von Familie und Patient nehmen, ständig auf die ausreichende Flüssigkeitszufuhr zu achten, wenn selbst angedickte Getränke nur langsam getrunken werden können?
> - Möchte der Patient weiterhin, auch wenn es zeitintensiv und *unsicher* ist, Nahrung zu sich nehmen? Definiert er darüber schwerpunktmäßig Lebensqualität? Ist er über die Risiken aufgeklärt?

## 3.5 · Voraussetzungen für orale Nahrungsaufnahme erarbeiten

**Konflikte** können verhindert werden, indem
- aufgeklärt wird über medizinische Probleme,
- Patienten und Angehörige ihre Bedürfnisse äußern und diese Ernst genommen werden und
- sich alle Beteiligten auf ein gemeinsames Prozedere einigen.

Auch hier muss sich die Therapeutin oder das Team der Lebenssituation des Patienten stellen und Abstriche im Bereich »Sicherheit« abwägen.

**Anmerkungen zur Teamarbeit**
**Klare Regeln** bezüglich oraler Nahrungskarenz bzw. diätetischen Einschränkungen beim oralen Kostaufbau müssen allen Teammitgliedern, den Angehörigen und Besuchern bekannt sein. Dies betrifft besonders Patienten, die funktionelle Fortschritte machen, aber aus Sicherheitsgründen noch keine Nahrung zu sich nehmen dürfen.

> **Beispiel**
> Ein Patient mit Schädel-Hirn-Trauma »erwacht« langsam aus dem Koma. Er beginnt, seine nicht gelähmte Seite zu bewegen, Dinge zu ergreifen und wieder loszulassen. Allmählich versucht er, seinen Besuch anzuschauen. In dieser Situation kommt es wieder zu »normaleren« Krankenbesuchen. Es werden kleine Präsente mitgebracht, die zur Genesung beitragen oder Freude machen sollen, wie Obst oder das Lieblingskonfekt, das dem Patienten fürsorglich angeboten wird.

> **Praxistipp**
> Eine geschriebene Information am Bett des Patienten oder das Eingreifen des anwesenden Pflegepersonals kann gefährliche Situation vermeiden.

Manchmal scheint es einfacher, sich mit heimlichen und »unheimlichen« Mahlzeitensituationen nicht auseinander zu setzen, aber welchen Sinn macht dann die Therapie? Günstig ist, wenn es gelingt, den Wunsch, etwas Bestimmtes zu sich zu nehmen, in die Therapie zu integrieren.

> **Beispiel**
> Die Ehefrau bringt Herrn B einen Apfel aus dem eigenen Garten mit, der dann für die therapeutische Nahrungsaufnahme genutzt wird.
> ▼

Wenn die Angehörigen von Frau G. zu Besuch kommen, möchte sie gerne auch etwas Kaffee, »nur ein paar Löffel«, zu sich nehmen. Die sichere Aufnahme dieser Konsistenz wird in der Therapie erarbeitet.

> **Beachte**
> Nur über ein **Team-Managment** lassen sich sicherheitsrelevante Faktoren effektiv beeinflussen:
> - Lagerung und Handling,
> - Hilfen beim Husten und Schlucken,
> - adäquate Begleitung, Vor- und Nachbereitung der Nahrungsaufnahme,
> - effektive und strukturierte Mundhygiene.
> Um Sicherheit zu schaffen, bedarf es eines interdisziplinären 24-Stunden-Behandlungsansatzes für den Patienten ggf. unter Einbeziehung der Angehörigen.

### 3.5 Voraussetzungen für orale Nahrungsaufnahme erarbeiten

»Bedenke, dass die Mahlzeiten wahrscheinlich die schwierigsten Zeiten sind, um die Bewegungsabläufe des Essens zu üben.« (Kay Coombes)

#### 3.5.1 F.O.T.T. beginnt frühzeitig

> **Beachte**
> Therapeuten und Pflegende dürfen nicht mit der Therapie warten, bis der Patient zu schlucken beginnt.

Intensive Therapie ist besonders bei Patienten nötig, die keine orale Nahrung zu sich nehmen können (und die auch nicht sprechen können). Diese Patienten erleiden durch mangelnde Spürinformation und herabgesetzte Bewegungsmöglichkeiten »sensorische Deprivation« in einem Bereich, der normalerweise hochsensibel und äußerst selektiv beweglich ist. An dieser Stelle sei besonders die Wichtigkeit der **Mundstimulation** (der taktilen Stimulation des Zahnfleisches, der Zunge und des Gaumens), und der strukturierten **Mundhygiene** unter Einbeziehen des ▶ Haltungshintergrundes und der Hände erwähnt (s. Kap. 4).

Bevor dem Patienten Nahrung angeboten wird, müssen die benötigten Fähigkeiten, die Funktionen der prä-oralen, oralen und pharyngealen Phase, wieder angebahnt werden. Arbeit in diesen Bereichen bahnt nicht nur ▶ normale Bewegung und Verarbeitung von Spürinformation an, sondern verhindert auch **Sekundärkomplikationen** wie Beißen, allgemeine ▶ Tonuserhöhung bei der Berührung des Mundes, die von Nusser-Müller-Busch (1997) als Folgen sensorischer »oraler Deprivation« verstanden werden. Diese Arbeit geschieht, genau wie der Beginn der therapeutischen Nahrungsgabe, losgelöst von Mahl-Zeiten, da sie im günstigsten Falle eine Art Vorbereitungsstufe für den Beginn oraler Nahrungsaufnahme darstellt. F.O.T.T.-Behandlungsansätze werden beschrieben von Davies (1995, 2002), Nusser-Müller Busch (1997), Woite (1998), Gratz u. Woite (2000) und Tittmann (2001).

◘ Übersicht 3.8 fasst die Aspekte anbahnender Arbeit der F.O.T.T. zusammen.

> **Übersicht 3.8: Wesentliche initiale F.O.T.T.-Aspekte**
> — Aktiven ▶ Haltungshintergrund und Kopfkontrolle erarbeiten.
> — Hand-Mund-Bezug fördern.
> — Atmung und Schutzmechanismen/Sprechen/Kanülenentwöhnung anbahnen.
> — Mimische und orale Bewegungen ▶ fazilitieren, Orale Stimulation.
> — Mundhygiene (auch zur Vermeidung von Sekundärproblemen wie Bissstellen oder Pneumonien).

### Zungenbewegungen

Um normal essen zu können, sind selektive Zungenbewegungen notwendig. Die Fazilitation ▶ normaler Bewegungen dieses für die orale und pharyngeale Phase der Schlucksequenz wichtigen Organs Zunge wird im Folgenden als Beispiel der anbahnenden Arbeit im Rahmen der F.O.T.T. vorgestellt (s. auch Kap. 5.6.2).

> **ⓘ Praxistipp**
> **Kiefer- und Zungenbewegungen müssen sehr koordiniert erfolgen.**
> Erst durch eine Selbsterfahrungsübung wird uns bewusst, wie viele koordinierte Bewegungen erfolgen, wann zum Beispiel der Kiefer sich beim Abbeißen selektiv bewegt. Beim Kauen erspüren wir das koordinierte Ausweichen der Zunge
> ▼

> vor dem sich schließenden Kiefer. Wäre diese Koordination nicht vorhanden, würden wir uns auf die Zunge beißen. Durch aktive oder passive Zungenbewegungen beeinflussen wir indirekt die pharyngeale Phase.

Bei unseren Patienten kommt es vor, dass sie Reste unzureichend spüren oder **keine adäquate Reinigungsbewegung** ausführen können. Dadurch fällt es ihnen schwer, ein Stückchen Fleisch mit der Zunge zu entfernen. Beim Versuch, es mit dem Finger zu entfernen, beobachten wir meist ganzkörperliche Bewegungen. Es ist unser **Ziel**, den Patienten dahin zu bringen, mit der Zunge die »Zähne zu putzen« und damit den kleinen Rest zu entfernen.

> **ⓘ Praxistipp**
> **Patienten, bei denen das Nachschlucken nicht automatisch erfolgt, können es häufig mittels gezielter Zungenbewegungen aktiv erlernen und automatisieren.**
> Es gibt eine Reihe von Möglichkeiten, die im Rahmen der Arbeit mit Nahrung eingeschränkte laterale *Zungenbeweglichkeit zu verbessern*, z. B.:
> — Der Patient soll etwas mit der Zunge am Mundwinkel ablecken (◘ Abb. 3.4).
> — Man platziert einen Gazeknoten zwischen Wange und Zähnen, den der Patient mittels koordinierter Wangen- und Zungenaktivität aus der Mundhöhle heraus oder in die andere Wange befördern soll.
> — Kauen von Nahrung, die in Gaze eingehüllt ist.

### 3.5.2 Therapeutisches Essen

Beim therapeutischen Essen werden dem Patienten **kleine Mengen Nahrung** angeboten, um einzelne Aspekte oder den Gesamtverlauf der Schlucksequenz zu einem Teil des automatischen Bewegungsrepertoires zu machen. Nahrung führt bei Patienten häufig zu **effektiveren und ökonomischeren Bewegungen** im Mund- und Rachenbereich als beim Speichelschlucken zu beobachten sind. Dies ist auf den erhöhten sensorischen Input, das funktionelle Ziel und die Vertrautheit der Nahrung zurückzuführen.

Bei unzureichender Sicherheit der Schlucksequenz oder der Situation wird es eher zu Spannungen kommen, die sich auch im veränderten ▶ Tonus des Patienten widerspiegeln werden. Daher muss therapeutisches Essen

## 3.5 · Voraussetzungen für orale Nahrungsaufnahme erarbeiten

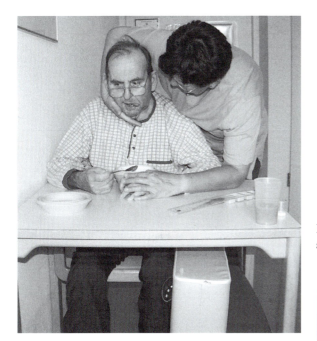

**Abb. 3.4.** Der Patient wird aufgefordert, einen Tropfen Flüssigkeit vom Mundwinkel abzulecken. Der Kieferkontrollgriff stabilisiert dabei den Unterkiefer, damit die Zunge die selektive, laterale Bewegung optimal ausführen kann. Der Kopf ist zentriert. Zur Verbesserung des Haltungshintergrundes wird mit seitlichen Packs am linken Bein ein stabiler Referenzpunkt gegeben

gut vorbereitet sein, engmaschig und ▶ fazilitierend begleitet werden. Die therapeutische Nahrungsgabe wird häufig zunächst nur eine kleine Sequenz in einer Therapieeinheit darstellen.

> **Beispiel**
> Herr B.
> Zunächst erfolgt die Vorbereitung durch Erarbeiten eines adäquaten ▶ Haltungshintergrundes und die taktile Stimulation des Mundes. Anschließend wird der Patient dabei geführt, den Apfel zu schneiden (◘ Abb. 3.5a,b). Erst dann wird der in einer Lage feuchter Gaze gesicherte Apfel zum Mund geführt und seitlich angeboten (◘ Abb. 3.5c). Herr B kaut mehr-
> ▼

fach, schluckt den Saft, saugt kurz und schluckt nach Fazilitation erneut. Das Apfelstück wird aus dem Mund genommen. Auf die Frage der Therapeutin, ob der Apfel schmeckt, antwortet Herr B.: »Ja« mit klarer, deutlich hörbarer Stimme. Apfelsaft und Speichel haben die Stimmlippenebene nicht erreicht. Die Atmung ist ruhig, ohne spür- oder hörbares Rasseln. Dennoch können Saftreste im Rachen, im ▶ Vallecularraum liegen. Die Therapeutin unterstützt Herrn B dabei, die Zunge wiederholt in die Wangentaschen zu bewegen. In den Pausen zwischen den Bewegungen unterstützt sie das Schlucken erneut.

Die Vorteile und Ziele des therapeutischen Essens finden sich in ◘ Übersicht 3.9.

> **Übersicht 3.9: Therapeutisches Essen**
> — Nahrung wird genutzt, um ▶ **normale Bewegung** zu erleichtern.
> — Therapeutische Nahrungsgabe ermöglicht eine hilfreiche Bewegungserfahrung in **sicherer und kontrollierter Situation**.
> — Therapeutische Nahrungsgabe erleichtert die **Beobachtung** für die Therapeutin. Die Situation ist weniger komplex als eine Mahlzeit.

### Was geschieht, wenn DIESE Nahrung auf DIESEN Mund trifft?

»What happens when **that** food meets **that** mouth?«
(Kay Coombes)

Die Anforderungen, die mit der therapeutischen Nahrungsgabe an den Patienten gestellt werden, sind nicht zu unterschätzen. Die Therapeutin muss sich mit den selektiven Bewegungen und den koordinativen Leistungen innerhalb der Schlucksequenz vertraut machen, die verschiedene Nahrungsmittel erfordern. Die Therapeutin muss die sensomotorischen Fähigkeiten des Patienten befunden und bewerten. Erst dann kann das Medium »therapeutische Nahrungsgabe« gezielt und individuell auf den Patienten abgestimmt eingesetzt werden.

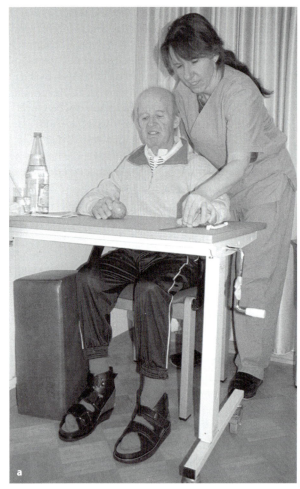
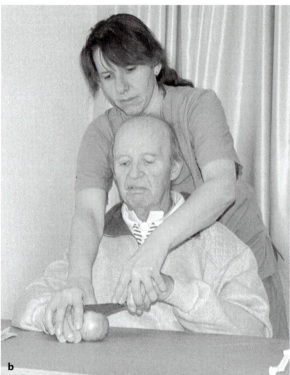
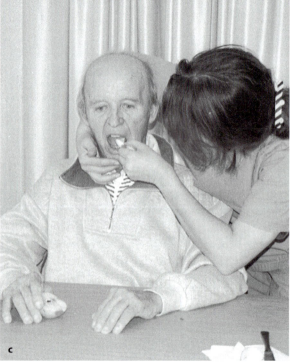

**Abb 3.5 a–c.** Herr B.: »Apfel kauen – in Gaze« Therapieschwerpunkt prä-orale, orale und pharyngeale Phase. **a**: Geführte Sequenz: Messer ergreifen, **b**: den Apfel schneiden, **c**: Apfel Kauen: Der Apfel wird in einer Lage angefeuchteter Gaze gesichert und zwischen den Kauflächen platziert

◘ Tabelle 3.1 gibt ein Beispiel für die Analyse der Anforderungen, die an den Patienten gestellt werden und die Zielsetzungen bei der therapeutischen Nahrungsgabe.

### Charakteristika von Nahrungskonsistenzen

Eine solche **Analyse** kann auch für weitere Konsistenzen erstellt werden. Einige Charakteristika von bestimmten Nahrungskonsistenzen sind uns aus dem Alltag, der Arbeit mit Patienten und der Literatur vertraut: **Dünne Flüssigkeit muss »schnell geschluckt« werden.** Nach einer Studie von Robbins et al. (1999) penetrieren auch gesunde Personen 20 % der Schlucke dünner Flüssigkeiten in den Larynxeingang, ohne dass es zu Residuen kommt! Sie werden vorher »hochgeatmet«.

> **Vorsicht**
> Bei Patienten mit deutlich verzögertem Schlucken führt das Trinken von Flüssigkeit in der Regel zu Penetration oder Aspiration.

**Breiige Konsistenz fließt langsamer**, hat bereits annähernd Bolusform, erfordert also weniger orale Vorbereitungsarbeit und kann direkt mittig auf der Zunge platziert werden. Sie kann insgesamt von Patienten im oralen Bereich leichter kontrolliert werden als Flüssiges und erfordert weniger selektive Vorbereitungsarbeit der oralen Strukturen als feste Nahrung während der Bolusformung.

> **Vorsicht**
> Breiresiduen sind häufig schwerer zu entfernen als flüssige Residuen, die durch Bewegung des Körpers (Zunge, Kopf, Veränderung der Ausgangsposition, Husten) wieder in Bewegung versetzt werden können.

**Feste Nahrung muss gekaut werden.** Die normale Kaubewegung erfordert das Zusammenspiel und **höchste Selektivität** von Kiefer, Zunge, Wangen und Lippen. Daher sind feste Konsistenzen gerade für Patienten mit Einschränkung der Koordination eine hohe Anforderung. Je nachdem, in welche Bestandteile die Nahrung beim Kauen zerkleinert wird, können weitere Anforderungen an die Koordination entstehen. Zum Beispiel das »Zwischenschlucken« der Flüssigkeit beim Apfel, das Entfernen von Fleischfasern mit der Zunge.

> **Praxistipp**
> *Kauen und Beißen* eignen sich sehr gut
> — zum Ausbau selektiver lateraler Bewegungen von Zunge und Kiefer,
> — zum Tonusaufbau der Wangen und Kaumuskulatur (z. B. bei fehlendem Mundschluss), und
> — zur Vorbereitung einer koordinierteren und sicheren pharyngealen Phase.

### Verwendung von Kältereizen

In Literatur und therapeutischer Praxis wird die Arbeit mit Eis und anderen Kältestimuli als wesentlich(st)er Auslöser des Schluckens erachtet. Nach Bisch et al. (1994) beeinflussen **Viskosität und Menge des Bolus** jedoch das Schlucken mehr als Kälte, die »in aller Munde« ist.

Nur bei kleinen Mengen Flüssigkeit war für eine signifikante Anzahl von neurologisch leichter betroffenen Patienten Kälte von Vorteil. Der genutzte 1 ml Bolus entspricht in etwa der Menge von Speichel, die kontinuierlich geschluckt werden muss. Bei dieser Konsistenz hatten leicht schluckgestörte Patienten die größten Probleme. Hier, sowie bei Patienten, bei denen es unter Nutzung von Kältereizen zu qualitativ besseren und effektiveren Bewegungen (z. B. Schlucken) kommt, scheint das Mittel Kälte angebracht.

> **Vorsicht**
> Kälte darf nicht als Allheilmittel oder als das einzige Mittel zur »Auslösung des Schluckreflexes« missverstanden werden!

> **Praxistipp**
> Für jeden Patienten muss die *Bolusmenge*, -beschaffenheit und -temperatur genau geprüft werden, um den optimalen Bolustyp zu entdecken (Bisch et al. 1994).

> **Beachte**
> Es gibt keine Patentrezepte für die richtige Konsistenz beim Beginn der therapeutischen Nahrungsgabe bzw. beim oralen Kostaufbau.
> Eine gezielte Analyse der Fähigkeiten des Patienten ist notwendig.

◘ **Tabelle 3.1.** Kauen in Gaze: Eine beispielhafte Analyse der Anforderungen an den Patienten und der Zielsetzungen bei der therapeutischen Nahrungsgabe

| Phase | Anforderung | Therapeutisches Ziel |
|---|---|---|
| **Prä-oral** | | |
| *Wahrnehmung* | Person ↔ Umwelt: in Berührung sein, Bewegen, Spannung | Quellenwechsel in der Interaktion zwischen Person und Umwelt im Alltagsgeschehen »Apfel essen« |
| | Geschehnis: verstehen → mitmachen → übernehmen | Vom Verständnis zur Produktion |
| | Durch modalitätsspezifische Leistungen (spüren, sehen, riechen, hören, schmecken) | |
| | Durch intermodale Leistungen: ! Umweg/unvertraut: Gaze | |
| *Haltungshintergrund* | Rumpf dynamisch stabil | Basis schaffen für koordinierte Dynamik der oro-pharyngealen Strukturen |
| | Langer Nacken | |
| **Oral** | | |
| *Bolusformung* | Gut koordiniert:<br>— Wangentonus und geschlossene Lippen,<br>— Unterkieferrotation,<br>— laterale Zungenbewegungen | Dosierter Tonus ↑<br>Wangen, Kaumuskulatur, Zunge<br>Laterale Aktivität: ↑<br>— Seite spüren → seitlich bewegen,<br>— Beißen → Kauen,<br>— Saugen hemmen<br>Speichelproduktion ↑<br>Kontrast (schmecken, spüren…) ↑<br>Bewegung ↑ |
| *Bolustransport* | ! Kauen stoppt<br>Geschlossene Lippen<br>Zungenrinne hält Bolus<br>»Wellenförmiger« Abdruck der Zunge gegen harten Gaumen | Bewegung ↑ |
| **Pharyngeal** | | |
| | Koordinierter aktiver Bolustransport:<br>— Zunge (pharyngealer Anteil),<br>— Pharynx<br>Schutz der Atemwege:<br>— weicher Gaumen hebt sich ↑,<br>— Kehlkopfanhebung ↑,<br>— Verschluß Stimmlippen und Taschenfalten →←,<br>— Kehldeckel senkt sich ↓,<br>— oberer Ösophagussphinkter öffnet sich ← → | Effektiver Nahrungstransport Schluck und Nachschluck<br>Effektiver Schutz durch Koordination, Atmung und Schlucken:<br>— Atempause → Schlucken,<br>— Einatmung → Schlucken → Ausatmung,<br>— ! Spüren ↑,<br>— Räuspern/Husten → Schlucken |
| **Ösophageal** | | |
| | Aktiver Transport | Reflux und Erbrechen vermeiden<br>→ aufrechte sitzende Position |

## Auswahl von Situationen und Konsistenzen – Beispiele

### Schwer wahrnehmungsgestörte Patienten

Bei schwer wahrnehmungsgestörten Patienten steht meist die Arbeit in der **prä-oralen Phase** im Vordergrund. Hier einige wesentliche Aspekte zur Gestaltung der Situation der therapeutischen Nahrungsgabe unter Einbeziehung von Prinzipien des Affolter-Konzeptes (Gratz 1996; Schütz 2000):

- Durch das **Nutzen vertrauter Nahrung** und einer vertrauten Situation, zum Beispiel der gemeinsamen Mahlzeit im Essensraum, kann das Geschehnis »Essen« verständlich werden.
- Durch Nahrung, bei deren Vorbereitung der Patient geführt werden kann, entsteht ein **taktiler Bezug** zum Geschehnis. Der Patient beginnt zu verstehen, er begreift, was geschieht. Diesbezüglich ist auch die Verwendung von Gegenständen zu empfehlen, die klare Widerstände bieten und damit leichter spürbar sind.

> **Beispiel**
> Kleine Medizin- oder Plastikbecherchen werden von Patienten schwer über den taktilen Sinneskanal wahrgenommen und leicht zerdrückt! Stattdessen kann ein festes Glas oder eine stabile Tasse günstiger sein.

- Durch das Schaffen einer **spürbaren, stabilen Umwelt** können viele Patienten ihre Kapazität besser auf das Geschehnis »Essen« ausrichten.

> **Beispiel**
> Platzwahl und -gestaltung
> - Patienten sollte man eher an eine Wand setzen, statt in den freien Raum. (Auch in Restaurants sind die Nischenplätze beliebter als die Mitte in einem bahnhofshallenartigen Raum!).
> - Eventuell sollte man Packs (feste Schaumstoffblöcke) nutzen, um spürbare Widerstände zu schaffen (s. Abb. 3.4, 3.5a und 3.9).

- Nicht zwingende Handlungssequenzen (= nicht unbedingt notwendige Handlungsbestandteile) wie Essen mit Besteck sind häufig schwierig für Patienten. **Essen mit den Fingern** ist der direkte Weg, der zunächst sinnvoller für wahrnehmungsgestörte Patienten sein kann.

- Generell sollte die Therapeutin die Situation gut **planen**, den Therapieplatz und die Gegenstände vorbereiten, bevor sie beginnt, mit dem Patienten zu arbeiten. Unterbrechungen, weil zum Beispiel noch das Glas fehlt, sind schwierige Situationen, bei denen die Handlungsstruktur, die sog. »Schirmstruktur« (Peschke 1996) leicht zerfällt. Es sei denn, es gelingt, das Problem gemeinsam mit dem Patienten in einer geführten Situation zu lösen, z. B. das Glas gemeinsam mit dem Patienten zu holen.

### Pharyngeal schwer beeinträchtigte Patienten

Bei Patienten, bei denen vor allem die pharyngeale Phase beeinträchtigt ist, muss genau analysiert werden, wo das funktionelle Hauptproblem liegt. Die Therapeutin muss die **initiale Konsistenz** ermitteln, die der Patient mit Vorbereitung und ▶ Fazilitation am sichersten schlucken kann. Bei vielen Patienten ist die Arbeit mit dieser einen Konsistenz im Sinne der therapeutischen Nahrungsgabe der Schlüssel zur automatisch(er)en, physiologisch(er)en Schlucksequenz. Diese Automatisierung ist der erste Schritt zum effektiven Schlucken. Danach kann an der Variation von Konsistenzen und dem Ausbau der aufgenommenen Nahrungsmenge gearbeitet werden (Nusser-Müller-Busch 2001).

Soweit möglich kann auch ein Wiederholen der normalen Abläufe über ein selbständiges oder von Angehörigen begleitetes »**Heim- oder Eigenprogramm**« zur Automatisierung der Schlucksequenz beitragen. Auf den Tag verteilte, variabel gestaltete, supervidierte, kurze Übungssequenzen sind in der F.O.T.T. beim Wiedererlernen der Schlucksequenz wichtig. Auch aus diesem Grund sieht sich die F.O.T.T. als 24-Stunden-Konzept. Die Therapeutin muss jedoch sicher stellen, dass das Eigenprogramm ausreichend sicher ist und in ▶ physiologischen Bewegungsbahnen verläuft.

> **Beispiel**
> Frau G.
> *Initial:* Speichelschlucken sehr erschwert. Es kommt immer wieder zum Pooling (Ansammlung von Speichel bis in den Stimmlippenbereich mit belegter Stimme). Das Sekret wird dann ausgespuckt.
> *Erste Therapiephase:* Ausbau sensomotorischer Fähigkeiten, mit dem Ziel, sicher den Speichel zu schlucken.
> *Herangehensweise:* 4 Wochen F.O.T.T. ohne Nahrung mit minimalen Geschmacksreizen. Mundstimulation
> ▼

in Seitenlage, da im Sitzen Tendenz zu hochgezogenen Schultern, Bewegung des Kopfes in den kurzen Nacken, während sie versucht, zu schlucken. Patientin spuckt nach diesem Therapiezeitraum nur noch sehr selten ihren Speichel aus und schluckt auch, wenn sie auf etwas anderes konzentriert ist, z. B. auf das Treppensteigen in der Krankengymnastik. Das Schlucken von Speichel verläuft automatisch.

*Zweite Therapiephase:* Ziel ist die normale Schlucksequenz beim sicheren Schlucken kleiner Nahrungsmengen.

*Herangehensweise:* Vorbereitung in Seitenlage wie in Phase 1; anschließend therapeutische Nahrungsgabe in sitzender, mit Packs unterstützter Ausgangsposition auf der Therapieliege. Als erste genutzte »Nahrungs«-Konsistenz wird kaltes Wasser gewählt (◘ Abb. 3.6 a,b), da sich als Hauptproblem Pooling im ▶ Vallecularbereich, herausgestellt hat. Es verbleiben Reste im
▼

Bereich zwischen Zunge und Epiglottis. Dünnflüssige Reste kann Frau G. durch Zungenbewegungen wieder aus dem ▶ Vallecularraum entfernen, sozusagen herausmobilisieren, und dann schlucken. Zähflüssig oder breiige Retentionen verbleiben in der »Tasche«, führen mit erneuter Nahrungsgabe zum Überlaufen ohne rechtzeitigen Schluck und zum Husten.

▬ Die Patientin hat gute orale Kontrolle (Patientin kann bei der Mundpflege aspirationsfrei gurgeln).

▬ Bei kaltem Wasser ist mittlerweile die Schluckeinleitung nicht mehr verzögert (keine Pumpbewegungen des Unterkiefers oder der Zunge, keine assoziierten Bewegungen im Schultergürtel).

▬ Es ist eine gute Atem-Schluck-Koordination zu beobachten (nach dem Schlucken und meist auch davor Ausatmung).
▼

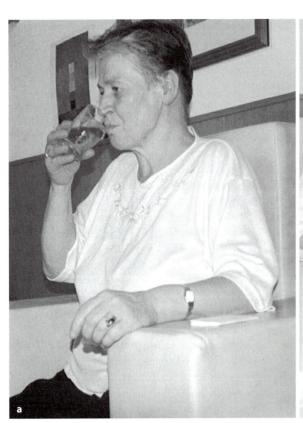
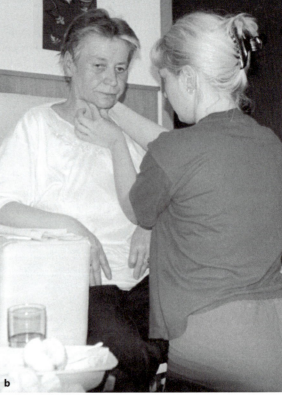

◘ **Abb 3.6 a–b.** Frau G. Therapeutische Nahrungsgabe. **a** Die Patientin führt selbständig das Glas zum Mund und nimmt einen Schluck. **b** Das erste Schlucken erfolgt prompt und automatisch, beim Nachschluck wird Frau G. taktil unterstützt

## 3.6 · Assistierte Mahlzeiten

— Effektive Schutzmechanismen sind vorhanden (produktives Räuspern und Husten, rechtzeitig mit Nachschluck).

Alle anderen Nahrungsmittel setzen sich schwerpunktmäßig im Rachen fest und müssen dann wieder ausgespuckt werden. Nach einigen Tagen aspirationsfreien Trinkens von 3–4 Schlucken Wasser wird die Möglichkeit des Eigenprogramms erprobt: das selbständige, gut vorbereitete Trinken auf ihrem Zimmer (Abb. 3.7 a,b).

Frau G. **trinkt selbstständig** 2 mal täglich einige Schlucke Wasser, nachdem sie den Mund ausgespült und noch vorhandene Speichelresiduen ausgespuckt hat. Nach ähnlich aufgebauter Arbeit mit Götterspeise (Joghurt und Apfelmus führten wieder stärker zum Pooling) erfolgt nun die **therapeutische Nahrungsgabe** mit Kauen von Apfel in Gaze und teils ohne Gaze.

Nach weiteren 3 Wochen nimmt Frau G. **kleine Mahlzeiten** breiiger Konsistenz bzw. sehr weicher Konsistenz, die sie zu einem sehr homogenen Bolus formen kann, auf. Es beginnt die Phase der »assistierten Mahlzeiten«.

### 3.6 Assistierte Mahlzeiten

In der Phase der »assistierten Mahlzeiten« erhält der Patient, der nicht selbständig essen kann, **Hilfe und Unterstützung vor, während und nach der Einnahme von Mahlzeiten.**

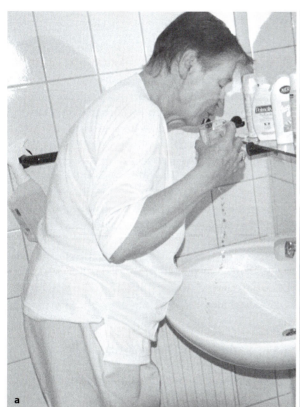
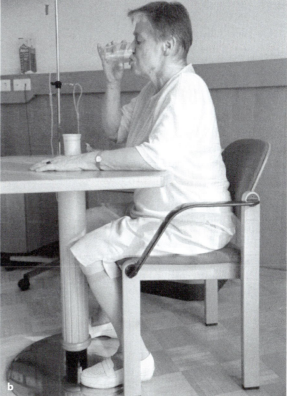

**Abb. 3.7 a–b.** Eigenprogramm (»selbständiges supervidiertes Üben«). **a** Eigenprogramm: Zunächst spült Frau G. den Mund aus. Speichelresiduen werden damit aus dem Mund- und Rachenraum entfernt. **b** Anschließend trinkt Frau G. am Tisch sitzend langsam, Schluck für Schluck ein halbes Glas kaltes Wasser

## Beachte
Assistiertes Essen umfasst eine volle Mahlzeit und dient der Ernährung.
Aber es ist unselbständiges Essen!

In ◘ Übersicht 3.10 sind die Voraussetzungen für assistiertes Essen zusammengestellt.

> **Übersicht 3.10: Voraussetzungen für assistierte Mahlzeiten**
> - Angemessener ▶ Haltungshintergrund
> - Auge-Hand-Mund-Koordination
> - Bei fester Kost: Kieferbeweglichkeit, um beißen und kauen zu können
> - Ausreichende Zungenbeweglichkeit, um das Essen zum Bolus zu formen und den Bolus transportieren zu können
> - Ausreichender Wangentonus, um das Essen mitzubewegen
> - Ausreichende Transportbewegungen, um den Bolus in den Rachen zu bewegen, um schlucken zu können
> - Ausreichende Schutzmechanismen

Die in der Übersicht aufgeführten Fertigkeiten werden zunächst in der Therapie angebahnt. Im Rahmen der therapeutischen Nahrungsgabe werden sie weiter gefestigt und automatisiert. Während der Mahlzeit werden sensomotorische Abläufe der einzelnen Phasen der Schlucksequenz unterstützt.

## Beachte
Genaue Beobachtung und eine genaue Evaluation der Fähigkeiten des Patienten sind nötig, um die Begleitung so zu gestalten, dass der Patient Hilfe erhält, wann immer er sie braucht.

### 3.6.1 Überlegungen zur Gestaltung der Situation

In Alltagssituationen, in denen wenig Personal viel Arbeit zu erledigen hat, ist es oft schwierig, die Patienten in einer ruhigen Umgebung und ohne Stress bei der Nahrungsaufnahme zu unterstützen. Sobald z. B. ein Telefon klingelt oder eine Kollegin ins Zimmer kommt und etwas fragt, wird es für den Patienten schwierig, sich auf das Wesentliche, auf die Nahrungsaufnahme zu konzentrieren.

## Praxistipp
Wird die Mahlzeit von Pflegenden begleitet, so ist mehr Zeit und Ruhe gegeben, wenn sie *außerhalb der pflegerischen »Rushhour«* stattfindet.

Eine ruhige und stressfreie Umgebung ist Voraussetzung, solange das Automatisierungsniveau der Abläufe noch zu gering ist, um ▶ normale Bewegungssequenzen (Physiologie) wieder erlernen zu können oder im Rahmen der Essensbegleitung zu festigen.

## Praxistipp
Patienten lernen durch aktives Tun und neue Erfahrungen. Sie können sich besser auf eine sichere Nahrungsaufnahme konzentrieren, wenn die *Umgebung ruhig und ablenkungsarm* gestaltet wird.

## Beispiel
Herr N.
Er benötigt noch intensive Vorbereitung und Begleitung bei der Mahlzeit mit taktilen Hilfen.
Sein ▶ Haltungshintergrund muss immer wieder verändert bzw. korrigiert werden. Aufgrund des bestehenden ▶ Neglects ist die Exploration des Tisches eingeschränkt. Herr N. nimmt eine Seite nicht wahr. Um den Löffel zum Mund zu bringen, müssen seine Hände geführt werden. Weil er nicht nachschluckt, benötigt Herr N. Schluckhilfe (◘ Abb. 3.9). Es verbleiben Speisereste im Mund. Beim Ausspülen des Mundes, bei der anschließenden Mundhygiene benötigt er Hilfe, um das Wasser auszuspucken.

Bei diesem Patienten wäre das Essen in Gesellschaft oder Gruppe noch eine zu hohe Anforderung, aber er kann mit Unterstützung sicher seine Mahlzeit in ruhiger Umgebung einnehmen.

### 3.6.2 Vorbereitung der assistierten Mahlzeit

#### Vorbereitung des Haltungshintergrundes
Für die Handlungssequenz benötigt der Patient einen adäquaten ▶ Haltungshintergrund. Zu Beginn wird die **Sitzposition** optimiert (◘ Abb. 3.8). Packs bieten ▶ Unterstützungsfläche und dienen als stabile Referenzpunkte

(◘ Abb. 3.4, 3.6a, 3.9). Während der Mahlzeit muss die Sitzposition immer wieder kontrolliert und ggf. korrigiert werden.

## Vorbereitung des Mundes und der oro-pharyngealen Bewegungsabläufe
- **Taktile Mundstimulation**

Zu Beginn führen wir häufig die **taktile Mundstimulation** durch. Ziel ist es, die intraorale Wahrnehmung zu verbessern und die orale Bewegungen und das anschließende Schlucken zu fördern, sozusagen »in Gang zu bringen«, bevor die Nahrungsaufnahme beginnt. Es können dabei **verschiedene Flüssigkeiten** benutzt werden, wie zum Beispiel: Apfelsaft, Orangensaft, Kaffee. Vorlieben und Abneigungen des Patienten werden berücksichtigt. Durch den intensiven Geschmack erhält der Patient spezifischen gustatorischen Input, den er oft besser als Wasser spüren kann.

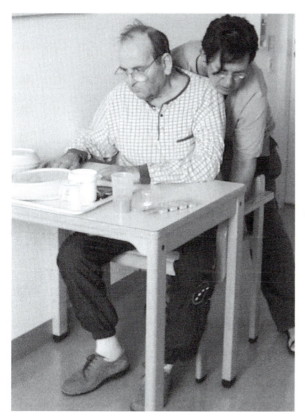

◘ **Abb. 3.8.** Vor der Mahlzeit: Die Beckenaufrichtung wird fazilitiert. Die Arme sind bereits auf dem Tisch gelagert

- **Förderung der lateralen Zungenbeweglichkeit**

Wie die **laterale Zungenbeweglichkeit** verbessert werden kann, wurde im Abschnitt 3.5.1 dargestellt.

Zeigt der Patient eine ausreichende oro-pharyngeale Bewegungssequenz, kann mit der Mahlzeit begonnen werden.

### 3.6.3 Therapeutische Hilfen bei der Mahlzeit

Die Speise steht vor dem Patienten auf dem Tisch. Wenn es dem Patienten nicht möglich ist, aktiv mit zu helfen, erhält er angemessene Unterstützung.

#### Möglichkeiten der Unterstützung
**Führen bei der Vorbereitung**

> **Beispiel**
> Die Therapeutin ▶ führt den Patienten beim Heranholen des Suppentellers. Sie entfernen zusammen den Warmhaltedeckel. Der Löffel wird in die Hand genommen.

#### Die Nahrung geführt zum Mund bringen

Auch mit sehr viel Unterstützung können manche Patienten noch nicht mit Messer und Gabel essen. Die Beeinflussung der oralen Phase durch die prä-orale Phase wird bei diesen Patienten besonders deutlich. Hier kann eventuell ein angepasstes Besteck helfen, den Löffel selbst zum Mund bringen. Dieser verringert die Verletzungsgefahr, z. B. wenn der Patient zusätzlich eine ▶ Ataxie hat. Gelingt dies nicht, muss die Therapeutin die Mahlzeit anreichen.

> **Beispiel**
> Der Patient holt sich den Suppenteller heran. Er ist noch nicht in der Lage, ausreichend koordiniert den Löffel selbst in die Hand zu nehmen. Die Therapeutin führt die Aktion »Löffel in die Hand nehmen«. Unterstützend führt sie den Patienten auf dem Weg mit dem Löffel zum Mund und platziert diesen auf der Zunge. Wenn notwendig hilft sie dem Patienten beim Mundschluss und dem Transport des Bolus durch die Mundhöhle.

#### Trinken

Beim Versuch, zu trinken, verschütten die Patienten manchmal den Inhalt des Bechers. Für sie ist es eine schwierige Aufgabe, sich aufrecht, stabil zu halten und gleichzeitig noch etwas anderes zu tun (trinken).

> **Vorsicht**
> Das Trinken ist für viele Patienten problematischer als das Essen. Ursächlich hierfür ist die dünnflüssige Konsistenz, die schneller die Mundhöhle passiert.

Es ist zu überlegen, welche Unterstützung es dem Patienten ermöglicht, zu trinken.

> **Beispiel**
> Unterstützung durch Führen des Armes gibt dem Patienten die Möglichkeit, den Becher zum Mund zu führen und dann trinken zu können. Eine weitere Hilfe könnte der von Coombes entwickelte Trinkbecher sein (s. Abb. 3.10).

> **Praxistipp**
> - Bei verzögertem Schlucken oder reduzierter oraler Kontrolle empfiehlt es sich, die *Getränke anzudicken*, um einen vorzeitigen Übertritt der Flüssigkeit zu vermeiden. Durch Andicken der Getränke wird die Konsistenz an die jeweiligen Fähigkeiten des Patienten angepasst.
> - Einige *Andickungspräparate* lösen sich nicht gut auf, es kommt zu Klumpenbildung oder sie benötigen mehr Zeit, um die gewünschte Konsistenz zu erreichen.
> - Auf die *Inhaltsstoffe des Andickmittels* ist zu achten. Sehr oft sind Vitamine beigemischt, die die Patienten bereits verabreicht bekommen. Ein Übermaß an Vitaminen ist nicht notwendig.

### Schluckhilfe

Erfolgt das Schlucken nicht spontan oder versiegen die oralen Aktivitäten, ▶ fazilitiert die Therapeutin das Schlucken mittels Schluckhilfe bei guter Kopfposition (langer Nacken) und ggf. mit Kieferkontrollgriff (Abb. 3.9).

Kommt es zum **Verschlucken und Husten**, beeinflusst die Therapeutin die Effektivität des Hustens durch Unterstützung einer kontrollierten Rumpfflexion und taktile Unterstützung der Ausatembewegung, z. B. am seitlichen Brustkorb. Sie achtet darauf, dass unmittelbar nach dem Husten ein Schlucken erfolgt. Sofern dies nicht geschieht, ▶ fazilitiert sie das Schlucken.

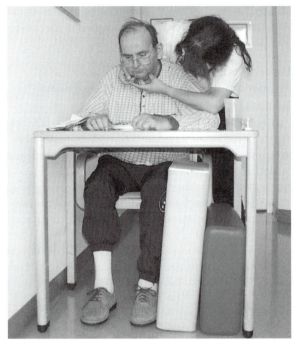

**Abb. 3.9.** Die angebotene Schluckhilfe ermöglicht dem Patienten effektiv zu schlucken

### Hilfsmittel
#### Cheyne Spoon

Der **Löffel aus stabilem Plastik** ist für Patienten mit Beißtendenz besser geeignet als ein Metalllöffel. Metall verstärkt durch seine »Kälte« das Beißen. Die Aufnahme von Nahrung in die Mundhöhle ist durch die abgeflachte und verbreiterte Löffelfläche therapeutisch gut zu fazilitieren. Die Lippen können die Nahrung leichter abnehmen und die Nahrung kann mit deutlichem Input auf der Zunge plaziert werden (Abb. 3.10).

#### Becheraufsatz

Der Becher und der Aufsatz sind aus Plastik. Der von Coombes entwickelte Becheraufsatz hat **kleine Öffnungen**, damit eine bestimmte, anzureichende Menge in dem Aufsatz gehalten und dann angereicht werden kann. Um den verbreiterten Rand kann der Patient seine Lippen gut anlegen und umschließen. Die Sicherheit beim Schlucken wird durch die Beibehaltung eines »erwachsenen« Abnehmens der Flüssigkeit (veränderte orale Transportphase im Gegensatz zum »Ansaugen«) erhöht (Abb. 3.10).

## 3.6 · Assistierte Mahlzeiten

### Verbale Aufforderung?

Oft wird die Ansicht vertreten, dass Patienten besonders durch verbale Aufforderung veranlasst werden könnten, zu schlucken.

> **Beachte**
> Aber was passiert, wenn keine Therapeutin oder Pflegende neben dem Patienten steht und ihn zum Schlucken auffordert?
> »Wir schlucken, weil wir den Speichel oder Nahrung spüren und nicht, weil wir einen »kleinen Mann im Ohr« haben, der uns ein- bis zweimal pro Minute sagt, dass wir schlucken sollen!« (Nusser-Müller-Busch).

Da verbale Aufforderungen bereits bei Normalpersonen zu assoziierten Bewegungen und Tonuserhöhungen führen können, achten wir bei den Patienten darauf, dies zu vermeiden.

Stattdessen geben wir **taktile Hilfen** zur Unterstützung des senso-motorischen Zyklus, zum Wiedererlernen der Funktion.

### 3.6.4 Nachbereitung der Mahlzeit

Wenn Patienten unmittelbar nach dem Essen hingelegt werden, besteht die Gefahr einer Aspiration durch im Schlucktrakt verbliebene Residuen. Um auszuschließen, dass sich noch Reste in der Mundhöhle befinden, fordern wir den Patienten auf, mit der Zunge die Zähne zu putzen, und unterstützen danach das Schlucken. Gegebenenfalls untersuchen wir bei der anschließenden Durchführung der **Mundhygiene** die Mundhöhle auf das Vorhandensein von Speiseresten.

> **Praxistipp**
> Jeder Patient sollte nach dem Essen in aufrechter oder vorgeneigter Haltung für ca. 20–45 Minuten therapeutisch gelagert werden.

Diese Position fördert das Schlucken von Residuen und mit Hilfe der Schwerkraft den Speisetransport durch die Speiseröhre in den Magen.

Hierzu wird der **Patient in Vorlage**, z. B. am Tisch, Bauch Richtung Tisch, den Kopf seitlich gedreht und leicht flektiert gelagert. Durch Kissen oder Packs vor dem Oberkörper kann die Aufrichtung des Rumpfes und

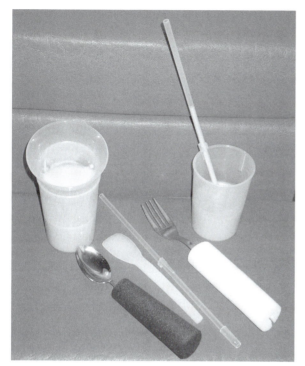

**Abb. 3.10.** Hilfsmittel. Vorne: Besteck mit Griffverdickungen, Cheyne Spoon, hinten: Kay Coombes-Becher mit und ohne Aufsatz, Pat Saunders-Strohhalm

### Trinkhalme

Der Pat Saunders-Strohhalm hat am unteren Ende ein »Ventil«, dass das **Rückfließen der angesaugten Flüssigkeit verhindert**. Die bereits angesaugte Flüssigkeit bleibt dadurch im Trinkhalm stehen, wenn der Patient sein Ansaugen unterbricht. Beim erneuten Ansetzen muss der Patient dann weniger Arbeit leisten, um Flüssigkeit anzusaugen (Abb. 3.10). Der Trinkhalm wurde für Patienten entwickelt, die über gut koordinierte orale und pharyngeale Bewegungen verfügen, aber Probleme haben, die Nahrung sicher zum Mund zu führen.

### Besteck

**Griffverdickungen** an Löffeln, Messern und Gabeln erleichtern es dem Patienten, das Besteck selbständig zu greifen und zum Mund zu führen. Durch individuell gebogenes Besteck können Bewegungseinschränkungen des Patienten ausgeglichen werden (Abb. 3.10).

Oberkörpers gehalten werden. Die Arme sind als breite ▶ Unterstützungsfläche seitlich der Packs auf dem Tisch gelagert. Die Füße haben Kontakt zum Boden.

Die ◘ Übersicht 3.11 fasst die Möglichkeiten der Unterstützung vor, während und nach der Mahlzeit zusammen.

Die **PEG-Sonde** sollte nicht zu früh entfernt werden. Durch Verschlechterungen des Allgemeinzustandes ist bei manchen Patienten das sichere Schlucken nicht immer gewährleistet. In solchen Phasen kann man unmittelbar wieder auf die Sonde zurückgreifen. In ◘ Übersicht 3.12 sind Kriterien für die Fortsetzung der PEG-Sondierung zusammengefasst.

---

**Übersicht 3.11: Assistierte Mahlzeit = unselbständiges Essen**

**Vorbereitung**
- Ausgangsposition schaffen
- Taktile Mundstimulation
- Anbahnung spezifischer oraler und pharyngealer Bewegungsabläufe

**Unterstützung während der Mahlzeit**
- Führen (der Arme)
- Kieferkontrollgriff
- »Schluckhilfen«
- Modifizierte Diät
- Hilfsmittel

**Nachbereitung**
- Lagerung / Sitzposition
- Mundhygiene

(Kay Coombes)

---

**Übersicht 3.12: Kriterien zum Belassen der PEG-Sonde**
- Orale Flüssigkeitsaufnahme beträgt weniger als 1,5 l pro Tag
- Gefahr der **Dehydration** (Martino 2002)
- Ansteigen der **Entzündungsparameter** (CRP-Wert)
- **Medikamente** werden nicht immer sicher geschluckt oder müssen noch gemörsert werden.
- **Temperaturschwankungen** (subfebril morgens und abends)
- Die quantitative Menge ist nicht gewährleistet (1/2 Portionen), **Proteinmangel**!!
- Nahrungsmenge (Kilokalorien, Kcal) ist noch ungenügend, dem Patienten müssen extra Kcal angeboten werden.
- Schwankender **Allgemeinzustand** (z. B. epileptische Anfälle, regelmäßige Infekte)
- Progredienter Erkrankungsverlauf (Amyotrophe Lateralsklerose, M. Parkinson, Multiple Sklerose …)

---

### 3.6.5 Assistierte Mahlzeiten und enterale Ernährung

Bei der assistierten Mahlzeit bieten wir dem Patienten eine mehr oder weniger vollständige Mahlzeit an. Damit kann der Anteil der **Sondenernährung** an der Kalorienbilanz verringert werden. Hierbei arbeiten nach Möglichkeit Ernährungsberaterinnen und Diätassistentinnen mit Ärzten und Pflegenden zusammen, um die Kalorien- und Flüssigkeitsbilanz sicher zu stellen.

Solange die **Flüssigkeitszufuhr** oral nicht 100 % gewährleistet werden kann, muss darauf geachtet werden, dass der Patient ausreichend Flüssigkeit über die Sonde zugeführt bekommt. Dies gilt vor allem für Patienten in Pflegeheimen und in häuslicher Betreuung. Da für viele Patienten die Aufnahme von 2 Liter Flüssigkeit/Tag sehr anstrengend ist, stellt die Flüssigkeitszufuhr über die PEG–Sonde eine große Erleichterung dar.

### Beachte
Die Kombination von oraler und Sondenernährung kann ein reelles Ziel bei schwer betroffenen Patienten sein.

### 3.6.6 Zusammenfassung

Die Art und Intensität der Hilfen während der Mahlzeit wird den Bedürfnissen des Patienten angepasst und je nach Patient unterschiedlich sein. Die Begleitung ermöglicht einerseits eine sichere und weniger anstrengende Nahrungsaufnahme. Damit kann der Patient in einem gewissen Rahmen das Essen und Trinken genießen. Andererseits wird der Abbau von Hilfen angestrebt, sobald Bewegungsabläufe und -qualität ausreichend sind.

Der Weg zur Selbständigkeit von der assistierten Mahlzeit zum normalen Essen beinhaltet folgende **Aspekte**:
- Sicherheit in der alltäglichen Ess- und Trinksituation
- Sicheres Schlucken aller Konsistenzen
- Möglichkeit des Essens in Gesellschaft.

Patienten müssen sich das Erreichen dieser Ziele oft über Monate »erkämpfen«! Mit zunehmenden Verbesserungen der oralen Nahrungsaufnahme können sie dann wieder gemeinsam mit anderen die Mahlzeit einnehmen – ein weiterer Schritt zur Selbständigkeit.

## Literatur

Affolter F, Bischofberger W (1996) Gespürte Interaktion im Alltag. In: Wege von Anfang an. Neckar Villingen-Schwenningen

Bisch E, Logemann J, Rademaker A, Kahrilas P, Lazarus C (1994) Pharyngeal Effects of Bolus Volume, Viscosity, and Temperature in Patients With Dysphagia Resulting From Neurologic Impairment and in Normal Subjects. Journal of Speech and Hearing Research, Volume 37:1041–1049

Coombes K Coursenotes und Skript zum Grundkurs F.O.T.T. unveröffentlicht

Davies PM (1995) Wieder Aufstehen. Frühbehandlung und Rehabilitation für Patienten mit schweren Hirnschädigungen. Springer, Berlin

Davies PM (2002) Hemiplegie. Ein umfassendes Behandlungskonzept für Patienten nach Schlaganfall und anderen Hirnschädigungen. 2. Aufl. Springer, Berlin

Elferich B (2001) Rehabilitation von Dysphagiepatienten, In: Therapiezentrum Burgau (Hrsg): 1991–2001 »Jubiläumsschrift« 10 Jahre Schulungszentrum, Therapiezentrum Burgau Dr. Friedl Str 1 89331 Burgau

Gratz C (1996) Essen und Trinken als geführtes Alltagsgeschehnis. In: Wege von Anfang an. Neckar, Villingen-Schwenningen

Gratz C (2002) F.O.T.T. – Therapie des fazio-oralen Traktes. In: Habermann C, Kolster F (Hrsg) Ergotherapie im Arbeitsfeld Neurologie. Thieme, Stuttgart

Gratz C, Woite D (2000) Die Therapie des Facio-Oralen Traktes bei neurologischen Patienten. Zwei Fallbeispiele. Schulz-Kirchner, Idstein

Hiss G, Treole K, Stuart A (2001) Effects of Age, Gender, Bolus Volume and Trial on Swallowing Apnea Duration and Swallow/Respiratory Phase Relationships of Normal Adults. Dysphagia 16:128–135

Huggins P, Tuomi S, Young (1999) Effects of Nasogastric Tubes on the Young, Normal Swallowing Mechanism. Dysphagia 14:157–161

Klahn M, Perlman A (1999) Temporal and Durational Patterns Associating Respiration and Swallowing. Dysphagia 14:131–138

Langmore S, Terpenning M., Schork A, Chen Y, Murray J, Lopatin D, Loesche W (1998) Predictors of Aspiration Pneumonia: How Important is Dysphagia? Dysphagia 13:69–81

Logemann JA (1983) Evaluation and Treatment of Swallowing Disorders. Pro-ed, Austin

Logemann JA (1999) Do We Know What Is Normal and Abnormal Airway Protection? Dysphagia 14:233–234

Martino R (2002) When to PEG? Dysphagia 17:233–234

Neumann S (1999) Physiologie des Schluckvorganges. In: Bartolome et al. (Hrsg) Schluckstörungen. Diagnostik und Rehabilitation. 2. Aufl Urban & Fischer, München

Nusser-Müller-Busch R (1997) Therapie des Facio-Oralen Traktes (FOTT) zur Behandlung facio-oraler Störungen und Störungen der Nahrungsaufnahme. Forum Logopädie 2:1–4

Nusser-Müller-Busch R (2001) Diätetik bei Schluckstörungen im Erwachsenen- und Kindesalter. In: Böhme G (Hrsg) Sprach-, Sprech-, Stimm- und Schluckstörungen. Bd 2: Therapie. 3. Aufl. Urban & Fischer München

Peschke V. (1996) Von der Frührehabilitation zur weiterführenden Rehabilitation – erweiterte Alltagsgeschehnisse in der neuropsychologischen Milieutherapie. In: Wege von Anfang an. Neckar Villingen-Schwenningen

Robbins JA, Coyle J, Rosenbek J, Roecker E, Wood J (1999) Differentiation of Normal and Abnormal Airway Protection during Swallowing Using the Penetration-Aspiration Scale. Dysphagia 14:228–232

Schaupp U (2000) Dysphagie im Alter. In Kolb (Hrsg): Dysphagie. Kompendium für Ärzte und Sprachtherapeuten in Klinik, Rehabilitation und Geriatrie. Urban & Vogel, München

Schütz M (2000) Die Bedeutung der präoralen Phase im Rahmen des oralen Kostaufbaus. In: Lipp B, Schlaegel W, Nielsen K et al. Gefangen im eigenen Körper – Lösungswege – Neckar, Villingen-Schwenningen

Tittmann D (2001) F.O.T.T. – ein interdisziplinäres Konzept. Not 2001/2 Weber, Leimersheim

Woite D (1997) Therapie des Facio-Oralen Traktes nach Coombes. Praxis Ergotherapie Jg10(5):350–352

# Mundhygiene in der F.O.T.T. – therapeutisch – strukturiert – regelmäßig

Barbara Elferich und Daniela Tittmann

| | | |
|---|---|---|
| 4.1 | Aus der Geschichte der Mundhygiene | – 78 |
| 4.2 | **Probleme bei Patienten mit erworbener Hirnschädigung** | **– 79** |
| 4.2.1 | Primärprobleme nach Hirnschädigung und Lösungsansätze | – 79 |
| 4.2.2 | Sekundärprobleme nach Hirnschädigung und Lösungsansätze | – 83 |
| 4.3 | **Die Mundhygiene in der F.O.T.T.** | **– 89** |
| 4.3.1 | Der Prozess von Befundung und Behandlung | – 90 |
| 4.3.2 | International Classification of Functioning, Disability and Health | – 93 |
| 4.3.3 | Vorgehen bei der therapeutischen Mundhygiene | – 95 |
| 4.4 | **Hilfsmittel für die Mundhygiene bei neurologischen Patienten** | **– 105** |
| 4.4.1 | Reguläre Hilfsmittel | – 105 |
| 4.4.2 | Therapeutische Hilfsmittel | – 107 |
| 4.4.3 | Kontraindizierte Hilfsmittel bei neurologischen Patienten | – 108 |
| 4.5 | **Mundhygiene – eine multidisziplinäre Aufgabe** | **– 110** |
| 4.6 | **Angehörigenarbeit – eine individuelle Prozessbegleitung** | **– 113** |
| 4.6.1 | Prozessbegleitung | – 114 |
| 4.6.2 | Angehörigenanleitung am Beispiel Mundhygiene | – 115 |
| | **Literatur** | **– 117** |

Eine gesunde Mundhöhle ermöglicht eine optimale Aufnahme und Zerkleinerung der Nahrung. Bleiben Nahrungsreste an den Zähnen hängen, sind es in erster Linie Zungen- und Kieferbewegungen und der Speichel, die einen **natürlichen Selbstreinigungsmechanismus** in Gang setzen.

Experten der Zahnheilkunde sind sich darüber einig, dass sich präventive **Maßnahmen zur ▶ Karies – und Parodontalprophylaxe** nicht alleine auf eine optimale Mundhygiene beschränken, sondern wesentlich mit einer ausgewogenen Ernährung und einer regelmäßigen Fluoridierung der Zähne zusammenhängen (Reich 1995, Bauch 1995). In neueren Studien ist ein deutlicher Trend erkennbar, dass die Frequenz des Zähneputzens die Zahngesundheit wesentlich beeinflusst (Nover und Netzter 1998, Schiffner 1995). In unserer Gesellschaft ist ein sauberer und gepflegter Mund die Norm (York und Holtzman 1999, Wardh et al. 1997). Für das äußere Erscheinungsbild sind gepflegte Zähne ein wichtiger Faktor, wenn wir mit unseren Mitmenschen in Kontakt treten. Was aber, wenn wir z. B. aufgrund einer Krankheit unsere Zähne nicht mehr selbst oder nur unzureichend putzen könnten und auf die Hilfe anderer angewiesen sind?

Wir beleuchten in diesem Kapitel aus der Vielzahl der Aspekte diejenigen, die im klinischen Alltag der neurologischen Rehabilitation am häufigsten auftreten. Typische Probleme und prinzipielle, aber auch konkrete Lösungsansätze werden beschrieben.

## 4.1 Aus der Geschichte der Mundhygiene

»Zahnpflege betreibt der Mensch, seit er das Bedürfnis hat, seine Mundhöhle von haften gebliebenen Nahrungsrückständen zu säubern« (Peters 1978).

Da schon verschiedenen Naturvölkern die Selbstreinigung nicht ausreichte, benutzten sie zusätzliche **Utensilien zur Zahnpflege**. So ließ der Gebrauch von weißem Sand und der Finger das Bedürfnis nach Putzmitteln und Werkzeug zur Zahnreinigung erkennen. Daraus entwickelte sich der Zahnstocher, der als Vorläufer der Zahnbürste betrachtet wird (Peters 1978).

Zahnstocher wurden in frühester Zeit aus kleinen Zweigen verschiedener Holzarten, Knochen, Horn und Federkielen gefertigt. Der Vorläufer der eigentlichen Zahnbürste bestand im 16. Jahrhundert aus einer ausgefaserten und als Pinsel benutzten Wurzel des Eibisch, des Süßholz oder der Malve – nicht nur zum Putzen der Zähne, sondern auch zum Frottieren des Zahnfleisches (Peters 1978).

»**Zahnpflege**« zu betreiben war bereits zu Zeiten des römischen Dichters Ovid ein **Merkmal von Schönheit**. Er riet, die Zähne fleißig zu putzen und die Mundhöhle mit kaltem Wasser zu waschen. Hippokrates (459–377 v. Chr.) fiel bereits auf, dass die Frequenz der Benutzung des Zahnstochers mit der Gesundheit der Zähne zu tun hatte. Es dauerte jedoch noch einige Jahrhunderte, bis spezifische Aspekte der Mundhygiene erstmals im 19. Jahrhundert durch systematische Verwendung von Putztechnik und Bürsten erkannt und gelehrt wurde. Regelmäßige Mundhygiene galt als eine **allgemeine Tischsitte der Kulturvölker**. Anfangs als »Mahnung zur Mundspülung und Abreiben der Zähne mit Salz, Salbei oder Alaun und höchstens einmal am Tag« – dies sollte möglichst privat durchgeführt werden (Peters 1978).

Neben kosmetischen Gründen waren auch **religiös-kulturelle Bräuche** verantwortlich für eine regelmäßige Mundhygiene. In alten indischen Rechtsbüchern und in Gesetzbüchern der islamischen Welt finden sich Hinweise auf eine ausgedehnte, rituelle Mundhygiene. So führten indische Mönche mit einer »Zahnfege« eine 1-stündige Zahnpflege während ihrer Gebete durch. Uralte religiöse Vorstellungen verlangen noch heute von jedem Japaner nach dem Aufstehen den Mund zu spülen und die Zähne zu reinigen, bevor er seine Andacht verrichtet (Peters 1978).

In der **industrialisierten Welt** gibt es eine reichhaltige Auswahl an Mundhygieneartikeln zur präventiven Zahn- und Mundhygiene. Diverse manuelle und elektrische Zahnbürsten, Zahnpasten mit verschiedenen Inhaltsstoffen, Zahnseide für Zahnzwischenräume bis hin zu Mundwässern und Zungenreinigern sind auf eine individuelle Mundhygiene abstimmbar.

Die **präventive Zahnheilkunde** wird durch eine Informationskampagne der Weltgesundheitsorganisation (WHO) – das Oral Health Programme – unterstützt und in groß angelegten Projekten weltweit betrieben, denn für viele Menschen ist Mundhygiene noch keine selbstverständliche Routine (WHO Internet website).

> **Beachte**
> Der Zusammenhang zwischen Gesundheit und Mundhygiene ist in Forschungsprojekten der letzten Jahrzehnte beschrieben worden.

»Gesunde Zähne – gesunder Körper« – so lautete der Slogan der Bundesärztekammer auf ihrer Pressekonferenz in Berlin 2002, in der die zunehmende Bedeutung der Forschung bezüglich der bakteriellen parodontalen Erkrankungen als eigenständige Risikofaktoren und auch der Zusammenhang mit Herz-Kreislauf- und Gefäßerkrankungen dargestellt wurden (Deutsches Zahnärzteblatt 2002).

## 4.2 Probleme bei Patienten mit erworbener Hirnschädigung

Mundhygiene ist eine ursprünglich **pflegerische Tätigkeit**. Im Rehabilitationsalltag erschweren die vielfältigen Probleme der Patienten mit Hirnschädigungen auch diese alltägliche Routine. In den folgenden Abschnitten werden typische Probleme, die bei der Mundhygiene auftreten können, und Lösungsansätze, die wir als spezielle, therapeutische und interdisziplinäre Aufgaben verstehen, aus unserem Praxisalltag beschrieben.

### 4.2.1 Primärprobleme nach Hirnschädigung und Lösungsansätze

Unter **primären Problemen** verstehen wir in der F.O.T.T. Störungen oder Einschränkungen, die als Folge der Hirnschädigung auftreten können. Gestörte Sensibilität und abnorme Bewegungen finden sich auch im fazio-oralen Bereich und beeinträchtigen in der Folge die Durchführung der Mundhygiene.

#### Kognitive Probleme
**Primärproblem: Fehlendes Verständnis für Situation, Sprache, Gestik**

**Lösungsansatz.** Für die Situation Verständnis schaffen durch das Vermitteln gespürter Information über das Führen nach Affolter (Affolter und Bischofberger 2001) (s. auch Abschn. 4.3.2). Die Arbeit mit dem Patienten findet in einer ruhigen Atmosphäre statt, in der wenig gesprochen wird. Die Umwelt wird möglichst realistisch gestaltet, z. B. findet die Mundhygiene im Badezimmer oder am Waschbecken statt.

> **Beispiel**
> Der Patient ist desorientiert, motorisch unruhig, will aufstehen oder weglaufen, wirft Zahnputzutensilien von sich, versteht Erklärungen oder Gesten nicht.
> **Mögliche Problemlösung:** Die Therapeutin umfasst mit dem Patienten den Zahnputzbecher, geht mit ihm zum Waschbecken und hilft ihm, sich auf einen Stuhl setzen. Dann füllt sie mit ihm den Zahnputzbecher mit Wasser. Sie spricht möglichst wenig und vermittelt über das Führen gespürte Informationen beim »Mit-dem-Patienten-agieren«.

**Primärproblem: Gestörte Handlungsplanung/ eingeschränkte Gedächtnisleistungen**

**Lösungsansatz.** Die Mundhygiene als therapeutisches Medium in den täglichen Therapieplan mit aufnehmen, das Zähneputzen z. B. nach der therapeutischen Essensbegleitung integrieren im Sinne einer Tagesstrukturierung, die man dem Patienten anbietet. Das Personal dokumentiert die durchgeführte Mundhygiene, um deren Regelmäßigkeit zu gewährleisten. Auch die Angehörigen können zur Mundhygiene mit dem Patienten angeleitet werden.

> **Beispiel**
> Der Patient kann ohne fremde Hilfe nicht mit dem Zähneputzen beginnen, er braucht jemanden, der ihm die Utensilien vorbereitet.
> **Mögliche Problemlösung:** Nach und nach werden mit dem Patienten gemeinsam die Utensilien zur Mundhygiene aus dem Schrank geholt, die Zahnpasta geführt auf die Bürste aufgetragen und dann mit dem Putzen begonnen. Danach werden die Utensilien mit dem Patienten gemeinsam aufgeräumt. Durch das Einbeziehen des Patienten erhöht sich die Chance, dass er wieder lernt, seinen Alltag zu planen und Aktivitäten zu initiieren.

#### Senso-motorische Probleme
**Primärproblem: Unzureichender Haltungshintergrund**

**Lösungsansatz.** Erarbeiten selektiver Rumpfaktivität und automatischer Haltungskontrolle. Auswahl geeigneter Positionen zur Mundhygiene wie Sitz, erhöhter Sitz oder Stand unter Einsatz geeigneter Hilfsmittel wie Packs (stabile Schaumstoffpolster) oder Kissen. ▶ Fazilitieren von Rumpfaufrichtung und Kopfkontrolle durch die Hände des Therapeuten. Führen von Bewegungsübergängen erfolgt in Verbindung mit zielorientiertem Arbeiten im Alltag.

> **Beispiel**
> Ein Patient mit mangelnder Rumpfkontrolle (hypotone ▸ ventrale Rumpfmuskulatur) und mangelndem Gleichgewicht. Um im Sitzen nicht umzufallen, muss er sich über seine oberen Extremitäten fixieren. Er kann deshalb zum Zähne putzen den Arm nicht vom Rand des Waschbeckens nehmen.
> **Mögliche Problemlösung:** ▸ Fazilitieren von selektiver Aufrichtung des Beckens nach anterior (vorne), ▸ Tonusnormalisierung durch kleine Bewegungen des Rumpfes. Die Therapeutin stellt ihr Bein direkt hinter den Patienten auf den Stuhl und gibt ihm damit Hilfe bei der Rumpfaufrichtung. Außerdem unterstützt sie den Rumpf mit ihrer Hand am Brustbein. Gegebenenfalls wird sie seinen Arm beim Putzen der Zähne führend unterstützen.

**Primärproblem: Gestörte Hand-Hand-Koordination, die das Hantieren mit den zur Zahnpflege nötigen Utensilien unmöglich bzw. unökonomisch und ineffizient macht**

**Lösungsansatz.** Einsatz der mehr – und weniger betroffenen Seite in sinnvollem Zusammenspiel. Hier können Aktivitäten geführt werden, wie z. B. das Aufschrauben der Zahnpastatube oder das Einfüllen von Wasser in den Zahnputzbecher, die das beidhändige Arbeiten erfordern.

> **Beispiel**
> Ein Patient mit linksseitiger Hemiplegie hat Schwierigkeiten beim Öffnen der Zahnpastatube aufgrund fehlender Selektivität der Finger und mangelnder Stabilität der Schulter und des Ellenbogens auf der mehr betroffenen Seite.
> **Mögliche Problemlösung:** Die linke Hand kann als Haltehand eingesetzt werden. Die Therapeutin gibt dem Patienten die Tube in die Hand, hält sie mit ihm zusammen fest. Dabei sollten, um möglichst adäquate Spürinformationen zu vermitteln, die Finger der Therapeutin genau auf den Fingern des Patienten liegen. Gemeinsam wird nun die Tube aufgeschraubt.

**Primärproblem: Gestörte Hand-Augen-Koordination**

**Lösungsansatz.** Erarbeiten freier Kopfbeweglichkeit bei dynamisch-stabilem Rumpf.

> **Beispiel**
> Der Patient hat aufgrund einer zur rechten Seite fixierten Kopfposition keine visuelle Kontrolle darüber, ob die Zahnpasta wirklich auf den Bürstenkopf oder daneben gedrückt wurde.
> **Mögliche Problemlösung:** Vorbereitende Mobilisation der Schulter- und Nackenmuskulatur im Liegen. Unterstütztes Sitzen auf einem Stuhl vor dem Waschbecken nach Rumpfmobilisation und Unterstützen des Kopfes mit dem Kieferkontrollgriff von der Seite.

**Primärproblem: Gestörte Hand-Mund-Koordination**

**Lösungsansatz.** ▸ Tonusnormalisierung im Rumpf für eine dynamische Stabilität. Führen des Armes, Einbeziehen der stabilen Umwelt (Waschbecken, Wand, etc., um der Patientin Sicherheit zu vermitteln). Regulation der gestörten Sensibilität im Bereich des Gesichtes und der Mundhöhle.

> **Beispiel**
> Die Patientin putzt mit der Zahnbürste außen an der Wange, ohne es zu merken. Sie spürt nicht, wo sich die Zahnbürste befindet.
> **Mögliche Problemlösung:** Vorbereitende Mundstimulation (s. Abschn. 4.3.3) mit den Händen der Patientin, die von der Therapeutin zum Gesicht und zum Mund geführt werden. Ihre Hand wird beim Einführen der Zahnbürste in den Mund geführt. Dabei stabilisiert der Kieferkontrollgriff den Unterkiefer.

**Primärproblem: Eingeschränkte Mundöffnung bei Annäherung der Zahnbürste an den Mund**

**Lösungsansatz.** Auswahl einer Ausgangsposition mit großer und stabiler ▸ Unterstützungsfläche, z. B. der Seitenlage. ▸ Tonusregulation der Kieferschließer und Ausschließen von Kieferretraktion (Zurückziehen des Unterkiefers bei ▸ ventraler Translation (Überstreckung der Halswirbelsäule) als Voraussetzung für adäquate Mundöffnung. Situatives Verständnis beim Patienten schaffen.

> **Beispiel**
> Aufgrund hypertoner Kaumuskulatur und schwacher ▸ suprahyoidaler Muskulatur kann der Patient seinen Mund nur 1 cm öffnen. Es besteht keine freie Kopfbeweglichkeit, der Kopf wird kompensatorisch über Erhöhung des Extensionstonus der Nackenmuskulatur gehalten.
> ▼

Mögliche Problemlösung: Die Seitenlage im ▸ Alignment und eine optimale Unterstützung von Kopf und Nacken in Verbindung mit dem Kieferkontrollgriff bieten eine Möglichkeit zur Tonusregulierung der kompensatorischen Hyperextension der Nackenmuskulatur. Das Situationsverständnis kann verbessert werden, wenn der Patient in die Vorbereitung des Zähneputzens einbezogen wird, z. B. kann in Seitenlage die Zahnbürste aus einem Kulturbeutel geholt werden, oder die Hand des Patienten mit der Zahnbürste zum Mund geführt werden.

### Primärproblem: Eingeschränkte Dauer und Weite der Mundöffnung beim Reinigen der Kauflächen

Lösungsansatz. Arbeit am ▸ Haltungshintergrund und der Kopfkontrolle. Erarbeiten selektiver oraler Bewegungen und gezielter Einsatz von Hilfsmitteln. Hemmen subkortikaler Automatismen wie ▸ phasisches Beißen, Pump-, Saug- und Schmatzbewegungen durch Anbieten von Kieferstabilität mit dem Kieferkontrollgriff.

▸ **Beispiel**
Aufgrund subkortikaler Automatismen, die der Patient nicht selbst steuern kann (z. B. ▸ phasisches Beißen, »Pumpbewegungen« der Zunge, bei deren Auftreten sich der Unterkiefer hebt, können die ▸ Kauflächen nicht ausreichend gereinigt werden bzw. es ist ein erhöhter Zeitaufwand für die Mundhygiene erforderlich.
Mögliche Problemlösung: Arbeit in einer Position mit viel ▸ Unterstützungsfläche, z. B. der Seitenlage. Anwendung des Kieferkontrollgriffs und ▸ Fazilitieren des Schluckens am Mundboden, um »pumpende« Bewegungen der Zunge zu hemmen. Einsatz eines gepolsterten Spatels (s. Abschn. 4.4.2), der zwischen die ▸ Molare geschoben wird, um die Kauflächen der Gegenseite putzen zu können.

### Primärproblem: Orale Überempfindlichkeit (Hyperästhesie)

Lösungsansatz. Desensibilisierung in Richtung Normosensibilität durch regelmäßige Mundhygiene. Zu kaltes oder zu heißes Zahnputzwasser sind ebenso zu vermeiden wie »Attacken« beim Zähneputzen zugunsten eines strukturierten taktilen Inputs. Vorbereitend wird die Mundstimulation durchgeführt, dabei ist es hilfreich, die Hände des Patienten mit einzubeziehen und in Kontakt mit Gesicht und Mund zu bringen.

▸ **Beispiel**
Der Patient reagiert aufgrund einer Kieferfraktur und abgebrochener Zähne (als Folge eines Polytraumas) extrem auf Berührung durch die Zahnbürste und baut im gesamten Körper viel Spannung auf. Dabei verzieht er schmerzvoll das Gesicht.
Mögliche Problemlösung: Zahnärztliche Beratung zur Sanierung der abgebrochenen Zähne, um Verletzungen von Wangen und Lippen zu vermeiden. Körperwarmes Zahnputzwasser verwenden. Langsames, vorsichtiges Bürsten der Zähne unter Einbeziehen der Arme und Hände des Patienten.

### Primärproblem: Fehlende oder eingeschränkte Aktivität mimischer Muskulatur für den Mundschluss

Lösungsansatz. Tonusregulation der mimischen Muskulatur. ▸ Fazilitieren von Lippen- und Wangenbewegungen nach vorne, z. B. durch Mund spitzen, Lippen schließen, Wangen aufblasen.

▸ **Beispiel**
Ein Patient mit Fazialisparese links und damit fehlender Aktivität der perioralen Muskulatur (M. orbicularis oris, M. buccinator) aufgrund von Hypotonus hat Schwierigkeiten beim Mund ausspülen bzw. Ausspucken von Speichel und Zahnpasta.
Mögliche Problemlösung: Vorbereitende Gesichtsbehandlung vor der Mundhygiene mit Tonusregulation durch Hemmen der Überaktivität der rechten Gesichtsseite bei gleichzeitigem ▸ Tapping auf der linken Gesichtsseite und anschließender Aktivierung durch Fazilitation mimischer Bewegungen, z. B. Lippen spitzen, Lippen schließen. Beim anschließenden Zähneputzen wird das Ausspucken fazilitiert (◘ Abb. 4.1 und 4.2).

### Primärproblem: Salivation bei herabgesetzter Schluckfrequenz

Lösungsansatz. Steigern der spontanen Schluckfrequenz und Anbahnung eines physiologischen Schluckmusters auf der Basis eines möglichst adäquaten ▸ Haltungshintergrundes.

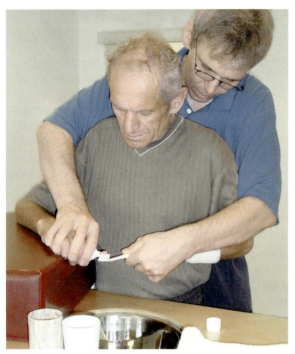

◘ Abb. 4.1. Die Mundhygiene findet im Stehen an einer Waschtheke statt. Der Physiotherapeut begleitet durch gezieltes Führen der paretischen Hand das Auftragen der Zahnpasta auf die Zahnbürste

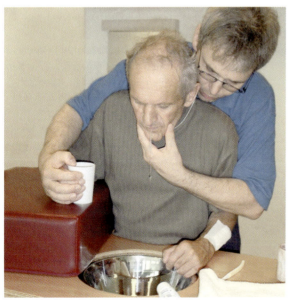

◘ Abb. 4.2. Nach dem Zähneputzen fazilitiert der Therapeut das symmetrische Mundspitzen, um das Ausspucken zu ermöglichen

> **Beispiel**
> Bei einem Patienten mit herabgesetzter Schluckfrequenz und damit verbundenem Speichelfluss ist bei der Mundpflege durch den mechanischen Reiz in der Mundhöhle mit vermehrter Speichelproduktion zu rechnen. Es kann zu »Hustenattacken« kommen.
> **Mögliche Problemlösung:** Mundhygiene in Seitenlage oder im nach vorne abgelegtem Sitz, um zu verhindern, dass Speichel mit der Schwerkraft in die Atemwege gelangt, bevor der Patient schluckt. Rückenlage vermeiden! In Seitenlage wird während der Mundstimulation der Speichel mit Gaze im Mundvorhof und auch die Speichelseen in den Wangentaschen entfernt. Versuche des Patienten zu schlucken, werden während der gesamten Prozedur durch taktile Schluckhilfe am Mundboden unterstützt. Zu beachten ist dabei die möglichst physiologische Position von Kiefer, Nacken, Schultergürtel und Becken in Relation zueinander.

## Zähneknirschen/Bruxismus – ein besonderes Problem

Zur Ätiologie des ▶ Bruxismus gibt es **neben psychischen (Stress) auch somatische Erklärungsmodelle** (Universität Mannheim, Internet website). So z. B. ▶ okklusale Interferenzen, wie sie auch bei neurologischen Patienten durch veränderten Tonus der Nacken-, Kau- und ▶ suprahyoidalen Muskulatur und damit einhergehenden Fehlstellungen von Kiefer und Halswirbelsäule vorkommen können.

Anhaltendes Zähneknirschen verhindert das Reinigen der Kauflächen und Zahninnenseiten und führt mittelfristig zu **Sekundärproblemen**:
– Zahnbeweglichkeit und Zahnwanderungen (Plagmann 1998, Künkel 1990),
– ▶ Schlifffacetten im Kauflächenbereich und
– hypertropher Kaumuskulatur.

**Fehlbelastungen des Parodonts** sind z. B. unphysiologische Funktionen des Kauapparates wie das Knirschen, die verstärkte ▶ Zungenprotrusion (Zungenpressen) oder das Beißen. **Störungen der** ▶ **Okklusion** wiederum können Schmerzen im Kiefer-, Ohr- und Kaumuskulaturbereich zur Folge haben (Plagmann 1998).

### Primärproblem: Zähneknirschen/Bruxismus

**Lösungsansatz.** Erkennen der Ursachen des Zähneknirschens. Stress und Schmerzen ggf. ausschalten oder mildern. ▶ Haltungshintergrund erarbeiten, insbesondere den Kopf in eine neutrale Stellung bringen. Strukturierten Input für das Gesicht und den Mund geben, z. B. durch die Mundstimulation. Therapeutisches Essen (Kap. 3.5.2, wenn der Patient die Voraussetzungen dazu erfüllt). Die therapeutische Mundhygiene kann auf eine gesamte Therapieeinheit ausgedehnt werden, wenn der Patient intensiv in die Vorbereitung mit einbezogen wird und vorher eine für ihn geeignete und tonusnormalisierende Lagerung erarbeitet wurde. Ausgehend von der Hypothese, dass Patienten mit gestörter sensibler Rückmeldung mit den Zähnen knirschen, um über die Rezeptoren des ▶ stomatognathen Systems Spürinformationen zu bekommen (Reiber 1992), soll ein alternatives Angebot an Spürinformation vermittelt werden.

> **Beispiel**
> Ein Patient nach intrazerebraler Massenblutung knirscht mit den Zähnen, wenn er im Bett liegt oder im Rollstuhl sitzt und nichts mit ihm passiert. Bei plötzlichem Berühren des Patienten oder beim Bewegtwerden nimmt das Knirschen noch zu.
> **Mögliche Problemlösung:** Langsame, geführte Lagewechsel entlang einer stabilen Umwelt. Im Rahmen der morgendlichen Körperpflege wird der Patient geführt, sein Gesicht zu waschen, abzutrocknen und einzucremen (auch das bedeutet Behandlung des fazio-oralen Trakts!). In Vorbereitung zur Mundstimulation werden die Hände des Patienten zum Gesicht geführt und die Mundstimulation durchgeführt. Danach packt die Therapeutin gemeinsam mit dem Patienten eine Tüte mit Trockenobst aus. Ein Stück Trockenobst wird in Gaze gewickelt und zwischen die ▶ Molaren gegeben. Nach 1–2 Kaubewegungen wird das Stück wieder herausgenommen und ein Schlucken sowie Nachschlucken fazilitiert durch Hilfe am Mundboden (vgl. Kap. 3). Anschließend ggf. geführtes Zähneputzen.

> **Beachte**
> Als Ursache des ▶ Bruxismus und Zähneknirschens kommt auch »Spür-Informationssuche« aufgrund gestörter sensibler Rückmeldungen in Frage.

**Botulinumtoxin**

Ebenso stellt sich die Diskussion der **Behandlung mit** ▶ **Botulinumtoxin** bei neurologischen Patienten als insgesamt sehr kontrovers dar, da eine Reihe von Sekundärproblemen auftreten können (Universität Mannheim, Internet website). Nach hinreichender Evaluation des Symptomkomplexes im multidisziplinären Team, zu der in diesem Fall auch der Kieferchirurg zählt, kann im Falle einer muskulären Kieferklemme diese Behandlung eine ergänzende Massnahme darstellen, um die Kieferöffnung für die tägliche Mundhygiene zu ermöglichen.

Grundsätzlich sollte die **Injektion nur dann** erfolgen, wenn es
a) pflegerische Indikationen gibt, z. B. wenn die Innenseiten der Zähne nicht mehr geputzt werden können und Infektionen drohen und
b) nach der Injektion ganzheitliche therapeutische Maßnahmen ergriffen werden, um die Mundöffnung auch nach abklingender Wirkung des Botulinumtoxins zu erhalten.

> **Praxistipp**
> Bei Hyperaktivität der Kaumuskulatur liegt häufig eine multikausale Funktionsstörung im ▶ stomatognathen System vor. Eine differenzierte, interdisziplinäre Befundung und Behandlungsevaluation ist notwendig.

> **Beachte**
> **Primäre Probleme** als direkte Folge einer Hirnschädigung können einzeln oder kombiniert sowohl in der Vorbereitung als auch bei der Durchführung der Mundhygiene auftreten. Sie verhindern normales sensomotorisches Feedback und damit physiologische Bewegungen. Bei Nichtbehandlung treten mannigfaltige Sekundärprobleme auf.

### 4.2.2 Sekundärprobleme nach Hirnschädigung und Lösungsansätze

**Sekundärprobleme** sind Komplikationen oder Spätfolgen, die
– einerseits durch fehlerhafte Behandlung der Probleme des Patienten oder inadäquat durchgeführte Mundhygiene (z. B. Infektionen des Zahnfleisches durch mangelnde und zu selten durchgeführte Mundhygiene) entstehen oder
– andererseits aus den Spätfolgen der Hirnschädigung resultieren können.

> **Exkurs**
>
> **Studien zur Notwendigkeit der Mundhygiene**
> Englische und amerikanische Studien bestätigen die Notwendigkeit einer adäquaten Mundhygiene. In diesen Studien werden Zusammenhänge zwischen sanierungsbedürftigen ▸ Karriesläsionen, deutlich reduzierter oraler Hygiene, pflegerisch abhängigen, enteral ernährten Patienten und dem Auftreten von **Aspirationspneumonien** beobachtet (Nelson und Lesser 1997, Langmore et al. 1998, Dyment und Casas 1999, Clarke 1993).
> Eine weitere Studie beobachtete Reservoire für respiratorische Infektionen besonders bei hospitalisierten und geschwächten Patienten durch schlechte Mundhygiene. Gerade an den Zahnoberflächen und Prothesen wurde eine stärkere Kolonisation von respiratorischen Keimen festgestellt (Hayes et al. 1998, Scannapieco 1999). Bei fehlendem Mundschluss kommt es beispielsweise zur Mundtrockenheit. Der Speichel kann seine Funktion nicht mehr erfüllen, die physiologische Mundflora wird zerstört und es kommt zu ▸ Karies (Reich 1995, Holmes 1998) (s. Abschn. 4.3.2).

> **Beachte**
> Sekundärprobleme können auch durch nicht hilfreiche Kompensationsstrategien entstehen, die ▸ **pathologische Bewegungsmuster** verstärken. Die Patienten eignen sich diese an, wenn nicht frühzeitig therapeutisch interveniert wird oder wenn diese Probleme vom therapeutischen Team nicht erkannt werden.

## Probleme im Mund- und Rachenraum und den Atemwegen

### Sekundärproblem: Karies und Infektionen

▸ Karies und Infektionen treten aufgrund dentaler ▸ Plaques oder bakterieller Besiedelung der Zungenschleimhaut oder Infektionen des Zahnfleischs auf.

**Lösungsansatz.** Regelmäßige Mundhygiene zur Prophylaxe unter Verwendung individuell ausgewählter Zusätze zur Reinigung, z. B. entzündungshemmende Gels, etc. – eine zahnärztliche Konsultation ist ggf. indiziert.

> **Beispiel**
> Ein Patient mit Fazialisparese und Sensibilitätsstörungen im rechten Bereich der Mundhöhle putzt sich die Zähne selbständig und vernachlässigt dabei die mehr betroffene Seite. Es kommt auf dieser Seite zur ▸ Plaquebildung mit Infektion des Zahnfleisches (◘ Abb. 4.3).
>
> **Mögliche Problemlösung:** Therapeutische Mundhygiene mit Einbeziehen der mehr betroffenen Seite. An Stellen, die vom Patienten nur unzureichend geputzt werden, wird die Hand des Patienten beim Putzen geführt, ggf. wird die Therapeutin/Pflegende anschließend nochmals nachputzen. Zusätzlich wird zum Spülen des Mundes ein entzündungshemmendes Mundwasser benutzt.
>
> Infektionen der Mundhöhle und ▸ Erosionen des Zahnschmelzes können auch durch gastralen ▸ Reflux (häufig beobachtbar bei neurologischen Patienten aufgrund von Nahrungsunverträglichkeit und/oder Motilitätsstörungen des Verdauungstrakts) verursacht werden, der in die Mundhöhle regurgitiert wird.
>
> **Mögliche Problemlösung:** Therapie des gastralen ▸ Refluxes (medikamentös, veränderte Geschwindigkeit der enteralen Nahrungsgabe, 30-Grad-Schrägstellung des Bettes des Patienten). Regelmäßige, hochfrequente Mundhygiene, (wenn nötig, öfter als 3 mal am Tag), um den Schutz der Atemwege vor regurgitiertem ▸ Refluxmaterial zu gewährleisten. Einsatz entzündungshemmender und zahnschmelzhärtender Zusätze im Zahnputzwasser.
>
> Bei Patienten, die lange beatmet wurden, können Defekte der Mundschleimhaut entstehen. Sind diese Defekte mit einer lokalen Mundtrockenheit vergesellschaftet, kann eine ▸ Candidabesiedlung begünstigt werden (Holmes 1998).
>
> **Mögliche Problemlösung:** Therapie zum Mundschluss und durch Fazilitierung des langen Nackens (z. B. in Seitenlage). Zusätzlich hochfrequente Mundhygiene mit Mundstimulation zur Befeuchtung der Mundhöhle und Anregung der Speichelproduktion. Zur Beseitigung des Zungenbelages wird eine mechanische Entfernung mit dem Noppenstab (z. B. Nuk-Putztrainer) bei jeder Mundhygiene vorgenommen.

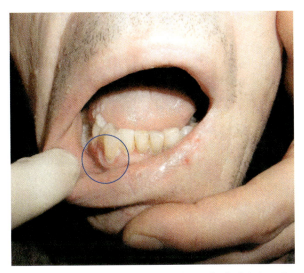

◘ Abb. 4.3. Patient mit Fazialisparese rechts und Zahnfleischentzündung markiert

## Sekundärproblem: Pneumonie und oder Infektion des Pharynx und Larynx

Pneumonie und oder Infektion des Pharynx und Larynx können durch Aspiration ▶ kontaminierten Speichels verursacht werden (Langmore et al. 1998, Dyment und Casas 1999, Hayes et al. 1998). Als Folge des offenen Mundes und unregelmäßig durchgeführter Mundhygiene kommt es neben der bakteriellen Besiedelung des Speichels oft auch zur Veränderung der Speichelkonsistenz. Er wird zäher und ist deshalb schwieriger zu schlucken. Beim Patienten mit bestehender Dysphagie kommt es zu Speichelresiduen in den ▶ Vallecularräumen, im Pharynx oder Larynx, die das Schlucken und die Atmung erschweren.

**Lösungsansatz.** Arbeit am Mundschluss und regelmäßig durchgeführte Mundhygiene, **speziell vor dem Entblocken der** ▶ Trachealkanüle und sorgfältiges Entfernen von Speichelresten aus der Mundhöhle, z. B. im Rahmen der Mundstimulation mit feuchter Gaze. Absaugen des Sekrets oberhalb der Blockung erfolgt unmittelbar in der Situation des Entblockens der ▶ Trachealkanüle.

## Sekundärproblem: Lockerung von Zähnen

Lockere Zähne können entweder als Folge anhaltenden Zähneknirschens oder bei fortgeschrittener Parodontose auftreten.

**Lösungsansatz.** Siehe Abschnitt 4.2.1 Primärprobleme: Zähneknirschen/▶ Bruxismus.

## Sekundärproblem: Kiefer- und Gaumendeformitäten

Aufgrund veränderter Tonusverhältnisse bei zerebralen Bewegungsstörungen führt dies oft zu einer Hyperextension der Halswirbelsäule mit einhergehender Retraktion des Unterkiefers. Die damit veränderten Tonusverhältnisse der Wangen und eine Vorverlagerung der Zunge (z. B. durch ▶ Zungenprotrusion) führen zu Zahnfehlstellungen, in diesem Beispiel zum »offenen Biss«, (◘ Abb. 4.4a). Bei hypertonem M.orbicularis oris und nach innen gezogener Unterlippe können die Zähne nach dorsal, Richtung Zunge geschoben werden, (◘ Abb. 4.4b und 4.4c)

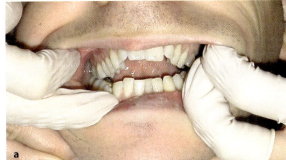

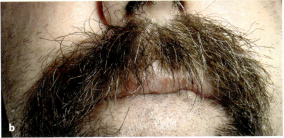

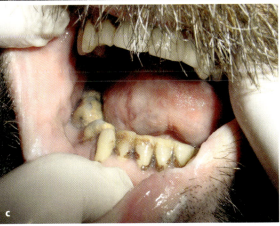

◘ Abb 4.4 a–b. Kiefer- Zahnstellungsdeformität a Offener Biss b Invertierte Unterlippe c dorsal gekippte untere Schneidezähne

Eine Verformung des Gaumens (hoher Gaumen) mit letztlich auch erschwerter Nasenatmung (Broich 1992, Künkel 1990) kann eine weitere Sekundärproblematik sein.

**Lösungsansatz.** Regelmäßige F.O.T.T. ausgerichtet auf eine allgemeine Tonusnormalisierung (Lagerung, Mobilisation und Arbeit im Mund und Erarbeitung möglichst physiologischer Zungenbewegungen).

### Sekundärproblem: Abrasionen des Dentins und Defekte an der Gingiva

Durch gestörte Hand-Mund-Koordination wird mit zu viel Druck und groben horizontalen Scheuerzügen geputzt. Dies kann zu keilförmigen Defekten an der ▸ Gingiva und am Dentins (Zahnhartsubstanz) führen (Plagmann 1998).

**Lösungsansatz.** Neue Putztechnik z. B. Rot-Weiß Methode (Roulet et al. 1999). Der Patient wird dabei geführt ggf. werden die Zähne durch die Therapeutin oder Pflegende in präventiver Putzmethode nachgeputzt.

### Sekundärproblem: Druckstellen durch eine nicht mehr passende Prothese

Bereits nach kurzer Zeit des Nichttragens der Prothese (z. B. nach der Intubationszeit auf der Intensivstation), löst sich diese nach dem Einsetzen vom Kiefer. Gründe dafür sind u. a. ein veränderter Wangen- und Lippentonus und eine reduzierte Zungenbeweglichkeit. Auch kann die Mundschleimhaut beim ersten Tragen empfindlich reagieren und es bilden sich leicht Rötungen, Druckstellen und im schlimmsten Fall Ulcera.

**Lösungsansatz.** Die Prothese so bald als möglich wieder einsetzen und ggf. mit Prothesenhaftpulver/creme stabilisieren. Nach jedem Tragen den Gaumen und den Zahndamm gründlich vom Haftmaterial befreien und auf Rötungen hin untersuchen. Tägliches Herausnehmen der Prothese zum Reinigen, auch bei non-oraler Ernährung. Die Unterfütterung der Prothese durch den Zahnarzt ist ggf. notwendig. Eine passgerechte Prothese lässt Rötungen und selbst Ulcera schnell abheilen (Schubert 1991).

### Sekundärproblem: Orale sensorische Deprivation (Nusser Müller Busch 1997)

**Lösungsansatz.** Die F.O.T.T. sollte möglichst direkt nach der Hirnschädigung, also bereits im Akutkrankenhaus und der Intensivstation, beginnen. Regelmäßiger, »strukturierter Input« für Gesicht und Mund durch die Mundstimulation unter Einbeziehen der Hände des Patienten.

Bei Patienten mit geblockter ▸ Trachealkanüle kann zu gegebener Zeit ein Entblocken und evtl. Verschließen der Kanüle (der Patient atmet dann über Mund und Nase) hilfreich sein: der Patient lernt durch diesen physiologischen »Input«, den ihm der Ausatemstrom gibt, seine oralen Strukturen wieder zu spüren und zu gebrauchen (s. Kap. 6 und 7).

> **Beispiel**
> Ein Patient nach SHT reagiert auf das Einführen der Zahnbürste in seinen Mund mit extremen Tonusanstieg und Wegdrehen des Kopfes zur Seite. Dabei stöhnt er und verzieht das Gesicht. Mit der linken Hand greift er zur Hand des Therapeuten und schiebt diese von sich weg.
>
> **Mögliche Problemlösung:** Der Patient wird in die Vorbereitung des Zähneputzens mit einbezogen. Die Therapeutin taucht dazu seinen Finger in eine Tasse Tee, die sie ihm zum Halten gibt und führt langsam seinen Finger zum Mund und später auch am Zahnfleisch entlang. Bei der anschließenden Mundstimulation berührt ihr Finger erst einige Sekunden das Zahnfleisch des Patienten, ohne den Finger sofort weiterzubewegen. Erst dann fährt sie langsam am Zahnfleisch entlang. Um die Dauer der Berührung für den Patienten absehbar zu machen, kann sie das Entlangreiben des Fingers am Zahnfleisch verbal begleiten, indem sie bis 3 zählt. Nach jedem Quadranten wird eine Pause eingelegt. Ggf. lässt sich danach ein Schlucken ▸ fazilitieren. Erst dann gibt sie dem Patienten die Zahnbürste zum Erspüren in die Hand und beginnt vorsichtig, diese in seinen Mund zu einzuführen.

### Hypersensibilität mit Beißen – ein besonderes Problem

Durch **Hypersensibilität im fazio-oralen Trakt**, häufig in Kombination mit festem Kieferschluss oder ▸ Bruxismus, ergeben sich massive Einschränkungen bei der Durchführung der Mundpflege. Durch negatives sensomotorisches Feedback und unangenehme Erfahrungen des Patienten, besonders wenn physische Gewalt und kontraindizierte Hilfsmittel (◘ Abb. 4.18, 4.19) zur Mundpflege eingesetzt werden, entsteht ein Circulus vitiosus, in dem die Hypersensibilität und damit auch der Tonus der Kieferschließer weiter steigen – dies erschwert das aktive Öffnen des Kiefers noch mehr. Diesen Kreislauf gilt es durch therapeutische Interventionen zu unterbrechen. Es folgen einige Beispiele:

## Sekundärproblem: Bisswunden an Zunge, Wangeninnenseiten und Unterlippe (◘ Abb. 4.5 a–c)

**Lösungsansatz.** Abhängig von den Ursachen der Bisswunden (Millwood und Fiske 2001), siehe Abschnitt »Mögliche Ursachen für die Entstehung von Bisswunden«.

> **Beispiel**
> Ein Patient nach Schädelhirntrauma (SHT) hat weder Kopf- noch Rumpfkontrolle, überstreckt im Bereich des Nackens und zieht den Unterkiefer zurück. Er gähnt häufig, danach schließt sich der Unterkiefer jedes Mal schnell und unkoordiniert. Die Unterlippe gerät dabei zwischen die Zähne, er beißt sich massiv auf die Lippe und verletzt sich.
>
> **Mögliche Problemlösung:** Da Rückenlage den Extensorentonus im Nacken erhöhen kann, wird der Patient in Seitenlage mit angebeugten Hüften und Knien gelagert bzw. im Halbsitz oder im Sitz mit nach vorne abgelegtem Oberkörper, um eine Hyperextension des Nackens zu vermeiden. Eine ausreichende stabile Unterstützung von Kopf und Nacken in neutraler Stellung durch eine gefaltete Bettdecke oder gefaltete Handtücher verhindert, dass der Kopf des Patienten, der von ihm selbst nicht gehalten und bewegt werden kann, verrutscht. Bei der Arbeit im Gesicht und Mund korrigiert die Therapeutin die Stellung des Kiefers. Bestehende Bisswunden werden mit entzündungshemmenden Salben versorgt. Die Mundhygiene erfolgt entsprechend vorsichtig und langsam, um der Überempfindlichkeit Rechnung zu tragen und dem Patienten keine zusätzlichen Schmerzen zuzufügen.

> **❗ Vorsicht**
> Schmerzen und Angst lassen den Gesamttonus des Patienten ansteigen und verstärken so die sensomotorische Dysfunktion (Davies 1995).

### Mögliche Ursachen für die Entstehung von Bisswunden

**Sensibilitätsverlust in der Mundhöhle.** Zum Beispiel in Verbindung mit hypotoner Wangenmuskulatur, die zwischen die Kauflächen gerät.

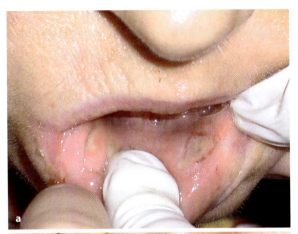
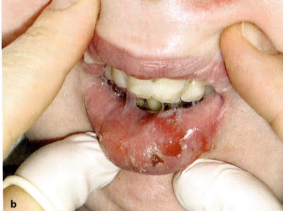
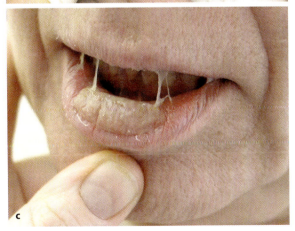

◘ Abb 4.5 a–c. Beispiele für Bisswunden an der Unterlippe

> **ⓘ Praxistipp**
> Therapeutisch steht hier neben der *Sensibilisierung* von Gesicht und Mund auch die *Tonusregulation* der mimischen (hier: Wangenmuskulatur) und Kaumuskulatur im Vordergrund.
> Je *früher* ein Patient wieder über selektive orale Bewegungen verfügt, umso eher werden stereotype Bewegungsmuster wie diese Art des Beißens gehemmt und überlagert.

**Starkes Beißen des Patienten.** Durch allgemeine Tonuserhöhung, z. B. bei Lagewechsel oder bei diffuser Berührung im Gesicht und Mund und bei Hypersensibilität (siehe unten).

**Lagewechsel** werden therapeutisch geführt, ein plötzliches Bewegen des Patienten ohne stabile Umwelt sollte vermieden werden. Die Behandlung von Gesicht und Mund erfolgt langsam, durch **strukturierten Input** (hier: eindeutige taktile Berührung) im Rahmen der Mundstimulation und unter Einbeziehen der Hände des Patienten. Diffuse Wisch- und Streichbewegungen im Gesicht sind kontraindiziert. Zusätzlich muss der Gesamttonus des Patienten reguliert werden.

**Retrahierter Unterkiefer.** In Verbindung mit nach innen gezogener Unterlippe, die beim Gähnen und anschließendem (vom Patienten nicht zu kontrollierenden) Zuschnappen des Unterkiefers zwischen die Zähne gerät.

> **ⓘ Praxistipp**
> Hier spielt eine stabile, gut unterstützte und eine den Extensionstonus *hemmende Lagerung* eine wichtige Rolle. Das stundenweise Lagern des wahrnehmungsgestörten Patienten auf einer Therapieliege und der Einsatz von stabilem Lagerungsmaterial (Packs) haben sich als hilfreich erwiesen. Im Gegensatz zur normalen Matratze bietet die Therapieliege eine deutlich stabilere ▸ Unterstützungsfläche. Dies trägt zur Regulation des Gesamttonus bei.
> Die *Anwendung des Kieferkontrollgriffs* während der Arbeit in Gesicht und Mund erleichtert es, den Kiefer in eine neutrale Position zu bringen und da zu stabilisieren.

**Hypersensibilität** (Hyperästhesie, Parästhesie) (Weizsäcker 1990) entsteht durch
- gestörte sensible Rückmeldung oder verminderte Reize,
- aufgrund mangelnder oder fehlender Sprech- und Schluckbewegungen bzw. Fehlen von Atemstrom in den oberen Luftwegen (hier: bei Patienten mit geblockter ▸ Trachealkanüle). Die Reizschwelle des Patienten für Berührung und Bewegung im Mund- und Gesichtsbereich ist herabgesetzt.

Hypersensibilität kann als
- **primäre** Folge der Hirnschädigung auftreten und
- **sekundär** als Folge der »Vernachlässigung« von Gesicht und Mund während der Neurorehabilitation. Es wird angenommen, dass nach einer Hirnschädigung die Reizschwelle für Berührung und Bewegung herab- oder heraufgesetzt ist (Davies 1995).

Im **senso-motorischen Kortex** findet sich ein relativ groß angelegtes Areal für Gesicht, Mundhöhle und Hände im Gegensatz zu den Repräsentationen des Rumpfes (McNaught und Callander 1983). Dies ist noch mehr zu verstehen, wenn wir die vielfältigen Reize und Stimulationen dieser Gebiete über den ganzen Tag verteilt bedenken. So erhalten wir durch die Berührung der Hände im Gesicht, beim Sprechen, Kauen und Schlucken kontinuierlich sensorische Informationen. Verschiedene Muskeln des Gesichts, der Zunge, des Rachens und Gaumens und des Kiefers werden dabei ständig bewegt und erfahren sensomotorisches Feedback.

Ein **sensorischer Entzug** beginnt dann, wenn der Patient bewusstlos ist oder schwere Lähmungen im Gesicht oder in der Mundhöhle erleidet (Davies 1995, Weizsäcker 1990, Nusser Müller Busch 1997). Dieser Entzug kann zur **sensorischen Deprivation** führen mit allen schon beschriebenen Problemen der Hypersensibilität und damit auch zur Verschlechterung der oralen Hygiene führen. Beim Berühren im Gesicht und Mundbereich kann bei diesen Patienten mit schweren zentralen Läsionen oft ein ▸ **phasisches oder tonisches Beißen** beobachtet werden.

> **❗ Beachte**
> Hypersensibilität zeigt sich klinisch in Form von ansteigender Gesamtkörperspannung bzw. abwehrenden Reaktionen bei Eigen- oder Fremdberührung im Gesicht und Mund (auch bei der Mundhygiene).

### Konsequenzen für den Umgang mit dem Patienten

Vom Personal oder den Angehörigen werden diese Reaktionen oft fälschlicherweise als Ausdruck mangelnder Kooperation missverstanden. Hinzu kommt die oftmals gestörte Kommunikationsfähigkeit vieler Patienten, die sich nicht oder nur unzureichend mitteilen können (z. B. bei Aphasie). Daher ist besondere Achtsamkeit bei der Befundung und Therapie geboten.

Das **Auftreten eines Beißreflexes** (tonisches Beißen) verunsichert die Teammitglieder, erinnert an schlechte Erfahrungen wie Schwierigkeiten, Gegenstände nach dem Zubeißen wieder aus dem Mund zu bekommen oder gar erlittene Verletzungen. Solche Erfahrungen bewirken einen zaghaften Umgang mit Patienten und können zu einer deutlichen Vernachlässigung der Mundhygiene führen.

Eine **frühe Intervention** zur Reaktivierung der Potentiale des Patienten und zur Vermeidung der Sekundärprobleme ist notwendig (Annunciato 2000; Davies 1995).

> **Praxistipp**
> Es ist wichtig,
> - das Phänomen *Hypersensibilität* und das Auslösen des Beißreflexes zu kennen,
> - Handlungskompetenz im Umgang mit diesem Reflexmuster und auch in Notfallsituationen, wie z. B. dem Zubeißen auf die Unterlippe oder auf die Zahnbürste oder den Finger des Helfenden zu erwerben.
>
> Damit die »sensorische Deprivation« im orofazialen Bereich, mit dem typischen Symptom des hyperaktiven Beißens, erst gar nicht in dem Ausmaß entstehen kann, gilt *es bereits in der frühen Phase der Rehabilitation vorzubeugen*. Nur mit konstanter und strukturierter »sensomotorischer Inputgabe« kann auf Dauer eine routinierte individuelle Mundhygiene für den Patienten möglich bleiben. Ist das Problem bereits entstanden, so stellt die strukturierte Behandlungsweise zur Behandlung der Überempfindlichkeit einen sehr wesentlichen und oftmals auch langfristigen Behandlungsanteil im Rehabilitationsprozess dar.

> **Beachte**
> Fehlender oder mangelnder taktiler Input im faziooralen Trakt verhindert normales sensomotorisches Feedback, d. h. er wirkt motorischem Lernen und ▶ physiologischer Bewegung und Sensibilität entgegen. Daraus können sich **Sekundärprobleme** entwickeln, die sich in Bewegungseinschränkungen (▶ Kontrakturen), Schmerzen, sensorischer Deprivation oder Infektionen äußern. Sekundärprobleme sind zu vermeiden!

## 4.3 Die Mundhygiene in der F.O.T.T.

»Ich bin davon überzeugt, dass es nicht die Läsion allein ist, die das Endresultat diktiert, sondern auch die Behandlung, die der Patient in der Frühphase bekommt ... Was ist die »richtige« Behandlung? Diejenige, die vermeidbare sekundäre Komplikationen verhindert und die ein Wiederkehren funktioneller Aktivität fördert und verbessert« ... (Davies 1995).

In der F.O.T.T. ist die Mundhygiene neben der Pflege und Gesunderhaltung des Mundes ein wichtiges **Medium zur Problemanalyse** am Patienten, zur Anbahnung physiologischer Bewegungsabläufe und zur Vermeidung von Sekundärproblemen. Häufig muss eine strukturierte und therapeutische Mundhygiene fehlende oder eingeschränkte orale Bewegungen ersetzen, z. B. Bewegungen der Zunge zum Entfernen von Speiseresten in den Wangentaschen, auf die der Patient aufgrund seiner Hirnschädigung noch nicht wieder zurückgreifen kann. Die individuellen Maßnahmen werden im Rehabilitationsprozess über den **24-Stunden-Tag** geplant und interdisziplinär durchgeführt. Die Ziele und Prinzipien der F.O.T.T.-Mundhygiene werden in ◘ Übersicht 4.1 erläutert.

> **Übersicht 4.1: Ziele und Prinzipien der therapeutischen Mundhygiene**
> **Ziele der Mundhygiene**
> - Gesunderhaltung der Mundhöhle
> - Erwerb möglichst physiologische Bewegungen und Sensibilität oraler Strukturen in Verbindung mit möglichst normalem ▶ Haltungshintergrund
> - Prävention von Sekundärproblemen
> - Zugang zum Situationsverständnis und dem fazio-oralen Trakt des Patienten schaffen über die Aktivität der Mundhygiene (durch geführte Interaktionen)
>
> **Prinzipien der Mundhygiene**
> - Arbeiten im Alltagskontext
> - Interdisziplinäres Arbeiten, Einbeziehen Angehöriger
> - Individueller Einsatz von Hilfsmitteln
> - Befund und Therapie der auftretenden Probleme gehen ineinander über

### 4.3.1 Der Prozess von Befundung und Behandlung

Wie schon aus den beiden vorangegangen Abschnitten ersichtlich wird, bietet die therapeutische Arbeit eine ständige Quelle für die Befunderhebung und Bewertung.

#### Der fortlaufende Prozess von Befundung und Behandlung nach Coombes

**Beachte**
Der F.O.T.T.-Bereich Mundhygiene bietet einen **Behandlungsansatz zur Problemanalyse und Erstellung eines Therapieplanes**, um möglichst
- physiologische Bewegungsmuster zu erarbeiten.

Zur **Befundung und Behandlung** der Probleme bei der Mundhygiene, die aus gestörter sensomotorischer Kontrolle und/oder eingeschränkter Handlungsplanung bzw. eingeschränkten Bewegungsmöglichkeiten resultieren können, nutzen wir die Prinzipien der F.O.T.T.®: Wir filtern im Rahmen der klinischen Untersuchung die Hauptprobleme des Patienten in Bezug auf seine Haltungskontrolle und seine Fähigkeiten im fazio-oralen Trakt heraus und registrieren gleichzeitig die Reaktion des Patienten auf unsere Interventionen.
- Was hilft dem Patienten zu möglichst normaler Bewegung?
- Was kann der Patient alleine und wie ist die Qualität der Bewegung?
- Was hindert den Patient daran, sich normal zu bewegen?

Anschließend wird für die nächsten Behandlungsziele ein Behandlungsplan erstellt. Dieser wird in Absprache mit dem interdisziplinären Team, bestehend aus Arzt, Pflegenden, Ergotherapeuten, Physiotherapeuten und Sprachtherapeuten etc. umgesetzt.

**Beachte**
Problemanalyse und Therapie gehen ineinander über.

Der Prozess der Problemanalyse und Behandlung impliziert ebenfalls die Evaluation der erreichten Ergebnisse in der Therapie (Abb. 4.6).
- Ist das Ziel, z. B. das Erlernen einer hilfreichen Putzmethode, erreicht?
- Welches Ziel kann als Nächstes gesetzt werden?
- Wie wird es erreicht?

**Beispiel**
Herr K., 21 Jahre, Z. n. Schädelhirntrauma und Hypoxie

**Problemanalyse beim Zähneputzen**
Herr K. hat keine Kopf- und Rumpfkontrolle. Im Sitzen weisen seine Arme Flexionsmuster, die Beine Extensionsmuster auf. Bei Berührung der Hände, des Gesichtes und Mundes zuckt er zusammen und stöhnt. Dabei beißt er seine Zähne fest zusammen. Er kann die Zahnbürste nicht selbst halten und zum Mund führen.
Bei Annäherung der Zahnbürste an die Lippen erfolgt keine Öffnung des Mundes. Die Reinigung der Kauflächen und Zahninnenseiten ist nicht möglich, dabei wäre es mindestens dreimal täglich nötig, denn in der Mundhöhle befinden sich häufig Speichelreste und Sekret, die Herr K. weder ausspucken noch schlucken kann. Die Mundhygiene inklusive Vorbereitung durch Lagerung, Mundstimulation und Putzen der Außenflächen dauert ca. 60 Minuten, da Herr K. mit starker Tonuserhöhung auf Berührung und Bewegung reagiert und Lagewechsel sehr langsam durchgeführt werden müssen.

**Ziele setzen**

**Funktionelle Ziele** sind:
- Der Patient toleriert Berührung ohne extremen Anstieg der Gesamtkörperspannung.
- Der Patient kann zumindest mit Hilfe einige Putzbewegungen an den Außenseiten der Zähne ausführen.

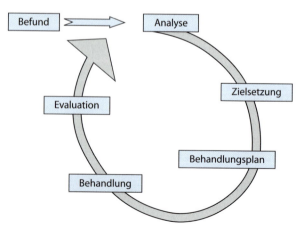

**Abb. 4.6. a** Evaluationsprozess in der Mundhygiene

4.3 · Die Mundhygiene in der F.O.T.T.

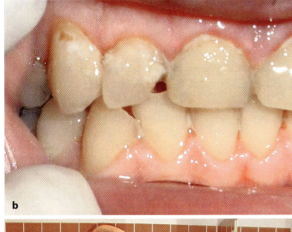

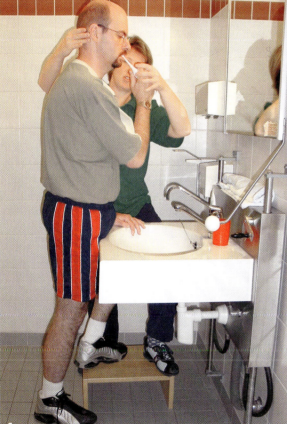

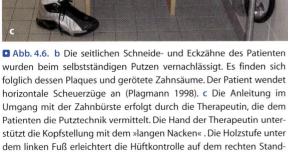

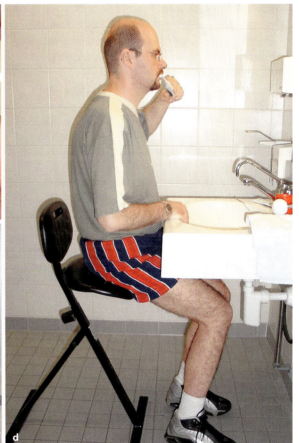

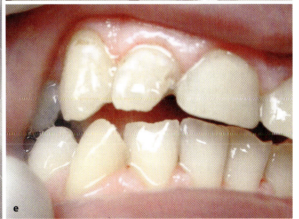

**Abb. 4.6. b** Die seitlichen Schneide- und Eckzähne des Patienten wurden beim selbstständigen Putzen vernachlässigt. Es finden sich folglich dessen Plaques und gerötete Zahnsäume. Der Patient wendet horizontale Scheuerzüge an (Plagmann 1998). **c** Die Anleitung im Umgang mit der Zahnbürste erfolgt durch die Therapeutin, die dem Patienten die Putztechnik vermittelt. Die Hand der Therapeutin unterstützt die Kopfstellung mit dem »langen Nacken«. Die Holzstufe unter dem linken Fuß erleichtert die Hüftkontrolle auf dem rechten Standbein. Gleichzeitig wird die ventrale untere Rumpfmuskulatur aktiviert. **d** Die Stehhilfe erleichtert Herrn W. seinen Rumpf zu stabilisieren. Die eingeschränkten Bewegungsmöglichkeiten von Hand- und Fingern können durch das Verwenden einer elektrischen Zahnbürste kompensiert werden. Eine effiziente und komplette Reinigung der Zähne ist somit selbstständig möglich. **e** Nach Anleitung des Patienten im Putzen mit der elektrischen Zahnbürste wurden große Teile der Plaques entfernt

**Prävention/Prophylaxe:**
- Durch Putzen aller Flächen der Zähne innerhalb einer Therapiestunde soll einer Aspirationspneumonie durch ▶ kontaminierten, aspirierten Speichel vorgebeugt werden.
- Entzündungen des Zahnfleisches und ▶ Karies vermeiden.
- Minimieren der Beißreaktionen, um Schäden an den Zähnen zu vermeiden. ▶ Kontrakturprophylaxe durch Einbeziehen der Hände.

## Behandlungsplan (für eine Therapiestunde) festlegen

Die Mundhygiene erfolgt zweimal täglich durch die Pflegenden, einmal in Therapie (Ergo- oder Physiotherapie), bei Bedarf häufiger. Die Mutter des Patienten ist angeleitet worden, die Mundstimulation durchzuführen. Wenn sie Herrn K. besucht, führt sie diese mit einer um den Finger gewickelten Kompresse durch, um Speichelreste zu entfernen.
- Den Patienten positionieren in stabiler Umwelt, z. B. Wand, Nische, Tisch, Stuhl einbeziehen.
- Hand-Mund-Bezug und Hand-Augen-Koordination erarbeiten.
- Gesicht und Mund desensibilisieren.
- Alle Flächen der Zähne reinigen, einen gepolsterten Spatel einsetzen.
- Schluckfrequenz von Speichel während der Mundhygiene steigern.

## Behandlung beginnen (Behandlungsablauf)

Der Patient wird mit festem Lagerungsmaterial in **Seitenlage** gelagert. Nacken und Kopf werden stabil unterstützt, um eine neutrale Position des Kopfes zu erreichen.
- Hände des Patienten in sein Gesicht **führen**, um die Berührung mit einem konkreten Ziel zu verbinden: Das Gesicht wird mit einem feuchten Waschlappen gewaschen und anschließend abgetrocknet (Hand-Mund-Koordination, Hand-Augen-Koordination). Diffuse Wischbewegungen werden dabei vermieden. Anschließend berührt die Therapeutin mit eindeutigem Druck und ohne zu streichen mit ihren Händen das Gesicht des Patienten.
- Bei der anschließenden **Mundstimulation** hilft sie dem Patienten, seinen Mund mit einem Tuch abzutupfen, wenn Speichel herausfließt. Pumpende Kiefer- und Zungenbewegungen des Patienten, die darauf

▼

hindeuten, dass er zu schlucken versucht, unterstützt sie durch **Stabilisieren des Unterkiefers** und taktiler Schluckhilfe am Mundboden, um ein komplettes Schlucken zu erleichtern.
- **Vor der Mundhygiene** gibt sie dem Patienten die Zahnbürste in die Hand, führt diese zum Mund und begleitet seine Hand während einiger Putzbewegungen. Um auftretenden Überempfindlichkeitsreaktionen vorzubeugen, wird sie klaren Input geben und den Kopf mittels Kieferkontrollgriff unterstützen.
- **Nach dem Putzen** jedes Quadranten der Mundhöhle erhält der Patient die Möglichkeit, den Mund zu schließen und wieder zu schlucken. Zur Reinigung der Kauflächen und Innenseiten der Zähne wird ein mit Gaze gepolsterter Spatel verwendet, der jeweils auf einer Seite flächig zwischen die ▶ Molare platziert wird, um den dann geöffneten Kiefer zu stabilisieren. Mit einer Kinderzahnbürste ist es nun möglich, die Kauflächen rechts und links, oben und unten zu putzen. Nach dem Putzen jeder Kaufläche wird der Spatel entfernt, damit der Patient den Mund schließen kann.

## Reaktionen evaluieren

- Die **Reaktionen des Patienten** werden an kurzfristigen Veränderungen deutlich: Zunächst baut der Patient viel Tonus auf und die Atemfrequenz steigt, als der Waschlappen über seine Hand gestreift wird. Bei Berührung der linken Wange ist die Gesamtkörperspannung noch recht hoch. Als der Waschlappen zur rechten Wange kommt, dreht Herr K. leicht den Kopf zu diesem hin. Kopf- und Handbewegungen sind für einen kurzen Moment koordiniert. Der Tonus lässt nach, die Atmung wird wieder ruhiger. Die Augen öffnen sich. Für einen kurzen Moment lässt sich Blickkontakt herstellen.
- **Pumpende Kiefer- und Zungenbewegungen** lassen sich leicht unterbrechen und ein anschließendes Schlucken ▶ fazilitieren.
- Die **Öffnung des Kiefers** ist grundsätzlich möglich. Allerdings steigt der Gesamtkörpertonus beim Einführen des Spatels. Das hat u. a. eine eingeschränkte Beweglichkeit im ▶ temporomandibularen Gelenk zur Folge und erschwert die weitere Öffnung des Kiefers. Die Halswirbelsäulenextension geht mit Kieferretraktion einher (Hochschild 1998). An diesem Problem muss noch weiter gearbeitet werden. Die Analyse beginnt erneut.

> **Beachte**
> Das Schema zur Evaluation und Behandlung hilft, das Problem des Patienten zu erkennen und realistische, konkrete und funktionelle Ziele zu planen und zu verfolgen. Es verlangt vom Therapeuten und Pflegenden, immer wieder die Bewegungen und das Verhalten der Patienten zu analysieren. Erst die genaue Kenntnis von normalen Bewegungen und Abläufen und die Beobachtung der Abweichungen ermöglicht es, Hypothesen aufzustellen, zu verwerfen oder zu bestätigen.

### 4.3.2 International Classification of Functioning, Disability and Health

Als konzeptioneller Behandlungsansatz ist die F.O.T.T. offen für neue Forschungsergebnisse und andere Standards der Befunderhebung und Problemanalyse. Das biopsycho-soziale Modell der **International Classification of Functioning, Disability and Health** (▶ ICF 2001) bietet eine strukturierte Möglichkeit, gesundheitliche Störungen auf verschiedenen Ebenen zu befunden und auf dieser Basis einen Behandlungsplan zu erstellen, der eine individuell auf den Patienten abgestimmte Therapie zulässt und auf die Bedürfnisse des Patienten eingeht. Das folgende Beispiel soll dies erläutern.

#### Wechselwirkungen zwischen den Komponenten der ICF

◘ Abb. 4.7 zeigt eine grafische Darstellung des Modells.
Betrachtet wird die Aktivität Mundpflege und die Probleme des Patienten in allen Ebenen der ▶ ICF (Körperfunktion/-struktur, Aktivität und Teilhabe sowie Kontextfaktoren). Auf dieser Basis ergeben sich konkrete Gedanken zum weiteren Behandlungsplan.

> **Beispiel**
> Herr F. hat eine Gesundheitsstörung oder Krankheit, in diesem Fall einen rechtshirnigen Insult. Er ist 45 Jahre alt, verheiratet und hat zwei Kinder. Er ist Versicherungsvertreter und seit 2 Monaten in einer Rehabilitationsklinik. Das Rehabilitationsziel ist die Wiedereingliederung in seinen Beruf, in einer Außenstelle der Versicherung. Herr F. kann sich selbst im Rollstuhl fortbewegen, in der Therapie geht er bereits kürzere Strecken, auf der Station in Begleitung durch eine Hilfsperson.

#### Die Körperfunktions- und Körperstrukturebene

Zunächst betrachten wir die Körperfunktions- und -strukturebene. Unter Körperfunktionen versteht man physiologische Funktionen von Systemen (einschließlich psychologischer Funktionen). Körperstrukturen sind anatomische Teile des Körpers, wie Organe, Gliedmaßen und ihre Bestandteile. Wenn eine Körperfunktion- oder Struktur eine wesentliche Abweichung oder einen Verlust aufweist, spricht man von einer Schädigung.

Es handelt sich hier jeweils um eine Auswahl von für die Aktivität Mundpflege relevanten Problemen, welche die Anwendung der ▶ ICF veranschaulichen sollen.

> **Beispiel**
> Herr F. hat auf Köperfunktionsebene u. a. folgende Schädigungen:
> — eingeschränkte Handlungsplanung,
> — Gedächtnisprobleme,
> — Arm und Hand der linken Seite sind plegisch,
> — deutlich eingeschränkte Sensibilität in der linken Mundhöhle und linken Gesichtsseite,
> — eingeschränkter Mundschluss links.
>
> Auf Körperstrukturebene hat Herr F. keine Einschränkungen, die für unsere Beispiel relevant wären.

#### Die Aktivitätsebene

Sie bezeichnet die Durchführung einer Aufgabe oder Handlung (Aktion) durch einen Menschen. Beeinträchtigungen der Aktivität sind Schwierigkeiten, die ein Mensch bei der Durchführung einer Aktivität haben kann. In der vorläufig neuen Fassung der ▶ ICF (Mai 2002) sind die Komponenten der Aktivitäten und Teilhaben in einer einzigen Liste zum Zwecke der Kodierung enthalten.

In unserem Beispiel beziehen wir uns auf das Schema in ◘ Abb. 4.7.

Auf ▶ Aktivitätsebene finden sich u. a. folgende Probleme, verursacht durch die Probleme auf Körperfunktionsebene:
— Schwierigkeiten beim Planen/Problemlösen einer Aktivität: Vorbereitung der Utensilien zum Zähneputzen, nachdem er ein Teilziel erreicht hat, z. B. Utensilien aus dem Spiegelschrank zu holen, hört er auf zu agieren, weil er nicht weiter weiß.
— Herr F. vergisst die Zähne nach dem Essen oder im Rahmen der Körperhygiene zu putzen, wenn man ihn nicht daran erinnert.

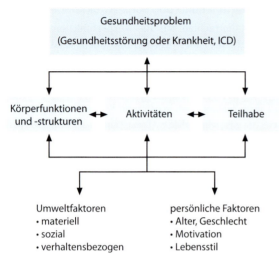

◨ Abb. 4.7. Das bio-psycho-soziale Modell der International Classification of Functioning, Disability and Health (ICF 2001)

- Die Hand-Handkoordination ist eingeschränkt. So ist das Aufschrauben der Zahnpastatube eingeschränkt aufgrund der fehlenden Funktion in der linken Hand.
- Herr F. putzt die linke Seite der Mundhöhle nicht, da er sie nicht spürt.
- Er kann seinen Mund nicht effektiv ausspülen, da das Wasser aus dem betroffenen Mundwinkel herausrinnt.

### Die Partizipationsebene

Die Ebene der ▶ Partizipation/Teilhabe umfasst das Einbezogensein in eine Lebenssituation. Sie bedeutet auch, dass ein Mensch bei auftretenden Problemen Strategien findet, um die Aufgabe zu lösen. Auf Mundpflege bezogen kann das bedeuten, dass der Mensch in der Lage wäre, die Zähne in jedem anderen Badezimmer als zu Hause zu putzen bzw. zu anderen Gelegenheiten, beispielsweise beim Camping und bei auftretenden Problemen (z. B. die Zahnpastatube ist leer oder eine neue Zahnbürste muss besorgt werden), angemessen zu reagieren und das Problem zu lösen. Teilhabe beinhaltet auch andere Arten der Mundhygiene, z. B. das Benutzen von Zahnpflegekaugummi vor dem Kontakt mit Kunden etc.

In unserem Beispiel hat Herr F. folgende Probleme auf Ebene der ▶ Partizipation, bedingt durch die Probleme auf ▶ Aktivitätsebene:

- Herr F. hat aufgrund mangelnder Mundhygiene Mundgeruch und nach dem Essen häufig Speisereste zwischen den Zähnen oder in der Wangentasche, die ihm beim Sprechen aus dem betroffenen Mundwinkel herausfallen oder dort hängen bleiben, da er sie nicht spürt.
- Herr F. hat momentan aufgrund seiner Planungs-, Gedächtnis- und Sensibilitätsprobleme keine Strategien zur Verfügung, die das Problem beheben könnten.
- Er kann nicht um Hilfe bitten, weil ihm das Problem nicht bewusst ist.

Somit ist Mundhygiene für Herrn F. momentan nur auf ▶ Aktivitätsebene, nicht auf ▶ Partizipationsebene möglich.

Anmerkung: Herr F. wäre auf ▶ Partizipationsebene, wenn er z. B. um Hilfe bitten könnte oder zumindest die Speisereste spüren und mit dem Finger entfernen könnte.

### Die Kontextfaktoren

Mit der Aktivität Mundpflege sind außerdem die Kontextfaktoren zu betrachten, die den gesamten Lebenshintergrund des Menschen darstellen. Sie umfassen zwei Komponenten:
- **Umweltfaktoren** und
- **personenbezogenen Faktoren**.

### Umweltfaktoren

Die Umweltfaktoren teilt man wiederum in zwei Ebenen ein:
- Ebene des Individuums und
- Ebene der Gesellschaft.

Umweltfaktoren bilden die materielle, soziale und einstellungsbezogene Umwelt, in der Menschen leben und ihr Leben gestalten.

### Personenbezogene Faktoren

Auf **Ebene des Individuums** lassen sich bei Herrn F. folgende Faktoren vermerken:

> **Beispiel**
> Herr F. ist momentan in der Rehaklinik, jedes zweite Wochenende verbringt er zu Hause. Er hat bereits früher viel Wert auf eine gute Mundhygiene gelegt, war regelmäßig beim Zahnarzt und hat häufig, bevor er seine Kunden besucht hat, die Zähne nochmals geputzt oder Zahnpflegekaugummis verwendet.

Auf der **Ebene der Gesellschaft** ist zu beachten, dass in unserer Kultur ein ungepflegter, schlecht riechender Mund als Zeichen mangelnder Hygiene gewertet wird und sozial nicht akzeptiert wird.

### Behandlungsplan

Auf der Basis dieser sich gegenseitig beeinflussenden Faktoren wird der Behandlungsplan erstellt, der sich auf alle Ebenen der ▶ ICF erstreckt.

Auf **Körperfunktionsebene**:
- Handlungsplanung und Verbesserung von Gedächtnisleistungen durch das Führen bei problemlösenden Aktivitäten erarbeiten
- Mundstimulation zur Sensibilisierung der Mundhöhle durchführen
- Gesichtsbewegungen ▶ fazilitieren
- Zungenbewegungen und Lippenschluss ▶ fazilitieren
- In Rumpf und linkem Arm nach Bobath Aktivität anbahnen, mobilisieren und fazilitieren.

Auf **Aktivitätsebene**:
- Führen beim Zähneputzen, inkl. Vor- und Nachbereitung
- Linken Arm als Haltehand während des Auf- und Zuschraubens der Zahnpastatube einsetzen
- Führen der Putzbewegungen mit der Zahnbürste in der rechten Hand, auch in die linke Seite der Mundhöhle.

Auf **Partizipationsebene**:
- Mundpflege als festen Bestandteil der Essensbegleitung und Körperhygiene in die Tagesstruktur integrieren, d. h. alle Teammitglieder, die mit dem Patienten arbeiten, führen mit ihm zusammen die Mundpflege durch
- Ehefrau für die Gewährleistung der Mundpflege zu Hause anleiten.

Zu den ausführlichen Definitionen vgl. Internationale Klassifikation der Funktionsfähigkeit, Behinderung und Gesundheit der Weltgesundheitsorganisation (WHO), Entwurf der deutschsprachigen Fassung, Juli 2002.

### 4.3.3 Vorgehen bei der therapeutischen Mundhygiene

»Lernen läuft aufgabenorientiert ab. Dazu sind Bewegen und Fühlen notwendig« (Davies 1995).

Die Befunderhebung und Prozessevaluation bestimmen das Vorgehen. Die therapeutisch durchgeführte **Mundhygiene ist Therapie**! Während der sorgfältigen Vorbereitung und der anschließenden Reinigung der Mundhöhle werden therapeutische Hilfestellungen gegeben, Bewegungen ▶ fazilitiert und unerwünschte Reaktionen gehemmt. Die Reinigung der Zähne erfolgt strukturiert und bietet dem Patienten immer wieder die Möglichkeit, seine oralen Strukturen zu spüren und im Alltagskontext zu gebrauchen.

> **Beachte**
> Erst wenn wir uns im Rahmen von Befund und Behandlung darüber klar werden, welche Hilfe der Patient braucht, können wir ihn gezielt unterstützen und seinen Alltag so gestalten, dass er mit unserer Hilfe wieder lernt, Probleme des Alltags zu lösen.

### Vorbereitung

Je schwerer der Patient in seinem Situationsverständnis beeinträchtigt ist oder auch durch sensomotorische Defizite der Hand-Mund-Koordination gestört ist, um so wesentlicher ist die Vorbereitung auf die Mundhygiene.

Bei **eingeschränktem Situationsverständnis** bietet die Durchführung der Mundhygiene einen Einstieg in die Behandlung von Gesicht und Mund. Die Situation ist so zu gestalten, dass der Patient verstehen kann, »dass es jetzt um das Zähneputzen geht«. Die Prinzipien und Erfahrungen des Affolter- Konzeptes lassen sich mit dem Behandlungsansatz der F.O.T.T. gut verbinden. Das heißt, dass der Patient in die Vorbereitung der Mundhygiene mit einbezogen und dabei **geführt** wird (◘ Abb. 4.8 a–c).

»Wir können nicht die Augen des Patienten nehmen, sie bewegen und sicher sein, dass der Patient sieht, noch können wir seine Ohren bewegen und wissen, dass er hört. Aber wenn wir seine Hände und seinen Körper führen und in Kontakt mit Oberflächen und Gegenständen bringen, dann ist einiges an taktilem Input und Interaktion gesichert.« (Affolter 2001)

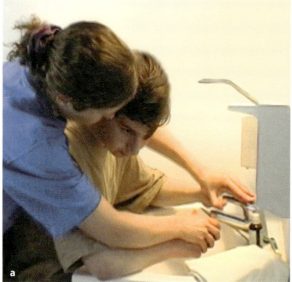
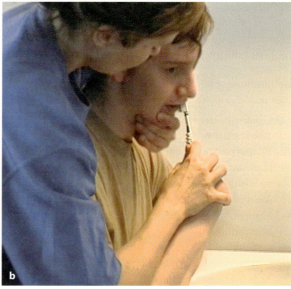
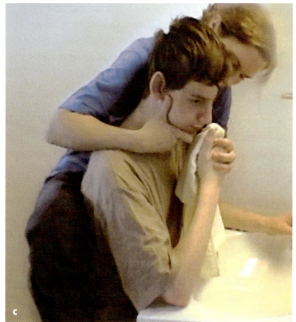

**Abb 4.8 a–c.** Der Patient wird in die Vorbereitung der Mundpflege mit einbezogen. **a** Öffnen des Wasserhahns zum Füllen des Zahnputzbechers. **b** Der Patient versteht die Situation und öffnet aktiv den Mund, damit die Zahnbürste eingeführt werden kann. Mit dem Kieferkontrollgriff wird ihm sowohl das Halten des Kopfes als auch die Mundöffnung erleichtert. **c** Das Abtupfen des Mundes mit dem Handtuch wird geführt

> **Praxistipp**
> Die Alltagsaktivität Mundhygiene wird bewusst so gestaltet, dass der Patient durch das *Vermitteln von gespürter Information* zu verbessertem Situationsverständnis kommen kann.

## 4.3 · Die Mundhygiene in der F.O.T.T.

Bei Patienten mit Beeinträchtigungen des Situationsverständnisses muss deshalb besonders der **Umweltgestaltung** Rechnung getragen werden.

> **Praxistipp**
> Eine individuell auf den Patienten abgestimmte *Vorbereitung* beginnt bereits extraoral und bedeutet für den Patienten eine »Einstimmung« auf die sich anschließende intraorale Berührung und Mundhygiene. Das Putzen der Zähne am Waschbecken und die eindeutige Gestaltung der Situation erleichtern dem Patienten den Einstieg in diese alltägliche Routine. Oftmals bieten die vertrauten und eindeutigen Situationen eine *Möglichkeit für erste funktionelle Bewegungen*.

> **Beispiel**
> Der Gebrauch vertrauter Mundhygieneartikel ist eine Möglichkeit zur Verbesserung der vielfältigen koordinativen Leistungen von Augen, Händen und des Mundes. Durch das Miteinander-Öffnen der Zahnpastatube und Aufbringen der Paste auf die Zahnbürste werden oftmals erste aktive kleine Handlungssequenzen vom Patienten übernommen. Fehlt in anderen Situationen, wie z. B. passiv im Bett liegend oder sitzend, das Öffnen des Mundes bei der Mundhygiene gänzlich, so kann es dem Patienten vielleicht erst am Waschbecken und mit der gemeinsam bewegten Zahnbürste möglich sein, den Mund zu öffnen.

Viele **Aspekte zum eindeutigen Erkennen der Situation Mundhygiene** helfen bei der Vorbereitung und Aktivierung des Patienten. So könnte z. B. nach dem Berühren der Hände, der Zahnputzbecher vom Patienten umfasst und mit der Therapeutin/Pflegenden gehalten werden.

Das Hantieren mit den notwendigen Gegenständen und das Integrieren der stärker betroffenen Körperhälfte ermöglicht es darüber hinaus, gezielt geführte Bewegungen mit taktilem Input zu vermitteln. Eine intensive stufenweise Vorbereitung benötigt auch der hypersensible Patient, der bei Berührung mit deutlichen Zeichen reagiert, wie Wegdrehen des Gesichtes und ▶ Tonusanstieg am ganzen Körper.

Dann kann sich die **Mundstimulation** anschließen. Sie ist hierbei die intraorale Vorbereitung auf die Mundhygiene.

### Die Mundstimulation

> **Beachte**
> Das Gesicht und besonders der Mund gehören zu den intimen Körperregionen des Menschen. Um so größer ist die Verantwortung bei der Durchführung bei Patienten, die auf unsere Hilfe angewiesen sind.

Um sich dem Mund gezielt und nicht überfallsartig zu nähern, werden zuerst die Hände und das Gesicht durch eine ruhige, langsame und strukturierte Eigenberührung (die Hände des Patienten werden dabei geführt) oder durch die Fremdberührung (durch die Hände des Therapeuten/Pflegenden) berührt. Mit einem »**taktilen Hallo**« wird auf die kommenden Berührungen im Mund vorbereitet.

Gedanklich wird die Mundhöhle in Abschnitte (Quadranten) aufgeteilt (◘ Abb. 4.9) und auf einer Mundseite begonnen. Die Berührungen werden gezielt und mit eindeutigem, nicht zu festem Druck durchgeführt.

> **Praxistipp**
> – Die Fingerbeere des kleinen Fingers des Therapeuten wird am oberen Zahnfleisch von vorne nach hinten und zurück (i. d. R. dreimal) entlang geführt und dehnt danach einmal die Innenseite der Wange. Der Mund wird geschlossen und die Reaktionen des Patienten abgewartet.
> – Diese Prozedur wird auf derselben Seite unten am Zahnfleisch durchgeführt und dann auf der anderen Mundseite (oben, unten).
> ▼

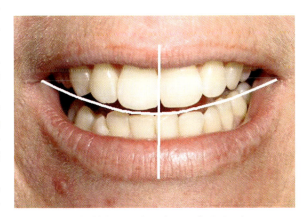

◘ Abb. 4.9. Gedankliche Einteilung des Mundes in Quadranten

- Kann eine Beißreaktion ausgeschlossen werden, wird im nächsten Schritt die Zunge im vorderen Zungendrittel in drei kleinen Schritten von ▶ ventral nach dorsal berührt (von der Zungenspitze zur Zungenmitte) und anschließend der Mund geschlossen.
- Der harte Gaumen wird einmal hinter den oberen Schneidezähnen berührt und der Mund wieder geschlossen.
- Bei jedem *Mundschluss* abwarten, ob Zungenbewegungen etc. erfolgen und ob ein Schlucken fazilitiert werden kann.
- Während der Mundstimulation wird der ▶ Haltungshintergrund ständig kontrolliert und ggf. korrigiert, um das Schlucken zu erleichtern.
- Es erhöht die Aufmerksamkeit, wenn der *Finger des Patienten* zur Stimulation benutzt und geführt wird. Aber Vorsicht: Phasisches Beißen unterliegt nicht der Eigenkontrolle des Patienten!

Das Vorgehen, die Anzahl und Art der Berührungen wird der individuellen Problematik und den Reaktionen des Patienten angepasst. So kann eine einmalige deutliche Berührung ohne Bewegung oder das Einbeziehen der Hände des Patienten sinnvoll sein. Die Wiederholungen der Reize können bereits zur ▶ Tonusregulation der Wangeninnenseite führen und eine De- oder Sensibilisierung kann wirksam werden. Der Transport von Speichel wird aktiviert und die Speichelproduktion angeregt. Durch das Berühren und Bewegen werden die Strukturen stimuliert und wahrgenommen und damit ein reaktives Schlucken ausgelöst. Gegebenenfalls helfen weitere taktile Hilfen (z. B. am Mundboden, Zungengrund) den Schluckvorgang zu komplettieren. Mit der gleichzeitig massierenden Stimulation wird das Zahnfleisch besser durchblutet. Dies ist besonders wichtig bei Patienten mit oraler Nahrungskarenz, da hier die natürlichen taktilen Inputs durch die mechanischen Reibungen der festeren Nahrung fehlen und damit auch durchblutungsfördernde Bewegungen beim Reinigen mit der Zunge. In ◘ Übersicht 4.2 werden die wichtigsten Apekte der Mundstimulation zusammengefasst.

### Übersicht 4.2: Die Mundstimulation nach Coombes
- dient der **Vorbereitung der Arbeit im Mund** und der Mundhygiene bei hyper- und hyposensiblen Patienten;
- verhilft durch ihr langsames, strukturiertes Vorgehen mit gezielten Berührungen und Bewegungen der oralen Strukturen den ▶ **Tonus zu regulieren**; verbessert die **Durchblutung** des Zahnfleisches;
- verbessert das Wahrnehmen der oralen Strukturen und löst in der Folge oft eine **motorische Antwort der Zunge** bzw. ein **Schlucken** aus. Das Schlucken von Speichel kann den Wachheitsgrad und damit den Gesamttonus des Patienten verändern;
- erhöht den **Wachheitsgrad der Patienten** und wird daher auch bei komatösen Patienten eingesetzt.

Die Mundstimulation eignet sich gut als Einstieg in die Therapiesituation Mundhygiene. So strukturiert vorbereitet, wird das Einführen der weichen Kinderzahnbürste oder des mit einer Kompresse umwickelten Fingers erleichtert. Selbständige Patienten können danach oft ihre hyposensible Seite besser spüren und die betroffene Seite der Mundhöhle daher besser putzen bzw. die Seite ohne externe Hilfestellungen integrieren.

### Beachte
**Vorbereitung in der Mundhygiene** bedeutet
- Umweltgestaltung im Alltagskontext zur Förderung von Situationsverständnis,
- Extraorale Desensibilisierung oder Sensibilisierung (»Taktiles Hallo«),
- Intraorale Desensibilisierung oder Sensibilisierung durch die Mundstimulation,
- ▶ Tonusregulation.

### Reinigung der Mundhöhle

Es gibt generelle Empfehlungen zur Putzweise der Zähne, wenn bereits ein erhöhtes Erkrankungsrisiko besteht (Plagmann 1998).

## 4.3 · Die Mundhygiene in der F.O.T.T.

> **Exkurs**
> Eine Studie mit Bewohnern einer geriatrischen Rehabilitationsklinik in Würzburg ergab, dass nur etwa die Hälfte der zu rehabilitierenden Senioren physisch und psychisch in der Lage waren, ohne Unterstützung optimale Mund- und Prothesenhygiene zu betreiben und Prophylaxeprogramme für die Patientengruppe der Alten und Behinderten notwendig sind (Stark et al. 1999). Studien bei älteren pflegebedürftigen Menschen weisen auf die Bedeutsamkeit oraler Hygiene bei nicht selbständigen Patienten hin (Clarke 1993, Holmes 1998, Lechner 1998).

Derzeit existieren noch keine Empfehlungen zur Mundhygiene bei neurologischen Patienten, die die Bandbreite der Probleme, z. B. orale Nahrungskarenz, kanülenbedingte Probleme etc., berücksichtigen. Die Reinigung der Mundhöhle bedeutet nicht nur die Entfernung von Essensresten, sondern oft auch die Beseitigung von Zungenbelag, Borken, Speichel- und Sekretansammlungen.

> **Praxistipp**
> - Patienten mit fazio-oralen Problemen haben *Schwierigkeiten beim Transport von Speichel und/oder Nahrung*. Sie spüren Residuen nicht und/oder können diese nicht entfernen.
> - Die Mundhygiene in der F.O.T.T. beschränkt sich nicht nur auf die Reinigung der Zähne, sondern auch auf *weitere Strukturen der Mundhöhle* (Gaumen, Zunge und Sulci etc).
> - Auch bei *oraler Nahrungskarenz* ist eine Reinigung der Mundhöhle von Speichel und Sekretresten notwendig, besonders dann, wenn keine selbstständige Mundhygiene betrieben werden kann (Dyment und Casas 1999, Holmes 1998).

Fehlender Input durch das tägliche Essen und Trinken macht eine Mundhygiene als »**Ersatz-Input**« und die Mundstimulation für alle oralen Strukturen zunehmend bedeutungsvoller, je länger die Nahrungskarenz anhält. Dies gilt in besonderem Maße für Patienten mit geblockter ▶ Trachealkanüle. Eine geblockte Trachealkanüle impliziert nach unserem Verständnis i. d. R. eine totale Nahrungskarenz (Kap. 7.3.1). Während des Kanülenmanagements bedarf es immer wieder des Entblockens der Kanüle, u. a. um physiologische Bewegungen der Atmung und des Schluckens zu erreichen.

> **Vorsicht**
> **Vor der Entblockung einer Trachealkanüle muss als Vorbereitung jedes Mal eine sorgsame Mundhygiene erfolgen, damit das Risiko einer bronchopulmonalen Infektion durch Aspiration von alten Speichel- und Sekretresten mit ▶ nosokomialen Keimen (u. a. Staphylokokken, ▶ Candida albicans, Streptokokken) minimiert wird (Knöbber 1991).**

### Veränderungen der Speichelfunktion und ihre Folgen

Der Speichel spielt für die Gesunderhaltung der oralen Strukturen eine wichtige Rolle und hat **verschiedene wichtige Funktionen**, die zur Prophylaxe von ▶ kariesauslösenden ▶ Plaqueansammlungen beitragen:

- Durch seine **Spülfunktion** wird ein Anheften von Mikroorganismen (Bakterien) im Mund erschwert.
- Der Speichel befeuchtet die Schleimhäute als **Schutz vor dem Austrocknen**.
- Er ist **Transportmittel** für Nahrung und Mikroorganismen. Nur mit der Bewegung und der Berührung entlang der oralen Strukturen kann diese spülende Funktion stattfinden.
- Er ist **Säurepuffer** und hat eine remineralisiernde Wirkung auf die Zahnhartsubstanzen. Besonders der dünnflüssige Speichel hat diese natürlichen Reparaturmechanismen.
- Speichel ist bedeutsam für die **Bakterienabwehr** und zieht einen Schutzfilm über die Schleimhäute (Plagmann 1998, Roulet et al. 1999).

> **Beachte**
> Zeigt ein Patient keine ausreichenden oralen Sammel- und Transportbewegungen, kein Schlucken von Speichel und/oder keinen aktiven Mundschluss, dann ist die natürliche Reinigungs- und Schutzwirkung des Speichels eingeschränkt oder aufgehoben.
> 
> Selten sind große Speichelmengen auf eine wirkliche Überproduktion von Speichel (▶ Hypersalivation) zurückzuführen. Ursachen sind meist eine zu niedrige Schluckfrequenz und/oder ein verändertes, abnormales Schluckmuster, bei dem die Zunge nach vorne stößt und Speichel aus dem Mund geschoben wird.

Die prädisponierenden Faktoren wie Mundatmung, offen stehender Mund und mangelnder Speichelfluss (Roulet et al. 1999) führen in der Folge zu **Zahnfleischentzündung** (▶ Gingivitis) besonders im Frontzahnbereich. Dort findet keine Benetzung zur lokalen Abwehr statt, kein Lippenschluss zur Verringerung der mechanischen Reinigungswirkung. Wenn der Speichel zu mukös wird, verringern sich diese natürlichen Schutzmechanismen. Geringe Speichelproduktion ist z. B. auch bei Verabreichung von Psychopharmaka, Antibiotika oder nach Bestrahlung zu beobachten. **Trockene Schleimhäute** bei erheblicher Dehydrierung oder bei Fieber führen zur Veränderung der gesunden Mundflora. Weitere prädisponierende Faktoren sind Mangel- und Fehlernährung durch einseitige Nahrungszusammensetzungen und Konsistenzen (Plagmann 1998). Durch den Verzehr ausschließlich breiiger Nahrung ohne feste Konsistenzen, welche bekanntlich zur mechanischen Reinigung der Kauflächen beitragen, wird die ▶ Plaquebildung begünstigt. Durch Zahnstein (verkalkte Plaque), auf dessen rauer Oberfläche sich frischer Plaque ablagert, wird der ▶ Kariesprozess unterhalten (Roulet et al. 1999).

### Zungenbelag und Mundgeruch

Neben dem harmlosen Belag, der in der Regel am Morgen stärker auf der Zunge haftet als abends, ist dem **Zungenbelag** mehr Aufmerksamkeit zu widmen, der bei wenig Bewegungen der Zunge, durch einen offen stehenden Mund oder durch Nahrungskarenz entsteht. Dieser meist grau-weiße Belag stellt einen Nährboden für Pilze und Bakterien dar und sollte in diesem Stadium regelmäßig abgetragen werden.

Eine **Pilzinfektion** ist häufig durch eine örtlich begrenzte Schwächung der Hautbarriere, z. B. durch Austrocknung der Schleimhaut zu beobachten. Zu diesen Pilzbelägen gehört auch der Soor mit dem weißlichen, schwer zu entfernenden Belag. Er kann die gesamte Mundhöhle befallen und gehört zur Gruppe der Hefepilze (Plagmann 1998, Roulet et al. 1999).

So können Entzündungen der Mundschleimhaut entstehen und dadurch bedingt Pneumonien durch Aspiration (u. a. auch ▶ Candidapneumonie) hervorgerufen werden (Knöbber 1991, Langmore et al. 1998, Meyer et al. 1999).

> **ⓘ Praxistipp**
> Ein *mehrdimensionaler Lösungsansatz* gegen Zahnbelag ist erfolgversprechend:
> – Regelmäßiges mechanisches Abtragen der Beläge,
> ▼
> – Bewegungen der Zunge und Befeuchtung der Schleimhäute,
> – der Einsatz medizinischer *Mundwasser und Kräutertees* bei der Mundhygiene,
> – eine eingehende Ursachenforschung und ggf. ergänzende medizinische Maßnahmen.

Auch das therapeutische Kauen in Gaze (s. Kap. 3.5.2), falls es bereits eingesetzt werden kann, fazilitiert den notwendigen mechanischen Abrieb und stimuliert die natürliche Befeuchtung der Schleimhäute durch Zungen- und Kieferbewegungen.

> **❗ Vorsicht**
> Beim Abtragen vom Zungenbelag kann es zum Auslösen des Würgreflexes kommen.

**Mundgeruch** hat verschiedene Ursachen, wie z. B. eine mangelhafte Mundhygiene, Entzündungen der oralen und pharyngealen Strukturen. Bei Erkrankungen des Verdauungstrakts und auch bei enteraler Ernährung sind spezifische Gerüche wahrzunehmen (Meyer et al. 1999). Gastro-ösophagealen ▶ Reflux kann man am stark säuerlichen Geruch erkennen. Patienten mit eingeschränkter Kommunikationsfähigkeit bedürfen diesbezüglich der sorgsamen Beobachtung. In jedem Fall muss die Ursache für den schlechten Atem diagnostiziert werden und darf nicht einfach mit einem Mundwasser übertüncht werden (Roulet et al. 1999).

### Medizinische Mundwasser und Heilkräutertees

In nationalen und internationalen Publikationen zum Thema der **Prävention und Behandlung von Entzündungen** werden verschiedene Mittel unterschieden:
- Schleimhaut schützende Mittel (z. B. Kamille und steriles Wasser),
- Zellschutzmittel (z. B. Vitamin E, A und pflanzliche Inhaltsstoffe, wie Ringelblume, Arnika, Früchtetee),
- Mittel mit antiseptischer/antibakterieller (Chlorhexidin, Fluoride, Johanniskraut, Nelkenöl),
- mit antifungaler und
- mit antiviraler Wirkung (z. B. schwarzer Tee) (Gottschalk und Dassen 2002).

Zur symptomatischen **Behandlung bei kleineren Entzündungen** der Mundschleimhaut, wie z. B. Aphten und Rhagaden sind **Salbeitee, Kamillentee und Thymiantee** geeignet – lokal als Tinktur oder als Spülung (bei Patienten, die den Mund ausspülen können), wobei zu beachten ist, dass die Speichelproduktion durch Salbeitee reduziert werden kann.

Bei **eher trockenen Schleimhäuten** wird die Speichelbildung durch **Malvenblütetee** angeregt und ermöglicht dadurch einen natürlichen Impuls im Heilungsprozess. Eine Reihe von Heilkräutertees, wie der **Pfefferminz-, Anis- und Fencheltee** verhelfen zu frischem Atem (Meyer et al. 1999).

**Gebrauchsfertige Mundspülpräparate** haben einen nachgewiesenen entzündungshemmenden Effekt (Gottschalk und Dassen 2002). Sie ersetzen aber keineswegs das Zähneputzen. Langzeitanwendungen sind wegen diverser Nebenwirkungen mit dem Zahnarzt zu klären.

> **Praxistipp**
> Alle Heilkräutertees können je nach Indikation zur Mundstimulation und neben dem mechanischen Abtragen der ▸ Plaque beim Zähneputzen benutzt werden.

### Die Putzmethode

In der Zahnmedizin werden bezüglich der Putzhäufigkeit und Putzdauer folgende **Empfehlungen** gegeben.

- Die Putzdauer eines vollbezahnten Gebisses sollte 3–5 Minuten betragen, pro Zahn werden dabei ca. 10–15 Putzbewegungen durchgeführt.
- Die Zähne sollten 2–3 mal täglich geputzt werden, idealer Weise morgens nach dem Frühstück, mittags und abends vor dem Schlafengehen (Schubert 1991).
- Bei der Reinigung der Mundhöhle ist zu beachten, dass es eine Rangfolge hinsichtlich des Erkrankungsrisikos der zu putzenden Areale (der schwer zugänglichen Zahnflächen) gibt.

In der F.O.T.T. wird die »Rot-Weiß Methode« (Plagmann 1998, Roulct et al. 1999) als **Basisputzmethode** verwendet (◘ Abb. 4.10 a–j). Sie ermöglicht in Verbindung mit einer klaren Vorgehensweise und Bewegungsführung der Zahnbürste eine individuell angepasste Reinigung der Zähne.

Dabei gilt es einige **grundsätzliche Regeln** zu beachten:
- Eine gedankliche Einteilung der Mundhöhle in vier Quadranten (◘ Abb. 4.9) ermöglicht eine strukturierte Vorgehensweise und Beobachtung von Reaktionen auf die Reinigung. **Begonnen wird in dem oberen Quadranten** und je nach individueller Zielsetzung des Patienten auf der stärker betroffenen Seite – z. B. zur Desensibilisierung – oder weniger betroffenen Seite – z. B. zur Sensibilisierung (Coombes 1994). Danach folgt i. d. R. der untere Quadrant auf der gleichen Seite.
- Von »**Rot nach Weiß**« (◘ Abb. 4.10b und 4.10c): Die Zahnbürste wird vom Zahnfleischsaum zum Zahn geführt und am nächsten Zahn wieder neu angesetzt. Damit soll verhindert werden, dass Speichel, Sekret oder Speisereste verteilt werden.
- Von »**hinten nach vorne**« (◘ Abb. 4.10d und 4.10e): Die Bürste wird intraoral immer von dorsal (Backenzähne) nach ▸ ventral (Schneidezähne) auf den Zahnflächen bewegt. Dadurch wird vermieden, Speise- oder Speichelreste beim Putzen zu verteilen. Speise- und Sekretreste sind auf dem direkten Weg heraus zu nehmen, dies ist besonders wichtig bei den Patienten, die nicht ausspülen können.
- Von »**außen nach innen**« (◘ Abb. 4.10e und 4.10f): Die Außenseiten werden zuerst geputzt. Die Innenseiten werden nach den Kauflächen gereinigt.
- **Nach jedem Quadranten** wird eine **Pause** eingelegt, damit der Patient entweder seinen Speichel schlucken oder ausspucken kann und damit seine Toleranzgrenze für Berührung nicht überschritten wird.

◘ Übersicht 4.3 fasst die Regeln kurz zusammen.

> **Übersicht 4.3: Grundsätzliche Regeln zur Zahnreinigung**
> - Im oberen Quadranten und auf der stärker betroffenen Seite beginnen
> - Von »Rot nach Weiß« putzen
> - Von »hinten nach vorne« putzen
> - Von »außen nach Innen« vorgehen
> - Nach jedem Quadranten eine Pause einlegen

> **Praxistipp**
> Bei vielen *Patienten mit Überempfindlichkeit* wird als Einstieg das Putzen der Außenseiten der Zähne leichter toleriert als das Putzen der Kauflächen oder Innenseiten der Zähne. Dabei kann die Reaktion beim Berühren mit der Zahnbürste genau beobachtet werden. Beginnt eine Tonuszunahme mit ▸ phasischem Beißen, kann ein vorsichtiges Putzen dennoch fortgesetzt werden, nach einer Pause mit z. B. einer Aufbisshilfe (s. Abschn. 4.4.2).
> ▼

**102** Kapitel 4 · Mundhygiene in der F.O.T.T.: therapeutisch – strukturiert – regelmäßig

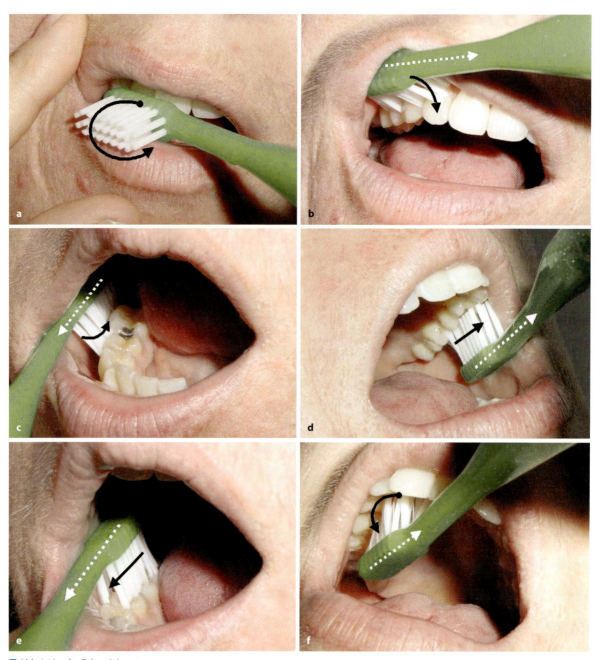

◘ Abb 4.10 a–k. Zahnreinigung

4.3 · Die Mundhygiene in der F.O.T.T.

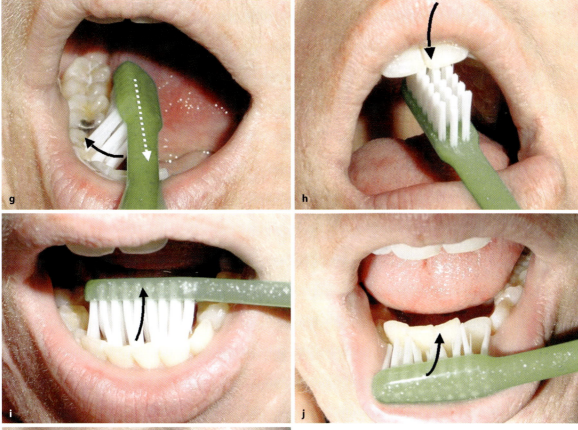
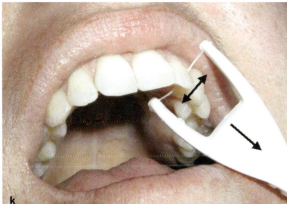

**Abb 4.10 a–k.** Zahnreinigung. **a** Einführen der Bürste: Die Oberlippe wird leicht angehoben und abgehalten. Die glatte Seite des Bürstenkopfes zum Zahn gehalten und erst in der Wange zum Zahn gewendet. Damit wird eine diffuse Wischbewegung durch die Borsten in der Wangeninnenseite vermieden. **b und c** Oberer und unterer Quadrant: Die Außenseite wird geputzt – vom Zahnfleisch zum Zahn (»rot nach weiß«), vom Backenzahn zum Schneidezahn (von »hinten nach vorne«). **d** Oberer Quadrant: Die Kaufläche wird geputzt. Von »hinten nach vorne«. **e** Unterer Quadrant: Die Kaufläche wird geputzt. Von »hinten nach vorne«. **f und g** Oberer und unterer Quadrant: Die Innenseite wird geputzt. »Von rot nach weiß – von hinten nach vorne«. **h und i** Oberer und unterer Quadrant: Die Innenseite vorne wird geputzt. Von »rot nach weiß«. **j** Die Borsten reinigen auch die Approximalräume (Zahnzwischenräume). **k** Zusätzliche Interdentalpflege mit einer Zahnseide in Halterung

*Professionelle Putzmethoden*
— Die Rot-Weiß Methode kann individuell durch andere Putzmethoden ergänzt und abgewandelt werden (s. dazu Bass-Methode, ▶ Stillmann-Methode, Rotationsmethode (Plagmann 1998, Roulet et al. 1999).
Professionelle Putzmethoden verlangen aber sowohl vom Patienten als auch vom Helfer eine hohe Koordinationsleistung der Hand- und Fingerbewegungen.
— Die verwendete *Putzmethode ist in jedem Fall zu überprüfen*, auch wenn der Patient bereits selbständig putzt, da es immer wieder zu »traumatisierendem, aggressiven Putzen bei falscher Putztechnik« (Plagmann 1998) kommt und Areale ausgespart bleiben (◘ Abb. 4.3, 4.6a).

## Zahnprothesen und ihre Pflege

Eine **passgenaue Prothese** stellt einen wesentlichen Teil in der funktionellen Einheit von Zunge, Wange, Gaumen und Kiefer dar. Sie ist qualitätsbestimmend für die Artikulation und den oralen Transport von Speichel und Nahrung.

Störungen im ▶ Tonus der Gesichtsmuskeln, z. B. Gesichtslähmungen, beeinflussen die Stellung der Zähne im Zahnbogen und somit auch die Passgenauigkeit der Prothese (Rateitschak et al. 1998, Schubert 1991). Ein veränderter Wangen- und Lippentonus und eine reduzierte Zungenbeweglichkeit kann deren Sitz instabil machen.

Ist der Patient durch akut- und intensivmedizinische Maßnahmen (z. B. Beatmung, Operation) längere Zeit **ohne seine Prothese**, kann es bereits in kürzester Zeit zu einer Veränderung des Zahnhalteapparates/Kieferkammes kommen. Atrophien (z. B. des Pars alveolaris des Unterkiefers) machen dann zusätzlich große Schwierigkeiten bei der Neuanpassung (Rauber und Kopsch 1996).

**Mangelnde Passgenauigkeit** der Totalprothese führt zur Atrophie des Kieferkammes und bedingt die Entwicklung von ▶ Stomatitiden – dies erschwert die Mundhygiene zusätzlich.

> **Praxistipp**
> Durch eine mit Haftcreme stabilisierte, gut sitzende Prothese nimmt die Beißkraft und Kaufähigkeit zu und verbessert die Artikulation (Slaughter et al. 1999; Stark und Welfers 1998). Eine passgerechte Prothese lässt Rötungen und selbst akute Ulcera schnell abheilen (Schubert 1991).
▼

Ein *Haftmittel* kann vorübergehend zum besseren Halt der Prothese empfohlen werden oder wenn alle Möglichkeiten der Anpassung ausgeschöpft sind (Slaughter et al. 1999; Stark und Welfers 1998). Bei Patienten mit Mundtrockenheit empfiehlt sich eher die Verwendung von Haftcreme als Haftpulver.

> **Vorsicht**
> Das vorschnelle Benutzen von Haftmittel verdeckt unerwünschte Anpassungsfehler.
> Auch Haftcreme kann aspiriert werden.
> Reste der Haftcreme müssen entfernt werden!

Besonders **beim ersten Wiedereinsetzen und Tragen** kann die Mundschleimhaut empfindlicher reagieren. Nach jedem Tragen (auch bei oraler Nahrungskarenz) ist die Prothese zu reinigen, der Gaumen und Zahnkamm gründlich vom eventuellen Resten des Haftmaterials zu befreien und auf Rötungen zu untersuchen. Sitzt die Prothese (auch mit Haftcreme) nicht mehr stabil, muss der Zahnarzt ggf. eine Unterfütterung vornehmen.

> **Praxistipp**
> — Die Zahnprothese sollte sobald und *so lange wie möglich* am Tag getragen werden.
> — Die Prothese ist täglich und *nach jeder Mahlzeit zu reinigen*. Auch müssen der Gaumen und der Kieferkamm gebürstet werden, um Beläge abzutragen.
> — Reinigt der Patient seine Prothese bereits selbständig, muss die *Reinigung mit Sorgfalt regelmäßig supervidiert* werden. Visuseinschränkungen und feinmotorische Störungen sind oftmals Gründe für ein Hygienedefizit.
> — Die Prothese wird nachts in einem Extrabehälter mit Wasser oder antiseptischer Lösung aufbewahrt und morgens vor dem Einsetzen nochmals abgespült (Bundesärztekammer 2002; Lechner 1998).
> — Die *Mundstimulation* wird ohne Prothese und anschließend mit Prothese durchgeführt.

## 4.4 Hilfsmittel für die Mundhygiene neurologischer Patienten

Der Einsatz von **Hilfsmitteln** bei der Mundhygiene wird den momentanen individuellen Bedürfnissen des Patienten angepasst. Nach Möglichkeit werden nur solche Gegenstände verwendet, die der Patient aus seinem Alltag kennt und die ihm vertraut sind.

Es werden Hilfsmittel benutzt, die zum einen direkt auf die physiologischen Bewegungen der Mundhöhle einwirken und zum anderen indirekt auf die gesamtphysiologischen Bewegungen des ▶ Haltungshintergrundes einwirken, um eine Mundhygiene für den Patienten und Helfer überhaupt zu ermöglichen.

### 4.4.1 Reguläre Hilfsmittel

Die reguläre Auswahl an **Mundhygieneartikeln** beschränkt sich auf
- zwei Zahnputzbecher,
- eine Kinderzahnbürste,
- Kompressen,
- Spatel aus Kunststoff,
- Fingerlinge (oder Handschuhe) und
- Zahnseide (◘ Abb. 4.11).
- Zur visuellen Untersuchung der Mundhöhle wird eine Lampe mit Spatelhalter bereitgehalten.

Es werden **zwei Zahnputzbecher** benutzt. Ein Becher dient zum Säubern der Zahnbürste nach jedem Putzgang und der andere Becher zum Eintauchen der Zahnbürste in frisches Wasser oder ggf. zum Ausspülen des Mundes.

Das Benutzen einer **Kinderzahnbürste** hat viele Vorteile. Der schmale und kurze Bürstenkopf erweist sich bei Patienten mit reduzierter Kieferöffnung geeignet zum Putzen der Kauflächen und Innenseiten der Zähne. Die weichen, abgerundeten Borsten ermöglichen eine sanfte Säuberung und schonen empfindliches Zahnfleisch. Eine individuell angepasste Griffverdickung kann das Halten und Handhaben der Zahnbürste und damit auch die Putzbewegungen erleichtern. Durch den kurzen Stiel wird das Bewegen der Zahnbürste im Mund auch für den Pflegenden/Therapeuten erleichtert, wenn der Patient in Seitenlage liegt.

### Beachte
Im Umgang mit der manuellen Zahnbürste kommt es häufig zu Putzfehlern aufgrund fehlender koordinierter selektiver Bewegungen der Hand.

Der **Kunststoffspatel** dient einerseits zum Befunden der Mundhöhle und wird auf dem Spatelhalter der Untersuchungslampe befestigt (◘ Abb. 4.12). Andererseits kann der Spatel mit Gaze umwickelt werden und zur Reinigung der Zunge eingesetzt werden oder als Aufbisshilfe dienen (s. unten). Die um den Finger des Therapeuten gewickelte **Kompresse** (◘ Abb. 4.13) ersetzt vorübergehend die Zahnbürste, wenn eine Reinigung mit der Zahnbürste

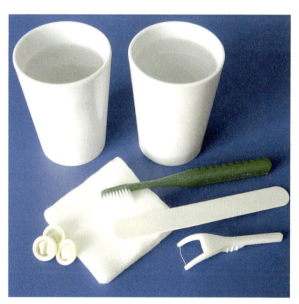

◘ **Abb. 4.11.** Standardausstattung bei der F.O.T.T. Mundhygiene: 2 Zahnputzbecher, 1 Kinderzahnbürste, Gaze, Kunststoffspatel, Zahnseidenhalter, Fingerlinge

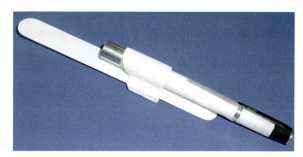

◘ **Abb. 4.12.** Untersuchungslampe mit Spatel und Halterung

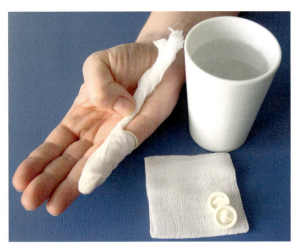

**Abb. 4.13.** Umwickelter Finger mit Gaze zum Reinigen der Zähne und der Mundhöhle

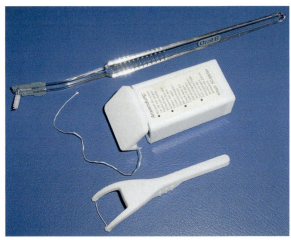

**Abb. 4.14.** Interdentalpflegemittel von oben nach unten: *1* Interdentalbürste, *2* Zahnseide, *3* Halterung mit Zahnseide

aufgrund des sehr leicht blutenden Zahnfleisches und/oder erheblicher Hypersensibilität nicht möglich ist. Speichel und Sekretreste können so mit eindeutiger taktiler Stimulation aus der Mundhöhle entfernt und abheilende Salben oder antibakterielle Gels bei Entzündungen aufgetragen werden.

> **Beachte**
> Nur passgenaue Fingerlinge oder Handschuhe ermöglichen eine eindeutige taktile Information.

Das Reinigen der **Zahnzwischenräume** – immerhin sind dies 40 % der Gesamtzahnfläche – mit **Zahnseide** gehört zu einer kompletten Mundhygiene (Roulet et al. 1999). Nur bei ausreichend weiter (und sicherer) Kieferöffnung können die ▶ Interdenträume mit Zahnseide auf einer entsprechenden Halterung gereinigt werden. Diese Halterung ist sowohl für den selbständigen Patienten, der mit einer Hand reinigen kann, als auch bei Reinigung durch den Helfer sehr hilfreich. Dieser kann mit seiner zweiten Hand zusätzlich die Mundöffnung ▶ fazilitieren (Davies 1995). Bei größeren Zahnzwischenräumen empfiehlt sich die **Interdentalbürste** (◘ Abb. 4.14).

Die **elektrische Zahnbürste** bietet eine Alternative bei Patienten, die eine manuelle Zahnbürste nicht oder nur unzureichend einsetzen können, da sie die geforderten feinen Rotations- und Rüttelbewegungen größtenteils ausführen kann. Zusätzlich erleichtert der dickere Griff das Umfassen im Faustschluss (◘ Abb. 4.15). Plagmann

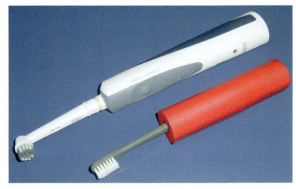

**Abb. 4.15.** Elektrische Zahnbürste und Griffverdickung bei einer manuellen Zahnbürste

(1998) empfiehlt den Einsatz elektrischer Zahnbürsten auch bei geistig Behinderten.

> **Vorsicht**
> Bei Patienten mit Hypersensibilität und ▶ phasischem Beißen, kann die elektrische Zahnbürste kontraindiziert sein. Die Vibrationen und der Geräuschpegel des Motors verursacht oft ein Ansteigen des Gesamtkörpertonus und löst ein Beißen aus. Auch kann sich der Wechselkopf der Zahnbürste beim Beißen auf die Bürste lösen bzw. abbrechen und in der Mundhöhle verbleiben.

## 4.4 · Hilfsmittel für die Mundhygiene neurologischer Patienten

> **Praxistipp**
> Es sollte *zuerst am Handrücken des Patienten* getestet werden, ob die Vibration der Zahnbürste toleriert wird. Erst dann wird die Zahnbürste in den Mund eingeführt. Die Vibration wird erst am Zahn eingeschaltet und vor dem Herausnehmen jeweils ausgestellt. So können *diffuse Vibrationen* an Wangen und Lippen vermieden werden.

### 4.4.2 Therapeutische Hilfsmittel

#### Griffverdickung am Zahnputzstiel

Oftmals ist für die paretische Hand des Patienten der verdickte Griff der Kinderzahnbürste nicht ausreichend zum Umgreifen und Halten. Bei beginnenden Bewegungen der Hand und Finger kann die Verwendung einer Griffverdickung (Abb. 4.15) erste selbständige Putzbewegungen erleichtern oder beim geführten Putzen der Faustschluss fazilitiert werden.

#### Aufbisshilfe

Bei Patienten mit ▸ phasischem Beißen und reduzierter aktiver Kieferöffnung hat sich ein **gepolsterter Mundspatel** oder das Stielende des Cheyne-Löffels zur Stabilisierung der Kieferöffnung bewährt (Abb. 4.16). Nach sukzessiver Erarbeitung der Kieferöffnung wird die plane Aufbisshilfe – von lateral kommend – zwischen die ▸ Molare gebracht. Danach kann die gegenüberliegende Kaufläche und Innenseite der Zahnreihe geputzt werden. Nach einer Pause mit Mundschluss wird das Putzen auf der anderen Seite fortgesetzt. Der gepolsterte Spatel dient nicht zum »Aufhebeln des Mundes«. Bei gleichzeitiger Anwendung des Kieferkontrollgriffes soll er dazu dienen, den Unterkiefer zu stabilisieren und das ▸ phasische Beißen zu hemmen.

> **Exkurs**
> Zusammenhänge zwischen Funktionsstörungen des Kiefergelenks und des Bewegungsapparates sind in verschiedenen Untersuchungen bekannt (Broich 1992, Künkel 1990, Nicolais et al. 1998, Robinson 1996, Schafer 1987). Das ▸ stomatognathe System reagiert nach Erregung von Pressorezeptoren besonders im Front- und Eckzahnbereich auf Druck- und Zugsetzung. ▸ Okklusale Kontakte leiten den Druck auf den Zahnhalteapparat an die Trigeminuskerne des Hirnstammes weiter (Reiber 1992).

> **Praxistipp**
> Durch eine vorsichtige Vorgehensweise (beim Einführen, Platzieren und Herausnehmen) und den lateralen Input kann eine *Hemmung des Beißens* erzielt werden. Der Patient lernt durch die gleichmäßige laterale Verteilung des Aufbeißdrucks die Kieferschließer zu entspannen.

#### Noppenputzstäbe

Zur Verbesserung der **Durchblutung des Zahnfleisches** und zum Abtragen/Reinigen von Zungenbelag eignet sich ein kleiner gummierter Noppenputzstab (Abb. 4.17),

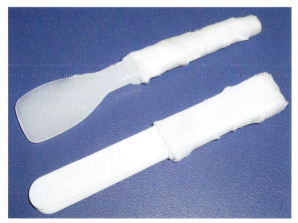

**Abb. 4.16.** Aufbisshilfen: Kunststoffspatel, gepolstert mit Gaze und Tapeband. Cheyne-Löffel, am Stiel umwickelt mit Gaze und Tapeband

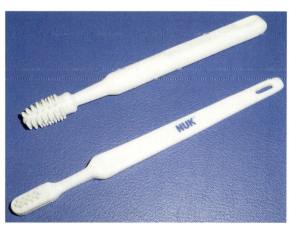

**Abb. 4.17.** Noppenputzstäbe

der ggf. mit einer Kompresse umwickelt und ebenfalls zur Zahnpflege benutzt werden kann.

### 4.4.3 Kontraindizierte Hilfsmittel bei neurologischen Patienten

> **! Vorsicht**
> Bei Patienten mit einem Beißreflex dürfen keine Gegenstände aus Metall und keine zerbrechlichen Mundhygieneartikel benutzt werden.

#### Einweg-Zahnbürsten

Sie sind in der Rehabilitation von neurologischen Patienten in vielerlei Hinsicht kontraindiziert. Bei der dargestellten Zahnbürste (◘ Abb. 4.18) ist bereits getrocknete Zahnpasta aufgebracht. Zahnpasta kann aspiriert werden. Die sehr harten, nicht abgerundeten Borsten können das Zahnfleisch verletzen und führen bei leicht erhöhtem Druck bereits bei gesundem Zahnfleisch zu Zahnfleischblutungen. Durch unkontrolliertes Zubeißen können sich Borsten lösen oder die Bürste kann abbrechen. Es besteht **Verletzungs- und/oder Aspirationsgefahr** durch die losen Partikel.

> **ⓘ Praxistipp**
> Bei sehr abwehrgeschwächten Patienten sollte aus hygienischen Gründen alternativ zur Einwegzahnbürste eine *Desinfektion* der weichen Kinderzahnbürste erfolgen oder mit Gaze gesäubert werden.

#### Watteträger

Watteträger sind durch ihre glatte Oberflächenstruktur keine Alternative zur Zahnbürste. Sie helfen lediglich, Sekret mittels einer wischenden Bewegung zu absorbieren und aus den Wangentaschen herauszuholen. Dabei wird das Zahnfleisch nur kurz gestreift, nicht aber massiert. Bei Patienten mit einer Hypersensibilität kann diese leichte, flüchtig wischende Bewegung der Auslöser für eine Tonuserhöhung sein (Davies 1995). Reflektorisches Beißen kann dadurch ausgelöst werden.

> **! Vorsicht**
> Eine effektive ▶ Plaqueentfernung kann mit einem Watteträger nicht erfolgen.

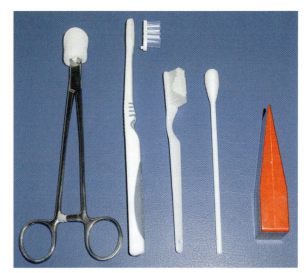

◘ **Abb. 4.18.** Kontraindizierte Mundhygieneartikel: (v. links) Metallklemme mit Kompresse, Wechselkopfzahnbürste, Einwegzahnbürste mit Zahnpasta, Watteträger, Beißkeil

Durch die unspezifische Wischbewegung kann **keine eindeutige Stimulation** und daher kein verbessertes Spüren der mehr betroffenen Seite erreicht werden.

Durch unkontrolliertes Zubeißen besteht die **Gefahr des Zerbrechens** des Watteträgers.

Watteträger mit Zitronengeschmack sind ebenso wie der Einsatz von Fetten/Ölen **bei aspirationsgefährdeten Patienten kontraindiziert**.

#### Glycerin-Zitronenstäbchen

Glycerin-Zitronenstäbchen zum Abtragen der Beläge sind dauerhaft angewendet ungeeignet.

Die Zitronensäure **greift den Zahnschmelz an** (Gottschalk und Dassen 2002, Meyer et al. 1999) und kann durch den intensiven Geschmack oder auch im Kontakt mit Mikroverletzungen der Schleimhaut Schmerzen verursachen und **tonuserhöhend** wirken. Glycerin trocknet die Schleimhaut aus und kann mangels fehlender oraler Transportbewegungen einen Fettfilm auf der Schleimhaut bilden, unter dem Erregerkeime weiter wachsen können.

#### Fette oder Öle

Auch hier kann sich ein Fettfilm auf der Mundschleimhaut bilden. Das Verwenden von Fetten oder Ölen zum Entfernen von Borken ist bei Patienten mit Schluckstörungen kontraindiziert, da es im Larynx keine Rezeptoren gibt, die

Fette und Öle erkennen und auf deren Eintritt in die unteren Atemwege reagieren.

> ❗ **Vorsicht**
> Es besteht Aspirationsgefahr.

### Tupfern an Metallklemmen

Die Verwendung z. B. von Tupfern an Metallklemmen (◘ Abb. 4.18) zur Reinigung der Zähne bedeutet in vielerlei Hinsicht eine **diffuse taktile Information** in der Mundhöhle und ermöglicht zudem – analog zu Watteträgern – keine effektive Entfernung von Plaque. Das **Verletzungsrisiko** für den Patienten durch den dabei schnell auszulösenden Beißreflex ist hoch. Es kann dabei zum Abbrechen der Zähne kommen.

> ❗ **Vorsicht**
> Metallklemmen und Watteträger gehören nicht zu den alltäglichen Mundhygieneartikeln, mit denen der Patient vor seiner Hirnschädigung die Zähne gereinigt hat und haben somit keinen Wert für das Wiedererkennen der Alltagsaktivität Mundhygiene.
> Metallklemmen sind bei Patienten mit ▶ phasischem Beissen kontraindiziert (Verletzungsgefahr)!

Ein **Beißkeil** (◘ Abb. 4.18) wird in der F.O.T.T. nicht eingesetzt, denn er führt zu einem ungleich verteiltem Aufbiss beim Kieferschluss. Ein »Aufhebeln« der Kieferöffnung hat auch durch die Druckreizauslösung an den Front- und Eckzähnen (Rezeptoren des ▶ stomatognathen Systems) ein **vermehrtes Beißen** zur Folge (Reiber 1992). In Verbindung mit allen vorbereitenden Maßnahmen und dem Kieferkontrollgriff, kann mit einem weichen, plan gepolsterten Spatel als Aufbisshilfe eine gleichmäßigere Druckverteilung beim Zubeißen erreicht werden.

### Gebrauchte Zahnbürsten

Gebrauchte Zahnbürsten, die von zu Hause mitgebracht werden, müssen auf ihre Funktionstüchtigkeit überprüft werden (◘ Abb. 4.19). Sind die Borsten bereits umgeknickt, ist eine Entfernung der ▶ Plaque, insbesondere des ▶ Interdentalraumes und des Zahnsaumes der ▶ Gingiva nicht mehr ausreichend möglich (Plagmann 1998).

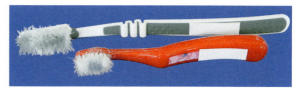

◘ **Abb. 4.19.** Abgenützte Zahnbürste mit umgeknickten Borsten

Daneben ist der **hygienische Zustand** der Zahnbürste zu beurteilen, damit es bei einem bereits abwehrgeschwächtem Patienten nicht zu einer oralen Keimverschleppung durch die Zahnbürste kommen kann.

> ❗ **Vorsicht**
> Die ▶ Plaqueentfernung mit einer *Zahnbürste mit verbogenen Borsten* ist unzureichend und bei Patienten mit einer oralen Hypersensibilität kontraindiziert. Die umgeknickten Borsten erzeugen beim Einführen in den Mund und beim Putzen kitzelnde, diffuse Wischbewegungen in der Wangeninnenseite und unterhalten die Hypersensibilität mit ihren bekannten Folgen.

### Zahnpasta

Zahnpasta soll mit den beinhaltenden Wirkstoffen wie Tensiden (Schaumbildner) und Fluoriden den Reinigungseffekt erhöhen. Aus zahnmedizinischer Sicht sind lediglich die **Putzkörper** (Abrieb oder Politurwirkung) entscheidend für die Plaqueentfernung (Plagman 1998). Dies haben auch vergleichende klinische und experimentelle Untersuchungen zur Wirkung von 7 Zahnpasten auf die Zahnhartsubstanzen und die ▶ Gingiva gezeigt (Albers et al 1982, Gottschalk und Dassen 2002, Roulet et al. 1999).

> 🛈 **Beachte**
> Es ergaben sich keine signifikanten Unterschiede zur Verwendung von Wasser als Putzmedium im Vergleich zur Zahnpasta (Gottschalk und Dassen 2002).

Lediglich der Zeitgewinn, den man bei der Benutzung von Zahnpasta erreicht, rechtfertigt den Gebrauch. Auch der Wunsch nach einem frischen Geschmack ist eine Motivationskomponente bei der Wahl der Zahnpasta.

> ❗ **Vorsicht**
> Bei neurologischen Patienten empfiehlt sich generell ein eher zurückhaltender Gebrauch mit Zahnpasta. Vielfach ist das Ausspucken des schäumenden Materials nach dem Putzen nur schwer bis gar nicht möglich. Es besteht die Gefahr der Aspiration von Zahnpasta. Das *Putzen mit wenig Wasser oder Tee* ist aus Sicherheitsgründen vorzuziehen.

Kann Zahnpasta verwendet werden, ist auf den ▸ Abrasionsfaktor (ABR) der Zahncreme zu achten. Bei freiliegenden Zahnhälsen ist ein niedriger ABR unter 30 zu verwenden. Ein hoher ▸ Abrasionsfaktor und eine falsche Putztechnik können zu ▸ Erosion der Zahnhartsubstanz führen (Plagmann 1998, Roulet et al. 1999).

> ❗ **Vorsicht**
> Die *Verwendung von Zahnpasta* ist kontraindiziert:
> - bei Aspirationsgefahr
> - bei geblockter Trachealkanüle
> - bei mangelndem Situationsverständnis für das Ausspucken von Zahnpasta
> - bei senso-motorischer Störungen, die das Ausspucken und Mundausspülen beeinträchtigen.

Hilfreiche **Alternativen zur Zahnpasta** stellen in erster Linie
- die Putztechnik und
- die Putzfrequenz dar.

Daneben können Mundwasser und Heilkräutertees unterstützend eingesetzt werden.

## 4.5 Mundhygiene – eine multidisziplinäre Aufgabe

»Der Mund bietet ausgezeichnete Möglichkeiten zur Stimulation im Rehabilitationsalltag«
(Coombes 1994).

Mundhygiene ist eine ursprünglich **pflegerische Tätigkeit**. Im Rehabilitationsalltag von Hirnverletzten lassen die vielfältigen Probleme und ihr Schwierigkeitsgrad diese alltägliche Routine zu einer **multiprofessionellen und interdisziplinären Zusammenarbeit** anwachsen. Die vielen Aspekte im Rehabilitationsprozess benötigen eine gemeinsame Sicht auf die Probleme und Bedürfnisse des Patienten, damit es zu einer »synergistischen Wirkung« der einzelnen Therapieelemente kommen kann (Bundesarbeitsgemeinschaft für Rehabilitation 1994).

Neben Organisationsformen und Umgangsregeln gehören auch Tätigkeitsbeschreibungen mit Kompetenzregelungen der verschiedenen Fachdisziplinen zu den personellen Voraussetzungen (s. Kap. 9).

Das F.O.T.T.-Behandlungskonzept ermöglicht jedem Teammitglied und den Angehörigen, verschiedene Schwerpunkte im Tagesablauf des Patienten umzusetzen. So kann die konkrete Maßnahme der Mundhygiene über eine **gemeinschaftliche** und speziell **kompetenzorientierte** Zielsetzung für die einzelnen Teammitglieder definiert und realisiert werden.

> 🛈 **Beachte**
> Der sorgsame Umgang mit dem **Mund als Intimbereich** ist von allen Teammitgliedern zu beachten!

Die festgelegte Vorgehensweise der **F.O.T.T.-Mundhygiene** muss für das ganze Team verbindlich sein. Mit ihrer klaren Struktur hilft sie sowohl dem Patienten, der Hilfe benötigt, als auch dem Teammitglied, das die Hilfestellung gibt. Patienten mit Überempfindlichkeit im fazio-oralen Trakt profitieren im besonderen Maße von der einheitlichen und behutsamen Vorgehensweise. Durch die **mehrfach am Tag stattfindende Routine** kann die gemeinsame Zielsetzung – die Verbesserung der Berührungstoleranz des Patienten – auf alle Teammitglieder chancenreich verteilt werden (◘ Abb. 4.23). **In den verschiedenen Ausgangspositionen** sowohl des unselbständigen Patienten mit ▸ Trachealkanüle wie auch des weitgehend selbständigen und oral ernährten Patienten können die Situationen **einfach bis komplex** gestaltet werden.

Welche Berufsgruppe den jeweiligen Aspekt der F.O.T.T. schwerpunktmäßig praktiziert, hängt im wesentlichen von der Organisationsstruktur der Einrichtung ab. Verschiedene **Faktoren** sind dabei entscheidend **für die praktische Umsetzung:**
- Stellenbeschreibung,
- Personalkapazität,
- Einzel- und Gesamtqualifikation der Mitarbeiter und
- persönliche Schwerpunkte der Mitarbeiter (Gratz 2001).

## 4.5 · Mundhygiene – eine multidisziplinäre Aufgabe

In den folgenden Abbildungen werden Möglichkeiten der interdisziplinären Teamarbeit am Therapiezentrum Burgau während der Mundhygiene dargestellt (Abb. 4.20 a–c, 4.21 a–c, 4.22 a–c).

Auch **zahnärztliche Untersuchungen** sollten ein Bestandteil der Maßnahmen in allen Rehabilitationsphasen neurologischer Patienten und darüber hinaus sein, damit orale und parodontale Erkrankungen frühzeitig erkannt und behandelt werden können (Nitschke et al. 2000). Regelmäßige Konsultationen in Alten- und Behindertenheimen werden als Bestandteil des **Prophylaxeprogrammes** in einer Veröffentlichung der bayrischen Landeszahnärztekammer (Bundeszahnärztekammer 2002) propagiert, um die Lebensqualität des einzelnen zu erhalten bzw. wieder zu verbessern.

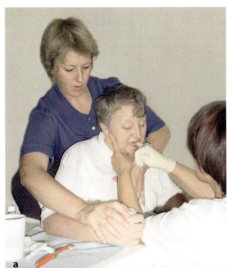
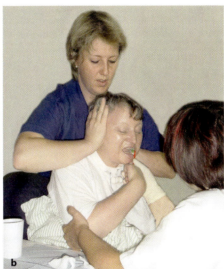
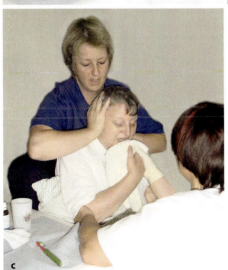

**Abb 4.20 a–c.** Therapeutische Hilfestellungen. a Die Pflegende unterstützt die Kieferöffnung mit dem Kieferkontrollgriff und führt die Mundstimulation durch. Die Ergotherapeutin stabilisiert die Aufrichtung des Rumpfes und unterstützt die paretische Hand der Patientin beim Halten des Zahnputzbechers. b Die Pflegende führt den paretischen Arm zum Mund und verhilft damit der Patientin beim Putzen der Kauflächen. Die Ergotherapeutin stabilisiert dabei die Nackenextension. c Die Pflegende unterstützt das Abtupfen des Mundes.

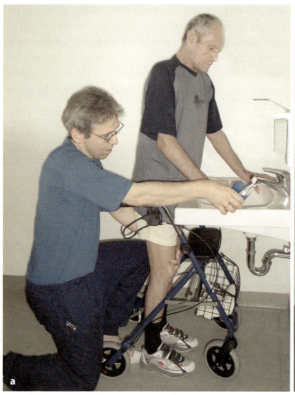
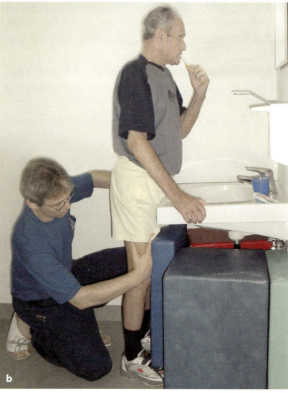
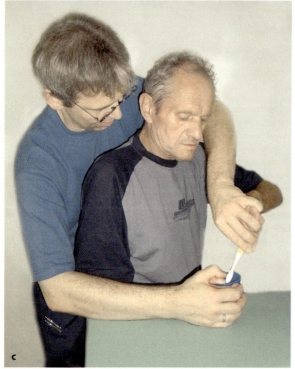

**Abb 4.21 a–c.** Hilfestellungen beim Zähneputzen. **a** Mit dem Rollator angekommen am Waschbecken, um Zähne zu putzen: Der Physiotherapeut fazilitiert die Gewichtsübernahme auf das paretische Bein des Patienten und hilft ihm beim Abstellen des Zahnputzbechers auf den Beckenrand. **b** Während der Patient selbständig die Zähne putzt, fazilitiert der Physiotherapeut mit Hilfe der stabilen Lagerungselemente die Hüft- und Knieextension. Die paretische Hand wurde auf dem Beckenrand platziert. **c** Das Umfassen und Halten des Zahnputzbechers mit der paretischen Hand wird fazilitiert

## 4.6 · Angehörigenarbeit – eine individuelle Prozessbegleitung

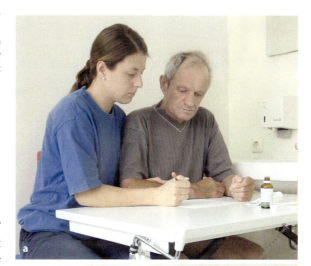

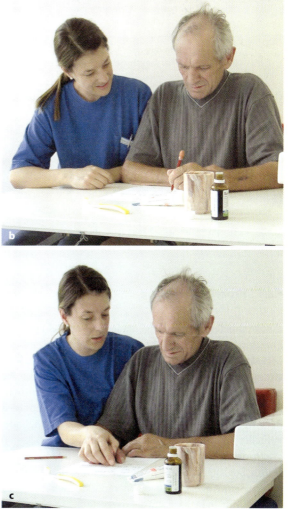

**Abb 4.22 a–c.** Nach dem Zähneputzen. **a, b** Die Sprachtherapeutin erarbeitet mit dem Patienten das Benennen von Gegenständen zur Mundhygiene. **c** Beim Lesen der Sätze kann die paretische Hand geführt mit eingesetzt werden

### 4.6 Angehörigenarbeit – eine individuelle Prozessbegleitung

»Die Genesung des hirnverletzten Patienten schließt fast immer eine erfolgreiche Arbeit mit der Familie ein. Die Angehörigen arbeiten eng mit dem Team zusammen. Wenn sie ermutigt werden, auf therapeutische Art und Weise mitzuhelfen, können sie viele Entscheidungen für die Zukunft und zu jeder Therapie ihre Zustimmung geben. Deshalb müssen sie gut informiert sein.« (Davies 1995)

Viele Angehörige gehen vom ersten Tag an mit ihrem Patienten den Weg der Rehabilitation. Studien zeigen, dass die **Anleitung von Angehörigen** ein essentieller Bestandteil der Rehabilitation ist (Zasler et al. 1993). Darin liegen viele Möglichkeiten und Chancen, aber auch Gefahren. Da die Angehörigen gleichermaßen Mitbetroffene sind, können ihre Krisenreaktionen denen einer **Trauerbewältigung** gleichen. Auch sie bedürfen ggf. der **psychosozialen Unterstützung** durch Fachmitglieder des Reha-Teams. Bei fehlender Prozessbegleitung wird die »Wahrheits-Entdeckung« (Schuchardt 2002) unverhältnismäßig lange hinausgeschoben. Die Berater sollen sich der »Spiralförmigkeit« der Verarbeitungsphasen bewusst sein. Diese Phasen können nebeneinander und miteinander existieren und sind individuell von unterschiedlich langer Dauer (Heusler und Heinz 2001). Nur das Akzeptieren der Situation kann eine Bereitschaft für ihre Neugestaltung initialisieren (Schuchardt 2002). Die **Erwartungshaltung der Angehörigen** bezüglich der Genesung des Patienten kann sich mit Hilfe einer intensiven und kontinuierlichen Begleitung durch das Rehabilitationsteam realistisch entwickeln, wobei das Team die Möglichkeiten und Grenzen der Angehörigen sorgfältig einschätzen muss.

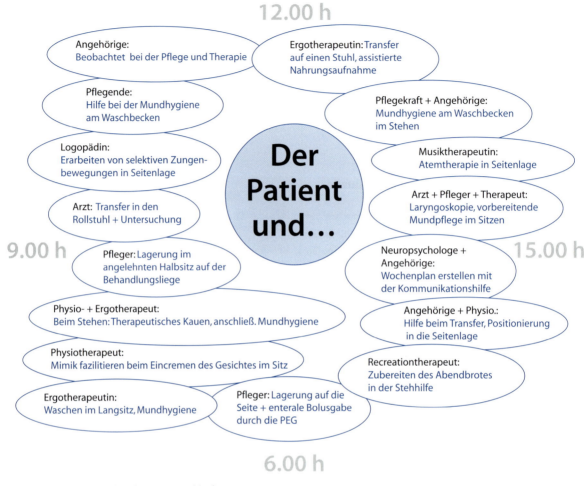

◘ Abb. 4.23. F.O.T.T. interdisziplinär im Tagesablauf

### 4.6.1 Prozessbegleitung

Eine kompetente Angehörigenanleitung versteht sich als Prozessbegleitung und besitzt i. d. R. eine didaktische Lernstruktur, die sich individuell modifizieren lässt. Eine **stufenweise Steigerung** der Aufgaben bezogen auf die pflegerisch-therapeutischen Zielsetzungen ist beabsichtigt, um längerfristig die **co-therapeutische Kompetenz** der Angehörigen für eine selbständige Übernahme individueller Pflegemaßnahmen zu ermöglichen.

In der F.O.T.T. gehören verschiedene Inhalte in die prozessbegleitende Angehörigenanleitung und ermöglichen dem Angehörigen einen individuellen Lernprozess. Sie sind in ◘ Übersicht 4.4 dargestellt.

### Übersicht 4.4: Anleitung der Angehörigen

**1. Anwesenheit**
Die Anwesenheit des Angehörigen in der Therapie und während der pflegerischen Maßnahmen geben die Möglichkeit erste Funktionen, aber auch Grenzen des Patienten zu erleben. Dies soll und kann eine Art **erste Vermittlung von Sicherheit** durch den professionellen Umgang mit der Situation und dem **Erleben von situationsbezogener Problemlösung** geben.

## 2. Information

Zum **Verständnis der therapeutischen Maßnahmen** und Zielsetzungen werden Gespräche angesetzt, in denen zusätzlich Medien wie Abbildungen, Modelle, und Videos eingesetzt werden können, um offene Fragen zu klären. Die Medienauswahl wird dabei individuell auf den Angehörigen abgestimmt.

## 3. Selbsterfahrung

Zum weiteren Verständnis und zum **Erlernen des Handlings** mit dem Patienten, vermitteln Selbsterfahrungen spürbare, mehrdimensionale Lernerfahrungen. Selbsterfahrungen sind ein wesentlicher Bestandteil in der Problemdarstellung und verhelfen zum Verstehen von Rehabilitationsmaßnahmen. Sie sind eine essentielle Voraussetzung für die co-therapeutische Tätigkeit des Angehörigen im Verlauf der Rehabilitation.

## 4. Praktische Anleitung

Nach der Selbsterfahrung wird das Handling direkt **am Patienten** geübt. Die neu erworbenen Fertigkeiten werden dabei zuerst am Anleiter (Therapeutin/Pflegende) geübt. Anschließend praktiziert der Angehörige unter der Supervision des Anleiters am Patienten.

## 5. Erlernen von Notfallmaßnahmen

Der **Umgang mit Notfallsituationen**, das Erkennen und Wissen um die Art möglicher Notfälle (z. B. Verschlucken, Erbrechen, Beißen) ist ein unerlässlicher Teil der Anleitung. Auch hier wird mit den Angehörigen in einzelnen Schritten die Vorgehensweise und die dazugehörigen Maßnahmen theoretisch und anschließend praktisch erarbeitet, so dass sich Sicherheit durch Kompetenz etablieren kann.

Notfallsituationen müssen vor dem ersten Tages-/Wochenendaufenthalt des Patienten zu Hause von den Angehörigen erkannt werden können und helfende Maßnahmen geübt worden sein.

## 6. Erstellung eines Heimprogramms

Bei der Erstellung eines Heimprogramms gilt es die **Stärken und Ressourcen** des Patienten und seiner Angehörigen in Bezug zueinander zu setzen, um dem Patienten in seinem sozialen Umfeld eine dauerhaft zufriedenstellende und sichere Situation zu ermöglichen. Informationen u. a. über Lagerungstechniken sowie Hilfestellungen für konkrete Situationen im Alltag werden formuliert und besprochen.

Können die Angehörigen das Wissen im Umgang mit dem Patienten weitgehend umsetzen, ist die Anleitung abgeschlossen. Die Prozessbegleitung kann im Idealfall bis in die **ambulante Weiterbehandlung** weitergeführt werden. Die Vermittlung von Kontakten zu weiterführenden ambulanten Therapeuten, zu anderen Angehörigen oder **Selbsthilfegruppen** ist eine weitere Aufgabenstellung des Rehabilitationsteams.

### 4.6.2 Angehörigenanleitung am Beispiel Mundhygiene

Signalisieren die Angehörigen Bereitschaft bei den Rehabilitationsmaßnahmen mitzumachen, kann die **Durchführung der Mundhygiene** ein guter Einstieg dazu sein. In der Anleitung müssen prozessbegleitend die (Albers et al. 1982, Gottschalk und Dassen 2002, Roulet et al. 1999) **Wertigkeit der Aufgaben** vermittelt werden. Die Angehörigen müssen die Folgen der Schädigungen verstehen lernen. Dies bedeutet hier z. B. dass ihr Patient auf Hilfe angewiesen ist, sich die Zähne nicht selber putzen kann, eine (ev. sogar lebensbedrohliche) Schluckstörung hat, die das gewohnte normale Essen und Trinken für lange Zeit verbietet.

Die Vorgehensweise bei der Mundhygiene und das **schrittweise Erlernen von Hilfestellungen** können im Rahmen einzelner pflegerisch-therapeutischer Maßnahmen erarbeitet werden. Dies **beinhaltet** zwangsläufig auch
- den Umgang mit notwendigen Hilfsmitteln,
- den Erwerb einer Notfallkompetenz und
- das Erkennen von Sekundärproblemen, um entsprechende Maßnahmen später eigenständig einleiten zu können.

Die ◘ Abbildungen 4.24 a–g zeigen exemplarisch die Anleitung der Ehefrau eines Patienten während eines stationären Aufenthaltes.

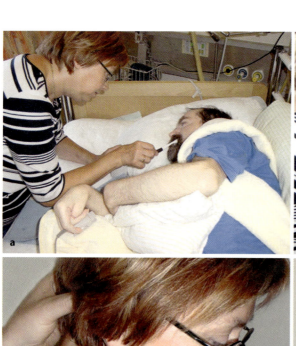
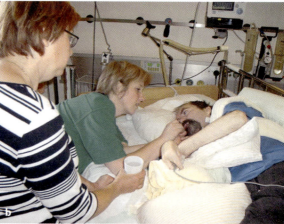
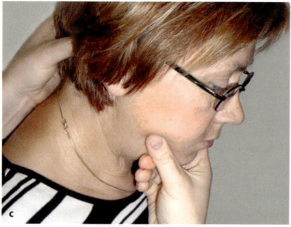
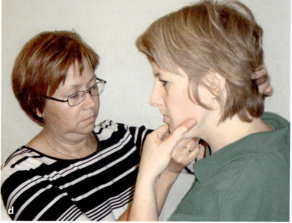
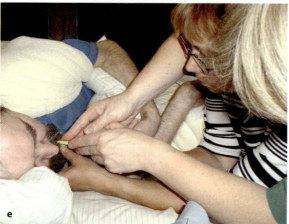

◻ **Abb. 4.24 a–g.** Angehörigenanleitung. **a** Die Ehefrau des Patienten zeigt, wie sie die Mundpflege bei ihrem Mann zu Hause durchführt. Der Kopf bleibt dabei unkorrigiert in einer für die oralen und pharyngealen Bewegungen nicht hilfreichen Position. **b** Die Ergotherapeutin demonstriert die Vorgehensweise und das Fazilitieren der Mundöffnung. **c** Lernen durch Selbsterfahrung: Die Ehefrau des Patienten spürt den Kieferkontrollgriff und die Korrektur des Nackens durch die Therapeutin. **d** Das anschließende Üben an der Therapeutin ermöglicht hilfreiche Rückmeldungen zum neuerlernten Handling zu geben. **e** Beim erneuten Zähneputzen wird das neu gelernte angewendet. Die Therapeutin gibt dabei noch Hilfestellung.

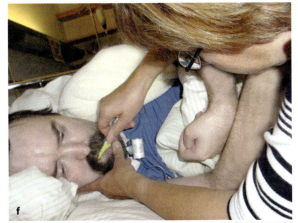

> **Beachte**
> 
> Angehörige sind immer auch **Mitbetroffene** und müssen zu Beginn des Rehabilitationsprozesses in ihren Phasen der **Verarbeitung** begleitet werden. Eine fachgerechte **Informationsweitergabe** ist eher als **Prozessbegleitung** mit stetem Informationsabgleich, Diskussionen über gewonnene Einsichten bezogen auf das Ziel und die Maßnahmen anzusehen. Auch die Anleitung von Angehörigen muss vom ganzen **Rehabilitationsteam** getragen werden.
> 
> Eine zufriedenstellende Wiedereingliederung des Patienten in sein häusliches Umfeld kann nur unter der Berücksichtigung aller fachlichen, sozialen und ethischen Aspekte erreicht werden.

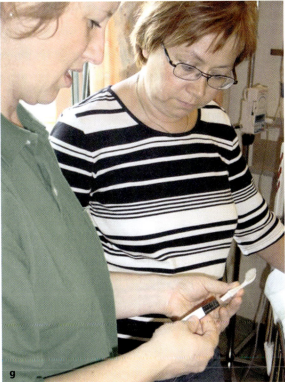

**Abb. 4.24 f–g.** f Das Anwenden des neu erlernten Handlings erfolgt unter der Supervision der Therapeutin (hier nicht im Bild). Kopf und Nacken sind jetzt optimal positioniert. g Die Angehörige putzte bisher mit einer Wechselkopfzahnbürste. Auf die Gefahren mit dieser Art Zahnbürste wird hingewiesen

## Literatur

Affolter F, Bischofberger W (2001) Das Affolter Modell. In: Jubiläumsschrift 10 Jahre Schulungszentrum am Therapiezentrum Burgau (Hrsg) Therapiezentrum Burgau, Dr. Friedl Str.1, 89331 Burgau

Albers H K, Berthold et al. (1982) Vergleichende klinische und experimentelle Untersuchungen zur Wirkung von 7 Zahnpasten auf die Zahnhartsubstanzen und die Gingiva. Quintessenz 33 Berlin

Annunciato N (2000) Plastizität des Nervensystems. In: Neurophysiologische Grundlagen der Hirnleistung. Gschwend G (Hrsg) Karger

Bauch J (1995) Prophylaxe ein Leben lang – ein lebensbegleitendes oroprophylaktisches Betreuungskonzept. Institut der dtsch Zahnärzte. Materialienreihe Bd 16. Dtsch Ärzte Verlag Köln

Broich I (1992) Sprache, Mundraum, Seele. Medizin und ganzheitliche Zahnheilkunde. Metamorphose und Rhythmus im Bereich des Mundraumes. Hüthing Heidelberg

Bundesarbeitsgemeinschaft für Rehabilitation (1994). Rehabilitation Behinderter. Einflussfaktoren auf den Erfolg der Rehabilitation. Dtsch Ärzte Verlag Köln

Bundeszahnärztekammer (2002) Handbuch der Mundhygiene. Ratgeber für das Pflegepersonal. info@bzaek.de

Clarke G (1993) Mouth care and hospitalized patients. British Journal of Nursing 2:225–227

Coombes K (1993) Why Bobath? Unveröffentlichtes Manusskript

Coombes K (1994) Skript zum Grundkurs F.O.T.T.

Davies P (2001) Hemiplegie. Rehabilitation und Prävention. 2. überarbeitete Auflage. Springer Berlin Heidelberg

Davies P (1995) Wieder Aufstehen. Frühbehandlung und Rehabilitation für Patienten mit schweren Hirnschädigungen. Rehabilitation und Prävention 30. Wiederbeleben von Gesicht und Mund. Springer Berlin, Heidelberg

Davies P (2001) Intensive und qualifizierte Therapie von Anfang an – ein Schlüssel zu erfolgreicherer Rehabilitation nach schwerer Hirnschädigung. In: Jubiläumsschrift 10 Jahre Schulungszentrum. Therapiezentrum Burgau (Hrsg), Dr. Friedl Str.1, 89331 Burgau

Dtsch Zahnärzteblatt-Forum. Gesunde Zähne – Gesunder Körper. 10/2002

Dyment HA, Casas MJ (1999) Dental care for children fed by tube: a critical review. SCD Special Care in Dentistry. Vol.19 No 5

Gottschalck T, Dassen T (2002) Welche Mittel werden zur Behandlung von Mundproblemen in der Literatur beschrieben? Eine Analyse von deutsch- und englischsprachigen Veröffentlichungen zwischen 1990 und 2001. Pflege (15):137–145

Gratz C (2001) F.O.T.T.™ – Therapie des fazio-oralen Traktes. In: Ergotherapie im Arbeitsfeld Neurologie. Hrsg. Habermann C, Kolster F. Thieme Stuttgart

Hahn P et al. (1998) Dtsch Zahnärztl Zeitung. 53:10

Hayes et al. (1998) Scannapieco et al. (1999) In: Plagmann H C (2002) Die chronisch parodontale Infektion. Mögl Auswirkungen auf den Gesamtorganismus. Info@zahnaerzteblatt.de. 02.2002

Heusler E, Heinz M (2001) Die Begleitung trauernder Menschen. Unveröffentliches Handout zum Seminar der Klinikseelsorge am Therapiezentrum Burgau

Hochschild J (1998) Strukturen und Funktionen begreifen. Thieme Stuttgart New York

Holmes S (1998) Promoting oral health in institutionalized older adults: a nursing perspective. Journal of the Royal Society of Health 118 (3):167–172

Knöbber D F (1991) Der tracheotomierte Patient. Springer Berlin Heidelberg

Künkel A (1990) Vom Knirschen und Knacken. Untersuchung von Persönlichkeitsmerkmalen und verhaltensmedizinischen Aspekten bei pathologischen Parafunktionen. Peter Lang Frankfurt a. Main

Langmore S et al. (1998) Predictors of aspiration pneumonia: How important is dysphagia? Dysphagia. 13:69–81

Lechner M (1998) Mundgesundheitszustand alter Menschen in Seniorenheimen. Auswertung des BLZK-Pilotprojektes 1997. Bayrisches Zahnärzteblatt 10:23–25

McNaught A B, Callander R (1983) Illustrated Physiology, Sensory and Motor Cortex. Churchill Livingstone 4th Edition, Edinburgh London and New York

Meyer et al. (1999) Handbuch der Intensivpflege. Mundhygiene

Millwood J, Fiske J (2001) Lip biting in patients with profound neurodisability. Special care denistry. Dental update. 28:1005–1108

NDTA (1998) Neurodevelopmental treatment philosophy. www.ibita.org/bobach_concept.htm

Nelson J E, Lesser M (1997) Aspiration-induced pulmonary injury. Intensive care Med. 12:279–297

Nicolais P et al. (1998) Zusammenhänge zwischen Haltungsasymmetrien und dem Ruhetonus des M. masseter. Dtsch Zahnärztl Zeitung. Z 53:9

Nitschke I, Vogl B, Töpfer J, Reiber Th (2000) Oraler Status von Altenheimbewohnern in den neuen Bundesländern. Dtsch zahnärztliche Z. 55(2000) 10. Carl Hanser Verlag München

Nover U, Netzter N (1998) Revolutionäres über Karies- und Parodontitis. Prophylaktische Behandlung und Prävention von Karies. Bayr Zahnärzteblatt. Heft 1–2

Nusser Müller Busch R (1997) Therapieansätze bei Störungen der Nahrungsaufnahme – eine Standortbestimmung. Forum Logopädie 2:5–7, Schulz Kirchner, Idstein

Paeth Rohlfs B (1999) Erfahrungen mit dem Bobath Konzept. Thieme Stuttgart

Peters S (1978) Prophylaxe. Ein Leitfaden für die zahnärztliche Praxis. Aus der Geschichte der Zahn- und Mundpflege. Die Quintessenz. Buch - und Zeitschriftenverlag Berlin Chicago

Plagmann, H C (1998) Lehrbuch der Parodontologie. Pathogenese und Pathohistologie der parodontalen Destruktion. Carl-Hanser, München-Wien

Rateitschak et al. (1998) Funktionsdiagnostik und Therapieprinzipien. Farbatlanten der Zahnmedizin, Bd 12. Thieme Verlag

Rauber, Kopsch (1996) Anatomie des Menschen. Hrsg. Tillmann B et al. Thieme Stuttgart

Reich E (1995) Welche Faktoren führen zu einem hohen Kariesrisiko? Dtsch Zahnärztliche Zeitung 50. 769–775.11

Reiber T (1992) Form und Funktion der Frontzähne des Oberkiefers. 2.3 Frontzahnokklusion und neuromuskuläre Physiologie. S 13–16. Carl Hanser München Wien

Robinson M J (1966) The influence of head position on temporomandibular joint position. J Prothet Dent 16:169

Roulet JF, Fath S, Zimmer S (Hrsg) (1999) Lehrbuch Prophylaxeassistentin. 2. Aufl. Urban und Fischer, München-Jena

Schafer R (1987) Clinical biomechanics, Muscosceletal action and reactions. 2. Aufl. Williams and Wilkins, Baltimore

Schiffner U (1995) Mechanische und chemische Plaquereduktion. Dtsch zahnärztliche Zeitung. Z: 50. 863–869.12

Schubert F (1991) Fachkunde für Zahnarzthelferinnen. Libromed Krefeld. 2. Aufl

Schuchardt E (2002) Krisenverarbeitung als Lernprozess in 8 Spiralphasen. Vandenhoek und Rupprecht Göttingen. 11. Aufl 2002

Slaughter A et al. (1999) Professional attitudes toward denture adhesives: A Delphi Technique survey of academic prosthodontics. J Posthet Dent 82, 80

Stark H, Holste T, Swoboda W, Siebert A et al. (1999) Dtsch Zahnärztl Z 54:11

Stark H, Welfers K P (2001) Prothesenhaftmittel. Dtsch Zahnärztl Z56:7

Stark H, Welfers K P (1998) Untersuchungen zum Gebrauchswert von Prozhesenhaftmittel. Quintessenz 49:991–997

Universität Mannheim (Internet Website) webrum.uni-mannheim.de/sowi/riesh/bruxism1.htm

Wardh I, Andersson L, Sörensen S (1997) Staff attitudes to oral health care. A comparative study of registered nurses, nursing assistants and home care aids. Gerodontology 14:28–32

Weizsäcker v. V (1. Aufl. 1990 ) Wahrnehmung und Bewegen. Gesammelte Schriften 3. Die Tätigkeit des Nervensystems. Hyperästhesie

WHO (internet Website) www.zahnheilkunde.de. WHO oral health programme

WHO (2001) ICF. Pressebericht vom 22. Mai

York J, Holtzman J (1999) Facial attractiveness and the aged. Spec Care Dent. 19 (2):84–88

Zasler N D, Devany CW et al. (1993) Oral hygiene following traumatic brain injury: a programme promote dental health. Brain Injury. Vol 7:339–345

# Atmung und Stimme – wieder sprechen

**Silke Kalkhof und Margaret Walker**

| | | |
|---|---|---|
| 5.1 | **Atmung** – 120 | |
| 5.1.1 | Zentrale Steuerung der Atmung – 120 | |
| 5.1.2 | Aspekte aus Anatomie und Physiologie – 121 | |
| | | |
| 5.2 | **Atem-Schluck-Koordination** – 123 | |
| | | |
| 5.3 | **Stimme** – 124 | |
| 5.3.1 | Zentrale Steuerung der Stimmgebung – 125 | |
| 5.3.2 | Aspekte aus Anatomie und Physiologie – 125 | |
| | | |
| 5.4 | **Einfluss von Körperhaltung und Muskeltonus** – 127 | |
| | | |
| 5.5 | **Grundsätzliche Überlegungen und Behandlungsprinzipien in der F.O.T.T.** – 128 | |
| | | |
| 5.6 | **Typische Probleme von Patienten mit Hirnschädigung und einige Lösungsansätze** – 130 | |
| 5.6.1 | Zentrale Störungen der Atmung – 130 | |
| 5.6.2 | Probleme mit Haltung und Bewegung – 130 | |
| 5.6.3 | Weitere Probleme, die die Atmung beeinflussen – 132 | |
| 5.6.4 | Auswirkungen pathologischer Atmung auf Stimme und Sprechen – 135 | |
| | | |
| 5.7 | **Ausgangsstellungen für die Behandlung** – 140 | |
| | | |
| | **Literatur** – 145 | |

Die Fähigkeit zu sprechen ist allein Menschen gegeben. Durch Atmung und Stimmgebung (Phonation) können wir neben anderen Faktoren wie Artikulation und Kognition miteinander in sozialen Kontakt treten. So können Wünsche, Bedürfnisse, Ängste mitgeteilt oder differenzierte Gedanken über verschiedene Themen ausgetauscht werden. Dies ist für die **Kommunikation** besonders wichtig.

Sprechen scheint so einfach zu sein. Erst das Fehlen bzw. die Einschränkung dieser kommunikativen Möglichkeit, die bis hin zur **sozialen Isolation** führen kann, macht uns dies bewusst. Deshalb hat die Rehabilitation von Atmung und Stimme – und in Folge von Sprechen – in der F.O.T.T. einen großen Stellenwert. Eine fazio-orale Therapie darf nicht nur auf den Gesichts- und Mundbereich und den Schluckvorgang beschränkt bleiben. Die Funktionen Atmung, Schlucken und Stimmgebung sind eng miteinander verbunden und beeinflussen sich gegenseitig. Eine ökonomische Arbeitsweise ist nur koordiniert möglich.

In der therapeutischen Arbeit erfahren wir die **Komplexität des Zusammenspiels**, wieviele Muskeln zusammenarbeiten und wieviel Koordination notwendig ist, um Stimme zu produzieren und Worte verständlich zu artikulieren. So gehört zur ganzheitlichen Diagnostik und Therapie der F.O.T.T. die Arbeit an der Verbesserung der Haltung, der Tonusverhältnisse, der motorischen und sensiblen Gegebenheiten des Gesichts- und Mundbereiches auch die Arbeit an Atmung, Stimmgebung und Sprechen. In diesem Kapitel werden typische Probleme schwer betroffener Patienten und Behandlungsansätze fokusiert.

## 5.1 Atmung

Nach der Geburt eines Babys entfalten sich die Lungen. Der erste Atemzug, der erste Schrei setzt ein, wenn die Haut des Kindes mit der Luft in Kontakt kommt. Der Mechanismus der Atmung wird ausgelöst. In ◘ Übersicht 5.1 werden die drei wichtigen Aufgaben der Atmung genannt.

> **Übersicht 5.1: Aufgaben der Atmung**
> — Lebensnotwendiger Gasaustausch
> — Schutz der unteren Atemwege
> — Stimmgebung

Im Säuglingsalter ist die Atem-Stimm-Koordination noch nicht ausgereift. Säuglinge produzieren Stimme – schreien – z. T. inspiratorisch, d. h. bei Einatmung, und sind noch nicht in der Lage, willkürlich die Luft anzuhalten. Die typische »**Schreiatmung**« ist durch eine kurze und tiefe Einatmung durch den Mund und eine langanhaltende Ausatmungsphase gekennzeichnet (Wendler u. Seidner 1987). Die Kontrolle über Atmung und Stimmgebung – und somit die Möglichkeit, Bedürfnisse auszudrücken und zu kommunizieren – entwickelt sich im Laufe der Zeit mit zunehmender Reifung und der selektiven Bewegungsentwicklung. Der individuelle Atemrhythmus und die für das Sprechen und Singen notwendige Atemstütze verändern und entwickeln sich mit der physiologischen Sprach- und Sprechentwicklung. Aufgrund des Wachstums werden das Lungenvolumen (Atemkapazität) und dadurch bedingt auch die Dauer der Ein- und Ausatmungsphase immer größer. Frauen haben i. d. R. ein kleineres Lungenvolumen als Männer.

### 5.1.1 Zentrale Steuerung der Atmung

Die Atmung wird vom **Atemzentrum** in der Pons und der Medulla oblongata gesteuert. Dehnungsrezeptoren geben Informationen von der Lunge ans Gehirn weiter, Mechanorezeptoren geben die Informationen von allen Atemmuskeln weiter und Chemorezeptoren registrieren den ph-Wert, den Kohlensäure- und Sauerstoffpartialdruck im Blut. Das Atemzentrum verarbeitet diese verschiedenen afferenten Reize aus dem Organismus und leitet dann efferente Impulse zur gesamten an der Atmung beteiligten Muskulatur zurück und koordiniert ihre Bewegungen (Siemon et al. 1996). Während der Einatmung leiten die inspiratorischen Neurone Impulse weiter und die exspiratorischen Neurone sind gehemmt (reziproke Innervation). Exspiratorische Neurone innervieren die Ausatemmuskulatur nur bei forcierter (aktiver) Ausatmung (Husten, Sprechen etc.).

Es gibt einen **autonomen Grundrhythmus**, der durch verschiedene Komponenten wie Angst, Trauer, ungewohnte Sprechsituation (limbisches System) etc. verändert werden kann (dies geschieht unbewusst). Eine **Veränderung der Atmung** spüren wir, wenn wir emotional erregt sind oder wenn wir unseren Körper stärker belasten wie z. B. beim Treppen steigen. Die Atmung verändert sich dann aufgrund des erhöhten Sauerstoffbedarfes. Das

Atemsystem reagiert also auf emotionale und physische Gegebenheiten eines Menschen.

> **Beachte**
> Die Atmung ist ein automatischer Prozess, der unbewusst geschieht. Sie ist aber auch willkürlich beeinfluss- und veränderbar.

Die Atmung ist zum Teil willkürlich beeinflussbar, sie **kann bewusst gemacht werden**. Da auch Nervenbahnen von höheren Gehirnregionen einschließlich des Kortex zum Atemzentrum ziehen, kann die automatische Atmung zu jedem Zeitpunkt willkürlich unterbrochen werden (Schultz-Coulon 2000).

### 5.1.2 Aspekte aus Anatomie und Physiologie

Beim Einatmen gelangt die Luft über die Nase oder den Mund in den Rachen und über den Kehlkopf, die Luftröhre und die Bronchien in die Lunge und deren Lungenbläschen. Dort findet der Gasaustausch statt. Sauerstoff gelangt mit der eingeatmeten Luft ins Blut und Kohlendioxid vom Blut in die auszuatmende Luft.

Die **Ruheatmung** (Ein- und Ausatmung durch die Nase ohne Stimmgebung) besteht aus drei Phasen: **Einatmung, Ausatmung und Atempause**. Das Ein- und Ausatemverhältnis beträgt ca. 1:1. Nach der Ausatmung entsteht eine kurze Atempause, ein kurzes Verharren der Atembewegung, bis zum erneuten Impuls zur Einatmung (wird durch die Konzentration von $CO_2$ im Blut gesteuert).

> **Beachte**
> Die Atemfrequenz eines Neugeborenen beträgt ca. 50 Atemzüge pro Minute. In den darauffolgenden Jahren nimmt die Atemfrequenz langsam ab. Bei Jugendlichen und Erwachsenen beträgt die Atemfrequenz ca. 15 Atemzüge pro Minute. Jeder Mensch hat seine eigene charakteristische, individuelle Atmung.

Man kann verschiedene Atemtypen unterscheiden (Übersicht 5.2).

> **Übersicht 5.2: Atemtypen**
> - **Brustatmung**
>   (Thorakal- oder Kostalatmung)
>   Hier vergrößert sich der Brustraum überwiegend durch die Veränderung der Rippenstellung (die Flankenatmung ist ein Teil dieses Atemtyps).
> - **Zwerchfellatmung**
>   (Bauch- oder Abdominalatmung)
>   Hier vergrößert sich der Brustraum überwiegend durch die Senkung des Zwerchfells.
> - **Mischatmung**
>   (Kosto-abdominale Atmung)
>   Physiologisch gesehen ist diese Kombination (aus Brust- und Bauchatmung) der günstigste Atemtyp.

Bei der **Sprechatmung** geht der größere Anteil der Ausatemluft durch den Mund, ein kleinerer Teil bei der Bildung von Nasallauten durch die Nase. Die Einatmung vertieft sich und beim Ausatmen kommt es darauf an, mit der Luft hauszuhalten, d. h. die Luft muss dosiert und kontrolliert abgegeben werden. Kontrolle bedeutet, dass der Atem willkürlich angehalten und danach weiterströmen kann. Das Verhältnis von Ein- und Ausatmung beträgt ca. 1:10 oder mehr.

> **Beachte**
> Bei einem gesunden Erwachsenen beträgt die Tonhaltedauer ca. 15–20 Sekunden.

Beim Sprechen, aber besonders beim **Singen** ist die **Atemstütze** von Bedeutung. Da beim Sprechen und Singen längere und langsamere Luftabgabe erforderlich ist, wird bei der Ausatmung kurzzeitig noch die ▶ Inspirationsmuskulatur aktiviert, so dass der Brustraum bei der Ausatmung anfänglich noch erweitert bleibt und so die Luft noch langsamer wieder ausströmen kann (Fiukowski 1992).

### Einatmung

Wichtigster Einatemmuskel ist das **Zwerchfell** (Abb. 5.1). In Übersicht 5.3 sind die Funktionen des Zwerchfells zusammengefasst.

> **Übersicht 5.3: Funktionen des Zwerchfells**
> - Trennung des Brustraumes vom Bauchraum
> - Atmung (auch Spezialformen der Ausatmung)
> - Mobilisation des Thoraxbereiches
> - Druckgradient: wichtigste venöse, lymphatische Pumpe
> - Einfluss auf N. vagus, N. phrenicus
> - Unterstützt den Vorgang des Erbrechens

Folgende physiologische Bewegungen vollziehen sich beim **kosto-abdominalen Atemtyp**:

Nach einem Ausatemvorgang ist das **Zwerchfell**, dass an der Wirbelsäule, am Brustbein (Sternum) sowie an den letzten drei Rippen ansetzt, entspannt. Bei der erneuten Einatmung kontrahiert die Zwerchfellmuskulatur und das Zwerchfell senkt sich. Das Volumen des Brustraumes vergrößert sich nach unten, wobei ein Unterdruck in der Lunge entsteht, so dass Luft in die Lungen einströmen kann. Mit der Senkung des Zwerchfells wölbt sich die Bauchwand etwas vor, da die Bauchorgane vom Zwerchfell verdrängt werden.

> **Beachte**
> Für eine effiziente Arbeitsweise des Zwerchfells spielen die Stellung der Rippen und der Tonus der Rumpfmuskulatur eine wichtige Rolle (s. Abschn. 5.4).

Weitere Atemmuskulatur für die Einatmung ist **die externe interkostale Muskulatur** (Ehrenberg 1997; Spiecker-Hencke 1997). Die Lunge folgt der Bewegung der Thoraxwand und der Querdurchmesser sowie das Brustraumvolumen vergrößern sich. Die Funktion der externen Interkostalmuskulatur ist jedoch in der Literatur umstritten. Andere Autoren sehen diese Muskeln nicht als reguläre Einatemmuskeln an (Bunch 1997).

In bestimmten Situationen (Sauerstoffmangel, Höchstleistung) wird auf die **Atemhilfsmuskulatur** (Abb. 5.2) zurückgegriffen. Dazu gehören u. a. die Muskeln Mm. pectoralis major und minor, Mm. sternocleidomastoideus, Mm. serrati und Mm. scaleni. Diese bewirken ein Heben des Brustkorbes (Schultz-Coulon 2000).

### Ausatmung

Bei der **Ausatmung in Ruhe** entspannt sich das Zwerchfell wieder und hebt sich. Die elastischen Rückstellkräfte von Lunge und Rippen und das Eigengewicht des Brustkorbes

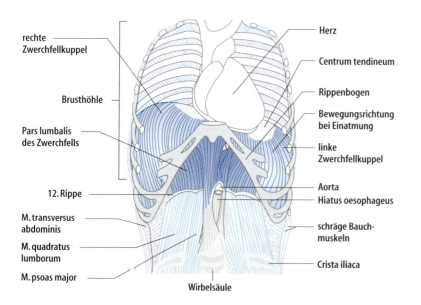

**Abb. 5.1.** Zwerchfell

bewirken, dass in der Lunge ein Überdruck entsteht und die verbrauchte Luft ausgeatmet wird. Das Volumen des Brustraumes verkleinert sich (Ehrenberg 1997). Dies wird durch das Eigengewicht des Brustkorbes unterstützt.

Die Phase der Ausatmung in Ruhe ist ein passiver Prozess, da keine Muskeln ▶ konzentrisch aktiv sind, d. h. es findet keine aktive Verkürzung der Muskulatur gegen die Schwerkraft statt. Die Einatemmuskulatur muss jedoch ▶ exzentrisch nachlassen, d. h. die Muskeln verlängern sich aktiv mit der Schwerkraft.

Für die forcierte **Ausatmung beim Sprechen** – ein aktiver Prozess – und bei größerer Anstrengung sind die Mm. intercostalis interni mitverantwortlich (dies ist in der Literatur ebenso umstritten, s. Bunch 1997). Sie bewirken eine Senkung der Rippen und des Sternums, so dass der Brustraumdurchmesser verkleinert wird.

Zu den weiteren **Ausatemhilfsmuskeln** zählen die äußeren und inneren schrägen Bauchmuskeln sowie die geraden Bauchmuskeln. Wenn sie kontrahieren, werden die Bauchorgane zurückgedrängt und damit wird das Zwerchfell nach oben verlagert (Schultz-Coulon 2000). Dies hat zur Folge, dass sich der Brustraum verkleinert.

> **Beachte**
> Spezielle Formen der forcierten Ausatmung sind: Husten, Niesen, Räuspern, Lachen, Weinen und Seufzen.

Die Bauchmuskulatur wird besonders beim Husten (natürliche Reinigungsfunktion für den Kehlkopf) eingesetzt. Ein zeitgleiches Zusammenspiel der Muskulatur ist dafür notwendig (**Bauchpresse**).

## 5.2 Atem-Schluck-Koordination

Ein Vorgang, der den Atemrhythmus beeinflusst bzw. unterbricht, ist der **Schluckvorgang**. Zu Beginn der pharyngealen Phase des Schluckvorganges werden die Kehlkopfstrukturen nach oben und vorne unter den Mundboden gezogen. Gleichzeitig nähern sich die Stimmlippen und Taschenfalten einander an bzw. verschließen die Glottis und der Kehldeckel kippt über den Larynxeingang. Damit sind die unteren Atemwege geschützt und der Atemvorgang wird gestoppt. Der Schub der Zungenbasis und die peristaltische Pharynxwelle können den Bolus in Richtung Ösophagus treiben.

> **Exkurs**
> **Koordinationsmuster**
> Verschiedene Autoren beschreiben ein Koordinationsmuster zwischen Atem- und Schluckvorgang (Selley et al. 1989; Smith et al. 1989). In diesen Studien differieren die Aussagen über die **Phase vor dem Atemstopp**.
> ▼

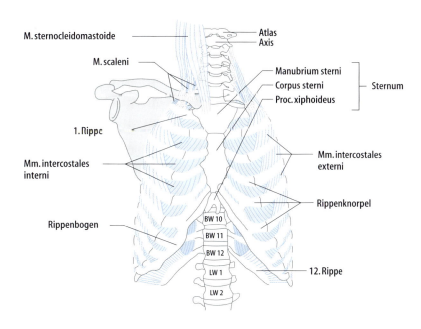

◘ Abb. 5.2. Atemmuskulatur und Atemhilfsmuskulatur

Bei einigen der Versuchspersonen (Selley et al. 1989) war der physiologische Rhythmus **Einatmung – Atemstopp/Schlucken – Ausatmung**. In anderen Studien (Klahn et al. 1999; Martin et al. 1994) wurde beobachtet, dass bei den meisten Versuchspersonen die Exspirationsphase bereits eingesetzt hat, wenn die Atemunterbrechung für den Schluckvorgang erfolgt (Klahn et al. 1999).

In der Studie von Martin et al. (1994) wurde gezeigt, dass der Atemstopp vor der laryngealen Elevation einsetzt. Die Atmung wird dabei nicht einfach nur unterbrochen. Durch verschiedene sensorische Inputs, die auch über das Schluckreflexzentrum geleitet werden, wird in der Regel ein neues Atemmuster – **Ausatmen nach dem Atemstopp** – initiiert (Selley et al. 1989). So ist ein Schutz der Atemwege am besten möglich.

> **Praxistipp**
> Werden Speichel oder Nahrung penetriert oder aspiriert, erfolgt eine *Reinigung der Atemwege* durch anschließendes Husten (bei Ausatmung). Das darauffolgende physiologische Nachschlucken verhindert, dass das hochgehustete Material wieder in die Luftröhre gelangt.

Weiterhin wurde festgestellt, dass bei älteren Menschen der Atemstopp etwas länger dauert als bei jüngeren Menschen (Selley et al. 1989). Hiss et al. (2001) stellten fest, dass Frauen einen längeren Atemstopp als Männer haben und dass die Größe des Bolus Auswirkung auf die Dauer des Atemstopps hat – je größer das Bolusvolumen desto länger der Atemstopp.

## 5.3 Stimme

Mit dem **ersten Schrei des Babys** nach der Geburt beginnt die Stimmentwicklung. Dieser Schrei wird in der Literatur mit ca. 440 Hz (Kammerton a) angegeben.

Im Verlaufe der Entwicklung des Säuglings werden verschiedene **Schreiperioden** unterschieden. Die erste Schreiperiode (in der ersten Beugephase) ist von unspezifischen Reflexschreien mit weichen Stimmeinsätzen gekennzeichnet und der Stimmumfang nimmt zu.

In der zweiten Schreiperiode werden schon »**Lustschreie**« (weicher Stimmeinsatz) von »**Unlustschreien**« (harter Stimmeinsatz) unterschieden (Wirth 1995). Diese Schreie drücken durch Klangveränderung der Stimme Wünsche oder Reaktionen auf Hunger, Durst, allein sein, Kälte u. ä. aus. Analog dazu entwickelt sich auch die anfänglich **spontane Mimik** (Ausdrucksbewegungen im Gesicht ohne bekannten Anlass) hin zur **reaktiven Mimik** (Herzka 1979). Dies eröffnet erste Möglichkeiten, die **nonverbale Kontaktaufnahme mit der Umwelt** oder die stimmlich ausgedrückten Bedürfnisse zu unterstützen. Im Rahmen der ersten motorischen Streckphase mit zunehmender Nackenstreckung entwickeln sich auch die Sprechorgane weiter. Es folgt die **Lallperiode**, in der erstmalig die Sprechorgane (als Vorbereitung zum späteren Sprechen) gebraucht werden. Vokale und Konsonanten bis hin zu sogenannten Lallmonologen werden produziert. Alle Kinder lallen zunächst unspezifische Laute. Mit voranschreitender Entwicklung ahmen die Kinder nur noch Laute und klangliche Elemente aus ihrer Umgebung (Sprachregion) nach. Dabei wird die Stimmbildung melodischer und rhythmischer (Wendler u. Seidner 1987).

> **Beachte**
> Im Laufe der Entwicklung wächst der Mensch und somit auch der Kehlkopf und seine Strukturen. Der Kehlkopf senkt sich, die Stimmlippen werden länger und kräftiger. Die Sprechstimmlage senkt sich weiter ab und die Stimmumfänge werden größer.

Eine besondere Form der Wandlung von der kindlichen zur erwachsenen Stimme stellt die Mutation (**Stimmbruch**) während der beginnenden Geschlechtsreife dar. Die Mutation beginnt zwischen dem 11. und 12. Lebensjahr und ist bei Jungen wesentlich deutlicher vernehmbar als bei Mädchen. Ursache ist der veränderte Hormonhaushalt, durch den sich die Stimmlippen verändern (Verbreiterung, Verlängerung, Massenzunahme). Außerdem tritt der Kehlkopf tiefer. Die Sprechstimmlage sinkt um ca. eine Oktave.

> **Beachte**
> Der Stimmumfang bei Erwachsenen beträgt etwas weniger als zwei Oktaven (Biesalski 1994).

Die Stimmen von **Sängern** haben den größten (antrainierten) Stimmumfang. Bei Menschen, die einen Sprech- oder Sängerberuf haben, ist die Stimmhygiene besonders wichtig. Dazu ist eine besondere Stimmausbildung zum physiologischen Gebrauch der Stimme (Achten auf Haltung, Einsetzen der Atemstütze usw.) wichtig.

Jeder Mensch hat seinen **eigenen individuellen Stimmklang** (Timbre). Er ist Teil unserer Identität. Mit Atmung und Phonation verändern wir den Klang der Worte; wir können den Äußerungen einen ruhigen oder aber eine drohenden Charakter geben. Hierbei spielen auch die durch Atmung und Stimmgebung erzeugten und kontrollierten ▶ prosodischen Elemente wie Tonhöhe, Lautstärke, Akzentuierung u. a. eine wesentliche Rolle.

Im **Alter** finden Abbauprozesse im Körper statt. Kehlkopf und Stimmklang sind davon betroffen. Ein wesentlicher Faktor sind hormonelle Veränderungen (Wendler u. Seidner 1987). Es kann zu einer zunehmenden Verknöcherung des Kehlkopfes mit dem daraus resultierenden Elastizitätsverlust der Gelenke kommen (beginnend allerdings schon ca. mit dem 15. Lebensjahr). Weiterhin können die Stimmlippen atrophieren und die Schleimhaut kann sich verändern. Durch Muskelerschlaffung senkt sich der Kehlkopf und die Artikulationsräume erweitern sich. Aus diesen Umbauprozessen ergibt sich eine Senkung der Sprechstimmlage bei Frauen sowie eine Veränderung des Stimmklanges (nicht obligatorisch). Der Stimmumfang wird wieder geringer. Beim Sprechen kann die Stimme schneller ermüden (Wendler u. Seidner 1987).

> **Beachte**
> Die Abbauprozesse im Alter können auch die Schlucksequenz beeinflussen.

### 5.3.1 Zentrale Steuerung der Stimmgebung

Die gesamte Kehlkopfmuskulatur wird vom **N. Vagus**, dem X. Hirnnerv, innerviert. Die innere Kehlkopfmuskulatur wird motorisch vom N. laryngeus inferior (abzweigend vom N. laryngeus recurrens) und die obere Kehlkopfschleimhaut bis zu den Stimmlippen sensibel vom N. laryngeus superior versorgt. Der N. laryngeus superior versorgt noch den M. cricothyreoideus und weitere Muskeln motorisch. Die Schleimhaut des subglottischen Bereiches wird vom N. laryngeus inferior sensibel versorgt (Wirth 1995).

### 5.3.2 Aspekte aus Anatomie und Physiologie

Der **Kehlkopf** sitzt am oberen Ende der Luftröhre (◘ Abb. 5.3). Das Grundgerüst wird aus dem Schild- und dem Ringknorpel sowie den Stellknorpeln gebildet, die alle durch Bänder, Muskeln und Membranen miteinander verbunden sind. Ring- und Schildknorpel können gegeneinander gekippt werden. Diese Kippung bewirkt der M. cricothyreoideus, der die beiden Knorpel miteinander verbindet. Auf der Ringknorpelplatte gegenüber dem Schildknorpel sitzen die beiden Stellknorpel (Aryknorpel), die die Form von kleinen Pyramiden haben (Wirth 1995).

Am Processus vocalis der Aryknorpel und an der gegenüberliegenden Mitte des Schildknorpels setzen die **Stimmlippen** an. Diese sind das eigentliche stimmbildende Organ. Die Stimmlippen setzen sich aus dem inneren Teil des M. thyreoarytaenoideus (dem M. vocalis) und dem Stimmband (Ligamentum vocale) zusammen. Der Stimmlippenspalt zwischen den beiden Stimmlippen wird Glottis genannt.

Die paarig angelegten Muskeln müssen alle koordiniert und in einem angepassten Tonus zusammenarbeiten, um ein effektives Atmen, Schlucken und eine effiziente Stimmgebung zu ermöglichen.

#### Stimmgebung

Die **Stimmgebung** wird durch die Stimmlippenschwingung erzeugt. Diese entsteht durch aerodynamische und myoelastische Kräfte. Um die Stimmlippen zum Schwingen zu bringen, muss bei geschlossener Glottis ein subglottischer Anblasedruck, den die Atemmuskulatur produziert, aufgebaut werden.

Die **Stimmlippenspannung** ist entscheidend dafür, wann die Phonationsluft die Stimmlippen nach oben und seitlich drückt, so dass sich die Glottis öffnet (Spiecker-Henke 1997) und die Luft entweichen kann. Damit sinkt der Druck und die Stimmlippen schließen wieder (eine Schwingung). Dann wird sofort erneuter subglottischer Druck aufgebaut usw.. So kann bei der Phonation die Ausatemluft dosiert und kontrolliert werden. Das Stimmband (Schleimhaut) ist mit dem Stimmlippenmuskel nur locker verbunden und führt während des Schwingungsvorganges eine eigene Bewegung aus. Diese wird als **Randkantenverschiebung** bezeichnet (Spiecker-Henke 1997).

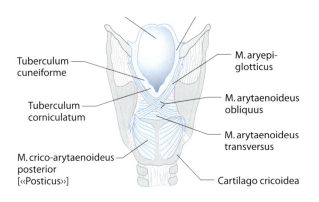

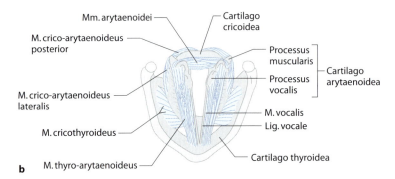

◘ Abb 5.3 a,b. Kehlkopfansichten, Ansicht von dorsal, Ansicht von kranial

### Beachte
Die Tonhöhe wird durch die Spannung der Stimmlippen erzeugt.

Schwingen die Stimmlippen in voller Länge und sind entspannt, wird ein **tiefer Ton** produziert. Je mehr Spannung die Stimmlippen haben, desto **höher** wird der produzierte Ton.

Dazu sind verschiedene Mechanismen notwendig: u. a. bewirkt die Kippung des Schildknorpels eine Verlängerung und damit passive Spannung der Stimmlippen. Weiterhin werden durch die Aktivität der Zopfmuskulatur des M. vocalis (isometrische Kontraktion) die Stimmlippen schmaler (Massenabnahme). Bei höher werdenden Tönen steigt die Zahl der Schwingungen (Wirth 1995). Bei sehr hohen Tönen schwingt nur noch die Schleimhaut (Ligamentum vocale).

Jeder Mensch hat seine eigene **physiologische Sprechstimmlage** (Indifferenzlage). Das ist der Tonbereich des Stimmumfanges, der mit dem geringsten Kraftaufwand für die gesamte Kehlkopfmuskulatur und mit dem geringsten Atemdruck erzeugt wird. Dieser Bereich liegt in den unteren zwei Dritteln des gesamten Sprechbereiches des jeweiligen Menschen (Fiukowski 1992).

Die **Lautstärke der Töne** ist von den Schwingungsamplituden der Stimmlippen abhängig. Je größer der subglottische Anblasedruck ist, desto höher ist die Schwingungsamplitude und damit die Lautstärke.

### Beachte
Die Lautstärke wird durch die Höhe des subglottischen Anblasedrucks bestimmt.

Es gibt verschiedene Formen physiologischer Stimmeinsätze. Diese werden in ◘ Übersicht 5.4 näher erläutert.

## 5.4 Einfluss von Körperhaltung und Muskeltonus

Neben Mimik und Gestik sind auch Stimmgebung und Haltung (Körpersprache) entscheidend für den **ersten Eindruck**, den wir von einem Menschen gewinnen. Ist unsere Körperhaltung »gebeugt« und unsere Stimme leise und wenig tragend, signalisieren wir vielleicht, dass wir müde oder krank sind. Eine aufrechte Haltung und eine feste Stimme können z. B. eine starke Persönlichkeit vermuten lassen.

»Sprich damit ich sehe, wer du bist!« (Sokrates)

Besonders wichtige Faktoren für die physiologische, ökonomische Atmung und Stimmgebung sind **Haltung und Muskeltonus**. Für gut entfaltete Atemräume sind eine aufgerichtete Körperhaltung und ein angepasster Körpertonus notwendig. Alle Körperabschnitte müssen sich über dem aufgerichteten Becken physiologisch ausrichten, d. h. der Kopf darf nicht in hyperextendierter Stellung (überstreckter, kurzer Nacken) sein. Der **Kopf** muss unter Beibehaltung des »langen Nackens« leicht nach vorne geneigt sein (Kinn zur Brust).

Während des Atmens erfolgt durch eine fein abgestimmte reziproke Innervation eine **fließende Umkehrbewegung** von Einatmung zu Ausatmung.

> **Beachte**
> Einatmung geht immer mit dem Bewegungsmuster der ▶ Extension/Streckung und Ausatmung mit dem Bewegungsmuster der ▶ Flexion/Beugung einher.

Dabei darf der Haltetonus des Körpers weder zu hoch (hyperton) noch zu niedrig (hypoton) sein, sondern es muss eine ▶ **dynamische Stabilität** vorhanden sein (s. auch Kap. 2). So stabilisiert die Bauchmuskulatur den Brustkorb, indem sie in reziproker Innervation mit der ▶ autochthonen Rückenmuskulatur den Brustkorb im Schwerkraftfeld verankert und ausrichtet. Damit ist die Basis für eine dynamische Stabilität gegeben.

> **Beachte**
> Erst das koordinierte Zusammenwirken von physiologischer Haltung und Bewegung sowie angepasstem Tonus ermöglicht eine effiziente, ökonomische Ausführung der Schlucksequenz, der Ruhe- und Sprechatmung, der Stimmgebung und des Sprechens.

---

> **Übersicht 5.4: Physiologische Stimmeinsätze**
> Zu Beginn der Phonation kann die Glottis unterschiedliche Formen haben. Diese beeinflussen den Stimmeinsatz. Es werden drei physiologische Stimmeinsätze unterschieden:
> 1. **Gehauchter Stimmeinsatz:** die Stimmlippen sind einander angenähert und berühren sich nicht. Ausatemluft strömt bereits, wenn die Stimmlippen zu schwingen anfangen (Wörter mit initialem »h«).
> 2. **Weicher Stimmeinsatz:** die Stimmlippen liegen leicht aneinander an und dann beginnt die Stimmlippenschwingung.
> 3. **Fester Stimmeinsatz:** leichte Spannung der Stimmlippen, die aneinander anliegen und bei Phonationsbeginn voneinander abgesprengt werden (bei initialen Vokalen).

Beim **Sprechen** ist eine atemrhythmisch angepasste Phonation physiologisch. Der Atemrhythmus wird beim Sprechen durch Sinneinheiten des Textes beeinflusst; die Phrasenlänge wird dem individuellen Atemrhythmus angepasst.

> **Beachte**
> Der primär durch die Stimmlippen gebildete Ton wird durch **Rachen-, Mund- und Nasenraum** sowie durch artikulatorische Aktivitäten verändert. Dabei wird auch die Qualität der Stimme beeinflusst.
> - Bei einer **engen Stellung dieser Resonanzräume** klingen die Töne gepresst.
> - Bei einer **weiten Einstellung** dieser Räume klingt die Stimme klar.
> - Hängt das **Gaumensegel** schlaff herunter, entsteht ein nasaler Laut wie bei »m«, »n« »ng«. Ist das Gaumensegel gespannt, entsteht ein Laut ohne nasalen Anteil wie z. B. »a«. Verschiedene Sprachen haben einen unterschiedlichen Grad an Nasalität.

## 5.5 Grundsätzliche Überlegungen und Behandlungsprinzipien in der F.O.T.T.

In der Ausbildung von Berufssängern ist die Bedeutung der Körperhaltung und ihr Einfluss auf die Atmung und Stimme schon lange akzeptiert (Bunch 1997). In der Therapie funktioneller Stimmstörungen hat die **Körperarbeit** mittlerweile einen großen Stellenwert (Spiecker-Henke 1997; Saatweber 2002). Leider haben diese Erkenntnisse bisher noch keinen großen Einfluss auf die Behandlung von Patienten mit erworbenen Hirnschädigungen genommen. Eine mögliche Erklärung liegt darin, dass die verschiedenen Berufszweige zwar ihre speziellen Fachgebiete weiterentwickelt haben, der Blick für die **Komplexität und Ganzheitlichkeit der Problematik** bei neurogenen Störungen aber oft noch nicht gegeben ist.

> **Beachte**
> In der therapeutischen Arbeit mit Atmung und Stimme ist es notwendig, die physiologische Funktionsweise aller beteiligten Körperabschnitte, ihr Zusammenspiel und ihre Wechselwirkungen zu kennen und zu wissen, wie sie sich gegenseitig beeinflussen und wie sie ein möglichst optimales Ganzes ergeben.

Wird nur die Stimme oder deren Nichtvorhandensein (Aphonie) behandelt, ohne die unphysiologische/abnormale Haltung, die fehlende Mobilität oder das eingeschränkte Gleichgewicht des Patienten zu berücksichtigen, wird dies lediglich, wenn überhaupt, eine kurzfristige Verbesserung ergeben.

Langfristig können unbehandelte Symptome jedoch zu Sekundärproblemen führen, da sich die zugrundeliegende Problematik nicht ändert.

> **Beispiel**
> Wird Stimme mit zuviel Anstrengung produziert, werden dadurch u. U. eine Erhöhung des Muskeltonus und vielleicht auch ▶ assoziierte Reaktionen verursacht. Der ökonomische Einsatz des Luftstroms, der notwendig ist, um zu phonieren, wird hierdurch vermindert oder unmöglich gemacht.

Auf den Einfluss des Haltungshintergrundes und der Ausgangsstellung auf Atmung und Schlucken wird in einer Studie von Smith et al. (1989) mit gesunden Probanden hingewiesen.

Die F.O.T.T.-Therapeutin muss in der Lage sein, **mit dem Wissen und dem Verständnis über normale Haltung, Bewegung und Funktion** die vorliegenden Abweichungen von der Norm zu analysieren, Behandlungsansätze zu entwickeln und diese dann therapeutisch effizient umzusetzen. Die Reaktionen des Patienten auf ihre therapeutische Intervention werden evaluiert und genutzt als Basis für das weitere Vorgehen.

> **Vorsicht**
> **Die Probleme von Patienten mit erworbenen Hirnverletzungen können lebensbegleitend sein und zur Ausbildung von sekundären Komplikationen führen, wodurch sich der Zustand des Patienten im Lauf der Zeit verschlechtern kann. Es ist daher notwendig, diesen vorzubeugen.**
>
> **Sind bereits sekundäre Probleme entstanden, gilt es diese zu erkennen und von den primären Problemen zu differenzieren.**

> **Beispiel**
> Bei gestörter Atem-Schluck-Koordination (primäres Problem nach Hirnschädigung) wird häufig Speichel und/oder Nahrung aspiriert und möglicherweise entwickelt sich daraus eine Pneumonie (Sekundärproblem).

Erst wenn man Erkenntnisse u. a. aus Medizin, Physiotherapie, Ergotherapie und Logopädie zu einem Ganzen zusammensetzt und therapeutisch anwendet, wird sich der Gesamtzustand des Patienten in der Folge verbessern.

Der »**hands-on**« Ansatz (Coombes 1991) ist ein entscheidender Aspekt im F.O.T.T.-Konzept. So werden neben der Beobachtung die Hände zur Untersuchung von Bewegungsfreiheit und Tonusverhältnissen sowie zur Behandlung miteingesetzt. Dabei erfährt der Patient durch gezielte taktile Fazilitation deutliche **sensorische Stimulation** und möglichst **physiologische Bewegungen**, die er ohne Hilfe, z. B. aufgrund von Wahrnehmungsstörungen oder Sensibilitätsausfällen nicht ausführen kann. Coombes (2001a) betont, welche Bedeutung der Einsatz des eigenen Körpers des Patienten zur Erhöhung der Sensibilität hat.

## 5.5 · Grundsätzliche Überlegungen und Behandlungsprinzipien in der F.O.T.T.

> **Praxistipp**
> Die *Self Stimulation* (= Spüren der eigenen aktiven Bewegung) ist die aktivste Behandlungsform und formt das stärkste Feedback für senso-motorisches Lernen. Diese wird mittels taktiler Hilfen fazilitiert:
> »Hands-on« ist ein wichtiges Prinzip im F.O.T.T.-Konzept. Eine dem Therapieziel angepasste Stellung ist anzustreben und wird unterstützt durch die Beeinflussung der Schlüsselregionen.
> Alleinige verbale Instruktionen werden vermieden.
> *Verbale Hilfen* werden
> - kurz,
> - prägnant und
> - situativ relevant gehalten.

Bei der Behandlung ist das Arbeiten an **funktionellen Aktivitäten** von großem Nutzen. Geeignete funktionelle Aktivitäten sind Auspusten von Kerzen, Mundharmonika spielen oder Seifenblasen produzieren. Alltagsaktivitäten haben den Vorteil, dass die Patienten direkt das Ergebnis spüren, sehen oder hören, dadurch eine konkrete Rückmeldung erhalten und dass sie nicht unbedingt Sprachverständnis zur Ausführung benötigen. Die Wahl der geeigneten Ausgangsstellung und das Anbieten von Unterstützungsfläche (Abb. 5.4) beeinflussen den Erfolg der Aktion.

Auch die Zeit, in der keine Therapie stattfindet, wird berücksichtigt. Dabei kommt den Pflegenden und Angehörigen eine bedeutende Rolle zu, z. B. bei der Lagerung tagsüber bzw. in der Nacht (s. auch Abschn. 5.6.3). Die konsequente Umsetzung der F.O.T.T.-Prinzipien über **24 Stunden** kann sekundäre Komplikationen vermindern bzw. beugt diesen vor und hilft damit auch die Folgekosten für diese aufgetretenen Komplikationen zu reduzieren.

In Übersicht 5.5 sind die allgemeinen F.O.T.T.-Prinzipien zusammengefasst.

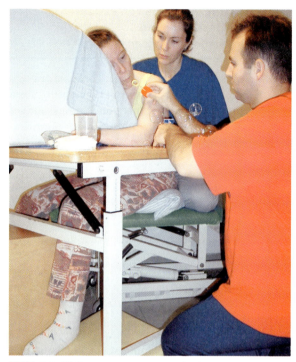

**Abb. 5.4.** Mit Unterstützung von vorne durch ein (halbmondförmiges) Pack gelingt es, selektiv den Mund zu spitzen, um Seifenblasen zu machen

> **Übersicht 5.5: Allgemeine F.O.T.T.-Prinzipien**
> - **Normale Haltung, Bewegung und Funktionen** kennen und verstehen.
> - **Primäre und sekundäre Probleme** erkennen und differenzieren.
> - In der Therapie und beim Handling: »**hands-on**« möglichst normaler Funktionen erarbeiten, d. h. taktile und propriozeptive Inputs geben – wenig Sprache benutzen.
> - Realistische und zielgerichtete funktionelle **Aktivitäten als Mittel** benutzen.

## 5.6 Typische Probleme von Patienten mit Hirnschädigung und einige Lösungsansätze

In diesem Abschnitt wird exemplarisch auf eine Auswahl typischer Probleme von Patienten mit Hirnschädigungen und ihre Auswirkungen auf Atmung und Stimme und auf deren Koordination sowie die Atem-Schluck-Koordination eingegangen.

### 5.6.1 Zentrale Störungen der Atmung

Zu den **pathologischen Atemtypen** bei zentral bedingten Schädigungen des Atemzentrums zählen u. a.
- die Cheyne-Stokes-Atmung,
- die Biot-Atmung und
- die Schnappatmung mit kurzen, schnappenden, unregelmäßig einsetzenden Atemzügen (Kasper u. Kraut 2000).

Es finden sich u. a. **Veränderungen** des Rhythmus, der Ein- und Ausatemtiefe sowie prolongierte Atempausen. Dabei können sich die Atemgeräusche verändern.

Zur **paradoxen Atmung** kommt es z. B. bei Thoraxinstabilität, bei Tetraplegien und -paresen infolge von Hirnschädigungen und Rückenmarksverletzungen (s. Abschn. 5.5.1 Rumpf). Die Atembewegungen sind dann entgegengesetzt zur physiologischen Atmung. Auch die Stimmgebung und das Sprechen verändern sich aufgrund des veränderten Atemmusters.

Hadjikoutis et al. (2000) weisen **abnorme Atem-Schluckmuster**, z.B: Einatmen nach Schlucken, bei Patienten mit zentralen, spinalen oder peripheren Schädigungen in 91 % der Fälle (20 von 22), bei Patienten mit Motoneuronerkrankungen in 44 % der Fälle (14 von 32) nach. In der Kontrollgruppe gesunder Probanden betrug die Abweichung von der Norm nur 9 % (2 von 22).

Lösungsansätze für die Veränderung des Atemmusters und taktile Atemführung, unterstützend für die Mehrbelüftung der Lunge oder als Anbahnung für physiologische Atemmuster, finden sich in Abschn. 5.6.4.

### 5.6.2 Probleme mit Haltung und Bewegung

Da Atemprobleme häufig mit Problemen des Rumpfes zusammenhängen, liegt ein Hauptaugenmerk auf dem **Haltungshintergrund und der Bewegung** (Breich 1992; Davies 1990; Paeth Rohlfs 1999). Die Rumpfmuskulatur, inklusive der abdominalen Muskulatur (M. rectus abdominis, M. external oblique, M. internal oblique und M. transversus abdominis) ist verantwortlich für die ▶ **dynamische Stabilisierung** des Brustkorbes. Nach erworbenen Hirnschädigungen sind jedoch genau diese Muskeln oft nicht mehr fähig, diese Funktion adäquat auszuführen.

#### Bauchmuskulatur

 **Beachte**
Die Haltefunktion der Bauchmuskulatur ist abgeschwächt.

Die Patienten haben Schwierigkeiten ihren Körper stabil zu halten und gleichzeitig andere Funktionen wie Schlucken und/oder Sprechen physiologisch auszuführen. Aufgrund insuffizienter Bauchmuskeln kommt es zu einem fehlenden aktiven und passiven Zug auf die Rippen und damit zu einer Bewegungseinschränkung in Richtung Ausatemstellung.

Dadurch ist die Atmung flach und die Ausatemphase verkürzt. Dies beeinflusst den Stimmklang, der dann aphon, verhaucht oder kompensatorisch durch Tonuserhöhung fest oder gepresst sein kann. Auch die Anzahl der Silben oder Worte, die auf einen Ausatemzug gesprochen werden können (Tonhalte- und Sprechdauer), kann verkürzt sein. Körperliche Aktivitäten verursachen bei diesen Patienten schnell deutliche Kurzatmigkeit und Ermüdungserscheinungen (Davies 1990).

#### Rumpfmuskulatur

 **Beachte**
Insuffiziente Rumpfmuskeln begrenzen die Bewegungen und den funktionellen Einsatz der oberen Extremitäten.

Auch die ▶ **dynamische Stabilität** des Schultergürtels, der mit dem Brustkorb vorwiegend über Muskeln verbunden ist, ist von der intakten Funktionsweise der Rumpfmuskulatur abhängig. Bei hypotoner Rumpfmuskulatur werden oft ▶ **distale Muskelgruppen** (d. h. also Muskeln von Armen und Händen) kompensatorisch zur Stabilisierung und Aufrechthaltung des Körpers gegen die Schwerkraft genutzt. Dies führt zu einer ▶ **distalen Tonussteigerung** (Davies 1990; Panturin 2001).

## Hals- und Nackenmuskulatur

> **Beachte**
> Das Kompensationsprinzip trifft u. a. auch auf Kopf und Nacken zu, die mit dem Brustkorb in Verbindung stehen.

- Ohne die ▶ **antagonistische Wirkung** der abdominalen Muskeln auf den Brustkorb erhöht sich der Tonus in der Hals- und Schultermuskulatur und zieht dadurch die Rippen nach oben. Dies führt zu flachen Atembewegungen und zu eingeschränkten Kopfbewegungen.
- Das Zungenbein wird ebenfalls durch Muskelverbindungen mit der Scapula, den oberen Rippen und der Klavicula stabilisiert. Das kann bedeuten, dass Patienten mit einer mangelnden Rumpfkontrolle eine Störung im Bereich der Mund und der Zungenmotorik (Schlucken) aufweisen (Panturin 2001).

## Rumpfrotation

> **Beachte**
> Die rotatorische Bewegungsfreiheit des Rumpfes verringert sich, vor allem in der thorakalen Region.

Ohne die gegebene Stabilität der Rumpfmuskulatur auf einer Seite des Körpers ist es nicht möglich, die Muskeln auf der anderen Seite effektiv einzusetzen (Davies 1990). Wenn die Rippen in einer Position fixiert sind, ist es sehr schwierig sich zu bewegen, da sie dann die Bewegungen des Rumpfes blockieren.

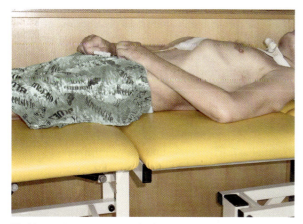

**Abb. 5.5.** Patient mit Rippenhochstand

> **Beachte**
> Ist der Tonus des M. pectoralis major zu hoch, werden die Schultern in ▶ Flexion fixiert bei einem Punktum stabile ▶ proximal (also an den Rippen) und damit ist die Entfaltung der Atemräume nur erschwert möglich (Paeth-Rohlfs 1999).

**Abb. 5.5** zeigt Rippenhochstand bei einem Patienten mit hypotonem Rumpf.

### Lösungsansatz: Einsatz von Bewegung

Die Wirksamkeit von Bewegung bei der Behandlung von Störungen der Atmung wurde in einer Studie von Falkenbach (2001) bestätigt. In dieser zeigten Patienten mit einem rigiden Thorax eine effektivere Bauchatmung schon nach geringsten Bewegungen und Aktivitäten im lumbalen Bereich. Beobachtungen an Säuglingen (Wilson et al. 1981) zeigen auch einen **Zusammenhang zwischen Aktivität und Schluckfrequenz**. Die Häufigkeit des Schluckens erhöhte sich bei Aktivität und nahm in Ruhephasen ab. Erwachsene zeigen ein ähnliches Muster. Sie schlucken im Tagesdurchschnitt im Wachzustand ca. 600 Mal und während der Nacht nur noch ca. 50 Mal (Wilson et al. 1981).

- Die **Kombination von Stabilität und Bewegung** kann die Bewegungsmöglichkeiten des Rumpfes für eine effektive Atmung verbessern.
- Diese Kombination gibt dem Patienten die Möglichkeit, mehr **selektive Bewegungen** auszuführen und den Einsatz von Massenbewegung zu reduzieren (Davies 1990; Edwards 2002).
- Physiologisch gehen Einatmung tendenziell mit dem Muster der ▶ **Extension** und Ausatmung tendenziell mit dem Muster der ▶ **Flexion** einher. Es ist daher naheliegend, diese **Muster in die Behandlung zu integrieren**.

Diese Muster sind dabei jedoch mit **Rotationskomponenten** zu verbinden, da Flexion und Extension alleine keine vollständige Bewegungsfreiheit des Rumpfes und der Extremitäten gewährleisten können. Rotation ist das koordinierte Ergebnis von Flexion und Extension in allen Bewegungsebenen (Edwards 2002). Die Rotation ist ebenso eine sinnvolle Kombination von Flexion und Extension der Körperschlüsselpunkte in verschiedenen Ausgangsstellungen (s. Abschn. 5.7). **Abbildung 5.6** zeigt die Arbeit an der Ausatmung in Verbindung mit Rotationsbewegungen des oberen Rumpfes.

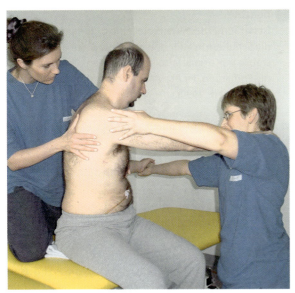

○ Abb. 5.6. Ausatmung in Verbindung mit Rotationsbewegung des oberen Rumpfes. Um die Beckenaufrichtung zu unterstützen wurden die Sitzbeinhöcker jeweils mit einem Handtuch unterlagert

> **Beachte**
> Der **Tonus der Bauch- und Rumpfmuskulatur** darf nicht zu niedrig sein, da ein hypotoner, durch die Schwerkraft flektierter Rumpf ▶ distal eine hypertone Kopf-, Nacken- und Kehlkopfmuskulatur und eine hyperextendierte Haltung des Kopfes und Nackens verursachen kann.
> Bei einer zu hypotonen Bauchmuskulatur bleiben die Rippen in Einatemstellung, also nach oben fixiert und das erschwert die Ausatmung. Auch das Zwerchfell wird von einem nach oben gezogenen Brustkorb beeinflusst und kann seine Funktion nicht mehr effektiv erfüllen.

### 5.6.3 Weitere Probleme, die die Atmung beeinflussen

#### Ungünstige Lagerungen, die den Gesamttonus des Patienten erhöhen

Gerade bei schwer betroffenen Patienten finden wir oft das Problem, dass sie schon nach kurzer Zeit die Lagerung, in die sie gebracht wurden, nicht mehr tolerieren. Sie schwitzen stark und zeigen erhöhte Atemfrequenz.

> **Praxistipp**
> In dieser Phase ist das gesamte Rehabilitationsteam gefordert, denn hier gilt es Lagerungen für den Patienten zu finden, in denen er entspannen kann und die helfen seinen Gesamttonus zu regulieren. Ein häufiges Umlagern des Patienten ist erforderlich.

#### Stridor

Stridor bezeichnet ein pfeifendes Atemgeräusch bei Ein- und/oder Ausatmung.

#### Inspiratorischer Stridor

Inspiratorischer Stridor tritt u. a. auf
- bei Verlegung der oberen Atemwege durch Sekret oder muskuläre Züge der pharyngealen Muskulatur und Zungenmuskulatur oder kann durch ein Kippen der Epiglottis nach dorsal bedingt sein (z. B. in Rückenlage). Bei Kanülenträgern ist aber auch an Granulationen zu denken (s. Kap. 6).
- bei Einengungen in Höhe des Kehlkopfes, z. B. bei beidseitigen Stimmbandparesen
- bei subglottischen Einengungen, z. B. Trachealstenosen.

> **Praxistipp**
> Sekret aus den oberen Atemwegen entfernen durch *Mobilisation und Lagerung* (z. B. Bauchlage) des Patienten, Unterstützen des Hustens und ggf. medikamentöser Sekretolyse.
> Des weiteren versucht man den *Tonus* im Bereich des Schultergürtels und Nackens sowie der ventralen Halsmuskulatur zu normalisieren.
> *Rückenlage* sollte aufgrund des ungünstigen Einflusses auf den Gesamttonus des Patienten vermieden werden, wenn dabei erschwerte Atmung zu beobachten ist (vgl. Abschn. 5.7).

> **Vorsicht**
> Bei A- oder ▶ Dyspnoen aufgrund von Einengungen im Kehlkopf und/oder der Trachea ist eine Tracheotomie und die Versorgung mit einer Trachealkanüle notwendig.

#### Expiratorischer Stridor

Expiratorischer Stridor tritt auf bei obstruktiven Erkrankungen der Atemwege, z. B. Bronchitiden.

> **Praxistipp**
> Behandlung der Grunderkrankung, Prophylaxe von Atemwegserkrankungen durch Mobilisation zum Sitzen und Stehen Patienten in geeigneten Positionen lagern.

## Auswirkungen von Trachealkanülen auf die Atmung, das Schlucken und die Stimmgebung

Viele der schwer betroffenen neurologischen Patienten werden in der Akutphase wegen der notwendigen Langzeitbeatmung und/oder einer Schluckstörung mit einem Tracheostoma und einer Trachealkanüle versorgt.

> **Beachte**
> Bei Trachealkanülenträgern fällt der gesamte Atemwiderstand von Naso-, Oro- und Hypopharynx weg. Die Atmung wird flacher und schneller.

Auch die Art der Trachealkanüle hat Einfluss auf die physiologischen Atemverhältnisse und damit auf die Funktionen von Atmung, Stimmgebung und Schlucken.

Bei **geblockter Trachealkanüle** wird der gesamte Nasen-, Mund-, Rachen- und Kehlkopfraum inklusive des Tracheabereiches über dem Tracheostoma, von der Luftzufuhr abgeschnitten. Dies bringt folgende **Veränderungen von Atmung/Stimme und Schlucken** mit sich:
- Die Atmung über die Nase oder den Mund und auch ein Wechsel dieser beiden Atmungsvarianten sind nicht möglich.
- Die Sensibilität und damit die Kontrolle über den Bereich sind vermindert. Das darin befindliche Sekret kann nicht mehr mit Hilfe des Ausatemstroms bewegt und nicht mehr ausreichend gespürt werden, Räuspern oder Husten werden weniger (auch weniger effektiv und effizient) bzw. nicht mehr initiiert. In der Folge wird das Sekret seltener bzw. nicht mehr abgeschluckt.
- Es kann keine Stimme produziert werden.
- Riechen und Schmecken sind nur noch eingeschränkt möglich.

> **Praxistipp**
> Entblocken der Trachealkanüle – anfangs nur in Therapie und nach Absprache mit dem behandelnden Arzt. Zum genauen Vorgehen beim Entblocken s. Kap. 6 und 7.
>
> Gelingt es dem Patienten, an der entblockten Kanüle vorbeizuatmen, wenn man diese zuhält oder ein Sprechventil aufsetzt, hat die über die oberen Atemwege auströmende Luft eine stimulierende Wirkung auf die Sensibilität im Oro-, Naso- und Hypopharynx.

Bei **ungeblockter Trachealkanüle** mit einem Sprechaufsatz wird die Luft über die Trachealkanüle eingeatmet und via Kehlkopf, Stimmlippen, über den Rachen, Nase oder Mund wieder ausgeatmet.

Dies hat zur **Folge**:
- Dass sich die Sensibilität und dadurch die Kontrolle über diesen Bereich verbessert.
- Dass Patienten mit der Fähigkeit zu ausreichender Atem-Stimm-Koordination dadurch wieder in die Lage versetzt werden, zu phonieren oder verbal zu kommunizieren.

Jede Trachealkanüle nimmt Raum in der Trachea ein. Ausatemluft kann nur seitlich an einer ungeblockten Trachealkanüle vorbeiströmen.

> **Vorsicht**
> Nimmt die Kanüle in der Trachea zuviel Platz ein, so dass nicht ausreichend Luft seitlich an der Kanüle ausgeatmet werden kann oder versperren Granulationen den Luftweg, tritt ein Ausatemstau auf!
> *Es besteht akute Erstickungsgefahr!*
> Die sofortige Ausatmung über die Trachealkanüle ist zu gewährleisten. Ein Sprechaufsatz oder eine Verschlusskappe etc müssen sofort entfernt werden!

> **Praxistipp**
> Eine *Trachealkanüle kleinerer Größe* kann dann Abhilfe schaffen. Hat die Kanüle eine Fensterung, kann mehr Ausatemluft auch durch die Trachealkanüle hochsteigen. Dadurch verbessert sich i. d. R. die Stimmqualität. Ausführlichere Beschreibungen zum Thema Trachealkanülen und Funktionsweisen finden sich in den Kapiteln 6 und 7.

### Eingeschränkte Kieferöffnung

Bei Patienten, die Schwierigkeiten mit dem Öffnen des Kiefers haben, ist in der Folge häufig die **sensorische Rückmeldung** im oropharyngealen Trakt verändert. Oft ist der Kiefer in einer abnormen Haltefunktion fixiert und der Patient hat keine Möglichkeit, dieses Muster zu lösen, die Zunge zu bewegen und einen Schluckvorgang zu initiieren oder physiologisch durch den Mund zu atmen.

> **Beispiel**
> Im Anschluss an ein gelegentlich spontan auftretendes Gähnen bei diesen Patienten ist oft ein Schlucken oder ein Versuch dazu zu beobachten. Hier ließe sich interpretieren, dass dabei durch den Luftstrom eine Reizeingabe in ein reizarmes Gebiet geschieht. Dies kann die Sensibilität erhöhen und als sensorische Rückmeldung ein Schlucken auslösen.

> **Vorsicht**
> **Ohne Stimulus, ohne Reizeingabe in ein reizarmes Gebiet, sind keine Reaktionen zu erwarten.**

> **Praxistipp**
> **Am Haltungshintergrund arbeiten und dabei die präorale Phase beim Erarbeiten der Mundöffnung einbeziehen mit gezielten taktilen Inputs im Gesicht und Mundbereich.**

### Fehlender Mundschluss

Einige Patienten können nur schwer den Mund schließen. Der Wechsel zwischen Ruheatmung durch die Nase zu forcierter Ausatmung durch den Mund ist erschwert oder nicht möglich. Ein **fehlender Kieferschluss** verändert die Position des Unterkiefers, der Zunge und des weichen Gaumens und beeinflusst dadurch auch die Atmung und das Schlucken.

> **Beachte**
> Bei geöffnetem Mund ist die Nasenatmung weitgehend ausgeschaltet, olfaktorische und gustatorische Reize können nur reduziert wahrgenommen werden. Die Mundschleimhaut trocknet aus und der Speichel wird zäh.

Auch hier ist der kausale Zusammenhang mit einer veränderten Körper- und Kopfhaltung gegeben:

> **Vorsicht**
> **Durch den nicht vorhandenen Mundschluss fehlt die notwendige, stabile Basis des Unterkiefers für die Zunge, damit sie selektive orale Transportbewegung in Richtung Pharynx initiieren kann.**

Dies führt zu einer erhöhten Anstrengung und oft zu **pumpenden Kieferbewegungen** bei Initiierung der Transportbewegung der Zunge.

Der **Speicheltransport** ist verlangsamt und führt
- entweder zu einer verlängerten Dauer der Schluckapnoe, des Atemstopps, während des Schluckens oder
- aber zu »Zwischenatmen«, d. h. der Patient muss während des Schluckens einatmen.

Patienten mit diesen Problemen benötigen oft mehrere Ansätze, bevor sie wirklich schlucken können und selbst dann wird der Schluckvorgang häufig nicht vollständig ausgeführt. Die pharyngealen Bewegungen sind dann nicht effizient und ausreichend, um den Speichel in den Ösophagus zu transportieren. Die **Gefahr der Aspiration von Speichel** (Selley et al. 1989; Smith et al. 1989) und Nahrung ist erhöht.

> **Praxistipp**
> **Zunächst wird eine geeignete *Ausgangsposition* (beachte Alignment von Becken, Rumpf und Nacken) erarbeitet.**
>
> **Dann wird dem Patienten mittels Kieferkontrollgriff der *Mundschluss fazilitiert und taktile Schluckhilfe* am Mundboden gegeben.**
>
> **Je weniger Pumpbewegungen der Patient ausführen muss, um zu schlucken, desto kürzer ist die Schluckapnoe und damit verringert sich das Risiko einer Zwischenatmung, die möglicherweise mit Aspiration einhergeht.**

### Koordination von Atmung, Schlucken und Essen

Schlucken unterbricht den Atmungsvorgang. Wie schon in Abschn. 5.2 beschrieben, zeigen Studien mit gesunden Versuchspersonen, dass die meisten Probanden nach dem Schlucken kurz reflektorisch ausatmen, egal ob ein Bolus gereicht wurde oder nicht (Hiss et al. 2001; Preiksaitis et al. 1992; Smith et al. 1989). Selley et al. (1989) beschreiben, dass sich sowohl bei Gesunden als auch bei neurologischen

Patienten das **Atem-Schluckmuster beim Anreichen von Nahrung ändert**. Die Gesunden wiesen eine Veränderung der Ruheatmung beim Anreichen von Nahrung auf. Sie atmeten jedoch nach dem Schlucken immer aus. Die neurologischen Patienten atmeten unmittelbar nach dem Schlucken ein statt aus.

> **! Vorsicht**
> Wird sofort nach dem Schlucken eingeatmet, besteht die *Gefahr der Aspiration* von Residuen.

Das Ausatmen nach dem Schlucken ist eine **Schutzfunktion**, da es – eventuell nach dem Schlucken verbliebene – Residuen im Pharynx und in den Atemwegen aufspüren und ggf. mit Husten bewegen und aus den Atemwegen befördern kann, die anschließend erneut geschluckt oder ausgespuckt werden können.

Übersicht 5.6 fasst die Faktoren zusammen, die zu einer erhöhten Aspirationsgefahr führen.

> **Übersicht 5.6: Erhöhte Aspirationsgefahr**
> Erhöhte Aspirationsgefahr ist gegeben,
> - wenn die Apnoephasen zu kurz sind und/oder
> - nach dem Schlucken nicht reflektorisch ausgeatmet wird.
> - Ist der Schluckvorgang aufgrund verlängerter Bolustransitzeit durch Mundhöhle und Pharynx zu lang, müssen die Patienten während des Bolustransportes einatmen und im Pharynx befindliches Material kann in die unteren Luftwege gelangen.

> **ℹ Praxistipp**
> In der F.O.T.T. wird während der Essensbegleitung ein besonderes Augenmerk auf die präorale Phase gelegt, d. h. der Patient wird soweit es möglich ist, in die *Vorbereitung der Nahrungsaufnahme* miteinbezogen.
> Hier setzt die Therapie an: durch spezielle Gestaltung der Umwelt (Packs, Wand, etc.) und Erarbeitung des Haltungshintergrundes wird es möglich, den Patienten dabei zu führen, die in Größe und Tempo angepasste Menge selbst zum Mund zu bringen.
> ▼

*Dem Nachschlucken* wird besondere Aufmerksamkeit geschenkt, weil es hilft, Reste in den Vallecularräumen zu entfernen, die der Patient vielleicht noch nicht ausreichend spürt und bei der nächsten Einatmung penetrieren oder aspirieren würde (s. Kap. 3).

### Koordination von Atmung, Schlucken beim Strohhalm trinken

Patienten wird oft empfohlen, mit dem Strohhalm zu trinken, um z. B. fehlenden Mundschluss oder eingeschränkte Zungenbewegungen zu kompensieren.

In einer Studie von Martin et al. (1994) wurde das Trinken mit einem Strohhalm bei gesunden Versuchspersonen untersucht. Beschrieben werden mehrere aufeinander folgende Schlucke ohne Zwischenatmung, d. h. also dass der Atemstop verlängert war.

> **! Vorsicht**
> Martin et al. (1994) gehen bei neurologischen Patienten mit einem verlangsamten Ablauf der Schlucksequenz und Störung der Atem-Schluck-Koordination von einer erhöhten Aspirationsgefahr besonders beim Trinken mit dem Strohhalm aus.

> **ℹ Praxistipp**
> Ob es für den Patienten hilfreich ist, mit dem Strohhalm zu trinken oder nicht, muss im klinischen Verlauf genau abgewogen und evaluiert werden.
> Das Ansaugen von Flüssigkeit aus einer *Tasse oder einem Glas* mit den Lippen ist wahrscheinlich sicherer, da die Flüssigkeit nicht sofort in den hinteren Teil der Mundhöhle fließt.
> Patienten mit den o. g. Problemen profitieren eher von einer *Unterstützung ihres Haltungshintergrundes, des Kopfes und des Kiefers* während des Trinkens.

### 5.6.4 Auswirkungen pathologischer Atmung auf Stimme und Sprechen

Atmen und Stimmgebung werden normalerweise **unbewusst**, ohne Anstrengung und zeitgleich während anderer Tätigkeiten ausgeführt.

Da viele der Strukturen, die beim Sprechen genutzt werden auch am Schluckvorgang beteiligt sind, findet sich bei erworbenen neurologischen Schädigungen oft eine **Vergesellschaftung von** ▶ **Dysphagien und** ▶ **Dysarthrophonien** (Coombes 1991; Logemann 1983; Perkins und Kent 1986). Dysarthrophonien, also die zentral bedingten Störungen von Haltung und Tonus, der (Sprech)Atmung, Stimmgebung und Artikulation, und die daraus resultierenden Probleme beeinträchtigen die Verständlichkeit und die Natürlichkeit des Sprechens.

Die **basalen Probleme**, z. B. veränderte Körperhaltung, Tonus und Bewegung (Abschn. 5.4 und 5.6.2) und veränderte Atemmuster (Abschn. 5.6.1) sind schon thematisiert worden. Sie beeinträchtigen zusätzlich die (ggf. auch primär gestörten) Stimmgebung, die Artikulation und die ▶ prosodischen Elemente des Sprechens auch in ihrem koordinativen Zusammenspiel.

> **Praxistipp**
> »Hands-on« – taktile Atemführung:
> Ein erster Schritt in der Therapie ist es,
> — die Ausatemphasen zu verlängern und
> — die Einatmung zu vertiefen, wobei die tiefere Einatmung eine direkte Konsequenz der vorangegangenen verlängerten Ausatmung ist.

In Rückenlage (◘ Abb. 5.7 oder in einer der in Abschn. 5.7 beschriebenen Ausgangsstellungen) lenkt die Therapeutin mit ihren Händen die Atembewegungen in Richtung der Flanken und beeinflusst das Atemmuster **mit ihren Händen.**

Dazu werden die Hände links und rechts an den Brustkorb (ventral – lateral) ungefähr auf die Höhe von 5.–10. Rippe gelegt. Die Therapeutin begleitet mit ihren Händen die Atembewegungen des Patienten und beginnt dann mit konstantem sanftem Druck die Ausatmung zu betonen und zu verlängern. Die Hände der Therapeutin bleiben während der Atempause und der Einatmung mit konstantem sanftem Druck nach unten am Thorax des Patienten, und bilden mit diesem eine Einheit. Abhängig von der Atemfrequenz des Patienten kann durch die Betonung jeder dritten Ausatmung ein Ausatemzug verlängert werden.

Die Therapeutin registriert Veränderungen der Atembewegungen und Atemfrequenz taktil, visuell und auditiv (z. B. die physiologische Atempause, Flankenbewegungen, und Atemgeräusche) und bewertet diese.

Die taktile Atemführung kann auch mit dem **Phonieren von Lauten** und/oder einer Vibration am Sternum kombiniert werden.

> **Beispiel**
> In unserem Patientenbeispiel (◘ Abb. 5.7) wird mit einem Pezziball gearbeitet. Hierbei zieht der Patient bei Ausatmung seine Beine an, bei Einatmung schiebt er den Ball mit seinen Beinen weg. Diese Aktivitäten unterstützen die Arbeit der Bauchmuskulatur.

Weitere **Ziele** sind
— die Verbesserung des Schutzes der Atemwege durch Steigerung der laryngealen und pharyngealen Sensibilität
— die Verbesserung der Atem-Schluck-Stimm-Koordination.

> **Vorsicht**
> Mündliche Anweisungen sollten bei der Atemarbeit nicht gegeben werden, da Patienten oftmals dazu tendieren, ihre Atmung dann ungünstig zu verändern, indem sie den Energieaufwand durch aktive, angestrengte Atmung erhöhen.

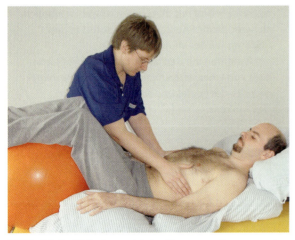

◘ **Abb. 5.7.** In Rückenlage wird der Thorax unterlagert, um dem Rippenhochstand entgegenzuwirken. Ausreichend stabile Kissen im Nacken und Kopfbereich gewährleisten die Position des »langen Nackens«. Die Arme werden nah am Körper gelagert

## Praxistipp

Durch den verstärkten Ausatemstrom (mit oder ohne Phonation), werden Speichelreste im pharyngealen Raum (z. B. in den Valleculae) in Bewegung bzw. in Vibration versetzt. Dabei wird durch den *Stimulus Luftstrom* eine vorübergehende Erhöhung der Sensibilität erzeugt, die als *Reaktion Schlucken* auslösen kann, das ggf. durch eine Schluckhilfe (Kap. 3) unterstützt werden muß.

### Stimmanbahnung

Neben zentralen Innervationsstörungen des Stimmapparates sind viele Patienten zunächst nicht in der Lage, Stimme zu produzieren. Diese Patienten können oft nur flüstern oder sie produzieren Stimme mit dem Einatem. Dies kann am mangelnden subglottischen Anblasedruck liegen, der sich aus einer eingeschränkt arbeitenden Rumpf- und Bauchmuskulatur ergibt und ein Zeichen für eine **gestörte koordinative Abstimmung von Atem- und Stimmmuskulatur** ist.

Ein suffizienter **subglottischer Anblasedruck des Ausatemstroms** ist an dem Zustandekommen der Vibration der Stimmlippen beteiligt, durch die die Stimme entsteht (Perkins und Kent 1986). Ohne ausreichenden Luftstrom und einer gut abgestimmten Dosierung kann nicht phoniert werden.

## Praxistipp

- Die Arbeit an der *Ausatemverlängerung* steht am Anfang und kann in verschiedenen Ausgangsstellungen durchgeführt werden. Ein tragfähiger Atem ist die Basis für die Stimmgebung.
- Ist es dem Patienten möglich, (unterstützt) zu stehen, bietet sich das *Stehen* als Ausgangsposition mit wenig Unterstützungsfläche an. Kann der Patient (mit hypotonem Rumpf) den im Stehen zwangsläufig höheren Tonus aufbauen, ist es ihm oft besser möglich den Ausatem dosiert abzugeben. Der in ◘ Abbildung 5.8 abgebildete Patient kann seine Ausatmung steuern und damit Seifenblasen produzieren.
- Am Anfang der Therapie bietet sich das *Phonieren von Seufzern*, Ausrufen auf den ausatmungsgestützten Silben wie z. B. »ho« oder »he« und später kurzer Wörter wie z. B. »Hallo« an.

▼

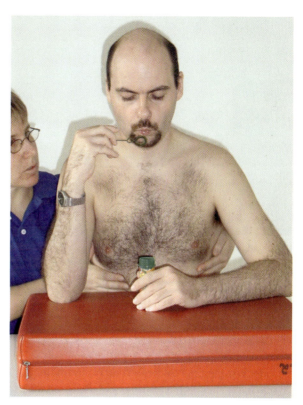

◘ **Abb. 5.8.** Das Stehen an der Bank als Position mit wenig Unterstützungsfläche (Tonuserhöhung) ermöglicht diesem Patienten mit einem sonst hypotonen Rumpf, die Ausatemluft so zu dosieren, dass große Seifenblasen entstehen

Zu Beginn der Phonation sollte der Patient *nicht aufgefordert werden,* bewusst und tief einzuatmen. Es besteht kein Bedarf an einer großen Menge Luft, um Stimme zu produzieren, sondern die Luft muß kontrolliert freigesetzt werden (Coombes 1991).

## Beispiel

Die in ◘ Abbildung 5.9 gezeigte Patientin zeigt im Alltag stark assoziierte Reaktionen beim Sprechen und eine kurze Tonhaltedauer. Daher wird für diesen Patienten die Seitenlage gewählt, eine Position mit viel Unterstützungsfläche. Die Patientin phoniert ein »ho« und wird von der Therapeutin mit Vibration am Sternum und Druck an den Rippen unterstützt.

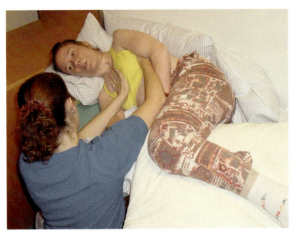

**Abb. 5.9.** In Seitenlage phoniert die Patientin ein »ho« und wird von der Therapeutin mit Vibration am Sternum und Druck an den Rippen unterstützt

> **Praxistipp**
> Bei *unerwünschten Bewegungen*, wie z. B. zu viel Bewegung im Schulterbereich (Hochatmung) oder assoziierten Reaktionen und Tonuserhöhung, muss eine »niedrigere« Ausgangsstellung mit mehr Unterstützungsfläche gewählt werden.

## Stimmklang

### Nasaler Stimmklang

Durch Gaumensegelparesen, aber auch durch Mobilitätseinschränkung im fazio-oralen Bereich (Kopf-, Nackenstellung) und im Rumpf kann die Stimme in ihrem gewohnten Klang beeinträchtigt sein. Sie klingt nasal.

> **Vorsicht**
> Eine abnorme Kopfposition verändert die Position und die Mobilität des Kehlkopfes und hat Auswirkung auf den Stimmklang (Coombes 1991).

> **Praxistipp**
> Haltung und Tonus von Rumpf, Stellung von Becken, Kopfposition und den Tonus im fazio-oralen Trakt (u. a. mit Hilfe der Kieferkontrolle, taktiler Inputs, Bewegungsimpulse) normalisieren und ggf. die Indikation für die Anpassung einer Gaumenplatte prüfen.

### Feucht-gurgeliger Stimmklang

Finden sich Speichel oder Flüssigkeit auf den Stimmlippen, bewirkt der Sprechatem eine Vibration dieser Residuen.

> **Vorsicht**
> Klingt die Stimme feucht, gurgelig und/oder verschleimt, ist das immer ein Zeichen einer *Penetration* oder aber auch von *Aspiration* von Sekret oder Flüssigkeit!

> **Praxistipp**
> Sofortiges Räuspern oder Husten muss fazilitiert werden, um Aspiration zu vermeiden. Am Thorax und Sternum können dabei durch Druck oder Vibration die Effizienz des Hochhustens unterstützt werden und anschließend Schluckhilfe gegeben werden.

### Heiserer Stimmklang

Durch Recurrensparesen, aber auch durch falschen Stimmgebrauch kann der Stimmklang heiser sein.

> **Praxistipp**
> Auf der Basis einer möglichst ▶ eutonen Ausgangsposition werden ein weicher Stimmeinsatz und das Ausnutzen der Resonanzräume im Kopf und Rumpf angestrebt.
> Diese gezielte Arbeit ist eher in späteren Therapiestadien angezeigt und sollte ggf. von Logopäden, die die neurophysiologischen Gegebenheiten berücksichtigen, weitergeführt werden.

### Tragfähigkeit der Stimme und Tonhaltedauer

Aufgrund der eingeschränkten Koordination ihrer interkostalen und abdominalen Muskeln sowie des Zwerchfells haben viele Patienten Probleme mit der **kontrollierten, dosierten Abgabe der Atemluft**. Die dafür notwendige Koordinationsfähigkeit ist jedoch unerlässlich für eine ökonomische Stimmproduktion. Sie pressen kompensatorisch und begünstigen so einen forcierten, festen Stimmeinsatz. Die Tonhaltedauer beträgt oft nur 1 bis 2 Sekunden. Dieser Ablauf ist nicht ökonomisch, da sehr viel Luft verbraucht wird. Oft sind anfangs nur ein oder zwei Silben pro Ausatemzug möglich und diese klingen oft sehr monoton.

### Praxistipp
Um Stimme geben zu können, Töne halten zu können und um später den Stimmeinsatz und Stimmabsatz – das Starten und Stoppen der Stimme – bei der Ausatmung zu kontrollieren, bedarf es einer guten *Muskelkoordination*. Der Bewegungsansatz kommt dabei vom Zwerchfell. Die Auswirkung der Zwerchfellbewegung ist am Bauch zu spüren, da die abdominalen Strukturen dem Zwerchfell ausweichen müssen.

Daher ist der Bauch eine gute Stelle, um zu spüren, ob das Zwerchfell ökonomisch arbeiten kann.

### Beachte
Ein erstes Ziel bei Patienten mit einer Hirnschädigung kann das Erreichen einer Tonhaltedauer von 4 Sekunden sein.

Zum Erlernen des willkürlichen Startens und Stoppens der Stimme soll der Patient (Abb. 5.10) auf einen Ausatemzug mehrmals die Silbe »ho« sprechen. Dabei bewegt die Therapeutin mit ihm zusammen seine Arme bei jeder Silbe weiter zu seinem Körper. Die Therapeutin unterstützt die Ausatmung an den Flanken. Später kann dann der Einsatz zweier Silben mit Bewegungskontrasten (»hu« – »hi«) folgen.

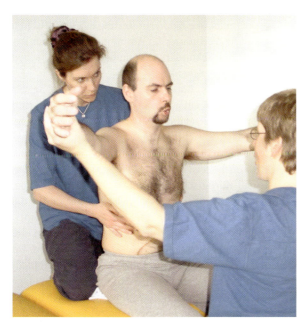

Abb. 5.10. Kontrollieren der Ausatemluft bei Phonation auf »ho«

### Beachte
Die **Tonhaltedauer** ist umso länger, je dosierter der Ausatem abgegeben werden kann.

### Praxistipp
Mit *stimmhaften Konsonanten*, also Konsonanten bei denen Stimme produziert wird z. B. »m«, »n« und »l«, kann an der Verbesserung der Atem-Stimm-Koordination und an der Verlängerung der Phonationsdauer gearbeitet werden.

Bei der Arbeit an der Verlängerung der Tonhaltedauer und den Betonungsvariationen ist auf eine Balance zwischen Vokalen und Konsonanten zu achten (Coombes 2001b; Smith 2000).

### Beachte
Eine Kombination von Lauten ist sinnvoll, da Sprechen nicht aus isolierten Bewegungen besteht.

### Artikulation
Wenn die Zunge keine präzisen Artikulationsbewegungen ausführen kann, verändert sich nicht nur der Sprechklang, sondern auch die Artikulation. Die Aussprache wird dann undeutlich, »verwaschen«.

Eine durch hyperextendierten Nacken weit in den Mundraum und Rachen **zurückgezogene Zunge**, übernimmt meist kompensatorisch Haltearbeit zur Kopf- und Kieferstabilisierung. Diese feste, »fixierte« Zunge, kann sich kaum bewegen und daher keine akkuraten Sprechbewegungen ausführen.

U. a. beeinträchtigen **Lähmungen der Zunge** das Bewegungsausmaß und die Ansteuerung des Artikulationsortes.

### Praxistipp
Für ein verständliches, unauffälliges Sprechen ist die Koordination und *Feinabstimmung von atemrhythmisch angepasster Phonation* und Artikulationsbewegungen Voraussetzung.

Oft ist auch beim Phonieren die stabilisierende Funktion des Unterkiefers nicht mehr gewährleistet und es bedarf daher einer erhöhten Unterstützung durch den *Kieferkontrollgriff*, um der Zunge und den Lippen eine Basis für selektive, zielgerichtete Bewegung beim Schlucken und Sprechen zu geben und so die stabilisierende Rolle des Unterkiefers zu ermöglichen.

Bei der Anbahnung von Konsonanten werden neben auditiven besonders **taktile** und **visuelle Hilfen** (visuelles Vorbild der Therapeutin) eingesetzt.

Eine einfache Frage bestimmt das Vorgehen, den Einsatz der Hilfen bei der Artikulationsanbahnung: »**Was** muß **wohin**?« (Coombes 2001a,b)

> **Beispiel**
> Soll ein »l« angebahnt werden, bekommt das »**Was**« – hier die Zungenspitze – einen Input.
> Die Reaktion wird beobachtet: Ist der Input ausreichend? Bewegt sich die Zunge zum Artikulationsort oder reicht der Input noch nicht aus? Dann muss eine weitere Hilfe dazukommen.
> Das »**Wohin**«, der Artikulationsort, muss dann ebenfalls einen Input bekommen. Bei der Anbahnung des »l« wäre der Artikulationsort die Papilla incisiva, am Übergang Schneidezähne zum Gaumen.

> **Praxistipp**
> *Taktile Reize* zum Spüren des Artikulationsorgans (z. B. Zunge) und zum Finden des Artikulationsortes sind sehr effektiv. Die motorische Antwort zeigt, ob die eingesetzten therapeutischen Hilfen greifen.
> Später kann man *ein- und mehrsilbige Wörter*, kurze Sätze erarbeiten.
> Mit dem Sprechatem werden oft Speichelresiduen im Larynx und Pharynx produktiv bewegt, dadurch gespürt und es kommt zum *Husten*. Nach dem spontanen oder (an den Flanken) unterstützten Husten wird das Nachschlucken ggf. durch taktile Schluckhilfe fazilitiert.

## Prosodie

Prosodie spielt neben der Artikulation eine wesentliche Rolle in der Verständlichkeit des Sprechens. Ein beträchtlicher Teil unserer Patienten hat aufgrund der zentralen Sprechstörung auch eine **veränderte Prosodie**, d. h. sie haben nicht die Möglichkeit, das Sprechen durch eine Veränderung der Betonung, des Sprechrhythmus, ein Variieren der Tonhöhe und der Lautstärke sowie eine Vergrößerung der Silbenanzahl bzw. im späteren Stadium der Wörteranzahl abwechslungsreich und so für den Zuhörer interessant zu gestalten. Für eine natürliche Prosodie sind auch die Variationen des Atemwegwiderstandes (airway resistance) und kleine, differenzierte Veränderungen im intra-oralen Druck notwendig.

> **Praxistipp**
> Nach Möglichkeit sollten auch die ▶ prosodischen Elemente in die Therapie miteinbezogen werden und nicht nur die Verbesserung der Artikulation fokussiert werden (Coombes 1991).
> Es kann hilfreich sein, *rhythmische Elemente* bei der Verbesserung der Stimmqualität und der Erhöhung der Silben- oder Wortanzahl pro Ausatemzug einzusetzen.
> In fortgeschrittenen Therapiestadien kann eine *Kombination von Phonation und Bewegung*, z. B. dem Gehen entlang einer Therapiebank, angestrebt werden.

> **Beispiel**
> In ◘ Abb. 5.11 unterstützt die Therapeutin den Patienten am Rumpf, während er an der Bank entlang Schritte nach vorne macht. In Kombination zu einem Schritt phoniert er ein »o«.

## 5.7 Ausgangsstellungen für die Behandlung

Das **Positionieren und die Lagerung der Patienten** sind sowohl für die Behandlung als auch für deren Ruheperioden notwendig und wichtig. Die konsequente Anwendung der verschiedenen Positionen sind in einer Optimierung des Muskeltonus, in einer Verbesserung der sensorischen Rückmeldung, Vertiefung der Atmung sowie in einer Reduzierung von sekundären Komplikationen zu sehen (Lange et al. 1999; Schenker 2000).

Innerhalb des Bobath Konzeptes ist der Begriff **Schlüsselregionen** entstanden (Gjelsvik 2002). Dies sind bestimmte Körperregionen über die man Bewegung, Haltung, Gleichgewicht, Funktion, Selektivität und Muskeltonus effektiv beeinflussen kann (Paeth Rohlfs 1999; Edwards 2002; Gjelsvik 2002). Einige Autoren benutzen den Begriff **Körperschlüsselpunkte** (Paeth Rohlfs 1999; Edwards 2002), wobei die inhaltliche Bedeutung für die Therapie bei beiden Termini im Prinzip übereinstimmt:

Die **Schwerkraft** wirkt auf die Schlüsselregionen ein. Gesunde Menschen können sich adäquat anpassen. Im Gegensatz dazu können neurologische Patienten oft nicht auf Veränderungen reagieren. Wird z. B. in Rückenlage der Schultergürtel von der Schwerkraft passiv nach hinten – in Richtung Unterlage – gezogen (Retraktion), bleibt der

## 5.7 · Ausgangsstellungen für die Behandlung

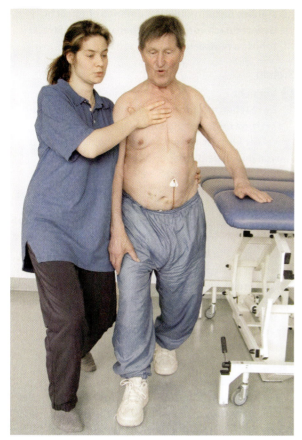

◘ Abb. 5.11. Die Therapeutin unterstützt den Patienten am Rumpf, während er an der Bank entlang Schritte nach vorne macht. In Kombination zu einem Schritt phoniert er ein »o«

Patient ohne Unterstützung oft in dieser Position fixiert und braucht Hilfe, um die nötigen Anpassungen und Korrekturen vorzunehmen.
- Eine dem Therapieziel **angepasste Stellung und Unterstützung** durch die Beeinflussung der Schlüsselregionen ist anzustreben.
- Die Positionierung und Unterstützung des Schultergürtels, des Beckens, des Kopfes und des Nackens benötigen spezielle Aufmerksamkeit.

Die **Lagerung des Kopfes** gestaltet sich oft schwierig, da die zu unterstützende Fläche des Kopfes größer ist als die des Nackens. Um den Abstand zwischen Schultergürtel und Kopf zu halten und gleichzeitig dem Verlauf der Nackenlordose zu folgen, muss bei der Lagerung darauf geachtet werden, die Halswirbelsäule gut zu unterstützen und das **Material unter dem Kopf dünner zu formen als unter dem Nacken** (Pickenbrock 2002).

> **Praxistipp**
> Bei allen Ausgangsstellungen sollte der Patient *nicht* für die gesamte Zeitdauer der Behandlung *statisch* in einer Position bleiben. Die Möglichkeiten zur Bewegung und Aktivität sollten in alle Ausgangsstellungen gegeben sein.

Die Menge des benötigten Lagerungsmaterials ist von Patient zu Patient unterschiedlich. Die **Beschaffenheit des Materials** sollte ausreichend unterstützend, komfortabel und formstabil sein, d. h. es sollte im Lauf der Zeit nicht zu stark nachgeben und so die Unterstützung reduzieren.

> **Praxistipp**
> Es ist wichtig, die jeweils *individuell angepasste* Ausgangsstellung für den Patienten in der Therapie zu finden und seine Reaktionen zu evaluieren. Bringt die gewählte Position nicht das gewünschte Ergebnis, müssen kleinere oder größere Veränderungen vorgenommen werden oder sogar eine andere Ausgangsstellung gewählt werden.

### Seitenlage

Die Seitenlage bietet eine **große Unterstützungsfläche**, wodurch sich der Patient auf die selektive Aufgabe, z. B. Stimme geben, konzentrieren kann, ohne sich gleichzeitig mit dem Problem beschäftigen zu müssen, seine Haltung gegen die Schwerkraft zu finden. Diese Position kann sowohl für Patienten mit zu niedrigen als auch zu hohen Grundtonus in verschiedenen Variationen angewendet werden.

> **Vorsicht**
> In Seitenlage besteht das Risiko einer Kompression des Schultergürtels. Dies kann zu einer verringerten Effizienz der Atmung führen.

Besteht die Gefahr einer Kompression der Schulter, sollten Rumpf und Kopf durch **Lagerungsmaterial** so unterstützt werden, dass kein Gewicht auf der unten liegenden Schulter ist. Dadurch kann auch die Effizienz der Atmung verbessert werden. Zugleich muss das ► Abdomen unterstützt werden, da sein Gewicht in dieser Position mit der Schwerkraft von der Körpermitte weg zieht und somit auch die Atmung negativ beeinflussen kann.

Die beiden folgenden Ausgangspositionen sind besonders hilfreich für Patienten, die bei Aktivität im Sitzen oder Stehen (Schlucken, Sprechen …) deutliche ▶ assoziierte Reaktionen zeigen:

**Asymmetrische Lagerung**

Die Therapeutin kann sich für eine asymmetrische Lagerung entscheiden (◘ Abb. 5.9). Dabei ist das Bein, auf dem der Patient liegt gestreckt und die unten liegende Rumpfseite verlängert. Die oben liegende Körperseite ist verkürzt und das oben liegende Bein ist in Flexionsstellung positioniert und gelagert. Durch die asymmetrische Lagerung werden ▶ **Extensions- und Flexionsmuster** miteinander kombiniert.

**Symmetrische Lagerung**

Die Therapeutin kann sich auch für eine symmetrische Position entscheiden, bei der beide **Beine angebeugt** sind. Der Vorteil dieser Position kann u. a. eine Erleichterung beim Abhusten und eine verbesserte Stellung des Brustkorbes sein.

### Sitzende Ausgangsstellung

> **❗ Vorsicht**
>
> Die sitzende Position erfordert vom Patienten mehr Arbeit gegen die Schwerkraft als eine liegende Ausgangsstellung.

Unterstützung ist daher für hypo- als auch für hypertone Patienten sinnvoll und nützlich.

> **ℹ Praxistipp**
>
> Es gibt verschiedene Variationen, das Sitzen zu unterstützen:
> — »Hypotone« Patienten brauchen beim Sitzen i. d. R. mehr Unterstützung von hinten, da sie nicht genügend Extension (Streckaktivität) haben, um sich gegen die Schwerkraft aufzurichten. Werden sie nur von vorn unterstützt, bleibt das Becken nach hinten gekippt und sie sacken in Brusthöhe ein (Rundrücken). Daraus resultiert eine Hyperextension (Überstreckung) des Nackens.
> — *»Hypertone«* Patienten brauchen beim Sitzen i. d. R. mehr Unterstützung von vorne, da sie häufig zuviel Extension (Streckaktivität) haben. Sie haben Schwierigkeiten, eine flektierte Haltung einzunehmen. Eine Unterstützung von vorn gibt ihnen einen
> ▼

stabilen Bezugspunkt, der es ihnen ermöglicht, Gewicht nach vorne abzugeben und ihren Strecktonus zu reduzieren.

### Stehen

> **❗ Vorsicht**
>
> Das Stehen erfordert viel Arbeit gegen die Schwerkraft, da die Unterstützungsfläche (nur die Füsse) relativ klein ist. Diese Position zu halten, erfordert von den Patienten einen höheren Muskeltonus und daher oft eine größere Anstrengung als dies in Seitenlage oder im Sitz der Fall ist.

In dieser Ausgangsstellung befinden sich der Brustkorb und somit auch das Zwerchfell in einer physiologisch günstigeren Position, in der die Atmung und Stimmgebung physiologisch arbeiten und/oder effizient unterstützt werden kann. Zugleich wird mehr Aktivität von einer – nicht effizient arbeitenden – Rumpfmuskulatur gefordert (Davies 1990; Edwards 2002). Das Stehen bietet viele **Variationsmöglichkeiten**.

> **ℹ Praxistipp**
>
> *Unterstützungsmöglichkeiten für das Stehen:*
> — Ggf. dorsale Knieschiene (am günstigsten individuell aus Gips oder ähnlichem Material angefertigt)
> — Stehpult / Stehbarren / Standing
> — Stark erhöhter Sitz mit leichter Unterstützung am Gesäß z. B. durch hochgestellte Behandlungsbank
> — Angelehnter Stand an der Wand oder in einer Ecke
> — Ein Fuß erhöht in Schrittstellung
> — Unterarmstütz auf einem stabilen Gegenstand

### Rückenlage

Auch diese Ausgangsstellung wird bei der Behandlung von Atmung und Stimme eingesetzt. Sie bedarf jedoch großer Aufmerksamkeit:

> **❗ Vorsicht**
>
> Dies ist die Position, in der Patienten mit insuffizienter Rumpfmuskulatur oft mit Schultergürtel in *Retraktion* liegen! Sie kann die Anhebung des Brustkorbes (Rippenhochstand) verstärken und eine Überstreckung des Rückens und der unteren Extremitäten forcieren. Aber auch eine Protraktion des Schultergürtels hat Auswirkungen auf das Alignment.
> ▼

Eine nicht bzw. falsch unterstützte Rückenlagerung kann das ungünstige Alignment noch verstärken!

Bei *Patienten mit Aspirationsgefahr* (auch bei Patienten mit geblockten Kanülen) ist diese Ausgangsstellung nur in Einzelfällen zu wählen, da es das unkontrollierte Abfließen von Speichel in den Pharynx begünstigen kann und die Aspirationsgefahr dadurch deutlich erhöht wird.

> **Praxistipp**
>
> Um die Nachteile der Rückenlage zu vermeiden, werden Rumpf und Kopf in eine *leicht flektierte Position* gebracht.
>
> Zudem sollten die Arme am Körper entlang abgelegt und die Beine leicht angebeugt werden.
>
> Für die Aktivierung der hypotonen abdominalen Muskeln ist es sinnvoll eine *unterstützte Mittelstellung* zu wählen, d. h. die Beine nicht endgradig flektiert oder überstreckt lagern, um eine Basis für Fazilitation zu gewährleisten.

## Bauchlage

Die Bauchlage kann besonders nützlich sein, um **Sekret in den Bronchien und der Lunge zu mobilisieren**. Eine Untersuchung von Lange et al. (1999) zeigte innerhalb der ersten dreißig Minuten eine Verbesserung der Lungenbelüftung und Sauerstoffkonzentration sowie des Kreislaufs.

> **Vorsicht**
>
> Diese Position darf *nur in Absprache mit dem behandelnden Arzt* genutzt werden, da sie u. a. bei Herzinsuffizienz oder erhöhtem Hirndruck kontraindiziert sein kann.

Für Patienten mit schweren neurologischen Hirnschädigungen (mit oder ohne Trachealkanüle) ist die **Überwachung oder das Monitoring** (z. B. Pulsoxymeter) indiziert, während sie in dieser Position liegen.

Eine Variation der Bauchlage ist eine Stellung, die in der Literatur 30°- oder 135°-Lagerung genannt wird (Lipp et al. 2000; Lange et al. 1999) und vergleichbar der »stabilen Seitenlage« bei Notfällen ist. Der Patient benötigt **ventrale Unterstützung** entlang des Rumpfes und Beckens, um zu verhindern, dass er nach vorn fällt und sich der Druck auf Schulter und Kopf erhöht oder sogar die Atmung behindert wird.

### Teamarbeit und Anleitung

Alle Beteiligten müssen die Bedeutung der verschiedenen Positionierungsmöglichkeiten für den Alltag kennen und in der Lage sein, den Patienten in den entsprechenden Positionen zu lagern.

> **Beachte**
>
> Die für den Patienten geeigneten Lagerungsvarianten müssen mit dem interdisziplinären Team, das auch die Familien und Helfer mit einschließt, festgelegt und ggf. geübt werden.

**Angehörige**, die ihren Patienten bei Besuchen effektiv unterstützen wollen und/oder sich entschlossen haben, ihren Patienten zu Hause weiterzuversorgen, werden in vereinbarten Therapiestunden angeleitet.

Abbildung 5.12 zeigt die Einbeziehung eines Angehörigen während einer Therapie. Der Sohn des Patienten wird von einer Therapeutin angeleitet, die Vertiefung der Ausatmung an den Flanken zu unterstützen, die für ein effektives Husten und die Stimmgebung notwendig ist. Die Trachealkanüle ist vorher entblockt worden, nach Aufsetzen eines Sprechventils auf die Trachealkanüle kann der Patient sprechen. Die Co-Therapeutin unterstützt den Patienten dabei zusätzlich am Sternum.

Übersicht 5.7 fasst die wichtigsten Therapieaspekte zusammen.

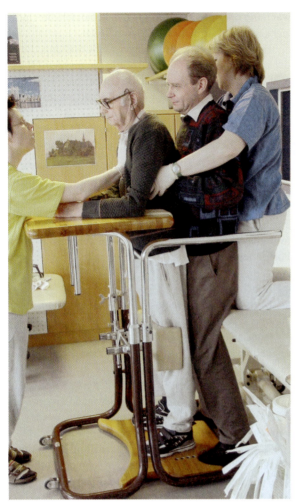

**Abb. 5.12.** Angehörigenarbeit: Anleitung eines Angehörigen bei der Unterstützung der Ausatmung (Aus Gratz 2002)

**Übersicht 5.7: Wichtige Therapieaspekte**
- Die Therapie ist ein **interaktiver Prozess zwischen Therapeutin und dem Patienten**: Die gewählte Ausgangsstellung, die Therapeutenhände und die Aktivitäten beeinflussen aktiv die Probleme des Patienten.
- Das **Ziel der Behandlung** in der F.O.T.T. ist die Wiedererlangung möglichst physiologischer Bewegungsmuster u. a. durch adäquate taktile und propriozeptive Inputs.
- Daher sind **Kenntnisse der physiologischen Bewegungsabläufe** und ihrer Abweichungen bei Patienten mit Hirnschädigungen sowie therapeutische Fertigkeiten für die F.O.T.T.-Therapeutin notwendig, um den Patienten wieder zu möglichst normalen Funktionen zu verhelfen.
- Die F.O.T.T. bedient sich dabei der **taktilen Unterstützung und Fazilitation**. Der Patient kann eine Bewegung nur wiedererlernen, wenn er die (fazilitierte) Bewegung spüren kann. Wichtig sind dabei die erarbeitete Ausgangsstellung und die Haltung des Patienten, denn sie geben dem Patienten die Möglichkeit, sein eigentliches Potential wieder zu nutzen.
- Im ungünstigsten Fall beginnt die Therapie mit einem **lebensnotwendigen minimalen Standard** (Schutz der Atemwege, z. B. durch eine geblockte Trachealkanüle und Lagerung, Einbeziehen der Hände, des Mundes, taktile Stimulation) und endet im Idealfall mit **normalem Sprechen** (Atem-, Stimm-, Schluck- und Sprech-Koordination).

# Literatur

Biesalski P, Frank F (1994) Phoniatrie-Pädaudiologie. Bd 1 Phoniatrie. Georg Thieme, Stuttgart New York

Breich I (1992) Sprache, Mundraum, Seele. Medizin und ganzheitliche Zahnheilkunde. Hütting, Heidelberg

Bunch M (1997) Dynamics of the singing voice. Fourth edition. Springer, Wien

Coombes K (1991) Voice in people with cerebral palsy. In: Fawcus M. (Hrsg) Voice disorders and their management. Chapman u. Hall, London

Coombes K (2001a) F.O.T.T. Refresher course notes held in Therapie Zentrum Burgau, Germany

Coombes K (2001b) F.O.T.T. Instructor training course notes. Malvern, England

Coombes K (2001c) Facial Oral Tract Therapy (F.O.T.T.) 1991–2001 Jubiläumsschrift, 10 Jahre Schulungszentrum Therapie Zentrum Burgau

Davies PM (1990) Right in the middle. Selective trunk activity in the treatment of adult hemiplegia. Springer, Berlin

Edwards S (2002) Neurological Physiotherapy. 2nd ed. Churchill Livingstone, London

Ehrenberg H (1997) Atemtherapie in der Physiotherapie. Krankengymnastik

Falkenbach A (2001) Mobility and lung function in elderly patients with a rigid thorax suffering from spondyloarthropathy: implications for therapy. EUROJGER. Vol. 3, No. 3 192–195

Fiukowski H (1992) Sprecherzieherisches Elementarbuch. Max Niemeyer, Tübingen

Gjelsvik BE (2002) Form und Funktion. Neurologie, Bobath-Konzept, Physiotherapie. Thieme, Stuttgart

Gratz C (2002) F.O.T.T. – Therapie des fazio-oralen Traktes. In: Habermann C, Kloster F (Hrsg) Ergotherapie im Arbeitsfeld Neurologie. Thieme, Stuttgart

Hadjikoutis S, Pichersgill TP, Dawson K, Wiles CM (2000) Abnormal Patterns of breathing during swallowing in neurological disorders. Brain Vol 123; 9:1863–1873

Herzka HS (1979) Gesicht und Sprache des Säuglings. Schwabe, Basel

Hiss SG, Treole K, Stuart A (2001) Effects of age, gender, bolus volume, and trial on swallowing apnea duration and swallow/respiratory phase relationships of normal adults. Dysphagia 16: 128–135

Kasper M, Kraut D (2000) Atmung und Atemtherapie. Ein Praxishandbuch für Pflegende. Hans Huber, Bern Göttingen Toronto Seattle

Klahn MS, Perlman AL (1999) Temporal and durational patterns associating respiration and swallowing. Dysphagia 14:131–138

Lange R, Heinen F, Rüdebusch S (1999) 30 Grad-Bauchlage (während Beatmung. In: Mayer, Friesacher, Lange Handbuch der Intensivpflege 7. erg. Lig. Ecemed, Landsberg

Lipp B, Schlaegel W, Nielsen K, Streubelt M (2000) Gefangen in eigenen Körper. Lösungswege – Neurorehabilitation. Neckar, Villingen-Schwenningen

Logemann JA (1983) Evaluation and Treatment of Swallowing Disorders. College Hill Press, USA

Martin BJW, Logemann JA, Shaker R, Dodds WJ (1994) Coordination between respiration and swallowing: respiratory phase relationships and temporal intergration. J Appl Physiol 76:714–723

Paeth Rohlfs B (1999) Erfahrungen mit dem Bobath- Konzept, Grundlagen, Behandlung, Fallbeispiele. Thieme, Stuttgart

Panturin E (2001) The importance of the trunk and neck: Therapeutic implications. 1991–2001 Jubiläumsschrift, 10 Jahre Schulungszentrum Therapie Zentrum Burgau

Perkins WH, Kent RD (1986) Textbook of functional anatomy of speech, language, and hearing. Taylor u. Francis, London, Philadelphia

Pickenbrock H (2002) Lagerung Workshop notes. Therapie Zentrum Burgau

Preiksaitis HG, Mayrand S, Robins K, Diamant NE (1992) Coordination of respiration and swallowing effect of bolus volume in normal adults. AM J Physiol 263: R624-R630

Saatweber M (2002) Einführung in die Arbeitsweise Schlaffhorst-Anderson. 4 Aufl Schulz-Kirchner, Idstein

Schenker MA (2000) Analytische Atemphysiotherapie: Untersuchung, Analyse und Behandlung in der Atemphysiotherapie. Edition Phi, Bern

Schultz-Coulon HJ (2000) Ventilatorische und phonatorische Atmungsfunktion. In: »Sprache Stimme Gehör« 1; 24. Jahrgang, Thieme, Stuttgart

Selley WG, Flack FC, Ellis RE, Brooks WA (1989) Respiratory patterns associated with swallowing: Part 1 and Part 2. Age and Aging 18:168–176

Siemon G, Ehrenberg H (1996) Leichter atmen-besser bewegen. 4 Aufl. PERIMED-Spitta, Würzburg

Smith J, Wolkove N, Colacone A, Kreisman H (1989) Coordination of eating, drinking and breathing in adults. Chest: the cardiopulmonary and critical care journal 96:578–582

Smith R (2000) F.O.T.T. Instructor training course notes. Malvern, England

Spiecker-Henke M (1997) Leitlinien der Stimmtherapie. Georg Thieme, Stuttgart New York

Wendler J, Seidner W (1987) Lehrbuch der Phoniatrie. Georg Thieme, Leipzig

Wilson SL, Thach BT, Brouillette RT, Abu-Osba YK (1981) Coordination of breathing and swallowing in human infants. J. Applied Physiology 50:851–858

Wirth G (1995) Stimmstörungen. Lehrbuch für Ärzte, Logopäden, Sprachheilpädagogen und Sprecherzieher. 4. Aufl Deutscher Ärzte-Verlag, Köln

# Die Trachealkanüle – Segen und Fluch

**Rainer O. Seidl und Ricki Nusser-Müller-Busch**

6.1 Indikationen zur Tracheotomie – 148

6.2 Arten der Tracheotomie – 149
6.2.1 Temporäre Tracheotomie – 149
6.2.2 Plastische Tracheotomie – 151
6.2.3 Komplikationen der Tracheotomie – 153

6.3 Arten der Trachealkanüle – 153
6.3.1 Blockbare Kanülen – 153
6.3.2 Nichtblockbare Kanülen – 155
6.3.3 Sonstige Kanülen – 157
6.3.4 Kanülenzubehör – 157

6.4 Trachealkanülenwechsel und Tracheostomapflege – 157
6.4.1 Einsetzen und Befestigen der Trachealkanüle – 157
6.4.2 Wechsel der Trachealkanüle – 158
6.4.3 Pflege von Trachealkanülen und des Tracheostomas – 159
6.4.4 Komplikationen am Tracheostoma – 160
6.4.5 Komplikationen an der Trachea – 162

6.5 Trachealkanülen und Schlucken – 163

6.6 Entfernung der Trachealkanüle – 166
6.6.1 Indikationen zur Entfernung einer Trachealkanüle – 166
6.6.2 Entfernung der Trachealkanüle – 167

Literatur – 167

Trachealkanülen sind für den Patienten ein **Segen**, da sie ihn am Leben halten, (Be-)Atmung ermöglichen oder erleichtern. Sie sind aber auch ein **Fluch**, da sie die Kommunikation und das Schlucken behindern, Sinne wie Riechen und Schmecken einschränken.

Neurologische Patienten mit einer ▶ Trachealkanüle sind meist ▶ multimorbide, ihrer Stimme – oft auch ihrer Kommunikationsfähigkeit – beraubt, und haben vielfach zusätzlich eine mechanische Behinderung oder Beeinträchtigung des Schluckvorganges. Folge ist, dass beständig Speichel aus dem Tracheostoma und der Kanüle übertritt und/oder aus dem Mund läuft.

Das betreuende Personal und die Angehörigen werden durch einen solchermaßen gehandikapten Patienten vor eine **Vielzahl von Aufgaben und Problemen** gestellt. Dabei fehlt es an vielen Orten an Wissen und Routine im Umgang mit Trachealkanülen. Welche Kanüle ist die richtige? Wann kann die Kanüle wieder entfernt werden? Das ▶ Dekanülement erfolgt oft willkürlich, ohne klare Kriterien. Oft sind die Beteiligten überfordert und haben Angst, muss doch beim ▶ Absaugen in eine Körperhöhle eingedrungen werden. Gelegentlich hat es sogar den Anschein, dass die Reinigung eines eingekoteten Menschen weniger Überwindung kostet, weniger Ekel erregt als Speichel, der aus dem Mund, Tracheostoma und der Trachealkanüle läuft.

Es ist für eine suffiziente Versorgung solcher Patienten unbedingt notwendig, das Verständnis für die Vielzahl der Abläufe und der möglichen Probleme und deren Lösungen bei der Versorgung mit einer Trachealkanüle zu verbessern.

Die ältesten Erfahrungen mit Tracheotomien und der Kanülenversorgung gab es früher im Bereich der Laryngologie und Chirurgie, die meisten Erfahrungen und Routine liegen heute im Bereich der **Hals-Nasen-Ohren-Heilkunde**. Alle in der HNO tätigen Ärzte und Pflegenden beherrschen den Trachealkanülenwechsel und auch die HNO-Patienten und ihre Angehörige werden bei Bedarf angelernt.

Auf diese Erfahrungen sollte – unter sorgfältiger Berücksichtigung der Besonderheiten bei Patienten mit neurogenen Schädigungen – in der neurologischen Rehabilitation zurückgegriffen werden. So wird in diesem Kapitel der in der HNO-Heilkunde selbstverständliche **tägliche Wechsel der Trachealkanüle**, das vollständige Säubern des Larynx und der Trachea als Standard propagiert. Im Vergleich dazu: Niemand würde einen inkontinenten Patienten 10 Tage lang in seinen nassen Windeln liegen lassen!

Der regelmäßige Trachealkanülenwechsel muss Routine in der neurologischen Rehabilitation werden. Leider erschweren die in der Intensivversorgung vermehrt zum Einsatz kommenden Punktionstracheotomien den Trachealkanülenwechsel und die Therapie von Schluckstörungen erheblich. Bei Verdacht auf eine Schluckstörung sollte daher in der initialen Versorgung immer eine **konventionelle Tracheotomie** durchgeführt werden.

## 6.1 Indikationen zur Tracheotomie

 **Beachte**
Unter einer Tracheotomie oder einem Luftröhrenschnitt versteht man die Eröffnung der Luftwege unterhalb des Kehlkopfes.

Tracheotomien werden elektiv, d. h. unter geordneten chirurgischen Bedingungen z. B. zur Vorbereitung eines chirurgischen Eingriffs oder notfallmäßig, bei einer Luftnot, die nicht durch eine Intubation zu beherrschen ist, durchgeführt.

Der Begriff der Tracheotomie wird in diesem Aufsatz identisch dem der Tracheostomie gesetzt. ◘ Übersicht 6.1 stellt die Indikationen für eine Tracheotomie dar.

> **Übersicht 6.1: Indikationen für eine Tracheotomie**
> - Langzeitbeatmung
> - Stenosierung des Larynx durch
>   - Tumore,
>   - Schwellungen (z. B. durch Bestrahlung, allergische Reaktion),
> - Beidseitige Stimmlippenparese
> - Subglottische Stenose
> - Pulmonale Erkrankungen (zur Erleichterung der Bronchialtoilette)
> - Schluckstörungen mit permanenter Aspirationsgefahr (neurogen und nach operativen Eingriffen)

Tracheotomien werden vorwiegend in der HNO-Heilkunde und der Intensivmedizin durchgeführt. **HNO-Ärzte** tracheotomieren Patienten vornehmlich wegen Stenosen der oberen Atemwege und postoperativer Schluckstörungen. **Intensivmediziner** tracheotomieren hingegen kritisch kranke Patienten, um vorübergehend eine Beatmung zu erleichtern und die Spätfolgen einer translaryngealen Intubation vermeiden.

Die größte Zahl der Tracheotomien wird bei Patienten mit einer **Langzeitbeatmung** durchgeführt. Da alle Patienten mit einem kritischen Gesundheitszustand eine Erstbehandlung auf einer Intensivstation erhalten, liegt die Indikationsstellung für ein Tracheotomie heute in erster Linie in der Hand von Intensivmedizinern. In einer Konsensuskonferenz von Intensivmedizinern wurden die **Indikationen für eine Tracheotomie** festgelegt (Graumüller et al. 2002):

- Ist die zu erwartende Intubationsdauer weniger als 10 Tage, ist eine translaryngeale Intubationsdauer ausreichend.
- Ist die zu erwartende Intubationsdauer länger als 21 Tage, soll eine Tracheotomie nach 3 bis 5 Tagen durchgeführt werden.
- Bei einer unklaren Intubationsdauer soll täglich die Indikation für eine Tracheotomie geprüft werden.

Dies spiegelt sich auch in einer Untersuchung über den Zeitpunkt für eine Tracheotomie wieder (◘ Abb. 6.1, Oeken et al. 2002).

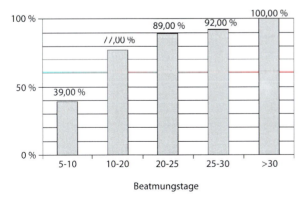

◘ **Abb. 6.1.** Zeitpunkt der Tracheotomie auf den Intensivstationen in Deutschland im Jahre 1999

## 6.2 Arten der Tracheotomie

Man kann unterscheiden zwischen
- der temporären und
- der dauerhaften oder plastischen Tracheotomie.

### 6.2.1 Temporäre Tracheotomie

Die Anlage eines temporären Tracheostomas erfolgt bei Patienten, bei denen damit zu rechnen ist, dass das Tracheostoma im Verlauf der nächsten 4–6 Wochen wieder verschlossen werden kann.

> **Beachte**
> Bei der temporären Tracheotomie wird eine vorübergehende Verbindung zwischen Haut und Trachea geschaffen.

Zur Anwendung kommen heute die konventionelle Tracheotomie sowie verschiedene endoskopische Techniken.

#### Konventionelle, temporäre Tracheotomie

Nach einem Hautschnitt in Längs- oder Querrichtung wird die prälaryngeale Muskulatur auseinandergedrängt (◘ Abb. 6.2a).

**Querschnitte** sollen eine geringere Narbenbildung haben, da sie dem Verlauf der Hautlinien folgen; nach Dekanülierung verschließen sie sich jedoch in vielen Fällen nicht spontan.

**Längsschnitte** sind technisch einfacher durchzuführen, haben eine geringere Komplikationsrate und verschließen sich in den meisten Fällen spontan (Denecke 1979).

Nach Darstellung des Schilddrüsenisthmus wird dieser gespalten, um einen breiteren Zugang zur Trachea zu gewähren (◘ Abb. 6.2b). Früher übliche Techniken mit einer Tracheotomie oberhalb, durch oder unterhalb der Schilddrüse sollten heute nicht mehr zur Anwendung kommen. Die nicht gespaltene Schilddrüse erschwert den Trachealkanülenwechsel und neigt zu Blutungen und Komplikationen.

Nach Identifikation des Ringknorpels wird mindestens eine Trachealspange unterhalb des Ringknorpels eine ▶ Inzision (Einschnitt) im Zwischenraum der Trachealspangen über ein Drittel der Trachealvorderwand ausgeführt.

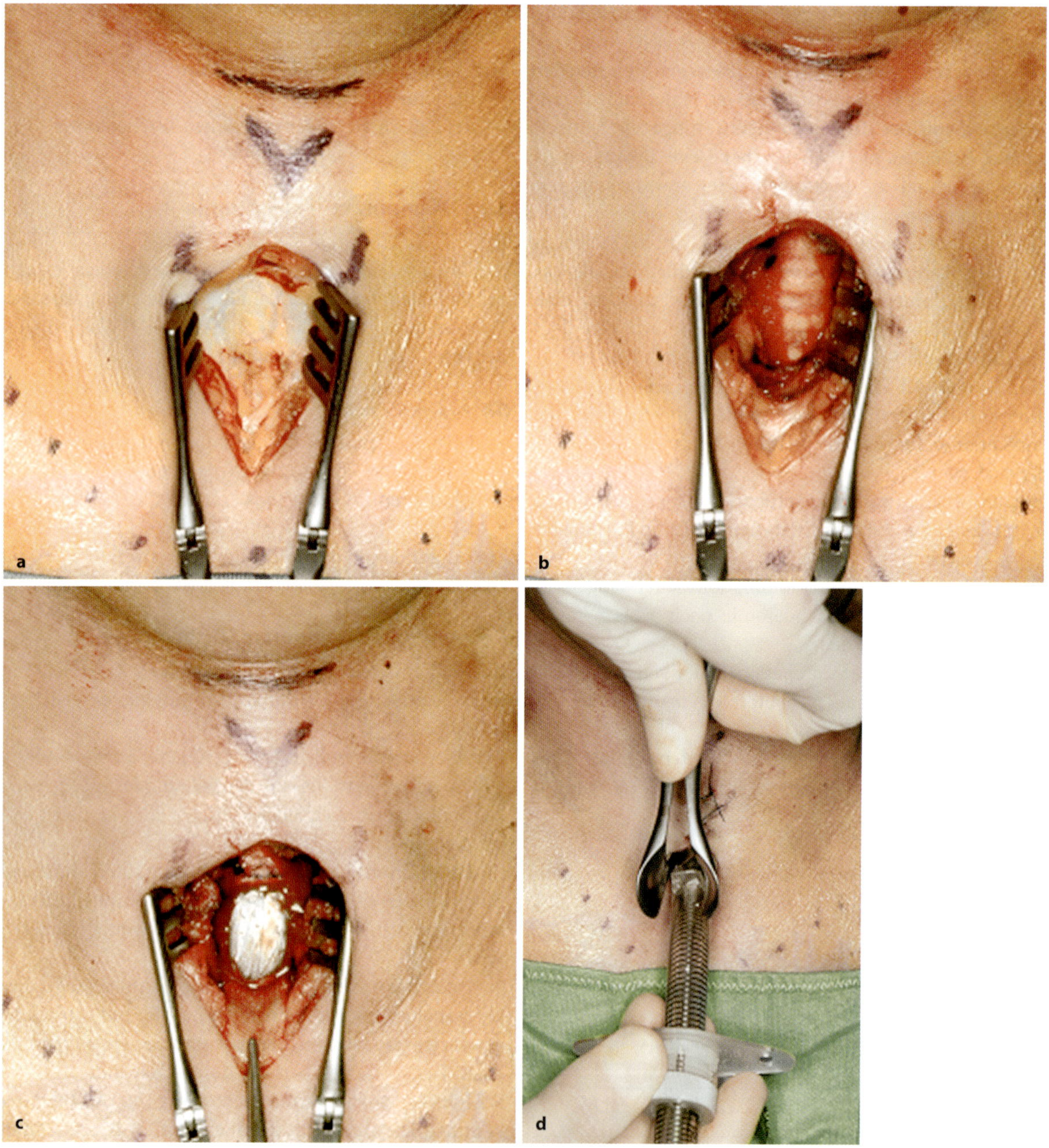

**Abb 6.2 a–d.** Konventionelle Tracheotomie. **a** Nach Spalten der Haut und der prälaryngealen Muskulatur sichtbares Schilddrüsengewebe. **b** Nach Durchtrennen der Schilddrüse sichtbare Trachea mit den Knorpelspangen. **c** Nach Eröffnen der Trachea und Zurückschlagen des Tracheallappens Blick auf den durch den Mund eingeführten Beatmungstubus. **d** Einsetzen der Trachealkanüle mit einem Spekulum zum Ende der Operation

Wird die **Öffnung der Trachea** über mehr als ein Drittel der Tracheavorderwand geführt, werden die Seitenwände der Trachea instabil und fallen in das Tracheallumen. Folge ist, dass sich nach Verschluss des Tracheostomas eine **Stenose** bilden kann, die bei Röntgenaufnahmen eine typische sanduhrförmige Gestalt hat.

Anschließend erfolgt das **Schneiden eines Lappens aus der Tracheavorderwand**, der sich über 2 oder 3 Trachealspangen erstreckt ( Abb. 6.2c). Der Lappen wird an die Haut angenäht. Er kann, wenn das Tracheostoma verschlossen wird, zurückgeklappt werden.

Dieser Tracheallappen kann als **Leitschiene** beim Trachealkanülenwechsel dienen ( Abb. 6.2d). Eine Resektion der Tracheavorderwand sollte nicht erfolgen (Denecke 1979). Die Fäden werden am 10. Tag nach der Operation entfernt.

## Punktionstracheotomie

Prinzipiell handelt es sich bei allen Arten der Punktionstracheotomie um eine Seldinger-Technik. Das heißt, über einen Führungsdraht oder Katheter wird eine Trachealkanüle platziert. Es kommen heute 4 verschiedene Verfahren zur Anwendung.

### Punktionstracheotomie nach Ciaglia

Nach initialer Punktion der Trachea und nach Einführen eines Führungsdrahts wird der Punktionskanal von außen sukzessive mit Dilatatoren (stiftförmige Instrumente) verschiedener Größe soweit aufgedehnt, bis eine Trachealkanüle eingesetzt werden kann. Die Punktionsstelle wird durch Palpation und endotracheale Endoskopie mittels Bronchoskop festgelegt und zwischen der 2. und 3. Trachealspange durchgeführt. In letzter Zeit wird die Dilatation **mit einem einzigen Dilatator** (»blue rhino«) durchgeführt ( Abb. 6.3 a–d) (Ciaglia 1985).

### Dilatationstracheotomie nach Griggs

Die Vorgehensweise entspricht der Punktionstracheotomie nach Ciaglia. Die Dilatation des Gewebes erfolgt in diesem Fall jedoch mit einer **Spreizpinzette**, die bis in die Trachea eingeführt wird (Griggs et al. 1991).

### Dilatationstracheotomie nach Frova

Auch bei dem jüngsten Verfahren entspricht die Vorgehensweise den oben genannten Verfahren. Die Dilatation erfolgt bei dieser Methode über eine konisch zulaufenden **Dilatationsschraube** mit einem selbstschneidenden Gewinde. Auch in diesem Fall sollte der Dilatationsvorgang endotracheal beobachtet werden.

### Translaryngeale Tracheotomie nach Fantoni

Auch hier wird die Punktion der Trachea von außen zwischen der 2. und 3. Trachealspange durchgeführt. Der Führungsdraht wird dann allerdings von der Trachea aus **durch den Mund** geführt. An diesen Führungsdraht wird eine spezielle Trachealkanüle mit konischer Spitze durch den Larynx zurückgezogen. Die Dehnung des Tracheostomas erfolgt endolaryngeal durch die Trachealkanüle. Abschließend wird die konische Spitze auf der Trachealkanüle entfernt und die Kanüle in den zur Lunge führenden Schenkel der Trachea positioniert (Oeken et al. 2002).

### 6.2.2 Plastische Tracheotomie

Gibt es Anlass für die Annahme, dass ein Tracheostoma **länger als 6–8 Wochen oder dauerhaft** notwendig ist, z. B. im Rahmen einer Langzeitbeatmung, sollte eine plastische Tracheotomie erfolgen.

> **Beachte**
> Bei der Anlage eines plastischen Tracheostomas wird eine dauerhafte Verbindung zwischen der Haut und Tracheawand geschaffen.

Nach Eröffnung der Haut wird die prälaryngeale Muskulatur auseinandergedrängt und der Schilddrüsenisthmus gespalten. Befinden sich in diesem Bereich zystische Veränderungen der Schilddrüse werden diese entfernt, um genügend Raum für die Fixierung der Haut an der Tracheawand zu schaffen.

Anschließend wird die **Tracheavorderwand** über 3 Tracheaknorpel eröffnet und die Tracheavorderwand resiziert. Dabei muss darauf geachtet werden, dass nicht mehr als ein Drittel der Vorderwand resiziert wird. Anschließend wird die mobilisierte Haut an der Tracheawand fixiert, wobei für eine problemlose Heilung darauf geachtet werden muss, dass die Haut Stoß an Stoß mit der Tracheaschleimhaut vernäht wird. Die Fäden werden lang gelassen, so dass sie nach 10 Tagen problemlos entfernt werden können und nicht im Tracheostoma zu liegen kommen.

Plastisch angelegte Tracheotomien müssen **operativ verschlossen** werden.

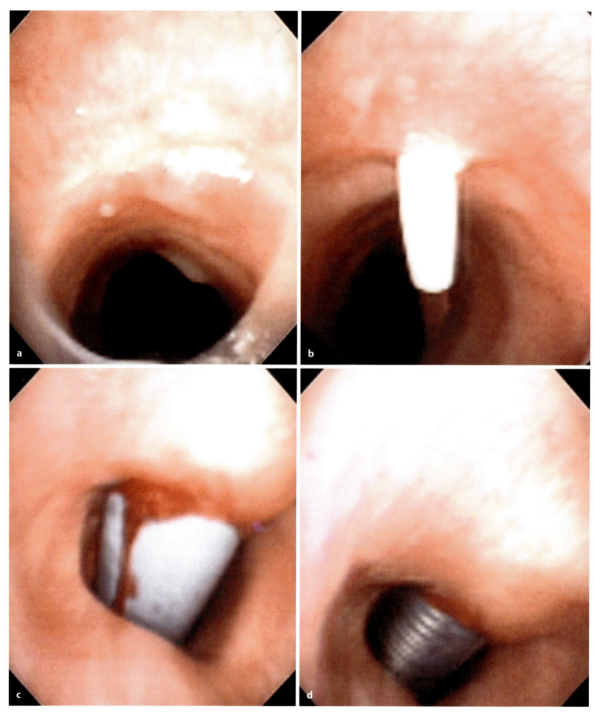

**Abb 6.3 a–d.** Punktionstracheotomie. **a** Blick in die Trachea über ein Bronchoskop. **b** Punktion der Trachea mit sichtbarer Sonde, die durch die Vorderwand geführt wird. **c** Erweitern des Punktionskanals mit einem Dilatator. **d** Positionierte Trachealkanüle in der Trachea. (Wir bedanken uns für die Überlassung von Bildmaterial zur Punktionstracheotomie bei Frau Dr. Laun, Unfallkrankenhaus Berlin.)

## 6.2.3 Komplikationen der Tracheotomie

**Intraoperativ** kann es zu einer Verletzung des Ösophagus kommen, die sofort durch eine Naht versorgt werden muss. Blutungen können bei einer konventionellen Tracheotomie durch eine Naht verschlossen werden, bei den Punktionsmethoden müssen diese in einem erweiterten Eingriff operativ versorgt werden. Verletzungen der Trachea oder Fehlpunktionen während einer Punktionstracheotomie müssen ebenfalls sofort in einem erweiterten Eingriff versorgt werden, sind aber insgesamt selten geworden.

**Postoperativ** sind in den ersten Stunden nach einem operativen Eingriff Blutungen aus dem Tracheostoma nicht selten. Diese entstehen in den meisten Fällen aus der Haut oder dem Schilddrüsengewebe. In der Notfallsituation kann eine Tamponade (z. B. feuchte Kompresse), die zwischen die Kanüle und das Tracheostoma gepresst wird, die Blutung in den meisten Fällen stoppen. Stärkere Blutungen müssen im Operationssaal versorgt werden. Bei Verletzung der Tracheaknorpel, die insbesondere bei den Punktionsmethoden gefährdet sind, wird eine operative Revision, in den meisten Fällen die Anlage eines plastischen Tracheostomas notwendig.

Ein ▶ **Emphysem** der Haut oder des Mediastinums weist auf eine Fehlpositionierung der Kanüle hin. Sie liegt nicht vollständig in der Trachea. Die Beatmungsluft dringt in das umgebende Weichgewebe. In einem solchen Fall muss die Kanüle neu positioniert werden oder ein anderer Kanülentyp gewählt werden. Die Position der Kanüle muss auf jeden Fall endoskopisch kontrolliert werden.

## 6.3 Arten der Trachealkanüle

  **Beachte**
Das grundsätzliche Funktionsprinzip einer Trachealkanüle besteht darin, die Atemluft unter Aussparung des Kehlkopfes direkt in die Trachea zu leiten.

Nach einer Tracheotomie sollen Kanülen das neu geschaffene Tracheostoma offen halten. Unterschieden werden kann zwischen
- blockbaren und
- nicht blockbaren Trachealkanülen.

### 6.3.1 Blockbare Kanülen

Blockbare Trachealkanülen haben einen **einheitlichen Aufbau**. Sie bestehen aus einem Schlauch, der in die Trachea reicht über den die Atmung ermöglicht wird, sowie einer Manschette, einem »Block« oder »Cuff«, der diesen Schlauch gegen die Tracheawände abschließt. Der Cuff ist durch einen dünnen Schlauch mit einem außen liegenden Ventil und/oder einem Ausgleichsballon verbunden. In den meisten Fällen wird für das Auffüllen des Cuffs Luft genutzt, in besonderen Fällen werden andere Gase (Lachgas etc.) eingesetzt (◘ Abb. 6.4 a–c).

Blockbare Kanülen bestehen aus Kunststoff. Dabei werden sowohl **unflexible** vorgeformte, als auch **flexible Kanülen** angeboten.

**Vorteil der flexiblen Kanülen** ist, dass sie sich besser den anatomischen Gegebenheiten eines Patienten anpassen können.

> **Praxistipp**
> Eingesetzt werden blockbare Kanülen, wenn ein *vollständiger Abschluss* der Trachea notwendig ist. In den meisten Fällen ist dies eine externe mechanische Beatmung, z. B. im Rahmen einer Langzeitbeatmung, in seltenen Fällen eine Schluckstörung mit Aspiration.

Der Abschluss der Trachea gegen die Kanüle erfolgt durch den **Cuff**. Der Cuff einer Trachealkanüle muss komprimierbar sein. Mit jedem Schluck kommt es zu einer Kompression der Trachea, diese Kompression muss ausgeglichen werden, damit keine Schäden an der Trachea entstehen. Moderne Trachealkanülen (»low pressure«) ermöglichen dem Cuff einen Druckausgleich durch einen außen liegenden Ausgleichsballon, der Druckschwankungen in der Trachea ausgleicht.

Cuffs werden in **zwei Formen** angeboten: kugelförmig oder walzenförmig. Kugelförmige Cuffs liegen der Trachea nur zu einem sehr kleinen Querschnitt an, walzenförmige mit ihrer gesamten Außenfläche. Bei langzeitbeatmeten Patienten ist die kleine Auflagefläche eines kugelförmigen Cuffs in den meisten Fällen ausreichend, da nur der Luftdruck in der Trachea gehalten werden muss.

## Kapitel 6 · Die Trachealkanüle: Segen und Fluch

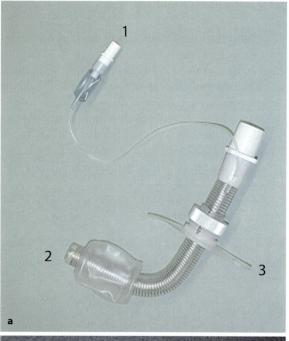

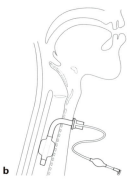

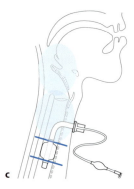

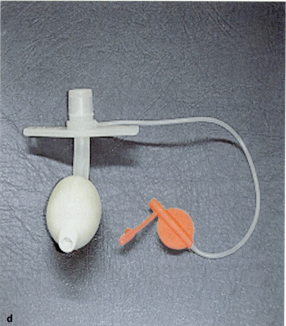

**Abb 6.4 a–d.** Blockbare Trachealkanüle. **a** Über eine Ventil (1) wird der Cuff (2) mit Luft gefüllt. Das Trachealkanülenschild (3) dient der Befestigung der Trachealkanüle. **b** Schematische Darstellung einer geblockten Trachealkanüle in der Trachea. **c** Schematische Darstellung der Funktion einer geblockten Trachealkanüle. Sie soll den Übertritt von Speichel (blau) in den Trachealbaum verhindern. **d** Selbstblockende Kanüle mit einem schaumstoffgefüllten Cuff. Um die Kanüle einzusetzen, muss die Luft aus dem Cuff entfernt werden. Der Cuff füllt sich nach Öffnen des Ventils

### ❶ Praxistipp
Bei *Patienten mit einer Schluckstörung*, bei denen es zu einer permanenten Aspiration von Speichel kommt, ist die kugelförmige Fläche nicht ausreichend, um die tieferen Atemwege zu schützen. Die wesentlich größere Auflagefläche der walzenförmigen Cuffs bietet einen besseren Schutz gegen eine Aspiration.

Beim Füllen der *walzenförmigen Cuffs* ist darauf zu achten, dass sich die Cuffmembran vollständig entfalten muss, um der Tracheawand anzuliegen. Deshalb muss der Cuff nach Einsetzen der Kanüle erst mit mäßigem Überdruck gefüllt werden, um ihn dann zu entlasten.

### ❗ Beachte
Flüssigkeiten, die nicht komprimierbar sind, dürfen nicht in den Cuff gefüllt werden!

Der Druck im Cuff sollte 25 mmHg nicht überschreiten (»grüner Bereich« des Cuffdruckmessers).

25 mmHg ist der Druck in den Kapillarien der Tracheaschleimhaut. Wird dieser überschritten, ist eine Versorgung der Tracheaschleimhaut mit Blut nicht mehr gesichert, die Schleimhaut atrophiert und geht zugrunde. In vielen Fällen ist allerdings durch einen Cuffdruck von 25 mmHg ein Abschluss der Trachea vor abfließendem Speichel nicht vollständig möglich. In solchen Fällen ist ein **erhöhter Cuffdruck** notwendig. Die Tracheaschleimhäute müssen dabei regelmäßig kontrolliert werden und die Position des Cuffs in Abständen geändert werden. Industriell erstellte Kanülen mit zwei Cuffs, die wechselnd geblockt und entblockt werden, versuchen dieses Prinzip umzusetzen.

**Selbstblockende** Trachealkanülen haben im Cuff Schaumstoff, der sich selbst entfaltet. Bei diesen Kanülen muss die Luft aus dem Cuff entfernt werden, bevor die Kanüle eingesetzt werden kann. Nach Platzierung der Kanüle wird der Verschluss des Cuffschlauches geöffnet, der Cuff füllt sich von selbst mit Luft. Um eine Druckausgleich zu ermöglichen, darf der Cuffschlauch nicht geschlossen werden (◘ Abb. 6.4d).

Verschiedene blockbare Kanülen werden mit einem zusätzlichen Kanal angeboten, der in Richtung Kehlkopf weist und ein ▶ **Absaugen des Patienten** ermöglicht, ohne die Kanüle zu wechseln. Diese Lösung erscheint für verschiedene Pflegeeinrichtungen von Vorteil zu sein, weist aber gleichzeitig auf die fehlende Praxis des Pflegepersonals im Wechsel der Trachealkanüle hin. Eine komplette Reinigung der Trachea ist mit diesen Kanülen nicht möglich. Verschiedentlich wird eine **Dauerabsaugung** über diesen Kanal propagiert.

### ❗ Vorsicht
Eine dauerhafte Beschallung eines Patienten durch ein Absauggeräusch im Kehlkopf ist, insbesondere bei schwer betroffenen Patienten, nicht zu akzeptieren!

#### 6.3.2 Nichtblockbare Kanülen

### ❶ Beachte
Nichtblockbare Kanülen stellen eine Verbindung zwischen der Trachea und der äußeren Haut her.

In seltenen Fällen handelt es sich nur um ein einfache Rohr (»Hummerschwanz«). In den meisten Fällen handelt es sich um ein doppeltes Rohr, die Kanüle beinhaltet zusätzliche eine sogenannte »**Seele**« (◘ Abb. 6.5a,c). Diese Seele kann z. B. für eine Reinigung entnommen werden, ohne die gesamte Kanüle entfernen zu müssen. Hergestellt werden diese Kanülen heute in den meisten Fällen aus thermoplastischen Kunststoffen, die früher üblichen Metallkanülen (»Silberkanülen«) sollten wegen der fehlenden Anpassung an die anatomischen Gegebenheiten nur noch in Ausnahmefällen zum Einsatz kommen.

**Sprechkanülen** haben in ihrem Verlauf zusätzlich ein Öffnung oder ein Sieb (Fensterung), so dass beim Ausatmen die Luft durch die Trachealkanüle in den Larynx geleitet werden kann. Ventile mit einer Klappe, **Sprechventile**, die auf die Kanüle gesetzt werden und sich beim Einatmen öffnen, ermöglichen beim Einatmen die Trachealkanüle zu benutzen (»kurzer Weg«) und beim Ausatmen über den Kehlkopf zu atmen (»langer Weg«) (◘ Abb. 6.5 b–d).

### ❶ Praxistipp
Bei *Sprechkanülen* tritt die Luft über das Sieb in den Kehlkopf. Bei allen anderen Kanülen (»Biesalski-Kanülen«) muss die Ausatemluft an der Kanüle vorbei in den Kehlkopf treten. Das kann für den Patienten eine erheblich erhöhte Atemarbeit bedeuten und das Sprechen, z. B. wenn die Kanüle

▼

zusätzliche einen Cuff besitzt, unmöglich machen. Sprechventile auf entblockten Kanülen sollten in diesen Fällen nur eine kurzzeitige Lösung sein und möglichst bald durch Sprechkanülen ersetzt werden. Wird das Sprechventil bei einer Sprechkanüle entfernt und durch einen Verschluss (Stopfen/Deckel/Kappe) ersetzt, ermöglicht das eine vollständige Atmung über den Kehlkopf (◘ Abb. 6.5 e).

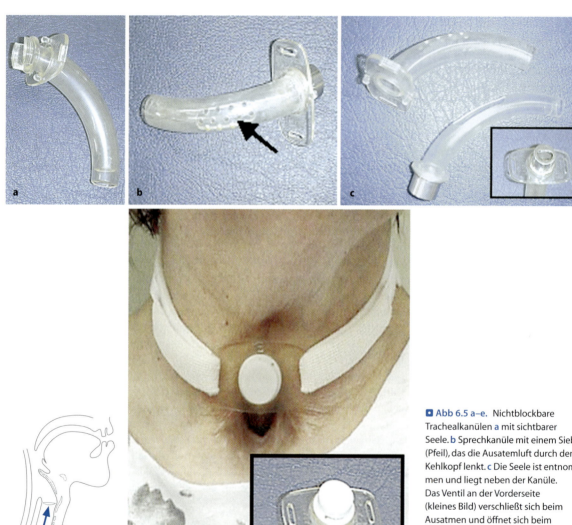

◘ Abb 6.5 a–e. Nichtblockbare Trachealkanülen a mit sichtbarer Seele. b Sprechkanüle mit einem Sieb (Pfeil), das die Ausatemluft durch den Kehlkopf lenkt. c Die Seele ist entnommen und liegt neben der Kanüle. Das Ventil an der Vorderseite (kleines Bild) verschließt sich beim Ausatmen und öffnet sich beim Einatmen. d Schematische Darstellung einer Sprechkanüle, bei der die Ausatemluft über den Kehlkopf gelenkt wird. e Sprechkanüle, mit einem Deckel verschlossen

### 6.3.3 Sonstige Kanülen

#### Kombinationskanülen

Zunehmend finden Kanülen Verbreitung, die die Funktionsprinzipien einer blockbaren Kanüle mit dem einer Sprechkanüle kombinieren.

> **! Vorsicht**
> Eine blockbare Kanüle mit einem Fenster ermöglicht nicht die Aufgabe einer blockbaren Kanüle, den Abschluss der Trachea!

Die Aspiration findet über das Fenster statt. Nur wenn eine das Fenster verschließende Seele vorhanden ist, gelingt der vollständige Abschluss der Trachea. Wird diese Seele jedoch entfernt, um ein Sprechen zu ermöglichen, muss eine vorherige Reinigung des Kehlkopfes und der Trachea von Speichel erfolgen. Dies ist durch eine Kanüle jedoch nicht ausreichend möglich!

> **! Beachte**
> Diese Kanülen sollten nur in Einzelfällen zum Einsatz kommen.

#### Stomaplatzhalter

Steht die Entfernung einer Trachealkanüle an, muss der Patient jedoch intermittierend abgesaugt werden, kommen verschiedene **Platzhalter** zum Einsatz. Die äußere Form erinnert an ein T, der lange Schenkel wird in der Trachea platziert, der kürzere über das Tracheostoma ausgeleitet. Die Befestigung dieser Platzhalter ist in vielen Fällen schwierig, häufig werden sie durch die Patienten mit einem kräftigen Hustenstoß ausgehustet. **Sprechkanülen mit einem Deckel** sind in vielen Fällen eine bessere Lösung für den Patienten und das Pflegepersonal (◘ Abb. 6.5 e).

### 6.3.4 Kanülenzubehör

#### Filter (»feuchte Nase«)

Da die **Befeuchtung der Atemluft** durch die Nase und den Mundraum nach einer Tracheotomie nicht mehr gewährleistet ist, muss die Atemluft angefeuchtet werden, um ein Austrocknen der Trachealschleimhaut zu verhindern. Diese Filter werden in vielen Fällen mit einem Adapter geliefert, der den Anschluss einer Sauerstoffsonde ermöglicht.

Bei Patienten mit einer Schluckstörung sind solche Aufsätze in den meisten Fällen nicht sinnvoll, wenn der Patient häufig abgesaugt werden muss. Der Speichel in der Trachea verhindert sicher ein Austrocknen der Schleimhaut. Gleichzeitig **verhindern Filter auf der Kanüle das Abhusten**, sie verkleben durch den Schleim und erschweren dann die Atmung.

> **! Vorsicht**
> Es kann zu *massiven Komplikationen* mit Erstickungen durch solche Filter bei Patienten mit einer Schluckstörung kommen.

Für den Aufsatz eines Filters bei nichtblockbaren Kanülen stehen Adapter zur Verfügung.

#### Sprechaufsätze

Sprechaufsätze sind Ventile, die das Einatmen über die Kanüle (das Ventil ist geöffnet) und das Ausatmen über den Kehlkopf (das Ventil ist geschlossen) ermöglichen. Diese Ventile finden auch bei blockbaren Kanülen Verwendung.

> **! Vorsicht**
> Die Kanülen müssen vor dem Aufsetzen des Sprechventils entblockt werden!

In vielen Fällen ist der Raum zwischen der Kanüle mit Cuff und der Tracheawand sehr gering, so dass eine erhöhte Atemarbeit notwendig ist. Mit einer kleineren Kanüle kann diese erleichtert werden, Sprechventile sollten aber nur eine **kurzzeitige Lösung** sein.

## 6.4 Trachealkanülenwechsel und Tracheostomapflege

Der Wechsel von Trachealkanülen und die Pflege des Tracheostomas muss zur Vermeidung von Komplikationen täglich durchgeführt werden.

### 6.4.1 Einsetzen und Befestigen der Trachealkanüle

Die leicht eingefettete Trachealkanüle (Oliven-Öl, Kanülen-Öl, Xylocain-Gel) wird mit einer Drehung um 90° in das Tracheostoma eingeführt, die Drehung beim Einführen erfolgt im Uhrzeigersinn – von »Viertel nach Halb«. Jeder übermäßige Druck ist dabei zu vermeiden, um Verletzungen zu verhindern. Abschließend sollte immer die Position einer neuen Kanüle mit einem Endoskop kontrolliert werden.

> **Praxistipp**
> Vor Einsetzen der Kanüle sollte an einer Seite der Kanüle bereits das *Band zur Befestigung der Trachealkanüle* und die *Schlitzkompresse* angebracht werden. Dieses Vorgehen erleichtert die endgültige Befestigung der Kanüle und minimiert den Reiz in der Trachea und schont den Patienten.

Die Reaktion des Patienten auf das Einsetzen der Kanüle kann sehr unterschiedlich sein. In vielen Fällen ist das vorsichtige Einsetzen der Kanüle nur von einigen Hustenstößen begleitet.

> **Beachte**
> Bei wahrnehmungsgestörten Patienten kann die Reaktion auf das Einsetzen der Kanüle sehr heftig sein.

Neben langandauerndem Husten kommt es manchmal zu einer massiven vagalen Reaktion, die bis zum Erbrechen führt. In solchen Fällen sollte die Trachea vor dem Einsetzen der Kanüle mit einem **anästhesierenden Spray** (z. B. Xylocain-Spray) betäubt werden und/oder die Kanüle zusätzlich mit einem anästhesierenden Gel (z. B. Xylocain-Gel) eingerieben werden.

Die **Befestigung der Trachealkanüle** erfolgt mit einem Band am Trachealkanülenschild. Das Schild kann bei blockbaren Kanülen auf eine individuelle Position eingestellt werden (◘ Abb. 6.4a).

> **Praxistipp**
> Bei blockbaren Kanülen kann als Faustregel gelten, dass die Kanüle in der richtigen Position ist, wenn der aufsteigende, aus der Haut ragende Trachealkanülenschenkel sich in einem *90° Winkel zur Tracheahinterwand* befindet und der Haut um das Tracheostoma nicht oder nur mit geringem Druck anliegt.

Dabei ist auf eine **ausreichende Beweglichkeit der Trachealkanüle** zu achten. Zu starr befestigte Kanülen ziehen die Kanüle nach ▶ kranial und behindern das Schlucken. Bei längerer Liegedauer kann es zusätzlich zu einer Schädigung der ▶ kranialen Tracheaknorpel oder des Ringknorpels, Granulationen und in Folge der Kompression zu einer Tracheastenose kommen. Gummibänder, die eine zu straffe Befestigung ermöglichen, sind zu vermeiden.

> **Vorsicht**
> Zwischen dem Trachealkanülenband und der Haut sollen immer zwei Finger passen!

### 6.4.2 Wechsel der Trachealkanüle

Indikationen für einen **Wechsel der Trachealkanüle** sind:
- Komplikationen (Luftnot etc.),
- Aspiration.

> **Beachte**
> Zur Reinigung der Trachealkanüle und des Larynx bei Aspiration und um weitere Komplikation (Entzündungen s. u.) zu verhindern, muss die Trachealkanüle täglich gewechselt werden!

> **Praxistipp**
> Ein *Austausch* der Trachealkanüle muss erfolgen, wenn sie nicht mehr ihre Funktion erfüllt. Das heißt bei Kanülen mit einem Cuff, dass dieser nicht mehr ausreichend Druck aufbauen kann oder den Druck nicht mehr über eine längere Zeit halten kann.
> *Kunststoffkanülen* altern mit der Dauer ihres Einsatzes, der Kunststoff wird porös, bzw. thermoplastische Kunststoffe verlieren ihre Plastizität und werden hart. Der Zeitraum ist unterschiedlich, es liegt also immer im Ermessen des Behandelnden, wann er sich zu einem Kanülenaustausch entschließt.

> **Beachte**
> Jeder geplante Trachealkanülenwechsel muss vorbereitet sein! Die dafür notwendigen Instrumente müssen bereitliegen und einsatzfähig sein.

Für einen **Trachealkanülenwechsel** benötigt man:
- einen funktionsfähigen und einsatzbereiten Absauger mit einem ausreichend großen Absaugkatheter (Chariere 12, Grün; Chariere 14, Orange),
- ein Spekulum, um das Tracheostoma aufhalten zu können (◘ Abb. 6.2d. Das Spekulum sollte mindestens 12 cm lange Schenkel haben!),

- eine Lampe, um das Tracheostoma inspizieren zu können,
- eine zusätzliche Trachealkanüle, die im Notfall sofort eingesetzt werden kann.

**Vor der Entfernung der Trachealkanüle** bei schluckgestörten Patienten muss der Mund von Sekret gesäubert werden und die Trachea oberhalb durch das Tracheostoma und unterhalb durch die Kanüle sorgfältig abgesaugt werden. Erst dann darf die Trachealkanüle unter Absaugbereitschaft entblockt und entfernt werden.

**Nach dem Entfernen** ist sofort nochmals durch das Tracheostoma abzusaugen, um aufgestautes Sekret von oberhalb des Cuffs, das nun die Trachea hinabläuft, zu entfernen. Sollte das Tracheostoma sehr eng sein oder schnell schrumpfen, muss es mit einem Spekulum offen gehalten werden. Anschließend wird das Tracheostoma inspiziert. Dabei ist sowohl die Außenhaut als auch der Tracheostomakanal und die Trachea ggf. mit einem Endoskop zu inspizieren.

> **Praxistipp**
> Bei flexiblen, blockbaren Kanülen sollte unbedingt zum Einführen der Kanüle die standardmäßig beiliegende Einführhilfe (Mandrain) benutzt werden. Sie stabilisiert und führt die Kanüle zusätzlich.

> **Beachte**
> Jede Person (Arzt, Pfleger, Therapeut und Angehöriger), die mit der Betreuung von Patienten mit einer Trachealkanüle betraut ist, muss den Wechsel einer Trachealkanüle beherrschen.

Die klinische Erfahrung zeigt, dass es immer wieder zu **Komplikationen** durch die Trachealkanüle kommen kann. Tritt eine solche Situation auf, muss die erste eintreffende Person die Erstmaßnahme, das Entfernen oder den Wechsel der Trachealkanüle durchführen. Warten auf eine zweite Person, z. B. den Arzt, kann in einem solchen Fall katastrophale Folgen haben.

### 6.4.3 Pflege von Trachealkanülen und des Tracheostomas

Eines der häufigsten Probleme bei Trachealkanülen sind **Verborkungen der Kanüle**. Da die befeuchtende Funktion der Nase wie bei der normalen Atmung entfällt, kommt es zu einer vorzeitigen Austrocknung der Trachea mit einer Verborkung.

Neben Filtern, die auf die Trachealkanüle aufgesetzt werden können, verhindert die **regelmäßige Befeuchtung der Luft** durch Luftbefeuchter oder Inhalationen diese Komplikation. Besteht allerdings eine Schluckstörung mit einer Aspiration, sind diese Maßnahmen zu überdenken. Durch den beständigen Speichelfluss in die Trachea ist ein Austrocknen der Trachea nicht zu erwarten.

> **Vorsicht**
> Die aufsetzbaren Filter stellen eine zusätzliche Gefährdung des Patienten dar, da sie durch ausgehustetes Sekret soweit verlegt werden können, das eine Atmung nicht mehr möglich ist. Die regelmäßige Reinigung der Trachealkanüle bleibt die wichtigste Maßnahme!

Trachealkanülen aus Kunststoff oder Silber werden unter laufendem Wasser mit einer Flaschenbürste **gereinigt**. Eine spezielle Desinfektion ist nicht notwendig, wenn die Trachealkanüle für den gleichen Patienten weiter benutzt wird.

Trachealkanülen auf Intensivstationen müssen natürlich nach den dort geltenden Regeln **unter sterilen Bedingungen gewechselt** werden, die Kanülen werden ausgetauscht und durch neue ersetzt.

Das Tracheostoma eines Patienten mit einer Schluckstörung muss regelmäßig gepflegt und kontrolliert werden. Wichtig ist der regelmäßige Wechsel der feuchten Kompressen am Tracheostoma. Dennoch kann es immer wieder zu **Komplikationen** durch eine Trachealkanüle kommen.

> **Beachte**
> Der regelmäßige, tägliche Trachealkanülenwechsel ist bei Patienten, die mit einer Trachealkanüle versorgt sind, unerlässlich. Dies insbesondere bei einer Schluckstörung.

Es ist selbstverständlich, das jeder Patient unverzüglich gereinigt und frisch versorgt wird, wenn seine Windel nass oder beschmutzt ist. Patienten, bei denen beständig Speichel aus dem Tracheostoma tritt, werden in vielen Institutionen nur wöchentlich oder seltener mit einem Kanülenwechsel versorgt. Um die Zahl der Komplikationen an Trachea und Tracheostoma zu vermindern, ist ein täglicher Wechsel der Trachealkanüle bei einem Patienten mit einer Schluckstörung unumgänglich. Dies ist bei Patienten in der Hals-Nasen-Ohrenheilkunde Standard und muss Eingang in die rehabilitativen Disziplinen finden.

> **Beachte**
> Jeder Patient mit einer Schluckstörung muss **regelmäßig abgesaugt** werden. Bei der Absaugung ist darauf zu achten, dass durch das Saugen keine zusätzlichen Verletzungen an den Trachealschleimhäuten gesetzt werden.

> **Praxistipp**
> Für ein *schonendes Absaugen* in der Trachea sollte sich zwischen dem Saugerschlauch und dem Absaugkatheter ein sog. »Finger-tip« befinden, so dass es möglich ist, beim Einführen des Katheters den Sog zu entfernen und beim Herausziehen durch Verschluss des »Finger-tip« Sog auf den Absaugkatheter zu bringen.

Es werden von verschiedenen Firmen Katheter angeboten, die dies nicht mehr notwendig machen sollen. Die klinische Erfahrung zeigt allerdings, das es immer wieder zu Verletzungen der Tracheaschleimhäute kommt und der Reiz in der Trachea für diese Patienten mit diesen Kathetern deutlich stärker ist, so dass auf dieses Prinzip verzichtet werden sollte.

> **Vorsicht**
> Der Absaugkatheter sollte nicht zu tief eingeführt werden, da er sonst auf die Carina, die Teilungsstelle zwischen den Bronchien, stößt und dort zu Verletzungen führen kann.

> **Praxistipp**
> Muss ein Patient *häufiger als 3–4 mal am Tag abgesaugt* werden, ist von einer Aspiration bei diesem Patienten auszugehen. Infektionen der Lunge gehen in den seltensten Fällen mit einer so starken Produktion von Sekret einher. Hat der Patient bereits ein geblockte Kanüle, ist der Druck im Cuff nicht ausreichend den Speichel zu stoppen, d. h. der Patient ist durch die Trachealkanüle nicht ausreichend geschützt! Die *Kanüle muss gewechselt*, durch einen anderen Typ oder eine größere Kanüle ersetzt, oder der Cuff aufgeblockt werden!

### 6.4.4 Komplikationen am Tracheostoma

#### Entzündungen

Die häufigste Komplikation im Bereich des Tracheostomas sind **Entzündungen**. Ursache für Entzündungen ist, in den meisten Fällen der Übertritt von Speichel, der sich oberhalb des Kanülen-Cuffs staut, aus der Trachea über das Tracheostoma auf die Haut läuft. Da Speichel überaus **aggressiv Gewebe** angreift, (seine Hauptaufgabe ist das Spalten von »Gewebe« im Magen), wird das umliegende Gewebe um das Tracheostoma »angedaut«. Es kommt zu einer Entzündung des Stomakanals sowie der umliegenden Haut (◘ Abb. 6.6a).

> **Beachte**
> Um Entzündungen im Bereich des Tracheostomas zu therapieren, ist es unbedingt notwendig, die Menge des austretenden Speichels bzw. seine Verweildauer am Gewebe zu minimieren.

> **Praxistipp**
> - Es sollte eine regelmäßige »*Trachealtoilette*« durchgeführt werden, bei der die Trachealkanüle entfernt und der Larynx sowie die Trachea durch Absaugen gereinigt wird. Ein *täglicher Kanülenwechsel* ist dringend angeraten.
> - Der *Mundraum* muss regelmäßig von Sekret gesäubert werden. *Larynx und Trachea* müssen regelmäßig abgesaugt werden, nicht nur über die Trachealkanüle, sondern auch vorsichtig mit einem kleinen Absaugkatheter durch das Tracheostoma oberhalb der Kanüle.
> - *Kompressen am Tracheostoma* müssen regelmäßig gewechselt werden, wenn sie feucht sind. Es sollten möglich sehr saugfähige Mull-Kompressen benutzt werden.
> - *Metalline Kompressen* sollten bei Übertritt von Speichel nicht benutzt werden. Der Erfahrung nach, kommt es durch die Metalline zu einer Verstärkung der Entzündung um das Tracheostoma.

Die **Hautoberfläche** um das gerötete Tracheostoma kann mit **Zinksalbe** gepflegt werden, die großzügig aufgetragen wird. Zusätzlich kann zur Pflege des Tracheostomakanals die Trachealkanüle mit einer schmalen Tamponade umwickelt werden. Auf diesen Salbenstreifen kann ebenfalls Zinksalbe aufgetragen werden. Ein endgültiges Abheilen der Haut um das Tracheostoma ist erst bei einem aspirationsfreien Schluckvorgang zu erwarten.

> **Exkurs**
> **Untersuchungen zur Punktionstracheotomie**
> In vielen Untersuchungen zur Punktionstracheotomie konnte festgestellt werden, dass es durch die Punktionstracheotomie zu einer Abnahme der entzündlichen Komplikationen im Bereich des Tracheostomas ▼
> kam. Ursache ist, dass der sehr enge Punktionskanal keinen Übertritt von Speichel aus dem Tracheostoma ermöglicht. Folge ist, dass der aspirierte Speichel nicht mehr über das Tracheostoma ablaufen kann, der Larynx und Pharynx stehen beständig in Speichel, der die Therapie und Rehabilitation einer Schluckstörung deutlich erschwert. Aus diesem Grund sind Punktionstracheotomien bei einer manifesten Schluckstörung kontraindiziert.

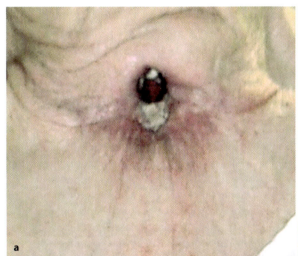
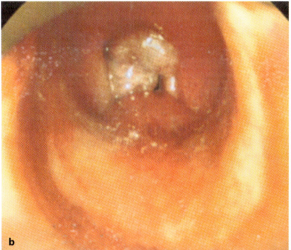
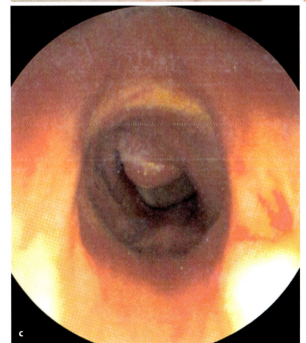

**Abb. 6.6 a–c.** Entzündetes Tracheostoma **a** mit Granulationen. **b** Blick in Trachea. Das Trachealumen ist mit Granulationen vollständig verlegt. **c** Blick in die Trachea mit einem Einbruch der Tracheavorderwand und folgender Stenosierung der Trachea

### Granulationen

Granulationen entstehen als Antwort eines Reizes auf eine offene Wunde ( Abb. 6.6b).

**Ursachen für Granulationen** am Tracheostoma sind
- eine zu harte, unflexible Trachealkanüle (Metall, harte, nicht thermoplastische Kunststoffe),
- mechanische Irritation des Tracheostomarandes durch das Sieb bei einer Sprechkanüle,
- ein zu enges Tracheostoma,
- eine zu straffe Befestigung der Trachealkanüle,
- ein beständiger Speichelfluss.

Dabei muss davon ausgegangen werden, dass die Wahrscheinlichkeit für Granulationen mit der Liegedauer der Trachealkanüle zunimmt. Ab der 6. Woche ist ein deutlicher Anstieg solcher Reaktionen zu verzeichnen (Graumüller et al. 2002).

**Behandelt werden Granulationen** durch
- eine Änderung der Trachealkanülenposition oder
- dem Wechsel der Trachealkanülenart,
- Entfernen durch Ätzung mit Silbernitrat, Abtragung durch einen Laser oder ein Elektromesser in Lokalanästhesie,
- bei einem sehr engen Tracheostoma ist die Anlage eines plastischen Tracheostomas notwendig.

#### 6.4.5 Komplikationen an der Trachea

Beim Trachealkanülenwechsel sollte unbedingt immer die Trachea auf Schäden inspiziert werden. Durch den Druck der Trachealkanüle oder des Cuffs kann es zu **Schäden an den Tracheawänden** kommen. Verletzungen der Schleimhaut sind nicht selten und heilen in den meisten Fällen ohne Komplikationen ab, wenn man nach einem Kanülenwechsel darauf achtet, den Cuff oder die Kanüle nicht wieder auf die vorhandene Verletzung zu platzieren. **Verletzungen der Trachealknorpel** sind wesentlich gefährlicher und schwieriger zu behandeln.

> **Beispiel**
> Die Trachealkanüle kann durch Reibung oder falsche Platzierung in die Tracheawand einspießen und dabei den Knorpel verletzen oder zerstören. In seltenen Fällen kann es dabei zu einer einspießenden Verletzung in das Mediastinum und einer Verletzung des Truncus brachiocephalicus kommen, der in Höhe des Cuffs
▼

liegt. Aus diesem Grund sind endoskopische Kontrollen von Trachealkanülen in regelmäßigen Abständen notwendig.

> **Vorsicht**
> Ein klinisches Zeichen für die Positionierung der Trachealkanüle auf dem Truncus brachiocephalicus ist die sogenannte »reitende Kanüle«, die sich im Rhythmus des Herzschlages bewegt.

> **Beispiel**
> Durch den Druck der Trachealkanüle am Oberrand des Tracheostomas kann es zu einem Eindrücken der Trachealknorpel oder/und des Ringknorpels oberhalb der Öffnung in der Trachea kommen. Das Tracheallumen wird eingedrückt, es entsteht eine Trachealstenose ( Abb. 6.6c).

> **Vorsicht**
> Trachealstenosen treten nicht unbedingt direkt nach der Entfernung eine Trachealkanüle und dem Verschluss des Tracheostomas auf. Erst nach 3–4 Monaten werden viele klinisch relevant, solange braucht die verbleibende Entzündung in den Trachealspangen, um zu einer Stenose zu führen. Patienten nach einer Tracheotomie oder einer Langzeitintubation, die im weiteren Verlauf über eine zunehmende Luftnot klagen, sind somit immer auf eine klinisch relevante Trachealstenose zu untersuchen!

Ist es zu einer **geringen Verletzung der Tracheawand** gekommen, kann der vorübergehende Einsatz eines Montgomery-T-Röhrchen die entstandene Verletzung schienen.

Bei **ausgedehnten Verletzungen** ist eine Trachealplastik notwendig.

Für die Versorgung von Tachealstenosen stehen heute eine Vielzahl von **operative Verfahren** zur Verfügung ( Abb. 6.7 a–b).
- Stenosen bis ca. 5 cm werden durch eine Resektion der Stenose und Wiedervereinigung der Luftröhre versorgt.
- Ausgedehntere Verletzungen machen weit aufwendigere Verfahren notwendig, die bis zu einer Transplantation von Tracheagewebe reichen können.

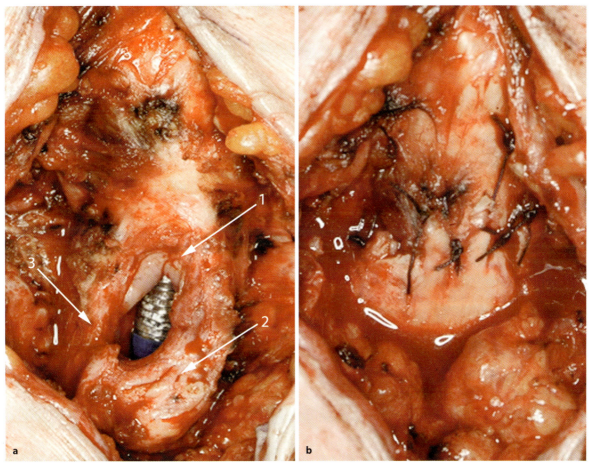

**Abb 6.7 a,b.** Veränderungen an der Trachea und ihre Behandlung. **a** Intraoperatives Bild typischer Veränderungen an der Trachea und dem Tracheostoma 5 Jahr nach einer Tracheotomie. **1** Granulationen am Oberrand der Trachea durch das Reiben der Trachealkanüle. Die darüber liegenden Trachealknorpel bzw. der Ringknorpel sind eingedrückt. **2** Massive Verdickung der unteren Tracheostoma- und Tracheaanteile durch den Druck der Trachealkanüle. **3** Die Tracheotomie wurde nicht exakt in der Mittellinie durchgeführt, bzw. durch den Druck der Trachealkanüle ist es zu einem Verlust an Trachealknorpel an der seitlichen Trachea gekommen. Wird die Trachealkanüle entfernt, fällt die Seitenwand ein und blockiert die Trachea, es besteht eine Trachealstenose. **b** Nach Entfernung der Stenose wird die verbliebene Trachea an ihren Enden wieder zusammen genäht (End-zu-End Anastomose), es ist wieder eine normale Trachea vorhanden

## 6.5 Trachealkanülen und Schlucken

In einer eigenen Studie wurde der **Einfluss einer Trachealkanüle** auf die Schluckfrequenz überprüft (Seidl et al. 2002b). Untersucht wurden 10 Patienten (64 ± 7 Jahre, 8 männlich, 2 weiblich) mit einer Schluckstörung nach einem Hirninfarkt oder einem Schädelhirntrauma 3. Grades. Die Schluckfrequenz der Patienten pro 5 Minuten war kleiner gleich eins, bei allen Patienten war wegen der Schluckstörung eine Tracheotomie 14 Tage (±7 Tage) vor der Untersuchung durchgeführt worden. Der ▶ Frühreha-Barthel-Index (FRB, Schönle 1995) lag bei allen Patienten unter −200 (± 29) Punkten, die Daten weiterer Indizes können ◘ Tabelle 6.1 entnommen werden.

Als Kriterium für den Einfluss einer Trachealkanüle auf die Schlucksequenz wurde die **Schluckfrequenz** gewählt. Der Schweregrad der neurologischen Erkrankungen schloss weitere Untersuchungsverfahren aus. Die Erhebung der Schluckfrequenz erfolgte durch Zählung der Schluck- bzw. Kehlkopfbewegungen über einen Zeitraum von 5 Minuten.

Die **erste Erhebung der Schluckfrequenz** erfolgte vor jeder Manipulation an dem Patienten bei liegender und geblockter Trachealkanüle.

Um den Einfluss von Speichelresten im Mundraum und Pharynx auszuschließen, erfolgte nach Seitenlagerung bzw. Aufrichten des Patienten die Reinigung des Mundraumes nach den Regeln der F.O.T.T. (Gratz und Woite 1999) und die Reinigung des Tracheo-Bronchialbaumes durch Absaugen nach Entblocken, Entfernen der Kanüle und digitalen Verschluss des Tracheostomas.

Anschließend erfolgte die **zweite Erhebung der Schluckfrequenz**. Die Untersuchung wurde an 5 aufeinanderfolgenden Tagen wiederholt.

Das Ergebnis von 20 Einzeluntersuchungen zeigt einen **statistisch signifikanten Anstieg der Schluckfrequenz nach Entfernen der Trachealkanüle** und Verschluss des Tracheostomas (Student t-Test, p = 0,001) (Tabelle 6.2, Abb. 6.8a).

Eine Korrelation zwischen der Zunahme der Schluckfrequenz und dem Status der Patienten, gemessen mit den Skalen ▶ **Frühreha-Bartel-Index** (FRB, Schönle 1995), Early Functional Abilities (EFA, Heck et al. 2000) und Komaremissionsskala (KRS, Schönle und Schwall 1995) bestand nicht.

Um ein akzidentelles, also zufälliges Ergebnis auszuschließen, wurden die Untersuchungen bei allen Patienten an fünf aufeinanderfolgenden Tagen einer Woche wiederholt.

> **Beachte**
> Der **Anstieg der Schluckfrequenz** nach Entfernung der Trachealkanüle und Verschluss des Tracheostomas war **reproduzierbar**.

Zusätzlich wurde sichtbar, dass es zu einem Anstieg der Zunahme der Schluckfrequenz über die untersuchten Tage kommt (Abb. 6.8b).

Der Einfluss einer Trachealkanüle auf das Schluckverhalten, den Schluckvorgang und das Schluckergebnis wird unterschiedlich beurteilt.

> **Exkurs**
> **Zum Einfluss der Trachealkanüle auf das Schlucken**
> Eine Anzahl von Untersuchungen legt nahe, dass eine geblockte Trachealkanüle den Schluckvorgang **negativ beeinflusst**. Muz et al. (1989) berichtet über eine Abnahme der Aspiration in szintigraphischen Untersuchungen nach Verschluss der Trachealkanüle bei Patienten mit Operationen bei Kopf- Halstumoren. Dettelbach et al. (1995) und Stachler et al. (1996) zeigten einen positiven Effekt eines Trachealkanülenverschlusses auf die Aspiration. Eibling und Gross (1996) und Stachler et al. (1996) vermuteten den positiven subglottischen Druck, der nach der Entfernung der Trachealkanüle auftreten kann, als Auslöser für das verbesserte Schluckvermögen nach dem Verschluss der Trachealkanüle. Weitere Autoren machten auf verschiedene Einschränkungen durch Trachealkanülen beim Schlucken aufmerksam. So soll die Beweglichkeit des Kehlkopfes durch die Fixierung der Trachealkanüle an der Halshaut mechanisch eingeschränkt werden. Dies führt zu einer verminderten Kehlkopfhebung und einer ungenügenden Öffnung des oberen Ösophagussphinkters (Bonanno 1971; Nash 1988). Durch den Druck der Tubusmanschette kommt es zu einer Einengung des Ösophagus, es folgt eine erschwerte Passage und ein Rückstau von Speichel in den Kehlkopf (Feldmann et al. 1966).
> ▼

**Tabelle 6.1.** Daten der untersuchten Patienten (Seidl et al. 2002b)

| Patienten | Werte |
|---|---|
| Geschlecht | ♂8, 2♀ |
| Alter | 64±7 Jahre |
| Frühreha-Barthel-Index (–325–0) | –200±29 |
| Early Functional Abilities (20–100) | 22,25±2,6 |
| Komaremissionsskala (0–24) | 8,25±4,9 |

**Tabelle 6.2.** Änderung der Schluckfrequenz nach Entfernen der Trachealkanüle (n = 20, t-Test, p = 0,001)

| Schluckfrequenz | Geblockte Kanüle | Kanüle entfernt |
|---|---|---|
| Mittelwert | 0,4 | 1,65 |
| Standardabweichung | 0,82 | 1,5 |

**Abb 6.8 a,b.**
Schluckfrequenz.
**a** Einfluss der Trachealkanüle auf die Schluckfrequenz gemessen bei 20 Einzeluntersuchungen. Dargestellt sind Mittelwert und Standardabweichung.
**b** Verlauf der Änderung der Schluckfrequenz nach Entfernen der Trachealkanüle. Dargestellt sind die Mittelwerte bei 10 Patienten an 5 aufeinanderfolgenden Tagen (Seidl et al. 2002b)

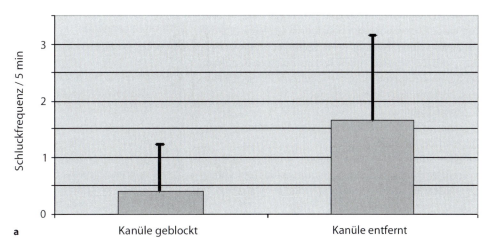

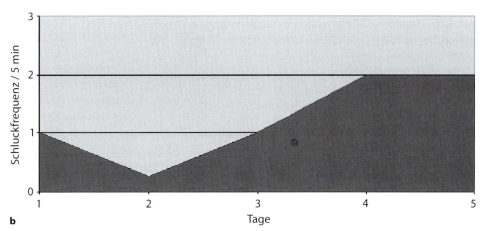

Weitere klinische Untersuchungen fanden **keinen Einfluss** einer Trachealkanüle und deren Status auf den Schluckvorgang und die Aspiration:

— Leder et al. (1996) zeigte in einer Untersuchung bei Patienten mit Operationen im Kopf- Halsbereich, dass ein kurzzeitiger Verschluss einer entblockten Trachealkanüle, keine Änderung der Aspirationsinzidenz zur Folge hatte.
— Leder et al. (1998) untersuchte 16 Patienten nach Operationen im Kopf-Halsbereich und fand keinen Zusammenhang zwischen Verschlussstatus der Trachealkanüle und einer Aspiration.
— Leder berichtete 1999, dass bei einer heterogenen Patientengruppe mit einer Tracheotomie nach Langzeitintubation ein Sprechventil auf der Trachealkanüle keinen Einfluss auf eine Aspiration hatte.
▼
— In einer weiteren Untersuchung (Leder et al. 2001) wurde gezeigt, dass der Status der Trachealkanüle keinen Einfluss auf eine Aspiration oder den Tonus des unteren Ösophagussphinkters besitzt.
Dennoch wird von Leder empfohlen, die Trachealkanüle während einer fiberoptischen Untersuchung des Schluckens zu entblocken und zu verschließen (Leder und Sasaki 2001).

Die eigene Untersuchung findet eine **Änderung der Schluckfrequenz bei schwerbetroffenen Patienten** mit einer Tracheotomie nach Änderung des Trachealkanülenstatus. Direkte Folge einer Änderung des Trachealkanülenstatus ist die Lenkung des Ausatemstromes durch den Kehlkopf.

Bereits frühere Untersuchungen wiesen auf die **Folgen einer Änderungen der Sensibilität** im Larynx durch Trachealkanülen (Murray 1999; Shaker et al. 1995; Wyke 1973) und der Trachea hin. Es kommt zu einer Reduktion der Schlucktriggerung und der Schutzmechanismen Husten und Räuspern (Tolep et al. 1996).

**Folgen** sind
- eine Verkürzung des laryngealen Verschlusses während des Schluckens,
- eine Störung der Koordination zwischen Schluckreflextriggerung, Stimmlippenverschluss und Apnoephase während des Schluckens (Shaker et al. 1995).

Die fehlende Korrelation zwischen der Zunahme der Schluckfrequenz und dem Gesamtzustand der Patienten, gemessen mit verschiedenen Skalen (EFA, KRS, FRB), kann als Hinweis auf eine direkte Beeinflussung der Schluckfrequenz durch den geänderten Ausatemstrom gewertet werden.

Bei den meisten der Studien, insbesondere denen von Leder (Leder et al. 2001; 1998; 1996; 1999), handelte es sich um Patienten mit einer Operation im Kopf-/Halsbereich. In diesen Fällen sind **strukturelle, mechanische Änderungen** Ursache für eine Schluckstörung. Eine Änderung des Ausatemstromes und damit der Sensibilität und Wahrnehmung im Larynx kann somit zu keiner Besserung des Schluckvermögens führen.

### Einfluss der Sensibilität

Eine Zunahme der Reize in Larynx und Pharynx durch einen Luftstrom kann zu einer gesteigerten Sensibilität in diesen Regionen führen. Die **Folgen einer geänderten Sensibilität** können dabei direkte und indirekte sein (s. Übersicht 6.2).

---

**Übersicht 6.2: Folgen veränderter Sensibilität**

**Direkte Folgen:**
- Abwehrreaktionen wie Husten und Räuspern nehmen zu.
- Kontrolle des Aspirats mit dem Versuch dieses zu entfernen (Ausspucken, Nach-Schlucken) verbessert sich.
- Bolus kann besser kontrolliert werden.

**Indirekte Folgen:**
- Neuere Untersuchungen haben gezeigt, dass eine Zunahme von sensiblen Reizen im Pharynx zu einer Änderung der Repräsentation der entsprechenden Areale im Motorcortex führt (Hamdy et al. 1997).
- Reproduzierbare elektrische Reize im Pharynx führen zu einem Anstieg der Schluckfrequenz (Fraser et al. 2002),
- Langfristig ist durch den Reiz in Larynx und Pharynx mit einer verbesserten Reorganisation und Rehabilitation des Schluckvorgangs nach der Entfernung einer Trachealkanüle zu rechnen. Dies konnte in den eigenen Untersuchungen bestätigt werden ( Abb. 6.8).

---

## 6.6 Entfernung der Trachealkanüle

### 6.6.1 Indikationen zur Entfernung einer Trachealkanüle

**Beachte**
Trachealkanülen können entfernt werden, wenn die Indikation für eine Tracheotomie nicht mehr vorhanden ist.

### Langzeitbeatmung

Bei Patienten mit einer Langzeitbeatmung ist dies der Fall, wenn der Patient **ausreichend über den Mund atmen** und seinen Speichel schlucken kann und eine Reinigung der Atemwege über einen **produktiven Hustenstoß** möglich ist. Patienten mit einer Querschnittläsion sind dazu nicht in jedem Fall in der Lage und müssen in Einzelfällen ein Tracheostoma behalten.

### Schluckstörungen

Vor der Entfernung bzw. Änderung der Trachealkanülenart bei einer Schluckstörung ist immer der **Status des Schutzes der unteren Atemwege** zu untersuchen. Nur wenn dieser ausreichend ist, kann eine Trachealkanüle entfernt bzw. eine geblockte Trachealkanüle durch eine ungeblockte Trachealkanüle ersetzt werden.

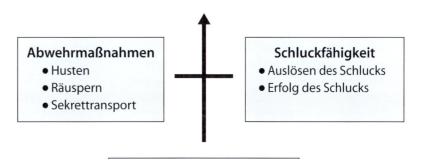

◘ Abb. 6.9. Schematische Darstellung des Schutzes der unteren Atemwege aus dem Berliner Dysphagie-Index

Der Schutz der unteren Atemwege wird durch **drei Teilbereiche** bestimmt (◘ Abb. 6.9):
- Allgemeinzustand: Koordination, Tonus, Haltung, Vigilanz, Kraft,
- Abwehrmaßnahmen: Husten, Räuspern, Sekrettransport,
- Schluckfähigkeit: Auslösen des Schlucks, Erfolg des Schlucks.

Geprüft werden kann der Schutz der unteren Atemwege durch eine ▸ Videofluoroskopie oder eine ▸ fiberoptische Untersuchung. Es gibt eine Vielzahl von Empfehlungen zur Interpretation der Untersuchungsbefunde für die Entfernung einer Trachealkanüle (Lipp und Schlaegel 1997; Schröter-Morasch 1996), ein **standardisiertes Untersuchungsprotokoll** (»Berliner ▸ Dysphagie-Index, BDI«) für die fiberoptische Untersuchung erleichtert heute die Entscheidungsfindung (Seidl et al. 2002a).

### 6.6.2 Entfernung der Trachealkanüle

> ❗ **Vorsicht**
> In jedem Fall ist zu prüfen, ob der Patient in der Lage ist, ausreichend über den Kehlkopf zu atmen.

Nach Entfernung einer geblockten Trachealkanüle sollte erst für einige Tage eine **Sprechkanüle**, dann eine geschlossene Sprechkanüle eingesetzt werden, die es dem Patienten ermöglicht, sich an die geänderten Atembedingungen zu gewöhnen. Das Tracheostoma sollte dann für einige Tage mit einem **Zugverband** verschlossen werden, so dass die Öffnung schrumpfen oder sich spontan verschließen kann. Nach Anlage eines plastischen Tracheostomas ist eine **operativer Eingriff zum Verschluss** des Tracheostomas notwendig.

> ❗ **Vorsicht**
> Der operative Eingriff eines Tracheostomaverschlusses sollte immer unter stationären Bedingungen durchgeführt werden, da es durch eine Nachblutung im Operationsgebiet mit folgender Kompression der Trachea zu lebensgefährdenden Komplikationen kommen kann.

Die **Wundheilung** nach Verschluss eines Tracheostomas ist in vielen Fällen verzögert. Das Gewebe in der Umgebung des Tracheostomas ist durch den langanhaltenden Entzündungsreiz durch den austretenden Speichel massiv verändert. Es kann zu eitrigen Sekretionen und der Ausbildung einer Fistel kommen.

> ℹ **Praxistipp**
> Die *Komplikationen* sollten erst konservativ mit lokal reinigenden Maßnahmen, Streifeneinlage und Druckverbänden behandelt werden. Sollte sich der Zustand nach 6–8 Wochen nicht gebessert haben, kann ein zweiter operativer Verschluss versucht werden.

> **Beachte**
> Schlucken ist eine Vitalfunktion! Trachealkanülen sind für das Überleben von schluckgestörten Patienten notwendig. Das Trachealkanülenmanagement, die Pflege der Trachealkanüle und des Tracheostomas und der therapeutische Umgang mit diesen sind für die Rehabilitation von entscheidender Bedeutung. Jeder, der an der Pflege von Trachealkanülen-Trägern beteiligt ist, muss dabei die Grundkenntnisse der Versorgung von Trachealkanülen beherrschen.

## Literatur

Bonanno PC (1971) Swallowing dysfunction after tracheotomy. Ann Surg 174:29–33

Ciaglia P, Firsching R, Syniec C (1985) Elective percutaneous dilatational tracheostomy. A new simple bedside procedure; prelaminary report. Chest 87:715–719

Denecke HJ (1979) Die oto-rhino-laryngolgischen Operationen im Mund- und Halsbereich. Springer-Verlag, Berlin, Heidelberg, New York

Dettelbach MA, Gross RD, Mahlmann J, Eibling DE (1995) The effect of the Passy-Muir valve on aspirating in patients with tracheostomy. Head Neck 17:297–302

Eibling DE, Gross RD (1996) Subglottic air pressure: a key component of swallowing efficiency. Ann Otol Rhinol Laryngol 105:253–258

Feldmann SA, Deal CW, Urquhart W (1966) Disturbance of swallowing after tracheotomy. Lancet 1:954–955

Fraser C, Power M, Hamdy S, Rothwell J, Hobday D, Hollander I, Tyrell P, Hobson A, Williams S, Thompson D (2002) Driving plasticity in human adult motor cortex is associated with improved motor function after brain injury. Neuron 34:831–40

Gratz C, Woite D (2000) Die Therapie des Facio-Oralen Traktes bei neurologischen Patienten – Zwei Falldarstellungen. Schulz-Kirchner, Idstein

Graumüller S, Dommerich S, Mach H, Eich H (2002) Spätkomplikationen und Nachsorge nach Tracheotomie unter besonderer Berücksichtigung der Punktionstracheotomie in der neurologischen Frührehabilitation. Neurol Rehabil 8:122–127, Hippocampus, Bad Honnef

Griggs WM, Myburgh JA, Worthley LI (1991) A prospective comparsion of a percutaneous tracheostomy techniques with standard surgical tracheostomy. Intensive Care Med 17:261–263

Hamdy S, Aziz Q, Rothwell JC, Crone R, Hughes DG, Tallis RC, Thompson DG (1997) Explaining oropharyngeal dysphagia after unilateral hemispheric stroke. Lancet 350:686–692

Heck G, Steiger-Bächler G, Schmidt T (2000) Early Functional Abilities (EFA) – eine Skala zur Evaluation von Behandlungsverläufen in der neurologischen Frührehabilitation. Neurol Rehabil 6:125–133

Leder SB, Tarro JM, Burrell MI (1996) Effect of occlusion of a tracheotomy tube on aspirating. Dysphagia 11:254–258

Leder SB, Ross DA, Burell MI, Sasaki CT (1998) Tracheotomy tube occlusion Status and Aspiration in Early Postsurgical Head and Neck Cancer Patients. Dysphagia 13:167–171

Leder SB (1999) Effect of a One-Way Tracheotomy Speaking Valve on the Incidence of Aspiration in Previously Aspirating Patients with Tracheotomy. Dysphagia 14:73–77

Leder SB, Joe JK, Hill SE, Traube M (2001) Effect of Tracheotomy Tube Occlusion on Upper esophageal Sphincter and Pharyngeal Pressures in Aspirating and Nonaspirating Patients. Dysphagia 16:79–82

Leder SB, Sasaki CT (2001) Use of FEES to Assess and Manage Patients with Tracheotomy. In: Langmore SE (ed): Endoscopic Evaluation and Treatment of Swallowing Disorders. Thieme 188–200

Lipp B, Schlaegel W (1997) Das Tracheostoma in der neurologischen Frührehabilitation. FORUM Logopädie 3:8–11

Murray J (1999) The Laryngoscopic Evaluation of Swallowing or FEES. In: Murray J (ed): Manual of Dysphagia Assessment in Adults. Singular Publishing Group, Inc. 153–190

Muz J, Mathog RH, Nelson R, Jones LA (1989) Aspiration in patients with head and neck cancer and tracheostomy. Am J Otolaryngol 10:282–286

Nash M (1988) Swallowing problems in tracheotomized patient. Otolaryngol Clin North Am 21:701–709

Oeken J, Adam H, Bootz F (2002) Translaryngeale Tracheotomie (TLT) nach Fantoni mit starrer endoskopischer Kontrolle. HNO 50:638–643

Schröter-Morasch H (1996) Schweregradeinteilung der Aspiration bei Patienten mit Schluckstörungen. In: Gross M (ed) Aktuelle phoniatrisch-pädaudiologische Aspekte 1995. Renate Gross 145–146

Schönle PW, Schwall D (1995) Die KRS – eine Skala zum Monitoring der protrahierten Komaremission in der Frührehabilitation. Neurol Rehabil 2:87–96

Schönle PW (1995) Der Frühreha-Barthel-Index (FRB) – eine frührehabilitationsorientierte Erweiterung des Barthel-Index. Rehabilitation 34:69–73

Seidl RO, Nusser-Müller-Busch R, Ernst A (2002a) Evaluation eines Untersuchungsbogens zur endoskopischen Schluckuntersuchung. Sprache-Stimme-Gehör 26:28–36

Seidl RO, Nusser-Müller-Busch R, Ernst A (2002b) Der Einfluss von Trachealkanülen auf die Schluckfrequenz bei neurogenen Schluckstörungen. Neurologie und Rehabilitaton 8:122–125, Hippocampus, Bad Honnef

Shaker R, Milbarth M, Ren J, Campbell B, Toohill R, Hogan W (1995) Deglutitive Aspiration With Tracheostomy: Effect of Tracheostomy on the Duration of Vocal Cord Closure. Gastroenterology 108:154–159

Stachler RJ, Hamlet SL, Choi J, Fleming S (1996) Scintigraphic quantification of aspiration reduction with the Passy-Muir valve. Laryngoscope 106:231–234

Tolep K, Getch CL, Criner GJ (1996) Swallowing Dysfunction In Patients Receiving Prolonged Mechanical Ventilation. Chest 109:167–172

Wyke BD (1973) Myotactic reflexogenic systems in the larynx. Folia morphologica (Praha) 21:113–117

# Trachealkanülen-Management in der F.O.T.T. – Der Weg zurück zur Physiologie

**Heike Sticher und Claudia Gratz**

7.1 Grundlagen: Physiologie – 170
7.1.1 Normale Atmung – 170
7.1.2 Schutz- und Reinigungsmechanismen – 173
7.1.3 Atem-Schluck-Koordination – 174

7.2 Grundlagen: Pathophysiologie – 174
7.2.1 Veränderungen der Atmung – 175
7.2.2 Abnormale Haltung und Bewegung – 175
7.2.3 Trachealkanülen und ihre Auswirkungen – 176

7.3 Therapie – 177
7.3.1 Grundgedanken – 177
7.3.2 Behandlungspositionen – 178
7.3.3 Reinigung des Atem-Schluck-Trakts – 179
7.3.4 Therapeutisches Absaugen – 181
7.3.5 Therapeutisches Entblocken – 182
7.3.6 Therapeutisches Vorgehen nach der Entblockung – 182
7.3.7 Interdisziplinäre Zusammenarbeit – 185

Literatur – 186

Die **therapeutische Behandlung** neurologischer Patienten mit ▶ Trachealkanüle hat sich in Deutschland erst seit Mitte der achtziger Jahre zum breiteren Aufgabenbereich von Ergotherapeutinnen, Physiotherapeutinnen, Logopädinnen und Krankenpflege entwickelt. Sie stellt hohe Anforderungen an ein **interdisziplinäres Team**.

Nach wie vor gibt es viele Kliniken, die Patienten mit Trachealkanülen versorgen ohne den therapeutischen, pflegerischen aber auch ärztlichen Mitarbeitern **Fortbildungsmöglichkeiten** aufzuzeigen, die konzeptionell fundiertes Wissen und wertvolle Erfahrungshintergründe zur Behandlung dieser besonders komplexen Problematik anbieten. Einschränkend muss allerdings gesagt werden, dass das Angebot an Fortbildungen zum Thema »Umgang mit tracheotomierten Patienten« gering ist und sich zumeist mit Materialfragen befasst.

Für die Therapie von Patienten mit erworbenen Hirnschäden, die eine Trachealkanüle haben, braucht es weitaus mehr als die richtige Kanüle. Unabdingbar sind – neben dem fundierten Wissen über die Physiologie – auch ein vertieftes **Verständnis für die Veränderungen**, die durch eine Hirnverletzung verursacht werden. Diese haben oft Auswirkungen auf das komplizierte System von Atmung und Schlucken.

Wir stellen in diesem Kapitel einen Behandlungsansatz vor, der sich als konzeptionell begründetes, **interdisziplinäres** ▶ **Trachealkanülenmanagement** versteht. Dabei sollte den Mitarbeitern mit der meisten Erfahrung und dem fundiertesten F.O.T.T. Hintergrund auch die Hauptverantwortung bezogen auf Befunderhebung, Zielsetzung, Behandlungsplanung und Evaluation zukommen.

## 7.1 Grundlagen: Physiologie

Grundlage der Therapie ist ein detailliertes Wissen über Atmung, Schlucken und deren Koordination. Im Folgenden werden diese Funktionen erläutert (s. dazu auch Kap. 3 und 5).

### 7.1.1 Normale Atmung

#### Die Anatomie der Atemwege

Der Abstand von der oberen Zahnreihe bis zur Glottis beträgt etwa 14 cm (◘ Abb. 7.1). Der **Kehlkopf** befindet sich auf der Höhe des 6./7. Halswirbelkörpers, daran schließt sich die ▶ **Trachea** als ein elastisches Rohr an, welches bis zu den Bronchien reicht. Sie ist 10–12 cm lang mit einem Durchmesser von ca. 13–20 mm (entspricht etwa der Größe von einem 1 Cent bis zu einem 5 Cent Stück). Sie besteht aus 16–20 hufeisenförmigen Knorpelspangen mit Bändern dazwischen, so dass die Trachea ständig offen gehalten wird und den Zug- und Druckbelastungen (bei Ein- und Ausatmung sowie bei Bewegungen des Körpers) gewachsen ist. Die Spangen werden dorsal durch elastisches Bindegewebe (pars membranacea) und Muskulatur (M. trachealis) zu Ringen geschlossen (Dikeman und Kazandjian 1997; Ehrenberg 1998; Mang 1992). Dadurch ergibt sich eine elastische Trennung zur Speiseröhre hin. Die gesamte Trachea ist mit Flimmerepithel tragender Schleimhaut ausgekleidet.

An der Bifurkation (auf Höhe des 5. Brustwirbels) trennt sich die Trachea in einen **rechten und linken Hauptbronchus**, weiter in Hauptlappen, Bronchien, dann in Bronchiolen und zuletzt in die Alveolen. Die gesamte Lunge besitzt etwa 300–400 Millionen Alveolen, deren Durchmesser von 0,06 bis 0,2 mm variiert und deren Gesamtoberfläche zwischen 80 m² bei Einatmung und 40 m² bei starker Ausatmung beträgt.

### Beachte
Trachea und Bronchien werden durch ihre Bauweise offen gehalten und brauchen, um verschlossen zu werden, einen besonderen (Schutz-)Mechanismus. Die Bronchiolen hingegen sind dehn- und komprimierbar.

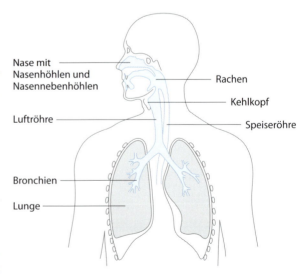

◘ **Abb. 7.1.** Übersichtsbild Lunge und Trachea

## Das Atemzentrum

Das Atemzentrum befindet sich im Hirnstamm (Medulla oblongata). Der **Rhythmus der Atmung** wird dort vorgeprägt, er kann jedoch individuell moduliert werden, z. B. durch die Erfordernisse des Stoffwechsels oder durch das Lenken der Aufmerksamkeit auf die Atmung. Vom Atemzentrum aus steuern die respiratorischen Neuronen die Ein- und Ausatembewegungen über die Innervation der Muskeln.

Regelgrößen der Atmung sind:
- der ph-Wert,
- der Kohlendioxidpartialdruck ($PCO_2$) und
- der Sauerstoffpartialdruck ($PO_2$) im arteriellen Blut.

Der $PCO_2$ ist der stärkste chemische Antrieb bei der Atmung.

Die **Frequenz der Atmung** verändert sich abhängig von
- Lebensalter,
- Anstrengung (z. B. Hochleistungssport) bzw. Anspannung (z. B. Angst),
- anatomischen Gegebenheiten (z. B. starke Kyphoskoliose) und
- Veränderungen des Haltungshintergrundes, die im Zusammenhang mit verschiedenen neurologischen Krankheitsbildern zu sehen sind.

◘ Übersicht 7.1 fasst die Faktoren, die die Atmung beeinflussen zusammen.

> **Übersicht 7.1: Auswirkungen auf die Atmung**
> - Alter
> - Konstitution
> - Kondition
> - Haltungshintergrund
> - Psychische Faktoren

## Der Atemvorgang

Die Atmung wird in 2 bzw. 3 Phasen unterteilt.

**Einatmung.** Das Zwerchfell (Diaphragma), als unser wichtigster Einatemmuskel, kontrahiert sich (senkt sich nach unten) und schafft dadurch mehr Volumen im Brust-/Bauchraum, es entsteht ein Unterdruck in der Lunge und die Luft wird eingesogen.

**Ausatmung.** Durch die Entspannung des Zwerchfells und durch die Rückstellkraft des inspiratorisch gedehnten Lungen- und Brustkorbgewebes, wird die Lunge wieder in ihre Ausgangslage gebracht. Durch den entstehenden »Überdruck« wird die Luft aus der Lunge nach außen gepresst. Wird die Ausatmung forciert, werden u. a. die schrägen und geraden Bauchmuskeln aktiv.

**Atempause.** Nach der Ausatmung gibt es eine kurze Pause, bis der erneute Impuls zur Einatmung gegeben wird (Dikeman und Kazandjian 1997, Ehrenberg 1998, Mang 1992).

> **Beachte**
> Normale Ruheatmung ist gekennzeichnet durch:
> - Einatmung – Ausatmung – Atempause.
> - Die Frequenz liegt beim Erwachsenen bei ca. 15 Atemzügen pro Minute.

Die eingeatmete Luft wird über den oberen (Nase/Mund/Rachen) und den unteren (Kehlkopf/Trachea/Bronchien) Atemweg bis zu den Alveolen geleitet. Dort findet der lebensnotwendige **Gasaustausch** statt. Dabei haben die verschiedenen Abschnitte spezielle Funktionen zu erfüllen.

Der **Nase** gelingt es auf einer Strecke von ca. 5–8 cm die eingeatmete Luft zu reinigen, zu befeuchten und zu erwärmen. Die Befeuchtung wird auf dem weiteren Weg bis zu den Bronchien fortgesetzt. Die gesamte Strecke von Nase bis Bronchien (ca. 40–50 cm) bezeichnet man als **anatomischen Totraum**, da nur Luft transportiert wird, also kein Gasaustausch stattfindet.

Der **funktionelle Totraum** umfasst zusätzlich die Volumina der belüfteten, aber nicht durchbluteten Alveolen (dort kann kein Gasaustausch stattfinden). Beim Gesunden stimmen anatomischer und funktioneller Totraum praktisch überein (das Volumen umfasst ca. 150 ml).

## Lungenvolumina

Innerhalb der Atemphysiologie werden verschiedene Volumina mit speziellen Namen bezeichnet. Grundsätzlich gibt es mobilisierbare und nicht mobilisierbare Lungenvolumina. Die **nicht mobilisierbaren Volumina** verbleiben immer in der Lunge, die **mobilisierbaren** werden je nach Erfordernissen genutzt.

In ◘ Tabelle 7.1 ist eine Übersicht der wichtigsten Atemvolumina dargestellt (Dikeman und Kazandjian 1997; Ehrenberg 1998; Mang 1992).

## Tabelle 7.1. Atemvolumina

| | |
|---|---|
| Totalkapazität (TLC) | Gesamtes Luftvolumen, das sich nach maximaler Einatmung in der Lunge befindet (= RV + VC) |
| Vitalkapazität (VC) | Maximal einzuatmendes Luftvolumen nach einer maximalen Ausatmung (= ERV + AZV + IRV) ca. 4,5 l |
| Exspiratorisches Reservevolumen (ERV) | Noch zusätzlich auszuatmendes Luftvolumen nach einer normalen Ausatmung, ca. 1,5 l |
| Inspiratorisches Reservevolumen (IRV) | Noch zusätzlich einzuatmendes Luftvolumen nach einer normalen Einatmung ca. 2,5 l |
| Atemzugvolumen (AZV) | Luftvolumen eines spontanen Atemzugs (= Alveolar- + Totraumvolumen, ca. 600 ml beim gesunden Erwachsenen) |
| Inspirationskapazität (IC) | Maximale Einatmung aus der Atemmittellage heraus (IC=AZV + IRV) |
| Totraumvolumen | Das in den oberen und unteren Atemwegen verbleibende Luftvolumen (des AZV), welches nicht am Gasaustausch teilnimmt, ca. 150 ml |
| Alveolarvolumen | Das Luftvolumen des AZV, welches am Gasaustausch teilnimmt, ca. 450 ml |
| Residualvolumen (RV) | In der Lunge verbleibendes Restluftvolumen nach einer maximalen Ausatmung, ca. 1,5 l |
| Funktionelles Residualvolumen (FRV) | Luftvolumen, welches sich nach einer normalen Ausatmung in der Lunge befindet (= ERV + RV), ca. 3 l |
| Atemminutenvolumen | Luftvolumen, das innerhalb einer Minute ein- und ausgeatmet wird, ca. 6–9 l/min. |

In Abb. 7.2 ist das Spirogramm mit den mobilisierbaren Lungenvolumina und dem nicht mobilisierbaren Residualvolumen dargestellt. Der Fußpunkt für das normale Atemzugsvolumen wird als Atemmittellage bezeichnet.

### Gasaustausch

Beim **Gasaustausch** in den Alveolen diffundiert $O_2$ aus der Luft in die Blutbahn und $CO_2$ aus der Blutbahn in die Luftwege. Diese »verbrauchte« Luft wird dann ausgeatmet. Um eine ausreichende Versorgung mit Sauerstoff zu gewährleisten, muss das **Atemzugvolumen** (AZV) groß genug sein, d. h. also das Totraumvolumen deutlich übersteigen. Dies ist direkt abhängig von der Atemfrequenz. Ein gesunder Mensch hat etwa ein AZV von 600 ml (bei einer Frequenz von 15 Atemzügen pro Minute).

 **Beachte**
Um das erforderliche Atemzugvolumen zu erreichen, sind wenige tiefe Atemzüge effizienter als viele flache. Durch viele flache Atemzüge wird das AZV kleiner werden (z. B. 350 ml) und dadurch sinkt der Anteil der sauerstoffreichen Luft.

Bei der **Ruheatmung** geht in den meisten Fällen sowohl die Ein- als auch die Ausatmung durch die Nase. Bei der **Sprechatmung** wird die Ausatmung größtenteils über den Mund gelenkt.

Bei der Ein- und Ausatmung muss auch ein gewisser **Atemwegswiderstand** überwunden werden (Ehrenberg 1998; Martin et al. 1994; Sasaki et al. 1977). Rechnet man mit 100 % Widerstand für den ganzen Weg, entfallen auf den Abschnitt Nase alleine ca. 50 %, auf den Bereich Pharynx/Larynx ca. 25 % und auf das letzte Teilstück, Trachea/Bronchien ca. 25 %. Die Lunge benötigt diesen Widerstand, um sich ausreichend entfalten zu können und damit eine möglichst große durchblutete Fläche (Alveolen) für den Gasaustausch zur Verfügung steht.

7.1 · Grundlagen: Physiologie

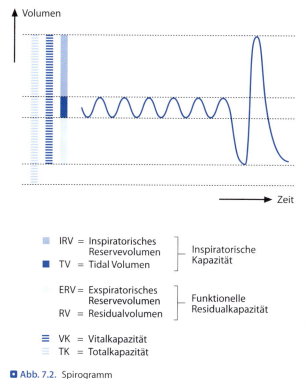

IRV = Inspiratorisches Reservevolumen  
TV = Tidal Volumen  
⎫ Inspiratorische Kapazität

ERV = Exspiratorisches Reservevolumen  
RV = Residualvolumen  
⎫ Funktionelle Residualkapazität

VK = Vitalkapazität  
TK = Totalkapazität

**Abb. 7.2.** Spirogramm

Die Atmung hat ein **hochgesichertes System** mit dem Ziel, keine andere Materialien außer Luft von oben nach unten zu den Lungen durchzulassen und jedes festere Bestandteilchen sofort von unten nach oben herauszutransportieren:

- Die Stimmlippen und Taschenfalten können sich schließen, damit nichts von oben nach unten eindringen kann und
- die Flimmerhärchen der Lungen- und Tracheaschleimhaut können Staub- und Sekretteilchen von unten nach oben befördern.

Das koordinierte Schlagen aller Flimmerhärchen (20 mal pro Sekunde) bewirkt den Transport des Schleims nach kranial mit einer Geschwindigkeit von 2 cm/Min.

### Beachte
Die Atemluft muss sowohl eine gewisse Distanz als auch einen gewissen Atemwegswiderstand überwinden, um von Nase/Mund zu den Alveolen zu gelangen und umgekehrt.

### 7.1.2 Schutz- und Reinigungsmechanismen

Schutz-/Reinigungsmechanismen für die Atemwege sind mit forcierter Ausatmung verknüpft: das Räuspern/Hüsteln, Niesen und Husten.

**Räuspern** (forcierte Ausatmungstechnik mit einem mittleren Lungenvolumen) kann Material aus dem Larynxeingang in den Rachen hoch befördern. Das fehlgegangene Sekret oder die Flüssigkeit oder die Nahrung kann von dort weggeschluckt werden (Martin et al. 1994).

**Niesen** dient der Reinigung der Nase und des Rachenraumes, z. B. nach Eindringen von Staub oder fehlgegangener Nahrung.

**Husten** kann an verschiedenen Stellen ausgelöst werden und ist in der Stärke variabel. Normalerweise wird das unwillkürliche, reflektorische Husten auf Ebene der Glottis, in der Trachea – dort besonders stark an der Bifurcatio – oder in den Bronchien ausgelöst (Sasaki et al. 1977).

### Beachte
Effektive, physiologische Schutzmechanismen erfolgen **unwillkürlich**, ohne bewusste Steuerung.

Schutzmechanismen sind teilweise auch willkürlich abrufbar und beeinflussbar. Besonders wenn ein gestörtes senso-motorisches System vorliegt, bieten willkürlich abgerufenes Räuspern und/oder Husten aber **keinen** ausreichenden Schutz für die tieferen Atemwege: Jemand, der nicht spürt, dass er sich verschluckt, wird auch nicht husten.

#### Reflektorisches Husten

Das in der Lunge vorhandene Volumen wird durch Anspannung der Thorax-, Bauch- und Beckenmuskulatur bei gleichzeitigem Verschluss von Stimmlippen und vor allem der Taschenfalten komprimiert und dann – unter Beibehaltung der Spannung in Thorax-, Bauch- und Beckenmuskulatur – durch schlagartiges Öffnen der Stimmlippen und Taschenfalten nach cranial entladen (Ehrenberg 1998; Kapandaji 1985; Mang 1992; Sasaki 1985).

Zum Schutz des Atemtrakts ist es zwingend, dass die komprimierte Luft aus der Lunge **gerichtet entladen** werden kann und freien Abgang nach oben hat. Beim Husten kommt es zu einer 42-fachen Zunahme der linearen Strömungsgeschwindigkeit – statt 667 cm/sec Erhöhung auf 28000 cm/sec – in der Trachea (De Vita 1990). Bei einer paradoxen Atmung ist dieser nach oben gerichtete Ausatemstrom nicht gewährleistet, da die Thorax-, Bauch-

und Beckenmuskulatur keine Kompression aufbauen und beibehalten kann, und sich der aufgestaute Druck (sehr gering in der Stärke) so in den nicht komprimierten Bauchraum entlädt und die Hustenwirkung verpufft (s. Kap. 5).

Damit dieser Schutzmechanismus erfolgreich sein kann, muss verhindert werden, dass das hochgehustete Material sich wieder in Richtung untere Atemwege bewegt.

> **Beachte**
> Dem Husten folgt entweder ein Schlucken, das für den Abtransport des hochgehusteten Materials in den Magen sorgt, oder ein Ausspucken. Voraussetzung dafür ist ein intaktes senso-motorisches System.

Sind die **Schutzmechanismen unvollständig** (Husten ohne Schlucken) oder **nicht effektiv** (zu schwaches Husten), sind sie nicht geeignet, fehlgegangenes Material so zu beseitigen, dass die Lunge geschützt wird. Therapeutische Hilfestellungen können das notwendige Schlucken nach dem Husten fazilitieren (Addington et al. 1999; Davies 1994; Edwards 1996; Gratz und Woite 2000). In ◻ Übersicht 7.2 sind die Eigenschaften des reflektorischen Hustens dargestellt.

> **Übersicht 7.2: Eigenschaften des (unwillkürlichen) reflektorischen Hustens**
> - Ist ein Schutzmechanismus.
> - Erfolgt mit forcierter Ausatmung.
> - Ist mit Schlucken oder Ausspucken gekoppelt.
> - Reinigt die unteren und mittleren (evtl. sogar oberen) Atemwege von eingedrungenem Material.
> - Variiert in der Stärke je nach Bedarf.

### 7.1.3 Atem-Schluck-Koordination

Der **Schutz der Atemwege beim Schlucken** setzt sich zusammen aus:
- Anhebung des Gaumensegels gegen die Rachenhinterwand,
- Hebung von Larynx/Hyoid nach kranial/▶ ventral mit Kippung der Epiglottis nach kaudal/dorsal,
- Annähern oder Schließen der Stimmlippen und Taschenfalten,
- Anschließendes Ausatmen.

Zum Schutz der Atemwege gehört auch ein **unwillkürliches Atem-Schluckmuster**. Bei den meisten Menschen sieht es wie folgt aus:
- **Entweder:** Einatmung – Atemstop/Schlucken – Ausatmung.
- **Oder:** Einatmung – Beginn der Ausatmung – Atemstopp/Schlucken – die Ausatmung setzt sich fort (Morgan und Mackay 1999; Selley et al. 1989; Leder et al. 1996; Smith et al. 1989).

Nach dem Schlucken sind häufig noch Reste im Oropharynx. Bei Ein- und Ausatmung, werden sie durch die Luft »verwirbelt«, und können besser wahrgenommen werden. Bei **Einatmung** werden diese Reste mit in Richtung Trachea/Lunge gezogen. Bei **Ausatmung** kann ein mögliches Husten diese Reste direkt nach oben befördern. Das erforderliche nochmalige Nachschlucken kann dann ohne Lufthunger erfolgen (Dikeman und Kazandjian 1997; Klahn und Perlman 1999; Martin et al. 1994).

> **Beachte**
> Es gibt ein koordiniertes, unwillkürliches Atem-Schluckmuster, das bereits vor oder direkt nach dem Atemstop die Ausatmung initiiert.

**Ökonomie, Effizienz und Sicherheit des Schluckens** hängen zum Einen eng mit den normalen Haltungs- und Bewegungsmöglichkeiten unseres Körpers zusammen, zum Anderen mit einer intakten Sensibilität. Dabei beeindruckt, wie groß die Anpassungsfähigkeit der oropharyngealen und laryngealen Strukturen an Haltungs- und Bewegungsveränderungen ist, solange das funktionelle Gleichgewicht nicht gestört wird.

## 7.2 Grundlagen: Pathophysiologie

Grundlage der Therapie ist ein detailliertes Wissen über Veränderungen der Atmung, des Schluckens und ihrer Koordination sowie die Auswirkungen dieser Veränderungen auf den Menschen. Im Folgenden werden diese Veränderungen erläutert.

## 7.2.1 Veränderungen der Atmung

Durch eine Verletzung des Gehirns können die Atem- bzw. Schluckzentren in ihrer Funktion beeinträchtigt werden, u. a. können **abnorme Atem-Schluckmuster**, mit der Tendenz zur Einatmung nach dem Schlucken, auftreten (Hadjikoutis et al. 2002). Ist das **Atemzentrum** direkt betroffen, kann daraus z. B. die Cheyne-Stokes-, die Kussmaul- oder die Biot-Atmung resultieren (Frost 1977). Durch eine **vegetative Dysregulation** kann es z. B. zu einem hochfrequenten Atemrhythmus oder zu einer veränderten Zusammensetzung des Speichels/Sekrets kommen. Bei **Ausfällen von Atemmuskulatur**, wie z. B. bei einer hohen Querschnittlähmung tritt die paradoxe Atmung auf (s. Kap. 5).

Bei bestehender **Spastizität** (erhöhte Muskelaktivität) kann es zu einem erhöhten Sauerstoffbedarf kommen. Normalerweise steigen sowohl die Atemfrequenz als auch das Atemzugvolumen an, um diesen erhöhten Sauerstoffbedarf zu decken. Die Ausatmung (mit Atempause) verkürzt sich, die Einatmung bleibt fast gleich. Ist ein Patient darüber hinaus mit einer Kanüle versorgt, wird er große Schwierigkeiten haben, sein Atemzugvolumen zu erhöhen, da zusätzlich sowohl der physiologische Atemwegswiderstand (um ca. 70–75 %) als auch der (genutzte) anatomische Totraum (um ca. 50 %) reduziert sind (s. Abschn. 7.1).

> **Beachte**
> Der Patient hat nur die Möglichkeit die Atemfrequenz zu steigern, die Ausatmung auf ein Minimum zu verkürzen und die Atempause nicht zu nutzen. Die Patienten atmen flacher und schneller.

Dies bewirkt, dass sich das **Totraumvolumen erhöht** und das Alveolarvolumen reduziert, das heißt die Versorgung mit Sauerstoff nimmt ab (Dikeman und Kazandjian 1997; Ehrenberg 1998; Mang 1992).

> **Beachte**
> Bei den meisten Patienten mit einer Kanüle ist keine Atempause in ihrem Atemrhythmus zu beobachten. Sie atmen ständig ein und aus, ohne Pause!

Ab einer Frequenz von 24 Atemzügen/min. ist die **Belüftung der Lunge ungünstig**. Da die Lunge aus sich heraus die Atemleistung nicht mehr bewältigt, versucht der Körper über Bewegungen von Rumpf und Kopf diese zu unterstützen (Davies 1991). Bei Einatmung wird der Patient versuchen sich etwas zu strecken und bei Ausatmung sich zu beugen. Dies ist für unsere Patienten schwere körperliche Arbeit. Normalerweise macht man nach schwerer körperlicher Anstrengung eine Bewegungspause, um sich auszuruhen.

Stellen die Patienten die oben beschriebenen Bewegungen ein, sinkt die Sauerstoffsättigung, da die Lunge nicht ausreichend belüftet wird (Frost 1977). Durch die **vermehrte Atemarbeit** und die Bewegungen des Kopfes nach vorne kann die Kanüle an der Tracheawand reiben, auf den Ösophagus drücken und dadurch ein Erbrechen provozieren. Dies ist für einen schluckgestörten Patienten bei erhöhtem Aspirationsrisiko denkbar ungünstig. Weitere **Folgekomplikationen** sind Stenosen oder Knorpeleinbrüche in der Trachea (s. Kap. 6.4.5).

## 7.2.2 Abnormale Haltung und Bewegung

Sich normal »halten und bewegen« zu können ist abhängig von bestimmten **Voraussetzungen**:
- einem Muskeltonus, der sich ständig an die Erfordernisse unserer (zielgerichteten) Aktivitäten anpasst,
- intakter taktil-kinästhetischer Wahrnehmung und
- der fortwährenden Aufrechterhaltung unseres Gleichgewichts.

Auf dieser Grundlage sind uns hoch koordinierte und selektive Bewegungen möglich; ebenso auch das Einnehmen eines für die jeweilige Aktivität angemessenen Haltungshintergrundes.

Der neurologisch betroffene Patient hat in diesen Bereichen leichte bis schwere Beeinträchtigungen.

So zeigen **Patienten abnormale Haltungs- und Bewegungsmuster**, die nicht nur zu großen Einschränkungen z. B. der Gehfähigkeit und/oder der Bewegungsmöglichkeiten ihrer Arme und Hände führen. Sie haben u. a. auch **Auswirkungen auf die Atmung, die Atem-Schluck- und Atem-Sprech-Koordination** und das Zusammenspiel der gesamten oro-pharyngealen und laryngealen Strukturen. Therapeutisch nicht behandelte, »veränderte Bewegungsmuster führen zu falschen/wenig hilfreichen sensorischen Rückmeldungen, beeinträchtigen so das sensomotorische Lernen« und ziehen oft Sekundärkomplikationen nach sich.

### 7.2.3 Trachealkanülen und ihre Auswirkungen

Unbestritten ist die lebensrettende und lebenserhaltende Funktion einer Trachealkanüle. Die Trachealkanüle sichert die **ausreichende Versorgung des Patienten mit Luft** (bzw. dem darin enthaltenen Sauerstoff) und sie **schützt** in ihrer blockbaren Ausführung (◘ Abb. 7.3) die tiefen Atemwege vor aspiriertem Material. Trachealkanülen haben aber neben ihren eindeutigen Vorteilen auch erhebliche Nachteile (s. auch Kap. 6).

Da bei vielen Patienten mit erworbenem Hirnschaden davon ausgegangen werden muss, dass das Tragen der Kanüle über einen längeren Zeitraum (Wochen – Monate) notwendig sein wird, müssen Angaben darüber vorliegen, wie das ▶ Tracheostoma angelegt worden ist. Ein plastisch angelegtes Tracheostoma lässt ein anderes Vorgehen im rehabilitativen Prozess zu als eine ▶ **Dilatationstracheotomie** (Graumüller et al. 2002).

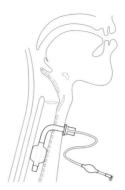

◘ Abb. 7.3. Schematische Darstellung einer geblockten Kanüle

#### Auswirkungen der Trachealkanüle

◘ Übersicht 7.3 stellt die Auswirkungen der Trachealkanüle auf die Haltung und Bewegung und das Schlucken dar.

> **Übersicht 7.3: Auswirkungen der Trachealkanüle**
> Auswirkung auf **Haltung und Bewegung**:
> - Die Patienten nehmen zumeist eine **Schonhaltung** ein. Der Nacken wird verkürzt und fixiert, um sich vor mechanischer Reizung zu schützen. Selektive Bewegungen des Kopfes werden erschwert (Gratz und Woite 1999).
>
> Stark verändert sind die **Bedingungen im äußeren Atemsystem**:
> - Befeuchtung, Erwärmung und Reinigung der Atemluft sind nicht mehr gewährleistet oder erschwert (Dikeman und Kazandjian 1997; Gratz und Woite 2000; Sasaki et al. 1977).
> - Riechen und Schmecken ist – wenn überhaupt – nur reduziert möglich (Dikeman und Kazandjian 1997; Gratz und Woite 2000).
> - Atemwiderstand und Distanz ändern sich für die Ein- und Ausatmung. Die Patienten atmen schneller und flacher (Dikeman und Kazandjian 1997; Gratz und Woite 1999; Sasaki 1985; Sasaki et al. 1977).
> - Es besteht kein geschlossenes System mehr für **physiologisch effektives Husten** (Buckwalter und Sasaki 1984; Dikeman und Kazandjian 1997; Gratz und Woite 2000).
>
> Auswirkung auf das **Schlucken**:
> - Die **Schluckbewegungen**, das Heben von Hyoid und Kehlkopf werden mechanisch behindert (Bonanno 1971; Butcher 1982; Cameron et al. 1973; Lipp und Schlaegel 1997).
> - Die **Atem-Schluck-Koordination** ist gestört. Ein Atemstopp ist nur eingeschränkt möglich, da trotz geschlossener Glottis die Luft im unteren Teil der Atemwege über die Trachealkanüle entweicht (Buckwalter und Sasaki 1984; De Vita 1990; Higgins et al. 1997).
> - Es kommt weniger bis **keine Luft in den laryngealen und pharyngealen Raum**, wodurch die normale Sensibilität als Voraussetzung für normale Schutzmechanismen zusätzlich herabgesetzt wird (Davies 1994; Leder et al. 1996; Nash, Selley et al. 1989).
> - Schlucken bzw. Nachschlucken sind oft in ihrer **Frequenz reduziert** (Gratz und Woite 2000; Sasaki et al. 1977).
> - Es besteht erhöhte Infektgefahr für die unteren Atemwege und die Lunge (Dikeman und Kazandjian 1997; Higgins et al. 1997).

Durch die in ◘ Übersicht 7.3 beschriebenen Beeinträchtigungen der Hebung von Hyoid und Kehlkopf kann es zu Beeinträchtigungen der Funktionen des oberen **Ösophagussphinkters** kommen, u. U. öffnet er verspätet, häufig in nicht ausreichendem Masse und schließt verfrüht (Butcher 1982; Cameron et al. 1973; De Vita 1990).

## 7.3 Therapie

Das **Behandlungskonzept** entwickelt sich aus dem Verständnis von normalen Bewegungsabläufen und der Faktoren, welche diese beeinträchtigen. Besondere Aufmerksamkeit kommt der Physiologie der Atmung, des Schluckens, der dafür notwendigen Schutzmechanismen sowie der Koordination dieser verschiedenen Funktionen zu. Grundlegend für die Basis der Arbeit mit kanülierten Patienten sind die Kenntnis und das Verständnis der F.O.T.T.

Neben der ausführlichen Befundaufnahme, der Dokumentation und Bewertung des Ist-Zustandes bestimmen eine Reihe von Faktoren das Vorgehen. Hier zu nennen sind z. B. der Allgemeinzustand des Patienten, seine Sensorik und motorischen Fähigkeiten (Umphred 2000), stattgehabte Aspirationspneumonien, eine bestehende Refluxproblematik, aber auch die Anlageform des ▸ Tracheostomas (Graumüller et al. 2002), der Kanülentyp und ggf. weitere Erkrankungen.

### 7.3.1 Grundgedanken

Wie auch aus den vorangegangenen Kapiteln deutlich wird, sind Patienten mit einer schweren neurologischen Schädigung in Haltung, Bewegung und Koordination sowie ihren Schutzmechanismen zu Beginn oft massiv eingeschränkt. Die gestörte Schlucksequenz und die fehlenden Schutzmechanismen erfordern das Einlegen einer **geblockten Trachealkanüle**. Die in Abschnitt 7.2.3 beschriebenen Auswirkungen einer Trachealkanüle auf Haltung, Bewegung und Schlucken verstärken sekundär die Problematik.

Eine **intakte Sensibilität** im laryngo-pharyngealen Bereich ist grundvoraussetzend für den Schutz unserer Atemwege. Sensomotorisches Lernen setzt praktisches Tun voraus.

> **Beachte**
> Nur wer spürt, dass sich Speichel oder Nahrungsteile im Pharynx befinden, wird schlucken. Nur wer spürt, dass sich Nahrungsteilchen in Richtung Kehlkopf bewegen, wird sich räuspern oder husten und anschließend erneut schlucken.
>
> Von entscheidender Bedeutung für die Aufrechterhaltung (Wiedererlangung) von normaler Sensibilität im physiologischen System ist ein **Stimulus**. Bezüglich Larynx und Pharynx ist dies Luft.
>
> Klinische Beobachtungen legen nahe, dass die **Bewegungsmöglichkeiten des Kopfes und des Schultergürtels** für normales Spüren in diesen Bereichen von Bedeutung sind (Gratz und Woite 2000).

> **Beispiel**
> Bei Patienten mit belegt klingender Stimme oder bei Patienten mit fehlendem Nachschlucken kommt es deutlich öfter **spontan** zum Schlucken, wenn sie den Kopf bewegen. Ähnliche Beobachtungen kann man bei fazilitierten Armbewegungen machen.

Nun ist aber bei neurologischen Patienten beides, sowohl die Sensibilität als auch die Bewegungsmöglichkeit mit (geblockter) ▸ Trachealkanüle beeinträchtigt (Butcher 1982; Cameron et al. 1973; De Vita 1990).

Patienten mit einer Trachealkanüle befinden sich somit in einem **Teufelskreis:**
– Einerseits haben sie eine geblockte Trachealkanüle, **weil** fehlende oder mangelhafte Sensibilität und Bewegungsmöglichkeit eine sichere Schlucksequenz gefährden. Andererseits sind sie **durch** die geblockte Trachealkanüle von den Möglichkeiten, normal zu spüren und zu bewegen, abgeschnitten und der Schluckvorgang ist zusätzlich mechanisch behindert.
– Einerseits ist ein zu frühzeitiges Entfernen oder dauerhaftes Entblocken der Kanüle fahrlässig, wenn die Patienten nicht die Möglichkeit haben, ihre Lunge ausreichend vor Aspiration zu schützen. Andererseits kann der kanülierte Patient seine Schluckbewegungen nicht unter physiologischen Bedingungen durchführen und bekommt dadurch keinen Zugang zur Förderung seiner Schutzmechanismen.

Diese Patienten brauchen während der Therapie die Möglichkeit in **geschütztem/überwachtem Rahmen** diese Funktionen wieder zu erlernen. Um dies zu ermöglichen, muss die Kanüle während der Therapie entblockt oder entfernt werden (s. auch Kap. 6 und Gratz und Woite 2000; Leder et al. 1996; Sasaki 1985). Daraus ergeben sich auch die Prioritäten der **Zielsetzung**.

> **Beachte**
> Solange der Patient auf eine (geblockte) Kanüle angewiesen ist, erfolgt keine ernährungsrelevante Nahrungsaufnahme und es gelten bestenfalls die Grundprinzipien des »therapeutischen Essens« (s. Kap. 3.5.2). Das primäre Ziel ist in der Regel die dauerhafte Dekanülierung. Erst dann wird der Fokus auf die orale Nahrungsaufnahme gerichtet.

### 7.3.2 Behandlungspositionen

Die Erarbeitung einer adäquaten Behandlungsposition (◘ Abb. 7.4) kann zu Beginn einen Großteil der Therapie ausmachen. Dies ist aber notwendig, um den gesamten Entblockungsvorgang sowie die Therapiesituation sicher für den Patienten zu gestalten (Davies 1994; Gratz und Woite 2000).

> **Vorsicht**
> Eine Trachealkanüle darf nicht ohne Berücksichtigung der Ausgangsposition und des sich möglicherweise bereits aufgestauten Speichelsees entblockt werden.

#### Seitenlage
Eine Seitenlage sollte immer so gestaltet sein, dass **Sekret und Speichel aus dem Mund herauslaufen kann** oder das in der untenliegenden Wange gesammelte Sekret nach Bedarf mit Gaze aus dem Mund entfernt werden kann. So kann zumindest die Gefahr einer Aspiration von im Mund befindlichem Speichel minimiert werden.

#### Sitz
Im Sitz ist darauf zu achten, dass der Oberkörper nach vorne geneigt ist und der Kopf sich in einer leichten ▶ Flexion (»**langer Nacken**«, »Chin-tuck«) befindet, das heißt, dass das Kinn der Brust etwas angenähert ist. Auch hier kann Sekret oder Speichel nach vorne aus dem Mund fließen oder vom Therapeuten regelmäßig entfernt werden.

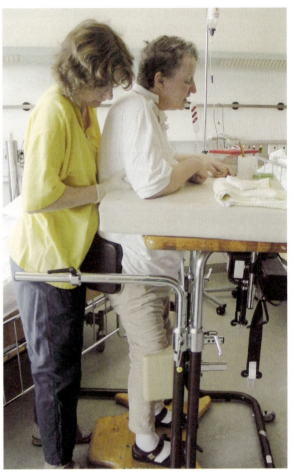

◘ **Abb. 7.4.** Schwer betroffene Patientin im »Standing« (Stehrahmen). Entblockte Trachealkanüle Gr. 7, versorgt mit einem Sprechventil. Ausatemunterstützung mit Bewegungsrichtung für die Rippen nach vorne/unten durch die dahinterstehende Therapeutin

#### Stand
Besondere Aufmerksamkeit sollte dabei auf die **Unterstützung von oberem Rumpf und Halswirbelsäule** – in leichter ▶ Flexion – gerichtet werden, da so die Effizienz des Abhustens erhöht und das Risiko von erneuter Aspiration gemindert werden kann. Im Stand können Atmung und Husten gut unterstützt werden (◘ Abb. 7.4).

#### Rollstuhlversorgung am Beispiel des B.A.T.S.A.
Ein weiterer wichtiger Aspekt im Gesamtmanagement, liegt in der Versorgung des Patienten in den therapiefreien Zeiten des **24-Stunden-Konzeptes**. Dazu zählt auch die Rollstuhlversorgung von sehr schwer betroffenen

7.3 · Therapie

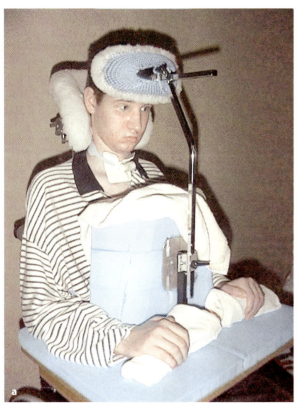
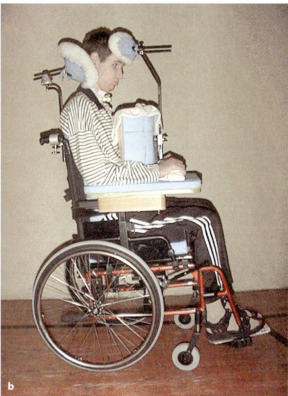

**Abb 7.5 a–b.** Patient ohne Rumpf- und Kopfkontrolle im Rollstuhl. a mit vorderem Aufbau und entsprechend angepasster Kopfstütze (B.A.T.S.A.); b seitliche Ansicht: durch den Aufbau des Rollstuhls (B.A.T.S.A) wird das Einordnen der einzelnen Körperabschnitte übereinander auch für einen Patienten mit reduziertem Körpertonus (hypoton) möglich

Patienten mit ihrer ▶ Trachealkanüle (De Vita 1990; Engström 2001; Mack 2002).

Die ◘ Abbildungen 7.5 a–b zeigen eine Möglichkeit, wie die Grundgedanken zur Ausgangsstellung auch bei Patienten im Rollstuhl Berücksichtigung finden können. Der Patient ohne aktive Rumpf- und Kopfkontrolle sitzt in einem speziell angepassten Rollstuhl. Der fehlende Haltungshintergrund wird ihm »von außen« angeboten. Er hat jetzt Unterstützung, um »komplexere« Leistungen wie Schlucken besser zu bewältigen. Dieser Aufbau eines »**äußeren Haltungshintergrundes**« muss am Becken begonnen werden und darauf aufbauend für den gesamten Rumpf stabil sein (▶ **B.A.T.S.A. = Basler anterior trunk support approach**). So ist die Basis gelegt für die Positionierung des Kopfes. Diese Sitzhaltung wird je nach Patient für ca. 30 bis höchstens 90 Minuten eingenommen (Mack 2002).

> **❗ Vorsicht**
> Rückenlage, die ein sofortiges passives Nachlaufen von Speichel aus der Mundhöhle in die Luftwege provoziert, ist beim Entblocken kontraindiziert.

### 7.3.3 Reinigung des Atem-Schluck-Trakts

Das über der Blockung stehende Sekret (Speichel, Nasen- und Rachenraumsekret) stellt ein hervorragendes Milieu zur **Keimvermehrung** dar. Werden diese Sekrete vor dem Entblocken nicht entfernt, wird der Patient einer Gefährdung durch absteigende Keime ausgesetzt, die u. a. nosokomiale Pneumonien verursachen können (Dikeman und Kazandjian 1997; Higgins et al. 1997). Der Reinigung des nasalen, oralen, (pharyngealen) und laryngo-trachealen Trakts kommt deshalb besondere Bedeutung zu.

### Reinigung von Mundhöhle und Nase

Das benötigte Material ist bereitgestellt (◘ Abb. 7.6).

Zu Beginn wird der Mund zunächst mit angefeuchteter Gaze gesäubert (◘ Abb. 7.7b) und die Zunge von Belägen befreit. Ggf. werden auch die Zähne geputzt (◘ Abb. 7.7a, hier in einer **geführten Sequenz** zu sehen) (Affolter 1990) und die Nase gereinigt. So soll die während des Entblockens in die Trachea eindringende Sekretmenge minimiert werden.

Die Reinigung von Mund und Nase ist **unverzichtbarer** Teil des vorbereitenden Managements vor dem Entblocken, sollte aber selbstverständlich auch unabhängig vom Entblocken mehrmals am Tage durchgeführt werden.

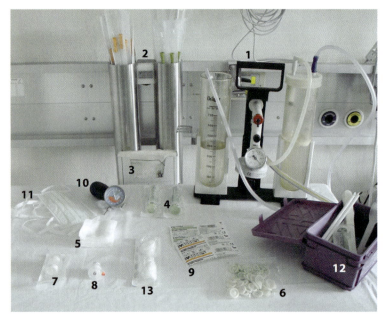

◘ Abb. 7.6. Vorbereitete Materialien und Geräte zum Entblocken der Kanüle eines Patienten
 1 Absauggerät,
 2 Absaugkatheter,
 3 sterile Handschuhe,
 4 2×20 ml Spritzen,
 5 Kompressen,
 6 Fingerlinge,
 7 »Feuchte Nase«,
 8 Sprechventil,
 9 Abklebefolie,
 10 Manometer,
 11 Mundschutz,
 12 FOTT-Box
 13 Gazetupfer

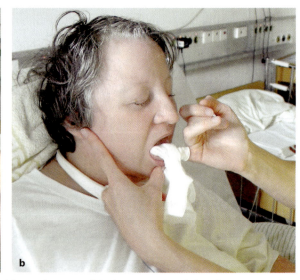

◘ Abb 7.7 a–b. Vorbereitende Mundreinigung vor dem Entblocken a Geführtes Zähneputzen. b Entfernung von Speichel aus den Wangentaschen unter Kieferkontrolle

## 7.3 · Therapie

> **Beachte**
> Vor dem Entblocken der Kanüle müssen (in einer geeigneten Ausgangsstellung) Mund und Nasenraum gereinigt werden.

### Reinigung der Trachealkanüle und des Bereichs oberhalb der Blockung

Wie die Reinigung der Trachealkanüle durchgeführt wird, ist abhängig von der Kanülenart.

- Eine **Innenkanüle** (»Seele«) kann herausgenommen und gesäubert werden.
- Ist das ▶ Tracheostoma im Verhältnis zur Kanüle groß, kann ein Teil des (über der geblockten Trachealkanüle) aufgestauten Sekrets neben bzw. am Rand des Tracheostomas vorsichtig **abgesaugt** werden.
- Erlaubt die Trachealkanüle ein Absaugen des Sekrets oberhalb der Blockung, wird dieses zunächst mit einer Spritze abgezogen (◘ Abb. 7.8a und 7.8b). Dies bietet auch einen gewissen Parameter in der Dokumentation für die Menge aspirierten Materials im Gesamtbehandlungsverlauf. Da mittels Spritze jedoch häufig nicht sämtliches Sekret abgezogen werden kann, muss nochmals mit dem Absauger in **Feinsogeinstellung** (über den gleichen Zugang wie mit der Spritze) abgesaugt werden.

### 7.3.4 Therapeutisches Absaugen

Patienten mit einer Trachealkanüle werden mehr oder weniger oft am Tag in der Trachealkanüle und der Trachea passiv abgesaugt.

**Ziel des Absaugens** ist die Entfernung von Sekret, das den Patienten bei der Atmung behindert und die ausreichende Versorgung mit Sauerstoff gefährdet. Dabei kann es sich um Sekrete von den Schleimhäuten oder um aspiriertes Material handeln.

Bei dem in der F.O.T.T. angewandten und als »**therapeutisches Absaugen**« bezeichneten Vorgehen wird vor dem erforderlichen Absaugen zunächst versucht, den Patienten mit Hilfe einer unterstützten, forcierten Ausatmung zum Husten anzuregen. Denn Luft, die mit mehr Druck durch die Trachea strömt, lässt den Patienten vorhandenes Sekret besser spüren. Zudem wird das Sekret bei unterstützter Ausatmung oft so weit nach oben mobilisiert, dass es sich knapp unterhalb der Trachealkanüle oder in der Trachealkanüle befindet. Hier kann es dann, wenn der Patient nicht zum eigenständigen Abhusten ge-

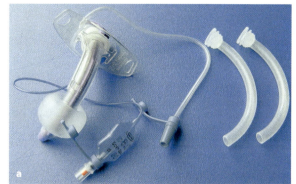

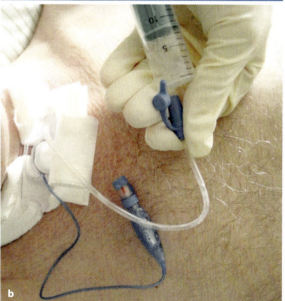

◘ **Abb 7.8 a–b.** Geblockte Trachealkanüle mit subglottischer Absaugmöglichkeit **a** mit zwei dazu passenden Innenkanülen. **b** oberhalb der Blockung stehendes Sekret wird mit einer Spritze abgezogen

kommen ist, schonend in einer Ausatemphase abgesaugt werden. Bei diesem Vorgang arbeiten idealerweise **zwei Mitarbeiter** aus Therapie und Pflege zusammen. Ein Mitarbeiter unterstützt die Ausatmung und der andere saugt ab (◘ Abb. 7.9).

Beim therapeutischen Absaugen wird der **Atemrhythmus des Patienten** berücksichtigt, die Ausatmung wird unterstützt und es wird lediglich in der Trachealkanüle abgesaugt. So kommt es seltener dazu, dass der Patient durch mechanische Reizung der Tracheaschleimhaut (verursacht durch den Absaugkatheter) oder gar der Bifurkation zu heftigem Husten gereizt wird, der zum einen

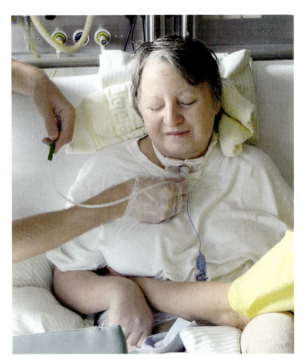

**Abb. 7.9.** Therapeutisches Absaugen: Der Absaugkatheter wird ohne Sog bis knapp unterhalb der Trachealkanüle eingeführt. Sekret in der Trachea wird durch Ausatemunterstützung bis zur Trachealkanüle hochmobilisiert, wo es schonend –möglichst in einer Ausatemphase – abgesaugt wird

den Verlust einer oft mühsam aufgebauten Ausgangsstellung bedeutet und zum anderen vermehrte Sekretproduktion provoziert. ◘ Übersicht 7.4 fasst die wichtigsten Aspekte des therapeutischen Absaugens zusammen.

> **Übersicht 7.4: Therapeutisches Absaugen**
> — Atemrhythmus des Patienten beachten
> — Verstärkte Ausatmung unterstützen
> — Absaugen nur in der Kanüle
>   (bzw. kurz darunter)

### 7.3.5 Therapeutisches Entblocken

Während des Entblockungsvorgangs bzw. kurz danach muss – in Abhängigkeit vom Kanülentyp – das **aufgestaute Material oberhalb des Blocks** abgesaugt werden, da dieses Aspirat sonst ungehindert in die Trachea fließen würde (◘ Abb. 7.10 a–b).

Das **therapeutische Entblocken** schließt sich direkt an das therapeutische Absaugen an. Für den kurzen Vorgang des Entblockens sind **2 Personen** notwendig, so dass der ganze Vorgang für den Patienten ohne Angst und Hektik ablaufen kann. Eine Person entblockt und unterstützt den Patienten weiter bei der Atmung, eine weitere Person ist bereit zum Absaugen. Eine gegenseitige Absprache ist unabdingbar für eine **gute Koordination der Durchführung**. Muss während des Entblockens und der nachfolgenden Therapie die Sauerstoffsättigung kontrolliert werden, kann der Patient an den Pulsoxymeter oder den Monitor angeschlossen werden.

> **Praxistipp**
> Der *Entblockungsvorgang* selbst wird mit einer Spritze durchgeführt. Zunächst wird nur eine Druckreduzierung vorgenommen und die Reaktion des Patienten beobachtet: Hustet er spontan oder räuspert er sich? Dies kann einen Hinweis auf die Sensibilität des Patienten geben. Erst danach wird vollständig entblockt (◘ Abb. 7.11).

> **Beachte**
> Während des Entblockens erhält man Informationen über die Sensibilität, die Schutzmechanismen und die Möglichkeiten des Patienten seinen Haltungshintergrund beim eventuell auftretenden Husten zu bewahren.

### 7.3.6 Therapeutisches Vorgehen nach der Entblockung

Optional wird nach dem Entblocken weiter zu zweit mit dem Patienten gearbeitet. Nun geht es in erster Linie darum, **Luft durch den Kehlkopf** in die oberen Atemwege zu lenken.

Eine Person begleitet und unterstützt mit den Händen seitlich am Brustkorb die Atmung des Patienten, die zweite Person hält die Trachealkanüle nach einer Einatmung für die **Ausatemphase** vorsichtig zu (◘ Abb. 7.12).

## 7.3 · Therapie

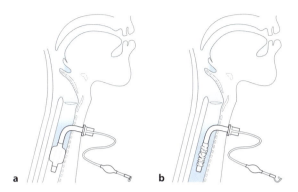

**Abb 7.10 a–b.** Schematische Darstellung der Ansammlung von Sekret **a** oberhalb des Blocks in geblocktem Zustand der Trachealkanüle; **b** während und nach der Entblockung bewegt sich das aufgestaute Sekret entsprechend der Schwerkraft

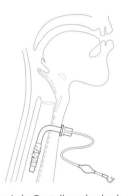

**Abb. 7.11.** Schematische Darstellung des druck- und volumenreduzierten Blocks nach erfolgter Entblockung

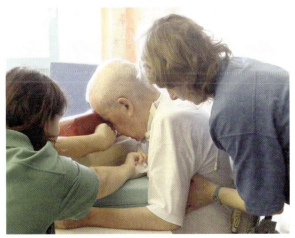

**Abb. 7.12.** Therapie mit entblockter Kanüle: Lenkung des Atemstroms bei der Ausatmung über die oberen Atemwege

> **Beachte**
> Das Zuhalten der Kanüle ist so zu gestalten, dass es zu keiner Irritation der Trachea durch die Kanüle kommt. Um den Atemstrom zu lenken, bedarf es nur eines »Widerstandes« am Kanülenende außen, ein »Zudrücken« ist nicht notwendig.

Diese Vorgehensweise
- ermöglicht eine erneute Einatmung sicher und angstfrei über die Trachealkanüle und
- lenkt den Ausatemstrom durch den Kehlkopf und den Rachen.

Dadurch wird ermöglicht, dass **Residuen** gespürt, ggfs. abgehustet und/oder anschließend geschluckt werden können.

Bei den ersten Versuchen, die Trachealkanüle zu verschließen, kann es sein, dass der Patient hustet. Dies wird immer als positiv im Sinne einer normalen Reaktion bewertet, zeigt es doch, dass der Patient in der Lage ist, Sekret zu spüren und zu husten. Diese Reaktion lässt die Interpretation zu, dass der Hustenreiz durch Sekret aus dem oberen Atemtrakt verursacht wurde.

Bei jeder Ausatmung wird nun die Trachealkanüle erneut mit einer angefeuchteten Kompresse verschlossen, so dass der **Ausatemstrom physiologisch** durch Rachen und Nase oder den Mundraum entweichen kann. Der Patient kann dann aufgefordert werden, die **Luft stimmhaft** z. B. auf »haa« auszuatmen. Dies verstärkt auch seine Möglichkeiten Residuen zu spüren und darauf zu reagieren. Als sehr hilfreich erweist es sich dabei immer wieder, die Ausatem-Unterstützung mit **leichter Vibration** zu verbinden (Gratz und Woite 2000).

Toleriert der Patient das Zuhalten der Kanüle in den Ausatmungsphasen, kann die angefeuchtete Kompresse durch einen Sprechaufsatz (Ventil) ersetzt werden.

> **Vorsicht**
> Durch das Husten ausgelöst, kommt es häufig zu Veränderungen der Position des Patienten. Um zu verhindern, dass die jetzt frei bewegliche Kanüle in der Trachea einen Hustenreiz unterhält, ist die Beachtung des Haltungshintergrundes (langer Nacken!) sowie das Anbieten von Husten- und Schluckhilfe ein Muss!

Bei den ersten Versuchen zu schlucken, können viele Patienten Unterkiefer und Zunge noch nicht selektiv bewegen. Sie haben Schwierigkeiten, den Unterkiefer stabil zu halten und **gleichzeitig** die Zunge zu bewegen. Deshalb wird neben dem **Kieferkontrollgriff**, der den Unterkiefer stabilisiert, eine Schluckhilfe angeboten (◘ Abb. 3.6b). Dazu werden 2 Finger seitlich im Bereich des hinteren Zungendrittels als »Stütze« angeboten, die aber die Bewegung des Hyoid auf keinen Fall behindern dürfen. Diese Schluckhilfe dient sowohl der Zunge als auch dem Hyoid dazu, den Ort besser zu spüren, an dem die Bewegung stattfinden soll. Bei Bedarf werden Kieferkontrollgriff und Schluckhilfe gemeinsam angewendet.

Ist der Patient in der Lage mühelos durch die Nase zu atmen, wird die Trachealkanüle dann **auch bei Einatmung zugehalten**. Erfolgen nun Ein- und Ausatmung ohne Anstrengung, kann die Trachealkanüle mit einer angefeuchteten Kompresse oder einem Deckel verschlossen werden.

Besteht der erste wichtige Schritt nach dem Entblocken in der **Atemarbeit**, wird der zweite Schritt sein, den Schluckvorgang anzuregen oder die **Qualität der Schluckbewegungen** zu verbessern. Unter entblockten Bedingungen ist der Häufigkeit und Qualität des Schluckens größte Aufmerksamkeit zu widmen.

Bei der Behandlung in **Seitenlage** muss bei Patienten, die sehr wenig schlucken, der sich ansammelnde Speichel von Zeit zu Zeit aus der Wangentasche entfernt werden, um einen Überlauf nach hinten in den Rachen zu verhindern.

Kann ein Patient Töne bilden oder sprechen, dient die **Kontrolle des Stimmklangs** dazu, mögliche Penetrationen im Kehlkopf hörbar zu machen. Klingt die Stimme des Patienten feucht oder brodelig, wird vor jedem weiteren Vorgehen immer zunächst eine Reinigung der Glottis über Nachschlucken, Räuspern oder Husten erforderlich sein. ◘ Übersicht 7.5 gibt einen Überblick über die therapeutischen Interventionen nach Entblockung der Kanüle.

> **! Vorsicht**
> Bei Verschluss der Trachealkanüle kann es vorkommen, dass die Luft nicht – oder nicht ausreichend – in die oberen Atemwege strömt. Es kann zu einem Atemstau kommen!

Ist dies der Fall, muss die Ausatmung sofort wieder über das ▸ Tracheostoma gewährleistet werden. Danach muss die Ursache gesucht werden.

Gründe können sein:
- Größe der Trachealkanüle: Eine 10-er oder auch 9-er Kanüle kann zu groß sein, als dass ausreichend Luft an der Trachealkanüle vorbei strömen könnte;
- eine beidseitige Stimmlippenparese;
- Granulationen in der Trachea;
- eine Tracheal- oder eine Laryngealstenose.

> ** Beachte**
> Eine endoskopische Kontrolle ist in diesem Fall **dringend indiziert!**

Die **Dauer der Entblockungszeit** wird am Anfang nur kurz sein (unter Umständen nicht länger als 3–5 Minuten) und kann in Abhängigkeit des Verlaufs ausgedehnt werden.

Soll der Patient später auch **in therapiefreien Zeiten** entblockt sein, kann er mit einem »Sprechaufsatz« versorgt werden, oder er bekommt unter Umständen eine Sprechkanüle. Dies wirkt sich regulierend auf die Atmung aus (Leder et al. 1996).

In einigen Kliniken wird danach eine vorübergehende Dekanülierung des Patienten und ein Abkleben des ▸ Tracheostomas für die Zeitdauer einer Therapieeinheit durchgeführt.

> **Übersicht 7.5: Therapeutische Interventionen nach Entblockung der Kanüle**
> - Mit der angefeuchteten Kompresse die Kanüle bei der Ausatmung zuhalten.
> - Produktion von Stimme während der Ausatmung anregen, falls möglich.
> - Sprechaufsatz benutzen.
> - Mit dem Finger (mit angefeuchtetem Fingerling) die Kanüle bei Aus- und Einatmung zuhalten.
> - Trachealkanüle (mit angefeuchteter Kompresse/Deckel) verschließen.
> - Unterstützung beim Husten anbieten.
> - Kieferkontrollgriff und/oder Schluckhilfe anbieten, wenn der Patient versucht zu schlucken.

Das **abgeklebte** ▶ Tracheostoma (◨ Abb. 7.13) stellt eine gute Voraussetzung für die therapeutische Arbeit an der Vertiefung der Atmung sowie der Verbesserung der Beweglichkeit von Kopf und Nacken dar. Die Gründe, die Sasaki für eine frühzeitige Dekanülierung anführt, unterstützen diese Herangehensweise ebenfalls.

> **Beachte**
> **Gründe für frühzeitige Dekanülierung**
> – Verhindert die zentrale Dysorganisation des laryngealen Verschlussreflexes.
> – Stellt die physiologischen Funktionen des Larynx wieder her (nach Sasaki 1985).

Bei diesem Vorgehen ist allerdings die **Anlageform des** ▶ **Tracheostomas** von entscheidender Bedeutung. Schwierigkeiten machen hier vor allem die dilatierten (punktierten) Tracheostomen, die zwar kosmetisch für den Patienten von Vorteil sind, das therapeutische Vorgehen jedoch erschweren.

> **Beachte**
> Der »Einstichkanal« eines punktierten ▶ Tracheostomas kann sich relativ schnell (innerhalb von Minuten) verengen und erschwert so die erneute Einlage einer Kanüle gleicher Größe.

In ◨ Übersicht 7.6 wird die Vorgehensweise beim Entblocken einer Trachealkanüle unter F.O.T.T.-Gesichtspunkten dargestellt.

---

**Übersicht 7.6: Entblockung einer Trachealkanüle unter F.O.T.T.–Gesichtspunkten**

– Behandlungsposition erarbeiten
– Therapeutische Reinigung des Mundes und der Nase
– Therapeutisches Absaugen
– Therapeutisches Entblocken
– Ausatemstrom über die oberen Atemwege lenken
– Schlucken fazilitieren

**Nach Beendigung der Arbeit unter entblockten Bedingungen**
– Kanüle blocken
– Gesamten Bereich (oral, nasal, pharyngeal, tracheal) reinigen
– Dokumentation erstellen

---

### 7.3.7 Interdisziplinäre Zusammenarbeit

Das konzeptionelle Vorgehen basiert auf der **Interdisziplinarität des Managements** (Higgins et al. 1997). Die Arbeit mit Patienten mit einer Trachealkanüle erfordert ausreichend Hintergrundwissen und Teamfähigkeit aller Mitglieder, die mit dem Patienten arbeiten. Zu den Berufsdisziplinen, die je nach Klinik mit unterschiedlichem Schwerpunkt mit tracheotomierten Patienten arbeiten, zählen Ergotherapie, Logopädie, Physiotherapie, Pflege, Ernährungsberatung und Arztdienst.

Es bedarf **klarer Absprachen** in einem interdisziplinären Team, deren Umsetzung sorgfältig dokumentiert werden muss. Nur so können fundierte Entscheidungen oder Änderungen im Vorgehen getroffen werden (Gratz und Woite 2000; Higgins et al. 1997). Jedes festgelegte Trachealkanülen-Management ist nur so gut, wie es in der Praxis auch tatsächlich umgesetzt wird. Darüber hinaus muss es Spielraum für individuell patientenbezogene Abweichungen lassen. Von großem Vorteil sind hier **F.O.T.T.-Supervisoren**, denen eine besondere, beratende Aufgabe zukommt (s. Kap. 8.1.1).

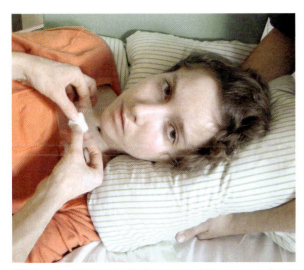

◨ **Abb. 7.13.** Abkleben des Tracheostomas mit Kompresse und einer luftundurchlässigen Folie nach erfolgter Dekanülierung. Die Patientin liegt in Seitenlage, eine optimale Kopfposition wird von einer zweiten Person unterstützt

Kliniken, die keinen eigenen HNO-Arzt haben und die auf die Zusammenarbeit mit HNO-Ärzten angewiesen sind, sind in besonderem Maße gefordert, ihre Sicht des kanülierten Patienten und ihr Trachealkanülen-Management den Konsiliarärzten verständlich zu machen. Denn eine rhinolaryngoskopische Untersuchung wird, eingebettet in die F.O.T.T., anders ablaufen als bei nicht neurologischen Patienten (Lipp und Schlaegel 1997).

Die Vorgehensweise bei der **Entwöhnung von der Trachealkanüle** differiert von Klinik zu Klinik. Dies hängt zum einen mit den unterschiedlichen Strukturen einer Klinik zusammen, zum anderen mit den Erfahrungen der Mitarbeiter und dem jeweiligen bevorzugten Kanülensystem, das in einer Klinik verwendet wird.

Immer wird sich das Vorgehen im individuellen Patientenfall an mehreren Faktoren entwickeln. ◘ Übersicht 7.7 fasst diese Faktoren zusammen.

> **Übersicht 7.7: Faktoren, die das therapeutische Vorgehen bestimmen**
>
> — Allgemeinzustand des Patienten
> — Haltungshintergrund des Patienten
> — Bewegungsmöglichkeiten des Patienten
> — Effektivität des Schutzes seiner Atemwege
> — Lagerungsmöglichkeiten im Sitzen, Liegen und Stehen (auch außerhalb der Therapien)
> — Anlageart des ▸ Tracheostomas
> — Vorangegangene broncho-pulmonale Infekte und (Aspirations-) Pneumonien
> — Bestehende Refluxproblematik
> — Befunde aus rhinolaryngoskopischer, bronchoskopischer und ggf. ▸ videofluoroskopischer Untersuchung
> — Personelle, zeitliche und professionelle Kapazität der Klinik
> — Mitarbeit der Angehörigen
> — Versorgung des Patienten nach Entlassung aus der Klinik nach Hause, in ein Pflegeheim, eine Tagesstätte, eine Förderstätte oder eine andere Klinik.

> **❶ Beachte**
> Erst ein gut funktionierendes Trachealkanülenmanagement mit geschultem Personal erlaubt die optimale Versorgung und Behandlung des tracheotomierten Patienten. Nicht immer ist das Ziel der dauerhaften Dekanülierung und des ▸ Tracheostomaverschlusses tatsächlich zu erreichen. Aber auch das Erreichen von Teilschritten, wie z. B. regelmäßige Entblockungszeiten und/oder die Versorgung des Patienten mit einem »Sprechaufsatz«, bedeuten für den Patienten einen Zuwachs an normalem Input einerseits (der immer Voraussetzung ist für eine Weiterentwicklung des Patienten) und verbalen Ausdrucksmöglichkeiten andererseits.

## Literatur

Addington WR et al. (1999) Assessing the laryngeal cough reflex and the risk of developing pneumonia after stroke. Arch Phys Med Rehabil Vol 80

Affolter F (1990) Wahrnehmung Wirklichkeit und Sprache. Neckar, Villingen-Schwenningen

Bonanno PC (1971) Swallowing dysfunction after Tracheostomy. Ann. Surg. Vol. 174 No. 1

Buchholz DW (1996) What is Dysphagia? Dysphagia 11: 23–24 Springer NY

Buckwalter JA, Sasaki CT (1984) Effect of tracheotomy on laryngeal function. Otolaryngologic Clinics of North-America – Vol. 17

Butcher RB (1982) Treatment of chronic aspiration as a complication of cerebrovascular accident. Laryngoscope 92

Cameron JL et al. (1973) Aspirations in patients with tracheostomies, Department of Surgery, The John Hopkins Medical Institutions, Baltimore

Davies P (1991) Im Mittelpunkt. Rehabilitation und Prävention 25, Springer Berlin

Davies P (1994) Wieder Aufstehen. Rehabilitation und Prävention 30, Springer Berlin

DeVita MA (1990) Swallowing disorders in patients with prolonged orotracheal intubation or tracheostomy tubes. Critical care medicine Vol. 18, No 12: 1328–1330

Dikeman KJ, Kazandjian MS (1997) Communication and swallowing management of tracheostomized and ventilator dependent adults. Singular Publishing Group Inc., San Diego

Edwards S (1996) Neurological Physiotherapy. Churchill Livingstone New York

Ehrenberg H (1998) Atemtherapie in der Physiotherapie. Krankengymnastik, Pflaum, München

Engström B (2001) Ergonomie-Sitzen im Rollstuhl. Posturalis Books

Frost EAM (1977) Respiratory Problems associated with head trauma. Neurosurgery Vol. 1, No 3

# Literatur

Gratz C, Woite D (2000) Die Therapie des Facio-Oralen-Traktes bei neurologischen Patienten: Zwei Fallbeispiele. Schulz-Kirchner, Idstein

Graumüller S et al. (2002) Spätkomplikationen und Nachsorge nach Tracheotomie unter besonderer Berücksichtigung der Punktionstracheotomie in der neurologischen Frührehabilitation. Neurol Rehabil 8: 122–127, Hippocampus, Bad Honnef

Groher ME (1997) Dysphagia, Diagnosis and Management Butterworth. Newton, MA

Hadjikoutis S, Pickersgill TP, Dawson K, Wiles CM (2002) Abnormal Patterns of breathing during swallowing in neurological disorders. Brain 123;9: 1963–1873

Higgins DM et al. (1997) Dysphagia in the patient with a tracheostomy: Six cases of inappropriate cuff deflation or removal. Heart u. Lung Vol. 26, No. 3

Kapandji (1985) Funktionelle Anatomie der Gelenke (3). Band 3: Rumpf und Wirbelsäule, Enke, Stuttgart

Klahn MS, Perlman AL (1999) Temporal and durational patterns associating respiration and swallowing. Dysphagia 14: 131–138 Springer NY

Leder SB et al. (1996) Effect of occlusion of a tracheotomy Tube on aspiration. Dysphagia 11: 254–158 Springer NY

Lipp B und Schlaegel W (1997) Das Tracheostoma in der neurologischen Frührehabilitation. Forum Logopädie 8–11 Schulz-Kirchner, Idstein

Mack B (2002) Sitzphilosophie bei hirnverletzten Menschen im Wachkoma B.A.T.S.A.. Vortrag an der 35. APO-Jahrestagung, Montreux, Schweiz

Mang H (1992) Atemtherapie: Grundlagen, Indikationen und Praxis. Schattauer, Stuttgart

Martin BJW, Logemann JA, Shaker R, Dodds WJ (1994) Coordination between respiration and swallowing respiratory phase relationships and temporal intergration. J. Appl Physiol 76: 714–723

Morgan AS, Mackay LE (1999) Causes and complications associated with swallowing disorders in traumatic brain injury. Journal of Head Trauma Rehabil; 14(5): 454–461

Nash M Swallowing problems in the tracheotomized patient. Aspiration and Swallowing disorders 0030–6665/

Sasaki CT (1985) Surgery of the larynx »Laryngeal physiology«. Chapter 3, W. B. Sounders and company

Sasaki CT et al. (1977) The effect of tracheostomy on the laryngeal closure reflex. Laryngoscope 87: 1428–1433

Selley WG, Flack FC, Ellis RE, Brooks WA (1989) Respiratory patterns associated with swallowing: Part 1 The normal adult pattern and changes with age. Age and Aging 18: 168–172

Selley WG, Flack FC, Ellis RE, Brooks WA (1989) Respiratory patterns associated with swallowing: Part 2 Neurologically impaired dysphagic patients. Age and Aging 18: 173–176

Smith et al. (1989) Coordination of eating, drinking and breathing in adults. Chest: the cardiopulmonary and critical care journal 96: 578–582

Umphred DA (2000) Neurologische Rehabilitation, Bewegungskontrolle und Bewegungslernen in Theorie und Praxis. Rehabilitation und Prävention Bd 52, Springer Berlin

# Das F.O.T.T.-Konzept in der neurologischen Rehabilitation am Beispiel TZB (Therapiezentrum Bürgau)

**Wolfgang Schlaegel und Berthold Lipp**

8.1 Strukturen – 190
8.1.1 Personal – 190
8.1.2 24-Stunden-Konzept – 192
8.1.3 Standards – 193

8.2 Dokumentation und Statistik – 195
8.2.1 Dokumentation – 195
8.2.2 Statistik – 195

8.3 Diagnostik – 196
8.3.1 Abklärung von Schluckstörungen – 196
8.3.2 Apparative Schluckdiagnostik im Vergleich – 197
8.3.3 Der Stellenwert der Laryngoskopie – 197
8.3.4 Poststationäre Nachuntersuchungen – 200

8.4 Fortbildung – 201

Literatur – 202

Das Therapiezentrum Burgau ist eine Klinik zur **Rehabilitation von Patienten mit schweren erworbenen Hirnschädigungen** mit insgesamt 100 Betten, davon 75 Betten der Frührehabilitation (Phase B). Integriert ist ein Schulungszentrum mit den Schwerpunkten der Behandlungskonzepte nach Affolter, Bobath und Coombes (ABC) sowie ein hauseigenes, abteilungsunabhängiges Institut für Wissenschaft und Forschung (weitere Info unter: www.therapiezentrum-burgau.de).

Bei stationärer Aufnahme weisen 95 % aller Patienten relevante **Probleme im fazio-oralen-Trakt** auf, rund 1/3 der Patienten ist bei Aufnahme mit einer geblockten Trachealkanüle versorgt (Schlaegel 2000). Abgesehen von den medizinisch-pflegerischen Problemen kommt der Mimik, dem Beißen, Kauen, Schlucken und der Stimme eine hohe soziale Bedeutung zu. Ein Verlust der »Gesellschaftsfähigkeit«, z. B. durch Speichelfluss, führt zwangsläufig zur Einschränkung sozialer Kontakte und somit zur Verringerung der Lebensqualität (Coombes 1996, Schlaegel 1996).

So bestimmt die ▶ Dysphagie im weiteren Verlauf des Lebens maßgeblich die **Pflegebedürftigkeit und die Lebensqualität des Patienten**, wenn es nicht gelingt, diese Probleme durch entsprechende rehabilitative Maßnahmen auf Dauer zu lösen. Die F.O.T.T. ist hierbei eine der wichtigsten therapeutischen Optionen.

Es ist jedoch nicht ausreichend, einige in der F.O.T.T. ausgebildete Therapeuten anzustellen, wenn das entsprechende **Setting** innerhalb der Klinik konzeptionell nicht auf dieses Problem abgestimmt ist. Eine erfolgsorientierte Implementierung des F.O.T.T.-Konzeptes in die stationäre Neurorehabilitation bedingt daher zahlreiche Voraussetzungen bezüglich Strukturen und Prozessen, die im Folgenden am Beispiel des Therapiezentrums Burgau beschrieben werden.

## 8.1 Strukturen

Die **Organisationsstruktur** der Klinik (◘ Abb. 8.1) ist so konzipiert, dass es de facto nur noch zwei Entscheidungsebenen gibt: die Klinikleitung und die Stationsleitung, stellvertretend für die Leistungserbringer, d. h. für die Pflege, Therapeuten und Ärzte. Durch diese flache Hierarchie ist ein hohes Maß an Eigenständigkeit und Eigenverantwortlichkeit gegeben. Außerdem werden durch den Wegfall von Zwischenebenen, wie bei traditionellen Organisationsstrukturen üblich (z. B. Abteilungsleiterebene) der Informationsfluss verbessert, bürokratische Wege

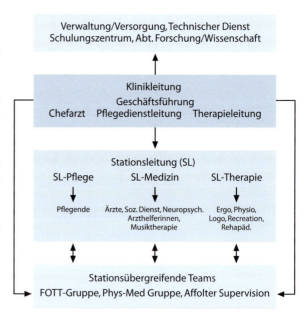

◘ Abb. 8.1. Organigramm TZB

verkürzt und eine raschere Umsetzung im praktischen Alltag erreicht.

**Stationsübergreifende Teams**, wie F.O.T.T.-Gruppe, Physikalische-Medizin-Gruppe (▶ Kontrakturbehandlung) und das Affolter Supervisionsteam werden von der Klinikleitung eingesetzt (eigene Geschäftsordnung, siehe 8.1.1) und sind nicht der Leitung einer Station unterstellt.

Neben diesen notwendigen personellen Strukturen muss es ein durchgehendes **stationsübergreifendes Konzept** geben, in dem die Grundprinzipien der F.O.T.T. eingebettet sind. Abläufe und Prozesse müssen **standardisiert** sein, um individuelle und stationsabhängige Abweichungen zu minimieren und so maßgeblich zur Qualitätssicherung beizutragen.

### 8.1.1 Personal

Neben den einzelnen Fazio-Oraler-Trakt-Therapeuten (FOT-Therapeuten) muss das gesamte Behandlungsteam auf der Station bestimmte Prinzipien mit dem Umgang beim Patienten beachten (z. B. das Ansprechen des Patienten auf gleicher Höhe) und die wesentlichen Überlegungen der F.O.T.T. kennen. Eine **stationsübergreifende Expertengruppe** hat sich bewährt, die bei besonderen

Fragestellungen oder schwierigen Patienten zu Rate gezogen wird.

### Der Fazio-Orale-Trakt-Therapeut (FOT-Therapeut)

Die Berufsbezeichnung »FOT-Therapeut« ist kein geschützter Begriff mit einer definierten Ausbildung. Im TZB werden hausintern **Ergotherapeuten und Logopäden** zum FOT-Therapeuten weitergebildet.

Dies geschieht durch eine Teilnahme am **F.O.T.T.-Grundkurs**. Es erfolgt anschließend eine Einweisung in der endotrachealen Absaugtechnik durch die Pflege mit entsprechender Zertifizierung. ◘ Übersicht 8.1 stellt die Aufgaben des FOT-Therapeuten dar.

---

**Übersicht 8.1: Aufgaben des FOT-Therapeuten**
Jeder FOT-Therapeut sollte in der Lage sein:
- einen Patienten mit ▶ Tracheostoma bzw. ▶ Trachealkanüle abzusaugen,
- die Trachealkanüle zu entblocken,
- den physiologischen Atemweg über Mund, Nase und Kehlkopf zu beüben,
- die Kanüle anschließend wieder fachgerecht zu blocken,
- notfalls eine Trachealkanüle zu wechseln,
- typische fazio-oralen Behandlungsstrategien wie ▶ Tonusregulierung der Gesichtsmuskulatur, Stimulation des Zahnfleisches sowie der Triggerpunkte für das Schlucken und die Mundhygiene durchzuführen.

---

Neben den typischen fazio-oralen Behandlungsstrategien wie Tonusregulierung der Gesichtsmuskulatur, Stimulation des Zahnfleisches sowie der Triggerpunkte für das Schlucken und der Mundhygiene (Davies 1994, Gratz und Woite 2000, Seitz 1996) soll der Therapeut angeleitet werden, zumindest in speziellen Situationen eine **Trachealkanüle wechseln** zu können. Da auch die Pflege Teile der F.O.T.T. wie Essensvorbereitung und -begleitung übernimmt, absolvieren auch zahlreiche Pflegekräfte den Grundkurs.

Weitere Kurse wie der **F.O.T.T.-Trach-Kurs, der F.O.T.T.-Aufbaukurs** sowie der Aufbaukurs für Logopäden mit dem Schwerpunkt ▶ Dysphagie, vertiefen das theoretische Wissen, während im Arbeitsalltag die fachliche Supervision durch einen erfahrenen Therapeuten die praktische Umsetzung des Gelernten verbessert und so die Qualität von Befunderhebung, Beurteilung und therapeutischer Maßnahmen steigert.

### F.O.T.T.-Gruppe

In der F.O.T.T.-Gruppe (Schlaegel 2000b) sind Mitarbeiter aus verschiedenen Disziplinen, die über eine langjährige Erfahrung im Umgang mit FOT-spezifischen Problemen der Patienten haben. Die Mitglieder der F.O.T.T.-Gruppe kommen aus der Pflege, aus der Ergotherapie, der Logopädie und der Medizin. Entsprechend dem Fachbereich ist die **Supervision** zugeordnet:

◘ Übersicht 8.2 beschreibt die Aufgaben der F.O.T.T.-Gruppe und der Supervision.

---

**Übersicht 8.2: Aufgaben der F.O.T.T.-Gruppe und der Supervision**

**Aufgaben der F.O.T.T.-Gruppe**
- (Weiter-)Entwicklung von Strukturstandards (Material, Personal) und Prozessstandards (Techniken, Ablauf)
- Beratung und Supervision des therapeutischen Teams auf der Station
- Fort- und Weiterbildung
- Auswertung der Statistik, Diskussion möglicher Konsequenzen, praktische Umsetzung

**Pflegerische Supervision**
- ▶ Trachealkanülen (verschiedene Materialien, Umgang mit Kanülen, Kanülenwechsel), Hautprobleme, Absaugung, Hygiene (Kiffe 2000; Seitz 1996; Vogel 2000)

**Therapeutische Supervision**
- Befundung und Beurteilung, therapeutisches Vorgehen, Atmung, Phonation (Coombes 1996; Coombes 2001; Davies 1994)

**Ärztliche Supervision**
- Apparative Diagnostik, medizinische Interventionen (medikamentöse Behandlung, HNO-Intervention, PEG-Anlage, etc.) (Schröter-Morasch 1999)

---

Die F.O.T.T.-Gruppe bzw. einzelne Mitglieder werden in der Regel von den betreffenden Stationen angefordert. Sie supervidieren die Behandlung und geben Empfehlungen zum weiteren Vorgehen ab. Dies kann – je nach Fragestellung – eine Berufsgruppe, aber auch das ganze therapeutische Team betreffen.

Die **Vorteile von solchen Expertenteams** liegen in:
- Informations- und Erfahrungshäufung (Spezialisierung),
- Reduzierung individueller Abweichung in der Beurteilung und praktischen Umsetzung,
- Routine im Handling,
- Einheitliches Vorgehen bei: Befunderhebung, Diagnostik, Therapieplanung, Therapie, allgemeinem Handling, Evaluation, Dokumentation, Auswertung und Beurteilung der erhobenen Befunde.

Zusammensetzung, Aufgaben und Kompetenzen der F.O.T.T.-Gruppe sind im TZB in einer Geschäftsordnung definiert. Die F.O.T.T.-Gruppe trifft sich in regelmäßigen Abständen zur Bearbeitung bestimmter Projekte wie z. B. Erstellen bzw. Überarbeitung neuer Standards (siehe 8.1.3), probeweises Einführen neuer Materialien, Validierung von Assessments, Organisation in- und externer Fortbildungen u.v.a.m..

### Stationsteam

Die Mitarbeiter der verschiedensten therapeutischen Abteilungen, die Pflege sowie die Stationsärzte bilden das **Stationsteam**, vertreten durch eine Teamleitung, bestehend aus Stationsarzt (Stationsleitung Medizin), Stationsleitung Pflege und einer Stationsleitung Therapie (◯ Abb. 8.1). Das »Abteilungsdenken« verliert an Bedeutung, der klassische Abteilungsleiter wird zum fachlichen Koordinator.

Das multiprofessionelle Team auf der Station entscheidet über die meisten Belange wie
- Therapieplanung,
- Ressourcenverteilung,
- Belegung und
- Personaleinsatz.

Diesem Stationsteam obliegt somit die Verantwortung, ausgefallene Therapiestunden innerhalb des Stationsteams zu kompensieren und nicht durch Hinzuziehung eines Therapeuten der gleichen Fachabteilung auszugleichen, der den Patienten nicht kennt. Durch diese Struktur sind die Bedingungen zur Umsetzung eines **durchgängigen therapeutischen, pflegerischen und medizinischen Konzeptes** deutlich verbessert. Jede Station bildet somit eine »eigene Firma« mit einem hohen Anspruch an die Qualität der Versorgung und einem optimalen Ressourceneinsatzes.

Am TZB wird **jeder Ergotherapeut und jeder Logopäde zum FOT-Therapeut** ausgebildet. Demnach arbeiten auf jeder Station mit ca. 20 Patienten 7 FOT-Therapeuten (6 Ergotherapeuten, 1 Logopäde), unterstützt von ca. 3–4 Pflegekräften pro Station, die den F.O.T.T.-Grundkurs absolviert haben.

Der FOT-Therapeut ist häufig in sogenannten Doppelstunden eingeplant, da viele Patienten auf Grund der Schwere ihrer Störungen nur in **Co-Therapien** sinnvoll zu behandeln sind. So arbeitet FOT-Therapeut in einer gemeinsamen Therapiestunde beispielsweise mit einem Physio- oder Ergotherapeuten an der Schluckanbahnung in einer hohen Ausgangsstellung (z. B. Stehen). Dieses Beispiel soll nicht nur die klassische Teamarbeit demonstrieren, sondern unterstreicht den hohen Stellenwert des interdisziplinären Arbeitens mit einem übergeordneten Ziel. Konventionelle Ansätze wie die Zuordnung bestimmter Probleme zu bestimmten Abteilungen oder Disziplinen finden in diesem Konzept keinen Platz mehr.

Das Stationsteam wird durch den konsiliarisch tätigen HNO-Arzt und durch den Zahnarzt ergänzt.

### 8.1.2 24-Stunden-Konzept

Ein 24-Stunden-Konzept bedeutet natürlich nicht, dass rund um die Uhr therapiert wird.

> **Beachte**
> Das 24-Stunden-Konzept besagt, dass bestimmte Grundsätze im Umgang mit den Patienten durchgängig, d. h. von **allen** Teammitgliedern zu **jeder Zeit** zu beachten sind (Coombes 2001).

Dazu gehören beispielsweise die richtige (Um-)Lagerung (auch nachts!), ebenso wie der Transfer, die Mundpflege, die Positionierung im Sitzen, Aspekte der taktil-kinästhetischen Wahrnehmung und vieles andere mehr. Hierzu sind grundsätzlich Schulungen erforderlich, die jeder – ob Arzt, Pflegekraft oder Therapeut – durchläuft.

Im Alltag dienen **patientenbezogene Workshops** dazu, um für alle Teammitglieder ein einheitliches Vorgehen bei spezifischen Problemen zu demonstrieren bzw. zu erarbeiten. Die **Angehörigen** werden ebenfalls in den Umgang mit Patienten einbezogen und so zum »Co-Therapeuten« geschult, was nicht nur Vorteile für den Patienten, sondern auch für den Angehörigen selbst bringt, der sich oft ohnmächtig mit dem Leiden seines betroffenen Angehörigen konfrontiert sieht.

### ❽ Beachte
Ein durchgängiges 24-Stunden-Konzept soll vermeiden, dass mit dem Patienten nach völlig unterschiedlichen Prinzipien umgegangen wird, sei es durch verschiedenes Personal oder durch Angehörige.

### 8.1.3 Standards

In einer Neurorehabilitationsklinik gibt es speziell beim schluckgestörten Patienten mit und ohne Trachealkanüle eine Reihe von Abläufen, deren **Standardisierung** sich bewährt hat. Im Folgenden sind einige Standards aufgelistet, wie sie am TZB zur Anwendung kommen.

#### Trachealkanülenmanagement
Die **Entwöhnung von der Trachealkanüle** ist aus vielerlei Hinsicht ein wichtiges Ziel in der Neurorehabilitation (Schlaegel 2000). Den Nachteilen wie Irritation und Affektionen der Trachea und des ▶ Tracheostomas, der Gefahr der Verlegung der Kanüle, bronchopulmonale Infekte sowie der Beeinträchtigung des Schluckvorgangs und der Lebensqualität stehen Sicherheitsaspekte (relativer Schutz vor Aspiration, erleichterte Atmung) gegenüber (Lipp und Schlaegel 1997; Tittmann und Kleber 2000). Häufig kommt noch der nachdrückliche Wunsch der Angehörigen hinzu, die Trachealkanüle vor der Entlassung zu entfernen, bevor der Patient in eine dauerhafte häusliche Versorgung kommt. Ebenso scheuen sich Pflegeheime nicht selten vor der Aufnahme von Patienten mit Trachealkanülen.

Ein **standardisiertes Vorgehen** unter Berücksichtigung diagnostischer Befunde und der allgemeinen rehabilitativen Entwicklung des Patienten (z. B. Vigilanz, ▶ Tonus, etc.) hat sich hierbei bewährt, muss aber gelegentlich bei individuellen Besonderheiten entsprechend modifiziert werden (◘ Abb. 8.2) (siehe auch Kap. 7).

#### FOT-relevante apparative Untersuchungen bzw. Eingriffe
FOT-relevante apparative Untersuchungen bzw. Eingriffe sind zum Beispiel:
- Laryngoskopie,
- Bronchoskopie,
- Vorgehen bei rezidivierendem Erbrechen bzw. bei ▶ Reflux,
- Anlage einer PEG-Sonde,
- ▶ Tracheostomaverschluss.

Sie sind bezüglich Indikationsstellung, Ablauf, Durchführung und Dokumentation standardisiert, um durch ein festgelegtes Zusammenwirken verschiedenster Disziplinen einen reibungslosen Ablauf dieser Untersuchung zu gewährleisten.

#### Standardisierte Befunderhebung
Ein **standardisiertes und EDV-taugliches Befundungssystem** bietet gerade bei der Auswertung große Vorteile. Eine standardisierte Anamneseerhebung sowie ein standardisierter Befundbogen der Untersuchung des fazio-oralen Trakts, der ärztlichen Untersuchung und der Laryngoskopie haben sich hierbei bewährt, wie z. B. der Berliner ▶ Dysphagie-Index (Seidl et al. 2002).

Die Befunderhebung des fazio-oralen Trakts mittels TZB-Befundbogen dokumentiert den Status bei Aufnahme, nach 6–8 wöchiger Behandlung und bei Entlassung. Dabei werden beachtet:
- Ernährungssonde (PEG, naso-gastral, jejunal),
- ▶ Trachealkanüle/▶ Tracheostoma,
- Kommunikation (stimmlich),
- Atmung,
- Stimme (ohne kommunikative Qualität),
- Mimik,
- Mundbereich,
- präoralen, oralen und pharyngealen Phase,
- ▶ Reflux,
- Schutzreflexe,
- Essen und Trinken.

#### Management der oralen Nahrungsaufnahme
Der Schweregrad des Patienten und die Vielzahl der Beeinträchtigung bzgl. der oralen Nahrungs- und Flüssigkeitsaufnahme erfordern ein standardisiertes Vorgehen. Der Patient muss so bereits am Aufnahmetag von einem erfahrenen Ergotherapeuten, evtl. unter Hinzuziehung des F.O.T.T.-Supervisors (F.O.T.T.-Gruppe) untersucht werden, um eine Aussage bzgl. der oralen Ernährung treffen zu können. Zur Weitergabe dieser Informationen gibt es eine **Essensinformation**, die für das Team, aber auch für die Angehörigen zur Verfügung steht und einen ▶ Dysphagiekostplan, ausgerichtet auf verschiedene Phasen: Stimulationsphase, Püreephase, Weichkostphase, Über-

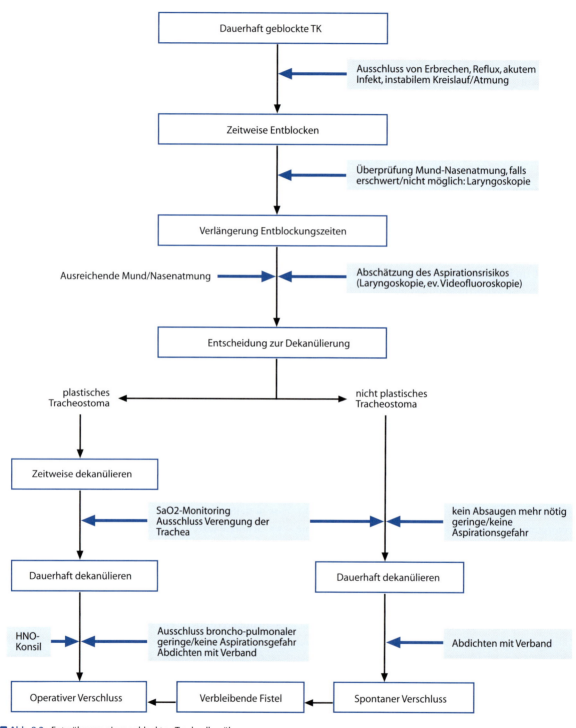

Abb. 8.2. Entwöhnung einer geblockten Trachealkanüle

gangskostphase und Flüssigkeitsklassifikation. Dieser Dysphagiekostplan wird für alle Mahlzeiten (Frühstück, Mittagessen, nachmittags und Abend) ausgearbeitet und in Form einer Essenskarte an die Küche weitergegeben.

## 8.2 Dokumentation und Statistik

### 8.2.1 Dokumentation

Eine sorgfältige, einheitliche und aussagekräftige Dokumentation unter Anwendung geeigneter valider Assessments (Blanco und Mäder 1999) bietet die Grundlage für:
- die Therapieevaluation des einzelnen Patienten,
- individuelle Konsequenzen für die Behandlung,
- statistische Aussagen für ein Patientenkollektiv,
- Überprüfung und ggf. Korrektur von
  - Materialeinsatz,
  - qualitativem und quantitativen Personaleinsatz,
  - bestehender Standards.

Die Dokumentation im therapeutischen Bereich umfasst neben der gründlichen Aufnahmeuntersuchung auch eine **Dokumentation des Verlaufs.** Soweit möglich, geschieht dies in standardisierter und EDV-tauglicher Systematik (siehe auch 8.1.3), darüber hinausgehend ist natürlich auch der traditionelle Prosabefund und die Videodokumentation unentbehrlich.

Wichtige Aussagen liefert die **Verknüpfung** dieser erhobenen Befunddaten mit anderen Daten des Patienten, seien es anamnestische, medizinische oder biographische Angaben und Daten der anderen beteiligten Abteilungen. Im TZB werden so ca. 1.200 Variablen pro Patient erhoben und daraufhin untersucht, ob sich bei einer bestimmten statistischen Datenkonstellation ein wahrscheinlicher Verlauf und Outcome voraussagen lässt.

Ein weiterer Anspruch an die Dokumentation ist deren **Praktikabilität**, da der Untersucher mit einer zu komplizierten und umfangreichen Dokumentation überfordert ist und seine Ressourcen weniger in die praktische Patientenbehandlung einbringen kann. Entscheidend bei der Dokumentation beim noch unerfahrenen Therapeuten oder Arzt ist die entsprechende fachliche Supervision, da sonst zu befürchten ist, dass bei unsicherer Befundung auch falsche Konsequenzen eingeleitet werden.

Trotz aller Vorteile der standardisierten Befunddokumentation und der kodierten Dateneingabe wird regelmäßig auf die **Videodokumentation** zurückgegriffen.

Dies gilt vor allem dann, wenn es um Beobachtungen bestimmter Verhaltensmuster oder Reaktionen geht. Am TZB ist daher eine eigene Abteilung für Bild- und Videodokumentation etabliert, die mit der Erstellung von feststehenden und bewegten Bildern, deren Nacharbeitung und Archivierung beauftragt ist. Das erstellte Material wird dann für die individuelle Beurteilung, aber auch grundsätzlich für Schulungszwecke verwendet.

Die **endoskopischen und computertomographischen Befunde** stehen primär in digitaler Form zur Verfügung. Sie lassen sich daher einfach nacharbeiten und sind bei entsprechender Archivierung (CD-ROM, DVD) rasch verfügbar. Ebenso lassen sich Bilder und bewegte Sequenzen auf dem elektronischen Datenweg verschicken, wenn es um Befundübermittlung bei Verlegung oder um das Einholen einer zweiten Meinung geht.

### 8.2.2 Statistik

Die **Auswertung des FOTT-Befundbogens** zeigt beispielsweise, bei wie vielen Patienten (in %) während der stationären Behandlung eine vollständige ▶ Trachealkanülenentwöhnung (in ◘ Abb. 8.3 hell dargestellt) und/oder ein vollständiger oraler Nahrungsaufbau (dunkel dargestellt) gelungen ist. Diese »Erfolge« sind, wie in der ◘ Abb. 8.3 ersichtlich, diagnoseabhängig.

> **Beispiel**
> Beim hypoxisch geschädigten Patienten sind die »Erfolge« erwartungsgemäß am geringsten. So gelingt die Entwöhnung von der ▶ Trachealkanüle nur bei jedem 5. Patient (20 %) und der orale Kostaufbau bei nur jedem 10. (9 %), wohingegen bei Patienten mit SHT die Entwöhnung in 65 % und der Kostaufbau immerhin noch in knapp 40 % erfolgreich ist.

In ◘ Abb. 8.4 wird aufgezeigt, bei wieviel Patienten (in %) die Störungen der genannten Bereiche, die bei der stationären Aufnahme bestanden, beseitigt werden konnten (»Normalisierung«). So zeigten beispielsweise 35 % der Patienten bezüglich Stimme bei Entlassung keine Auffälligkeiten mehr.

Gerade im Hinblick auf die im Bereich der Gesundheitspolitik immer knapper werdenden Mittel und dem eindeutigen Trend zur evidenzbasierten Medizin wird eine sorgfältige Dokumentation mit einer sauberen statistischen Auswertbarkeit immer notwendiger. Nur der **wis-**

senschaftliche Nachweis der Wirksamkeit einer Behandlungsmethode, die mit einer notwendigen Behandlungsdauer und einem erforderlichen Maß an qualitativem und quantitativem Personaleinsatz verbunden ist, kann die Existenz einer Rehabilitationsklinik auf Dauer sichern. Entsprechende Voraussetzungen sind am TZB durch die Einrichtung eines hauseigenen, von anderen Bereichen unabhängigen wissenschaftlichen Instituts (Abteilung Forschung und Wissenschaft) geschaffen worden.

## 8.3 Diagnostik

Jeder Patient wird zu allen apparativen Untersuchungen von seinem **FOT-Therapeuten begleitet**. Dies hat die Vorteile,
- dass der Patient für die notwendige Untersuchung optimal positioniert ist,
- geeignete Untersuchungsmaterialien zur Verfügung stehen,
- notwendige therapeutische Interventionen während der Untersuchung stattfinden können und
- der Befund kann anschließend besprochen und ein entsprechendes Vorgehen gemeinsam festgelegt werden.

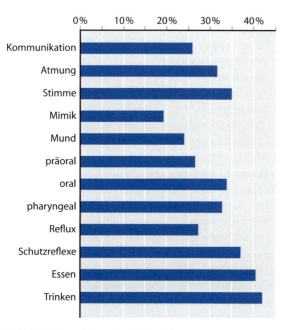

◻ Abb. 8.3. Diagnoseabhängige »Erfolge« bzgl. Trachealkanülenentwöhnung und vollständigem oralen Nahrungsaufbau

Der FOT-Therapeut kennt daher den zu erwartenden Untersuchungsablauf und kann so die **Zumutbarkeit und Aussagemöglichkeit besser abschätzen** und spontan während des Untersuchungsablaufs auf bestimmte Gegebenheiten reagieren.

### 🛈 Praxistipp
*Gemeinsam besprochene Befunde* und ein gemeinsames Festlegen des weiteren Procedere erhöht nicht nur die Akzeptanz, sondern auch die Motivation zur Umsetzung auf der Station.

### 8.3.1 Abklärung von Schluckstörungen

**Standardverfahren** zur Abklärung von Schluckstörungen sind:
- klinische Untersuchung,
- Laryngoskopie,
- Bronchoskopie,
- ▸ Videofluoroskopie bzw. Röntgenkinematographie

Als ergänzende Verfahren werden eingesetzt:
- cervikale Auskultation,
- Sonographie,
- EMG.

◻ Abb. 8.4. Normalisierung im FOT-Bereich

## 8.3 · Diagnostik

Die Anamneseerhebung und die sorgfältige klinische Untersuchung (Bartolome 1999) der Schlucksequenz haben in der Diagnostik auch im Zeitalter der Apparatemedizin einen hohen Stellenwert. So können klare Hinweise gegeben werden, ob eine ▸ dysphagische Störung besteht und welcher Phase sie schwerpunktmäßig zuzuordnen ist.

Nur durch eine klinische Untersuchung kann eine Störung der prä-oralen Phase diagnostiziert werden. Sie ist dadurch gekennzeichnet, dass der Patient keinerlei Bezug zu dem vor ihm stehenden Essen bzw. Getränk hat und das Zuführen der Speise vom Teller zum Mund nicht alleine organisieren kann (Schütz 2000). Störungen der oralen Phase mit Auffälligkeiten der Bolusformung und des Bolustransports können ebenfalls klinisch diagnostiziert und bei Bedarf sonographisch bestätigt werden.

Die triggergesteuerten, reflektorischen Schluckabläufe lassen sich am besten laryngoskopisch und ▸ videofluoroskopisch diagnostizieren.

In der ▸ Videofluoroskopie werden ca. 25–30 Bilder pro Sekunde erzeugt, in der Röntgenkinematographie sind zwischen 50–200 Bilder pro Sekunde möglich, so dass letztere Untersuchung speziellen Fragestellungen vorbehalten bleibt (Hannig und Wuttke-Hannig 1999).

Die **Bronchoskopie** hat sich mittlerweile einen festen Platz in der Schluckdiagnostik erobert (Seibold 2000), nachdem diese Untersuchung zwar nicht Aussagen über die aktuelle Schluckfunktion, wohl aber über die Schlucksituation der zurückliegenden Tage und Wochen geben kann. In den meisten Fällen von chronischen, rezidivierenden Aspirationen sind Veränderungen der tiefen Luftwege in Form von Entzündungsreaktionen auszumachen.

### 8.3.2 Apparative Schluckdiagnostik im Vergleich

In ◘ Tabelle 8.1 sind Stärken und Schwächen der gängigen apparativen Untersuchungen gegenübergestellt und nach eigenen Erfahrungen beurteilt:

Aus ◘ Tabelle 8.1 geht hervor, dass die ▸ Videofluoroskopie die eindeutigsten Aussagen über die aktuelle Schlucksituation liefert, während die Bronchoskopie die einzige der angegebenen Untersuchungsarten ist, die Aufschluss auf die zurückliegende Schluckfunktion geben kann. Auf die Laryngoskopie wird in Abschnitt 8.3.3 näher eingegangen.

Welche der apparativen Untersuchungen nun gewählt wird, sollte in erster Linie von der Fragestellung abhängen. Häufig ist eine **Kombination der verschiedenen Untersuchungsverfahren** angezeigt.

Sollte eine Schweregradeinteilung der Aspiration erforderlich sein, ist dies ausschließlich durch radiologische Methoden mit Kontrastmittel festzustellen, da die Gradeinteilung u. a. nach Abschätzung des Bolusvolumens erfolgt (◘ Tabelle 8.2).

### 8.3.3 Der Stellenwert der Laryngoskopie

Die Laryngoskopie bietet sich auf Grund der hohen Praktikabilität, dem niedrigen Risiko und der geringen subjektiven Belastung sowie der Möglichkeit, die Phonation beurteilen zu können, als Routinediagnostikum an. Zudem kann mit einer transportablen Lichtquelle und einer einfachen ▸ Fiberoptik die Untersuchung problemlos auch als Bedside-Untersuchung (Anagnostopoulos-Schleep

◘ **Tabelle 8.1.** Laryngoskopie, Bronchoskopie und Videofluoroskopie im Vergleich

| Untersuchung | Belastung | Praktikabilität | Risiko | Aussagekraft: Schluckfunktion | |
| --- | --- | --- | --- | --- | --- |
| | | | | aktuell | zurückliegend |
| Laryngoskopie | + | +++ | 0 | ++ | 0 |
| Bronchoskopie | +++* | + | ++ | 0 | ++ |
| Videofluoroskopie | ++ | + | ++ | +++ | 0 |

* transglottisch

**Tabelle 8.2.** Schweregradeinteilung der Aspiration (Hannig und Wuttke-Hannig 1999)

| | |
|---|---|
| Grad I | Aspiration des im Kehlkopfeingang retinierten Materials bei erhaltenem Hustenreflex |
| Grad II | Aspiration <10 % des Bolusvolumens bei erhaltenem Hustenreflex |
| Grad III | Aspiration >10 % des Bolusvolumens bei erhaltenem Hustenreflex oder <10 % bei fehlendem/unzureichendem Hustenreflex |
| Grad IV | >10 % bei fehlendem/unzureichendem Hustenreflex |

1999) durchgeführt werden. Patienten mit Problemkeimen (MRSA) und den erforderlichen Isolierungsmaßnahmen können so spezifisch abgeklärt werden.

Dabei hat sich folgender **Untersuchungsablauf** bewährt:
- Inspektion von Nasenschleimhaut und Gaumensegel (mit Funktionsprüfung),
- Inspektion Larynx (Morphologie, Retentionen),
- Sensibilitätsprüfung,
- Funktionsprüfung Glottis (Räuspern, Husten, forciertes Ausatmen, Atem anhalten, Pressen, »iii, aaa, he he he«, schnüffeln),
- Schlucken verschiedener Konsistenzen (Schluck- und Reinigungsmanöver),
- Bei ▸ Tracheostoma: Tracheoskopie und ▸ retrograde Laryngoskopie.

◘ Abb. 8.5 zeigt die Laryngoskopie – Untersuchungssituation im Überblick und ◘ Abb. 8.6 stellt die Details dar.

Für die **laryngoskopische Schluckabklärung** wird in der Regel eine noch liegende naso-gastrale Sonde entfernt und dazu dekanüliert, um
- das ▸ Tracheostoma besser inspizieren zu können,
- die ▸ retrograde Laryngoskopie durchzuführen,
- den Schluckvorgang ohne mechanische Behinderung durch eine ▸ Trachealkanüle und/oder eine naso-gastrale Sonde begutachten zu können.

◘ Abb. 8.7 zeigt die ▸ anterograde und ▸ retrograde Laryngoskopie.

Wegen des bekannten ▸ »White-Out-Phänomens« während des Schluckens, bedingt durch die Kehlkopfelevation und dem direkten Kontakt der Optik mit der Schleimhaut, ist man bei der ▸ anterograden Untersuchung meist auf **indirekte Zeichen** angewiesen (Anagnostopoulos-Schleep 1999):
- erniedrigte bzw. fehlende Sensibilität im Hypopharynx,
- »verspätete Triggerung«,

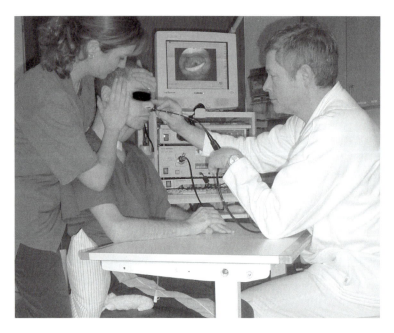

◘ **Abb. 8.5.** Laryngoskopie – Untersuchungssituation

- ▶ Retentionen,
- entzündliche Veränderungen der Aryknorpel,
- »Leaking« (Abgleiten des Bolus in den pharyngealen Raum vor der Reflexauslösung),
- Penetration.

> **Beispiel**
> Bei Patienten mit ▶ Tracheostoma kann unter retrograder Larynxansicht im Falle der Aspiration ein transglottischer Durchtritt von Speichel, angefärbter Flüssigkeit oder Nahrung beobachtet werden.

**Praxistipp**
Die *Schluckprüfung* wird in der Regel mit angefärbtem Speichel, angefärbter Flüssigkeit verschiedener Viskositäten, Ressource und angefärbtem Brot durchgeführt; zur Anfärbung dient Lebensmittelfarbe.

Das *Aspirationsrisiko* u. a. dadurch eingeschätzt, wie tief der Bolus gelangt, bevor es zu einer Schlucktriggerung kommt (Logemann 1997).

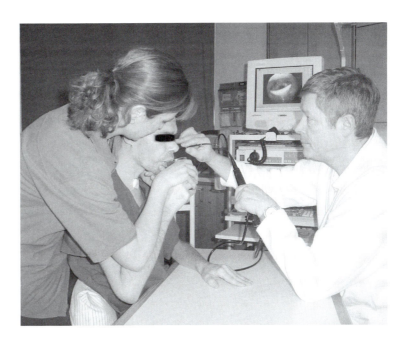

**Abb. 8.6.** Laryngoskopie – Schluckprüfung

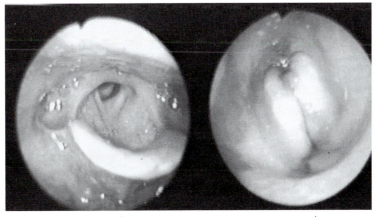

**Abb. 8.7.** Antero- und retrograde Laryngoskopie

anterograd      retrograd

Dies gilt grundsätzlich für die **radiologische Betrachtungsweise** im seitlichen Strahlengang mit Kontrastmittel wie auch für die endoskopische Sichtweise. Studien mit Schluckgesunden belegen jedoch, dass ein flüssiger Bolus in ca. 60 % und ein fester sogar in 76 % endoskopisch sichtbar war, bevor es zu einem Schlucken kam (Dua et al. 1997). In eigenen Nachuntersuchungen mit jüngeren Probanden ließ sich diese »späte Triggerung« in über 85 % der Fälle bei einem völlig physiologischen Schluckvorgang beobachten. Ebenso waren in 71 % postdeglutitive Retentionen (nach erfolgtem spontanen Nachschlucken) bei den Schluckgesunden nachzuweisen.

> **Beachte**
> Die eigenen Beobachtungen bei den schluckgesunden Probanden zeigten, dass es ein großes Variationsspektrum bzgl. Morphologie und Funktion gibt und dass »spätes Triggern« und postdeglutitive Retentionen für sich allein keine Prädiktoren für eine ▸ dysphagische Störung sind.

◘ Abbildung 8.8 zeigt das Aspirationsrisiko.

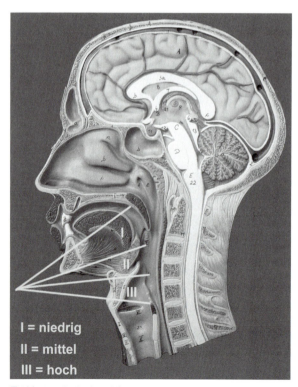

◘ **Abb. 8.8.** Aspirationsrisiko

### 8.3.4 Poststationäre Nachuntersuchungen

Nach eigenen Zahlen werden ca. 20–25 % aller Patienten mit einer **klinisch relevanten Schluckstörung** (gänzliche oder teilweise Einschränkung der oralen Nahrungszufuhr) aus der stationären Behandlung entlassen. Die meisten Patienten davon sind pflegebedürftig und entweder zu Hause oder in einem Pflegeheim untergebracht. Nur in Einzelfällen findet eine qualifizierte ambulante Weiterbehandlung des fazio-oralen-Trakts statt. Ebenso sind meist nur sporadischen, ärztlichen Nachuntersuchungen in der Regel nicht FOT-spezifisch ausgerichtet.

In der regulären **Schluckambulanz** werden diese Patienten nur entweder auf Wunsch der Angehörigen oder mit einer speziellen Fragestellung des Hausarztes vorgestellt. In der Regel wird bei Entlassung des Patienten ein Procedere bezüglich ▸ Trachealkanüle und Nahrungsaufnahme festgelegt, welches oft lebenslang unverändert fortgeführt wird, ohne auf spontane Entwicklungen zu reagieren.

> **Beachte**
> Auch chronische neurogene ▸ Dysphagien lassen sich durch gezielte Schlucktherapien bessern (Prosiegel et al. 2002).

Ebenso ist es möglich, dass auch nach Jahren **spontane Teilremissionen** auftreten können, die eine teilweise Nahrungsaufnahme bis hin zur Entfernung der Sonde oder auch eine Entwöhnung der Kanüle bis hin zum ▸ Tracheostomaverschluss erlauben, was natürlich zu einer deutlichen Verbesserung der Lebensqualität und Reduktion der Pflegeintensität führt. Andererseits können sich Schluckstörungen verschlechtern und akute Krankenhauseinweisungen, z. B. wegen Bronchopneumonien erforderlich machen.

Eine **systematische Nachuntersuchung** dieser ▸ dysphagischen, meist pflegebedürftigen Patienten nach der Entlassung soll daher klären, ob diese von den regelmäßigen, ambulanten Nachuntersuchungen und den entsprechenden Interventionen in Bezug auf Pflegeintensität und Lebensqualität profitieren (BMG gefördertes Modellprojekt am TZB). Die Fragestellungen werden in ◘ Übersicht 8.3 beschrieben.

## Übersicht 8.3: Fragen zur Wirksamkeit von Nachuntersuchungen
- Kann die Pflegeintensität reduziert werden?
- Wird die pflegerische Versorgung zu Hause statt im Pflegeheim ermöglicht?
- Können notfallmäßige Krankenhauseinweisungen vermieden?
- Wird die Mortalität verringert?
- Kann die Lebensqualität für diese pflegeintensiven Patienten erhöht werden?

**Beachte**
Allein in Deutschland wird bei Schlaganfallpatienten durch eine suffiziente Therapie der Schluckstörung nicht nur eine entscheidende Verbesserung der Lebensqualität der Patienten erwartet, sondern auch eine Kostenersparnis von ca. 15 Millionen € (Haaks und Walkenbach 1999).

## 8.4 Fortbildung

Die Teilnahme an bestimmten Fortbildungen ist in einem **klinikeigenen Standard** festgelegt. Dieser regelt für jede Berufsgruppe den Umfang an Basis- und Aufbauqualifikation. (Für den FOT-Therapeut siehe 8.1.1). Soweit möglich werden diese Qualifikationen in Form von Kursen oder Seminaren am hauseigenen Schulungszentrum vermittelt.

Für neue Mitarbeiter wurde ein 60-stündiges Einführungsprogramm entwickelt, in dem schwerpunktmäßig die Behandlungskonzepte nach Affolter, Bobath und Coombes in Therorie und supervidierter Praxis vermittelt werden.

Tabelle 8.3 zeigt die Zahlen von Kursen und Teilnehmern, die in den vergangenen 10 Jahren am hauseigenen Schulungszentrum im F.O.T.T.-Konzept nach Kay Coombes geschult wurden:

Innerhalb der Teamstrukturen (8.1.1) ist es vorgesehen, dass auch Mitarbeiter anderer Disziplinen über die Arbeit des FOT-Therapeuten und der F.O.T.T.-Gruppe unterrichtet werden. Die F.O.T.T.-Gruppe organisiert in regelmäßigen Abständen entsprechende **Fortbildungen für das gesamte Personal**. Darüber hinaus gibt es FOT-relevante **Notfallfortbildungen**, die sich orientierend an den gemachten Erfahrungen mit folgenden Themenkomplexen beschäftigen:
- Erbrechen,
- unbeabsichtigtes Dekanülieren (durch den Patienten selbst),
- plötzliches Verlegen der ▸ Trachealkanüle,
- Umgang mit Hustenanfällen,
- Beißen.

**Tabelle 8.3.** F.O.T.T. – Kurse am TZB (Mai 2003)

| Kurse/Seminare | Anzahl der Kurse/ Seminare | Gesamt Teilnehmer | Externe Teilnehmer | Interne Teilnehmer |
|---|---|---|---|---|
| Grundkurs Fazio-Orale-Trakt-Therapie (G/F.O.T.T.) | 51 | 932 | 491 | 441 |
| Refresher Kurs Facio-Orale-Trakt-Therapie (R/F.O.T.T.) | 3 | 53 | 41 | 12 |
| Aufbaukurs Facio-Orale-Trakt-Therapie (A/F.O.T.T.) | 9 | 139 | 81 | 58 |
| Facio-Orale-Trakt-Therapie bei Patienten mit Trachealkanüle (F.O.T.T.-TRACH) | 5 | 59 | 32 | 27 |
| Informationskurs über den Umgang mit Patienten mit erworbener Hirnschädigung bei Ess- und Trinkproblemen (F.O.T.T.) | 2 | 31 | 19 | 12 |
| Gesamtzahlen | 70 | 1.214 | 664 | 550 |

Diese Themen wurden aufgrund der Praxisrelevanz gewählt, nachdem immer wieder Mitarbeiter anderer Fachabteilungen die Frage stellten: »Wie gehe ich in meiner Therapiestunde mit einer solchen Situation um?«

Hinzu kommen patientenbezogene Fortbildungen in Form von Workshops auf den jeweiligen Stationen.

▫ Übersicht 8.4 fasst die wichtigsten Aspekte zusammen.

---

**Übersicht 8.4: F.O.T.T. im Klinikalltag**

- Bei der Rehabilitation von erworbenen schweren Hirnschädigungen spielen die **Störungen im fazio-oralen Bereich**, allen voran die neurogene Schluckstörung, wegen ihrer Häufigkeit und der Konsequenz für den Betroffenen eine große Rolle.
- Einzelne, isoliert in den Tagesablauf eingestreute Therapiestunden haben ohne ein entsprechendes **Gesamtkonzept** keine ausreichende Effizienz (Nutzen im Verhältnis zum Aufwand).
- In einer Neurorehabilitationsklinik müssen **Strukturen** geschaffen bzw. modifiziert, Personal geschult, Abläufe standardisiert, Kompetenzen gebildet und unter Umständen sogar Hierarchien verändert werden, um dem sehr komplexen Problem entsprechend umfassend, ganzheitlich und durchgängig zu begegnen.
- Bei den immer knapper werdenden finanziellen Ressourcen im Gesundheitswesen ist eine Stellenmehrung nicht zu erwarten. Eine Steigerung der Effektivität ist daher nur über eine bessere Nutzung bestehender Kapazitäten möglich. Die dazu erforderlichen, z.T. einschneidenden Änderungen konventioneller Hierarchien und Denkweisen mögen anfangs auf gewisse Skepsis stoßen, ermöglichen aber langfristig einen ökonomischeren Weg (Lachhammer 2000), der dem Patienten letztendlich mehr hilft als ein gutgemeintes traditionelles Behandlungskonzept.

---

## Literatur

Anagnostopoulos-Schleep et al. (1999) Videoendoskopische Pharyngolaryngoskopie: Untersuchungstechnik und Befundinterpretation Neurologie & Rehabilitation 5 (3):133–141

Bartolome G (1999) Schluckstörungen. In: Frommelt u. Grötzbach (Hrsg): Neurorehabilitation, Blackwell

Blanco J, Mäder M (1999) Dokumentation, Messung und Qualitätsmanagement. In: Frommelt u. Grötzbach (Hrsg) Neurorehabilitation, Blackwell

Coombes K (1996) Von der Ernährungssonde zum Essen am Tisch – Aspekte der Problematik, Richtlinien für die Behandlung. In: Lipp B, Schlaegel W (Hrsg) Wege von Anfang an. Neckar, Villingen-Schwenningen

Coombes K (2001) Facial Oral Tract Therapy (F.O.T.T.) S 51, Jubiläumsschrift: 10 Jahre Schulungszentrum am TZB 2001 Eigenverlag

Davies P (1994) Reanimating the Face and Mouth. In: Davies (Hrsg) Starting again. Springer Heidelberg Berlin

Dua et al. (1997) Coordination of Deglutive Glottal Function and Pharyngeal Bolus Transit During Normal Eating. Gastroenterology 112:73–83

Gratz C, Woite D (2000) Die Therapie des Facio-Oralen Traktes bei neurologischen Patienten. Schulz-Kirchner Verlag, Idstein

Haaks T, Walkenbach K (1999) Klinisches Management neurogener Dysphagie unter Berücksichtigung einer Kosten-Nutzen-Analyse. Neurologie & Rehabilitation, 5:269–274

Hannig C, Wuttke-Hannig A (1999) Radiologische Funktionsdiagnostik von Schluckstörungen. In: Bartolome et al. (Hrsg) Schluckstörungen – Diagnostik und Therapie. Urban & Fischer, München-Jena

Kiffe G (2000) Trachealkanülen am Therapiezentrum Burgau. In: Lipp et al. (Hrsg) Gefangen im eigenen Körper. Neckar, Villingen-Schwenningen

Lachhammer H (2000) Kosten-Nutzen eines Qualitätmanagements im Dienstleistungsbereich. In: Lipp et al. (Hrsg) Gefangen im eigenen Körper. Neckar, Villingen-Schwenningen

Lipp B, Schlaegel W (1997) Das Tracheostoma in der neurologischen Frührehabilitation. FORUM Logopädie 3:8–11, Schulz-Kirchner, Idstein

Logemann JA (1997) Therapy for oropharyngeal swallowing disorders. In: Perlman/Schulze-Delrieu (Hrsg) Deglutition and its Disorders, Singular Publish. Group, San Diego

Prosiegel M et al. (2002) Schluckstörungen bei neurologischen Patienten. Nervenarzt 73:364–370, Springer Heidelberg Berlin,

Schlaegel W (2000) Von der geblockten Trachealkanüle zum verschlossenen Tracheostoma. In: Lipp B et al. (Hrsg) Gefangen im eigenen Körper. Neckar, Villingen-Schwenningen

Schlaegel W (2000b) Redressionsteam und FOTT-Gruppe – zwei Beispiele der interdisziplinären Teamarbeit zur Verbesserung der Prozessqualität. In: Lipp B et al. (Hrsg) Gefangen im eigenen Körper. Neckar, Villingen-Schwenningen

Schlaegel W (1996) Rehabilitation des facio-oralen Traktes. In: Lipp B, Schlaegel W (Hrsg) Wege von Anfang an. Neckar, Villingen-Schwenningen (1996)

Schröter-Morasch H (1999) Medizinische Basisversorgung von Patienten mit Schluckstörungen, Trachealkanülen-Sondenernährung. In: Bartolome G et al. (Hrsg) Schluckstörungen – Diagnostik und Therapie, Urban & Fischer, München

Schütz M (2000) Die Bedeutung der präoralen Phase im Rahmen des oralen Kostaufbaus. In: Lipp B et al. (Hrsg) Gefangen im eigenen Körper. Neckar, Villingen-Schwenningen

Seibold G (2000) Bronchoskopie in der Behandlung dysphagischer Patienten. In: Lipp et al. (Hrsg) Gefangen im eigenen Körper. Neckar, Villingen-Schwenningen

Seidl RO, Nusser-Müller-Busch R, Ernst A (2002) Evaluation eines Untersuchungsbogens zur endoskopischen Schluckuntersuchung. Sprache Stimme Gehör 26:28–36, Thieme Stuttgart

Seitz S (1996) Bedeutung und Aspekte der Mundhygiene. In: Lipp, Schlaegel (Hrsg) Wege von Anfang an. Neckar, Villingen-Schwenningen

Tittmann D, Kleber E (2000) Entwöhnung von der Trachealkanüle. In: Lipp et al. (Hrsg) Gefangen im eigenen Körper. Neckar, Villingen-Schwenningen

Vogel W (2000) Know How beim Kanülenwechsel. In: Lipp et al. (Hrsg) Gefangen im eigenen Körper. Neckar, Villingen-Schwenningen

# F.O.T.T.: Mythos oder messbar

**Petra Fuchs**

**9.1 Studiendesigns – 206**
9.1.1 Nachweis der Therapiewirksamkeit – 206
9.1.2 Gruppendesigns – 208
9.1.3 Einzelfalldesigns – 209

**9.2 Das F.O.T.T. Assessment Profile – 213**
9.2.1 Entstehungsgeschichte – 213
9.2.2 Beschreibung des F.O.T.T. Assessment Profile – 214
9.2.3 Inhaltliche Validität und Inter-Rater Reliabilität – 216

**9.3 Studiendesign für F.O.T.T. – 218**
9.3.1 Ausarbeiten der Fragestellung – 218
9.3.2 Design – 218
9.3.3 Studienteilnehmer – 219
9.3.4 Instrumente – 219
9.3.5 Datenerhebung – 219
9.3.6 Datenanalyse – 220

**Literatur – 221**

Die Therapie des Facio-Oralen Trakts nach Coombes ist wissenschaftlich nicht bewiesen – und doch findet sie zunehmend Verbreitung. Damit befindet sie sich in guter Gesellschaft mit anderen bewährten und weit verbreiteten Therapiekonzepten wie z. B. dem Bobath-Konzept oder der Reflexlokomotion nach Vojta. In den letzten Jahren, u. a. als Folge des Drucks Kosten im Gesundheitswesen zu reduzieren, wird der Ruf nach **evidence-based medicine**, einer auf wissenschaftlichen Beweisen basierenden Medizin laut. De facto gibt es aber kaum Studien über physio- und ergotherapeutische oder logopädische Behandlungsansätze, die wissenschaftlichen Kriterien standhalten. Diese Therapieansätze waren zum einen bisher kaum Thema wissenschaftlichen Interesses, zum anderen stellen sich in der vergleichsweise jungen Disziplin Neurorehabilitation – z. B. im Vergleich zu einer Medikamentenwirksamkeitsprüfung – eine Vielzahl ethischer und methodischer Fragen.

Der folgende Beitrag soll Therapeutinnen dazu ermutigen, im kleinen Rahmen zur **Therapieforschung der F.O.T.T.** beizutragen, solange ▶ randomisierte Studien und Effizienznachweise fehlen. Um den Einstieg zu erleichtern, werden zwei Gruppen- und zwei Einzelfall-Designs beschrieben. Danach werden das F.O.T.T. Assessment Profile und ein mögliches Design vorgestellt, das F.O.T.T.-Therapeutinnen in der Praxis anwenden könnten.

## 9.1 Studiendesigns

Mythos wird definiert als »A thing or a person that is imaginary or not true« (Oxford Dictionary 1995), als eine unwahre Sache oder als imaginäre Person.

Die Therapie des Facio-Oralen Trakts (F.O.T.T.) hat sich etabliert. Das zeigt das vorliegende Buch, andere Beschreibungen dieses Konzeptes (Davies 1994, Nusser-Müller-Busch 1997, Gratz u. Woite 2000) und v. a. die weit verbreitete Anwendung in der Rehabilitation und Langzeitpflege von Patienten mit erworbenen Hirnschädigungen.

Vom Team und den Angehörigen wahrgenommene Fortschritte des Patienten werden auf die Anwendung im Rahmen des 24-Stunden-Konzeptes zurückgeführt. Zum Beispiel, wenn nach vier Monaten F.O.T.-Therapie und Anleitung der Pflegekräfte seine Zahninnenflächen nun wieder geputzt werden können, ohne dabei einen Beißreflex auszulösen.

Trotzdem müssen wir uns fragen: Sind die in der Rehabilitation beobachteten Veränderungen wirklich eine Konsequenz der Facio-Oralen Trakt Therapie?

### 9.1.1 Nachweis der Therapiewirksamkeit

**Wissenschaftliche Messungen**

Rein wissenschaftlich werden Messungen mit einer **Intervallskala** vorgenommen, deren Messpunkte die gleichen Abstände zueinander haben (Wade 1992; Blanco u. Mäder 1999).

> **Beispiel**
> Ein alltägliches Beispiel für eine Intervallskala ist ein Messband, bei dem alle Abstände einen Zentimeter betragen.

In der Neurorehabilitation sind derzeit jedoch nur wenige Aspekte einfach quantifizierbar und definierte Standardeinheiten fehlen (Wade 1992; Blanco u. Mäder 1999). Dies macht es schwierig Neurorehabilitation und – als Teilaspekt davon – F.O.T.T. zu messen.

Zunehmend wächst der Druck ausschließlich Therapieansätze anzuwenden, die einerseits auf einer theoretischen Grundlage beruhen und deren Wirksamkeit andererseits in wissenschaftlichen Studien nachgewiesen wurde (**evidence-based practice**). Es wird dabei zwischen **Effizienz** (efficacy) und **Effektivität** (effectiveness) einer Therapie unterschieden (Robey u. Schultz 1998).

> **Beachte**
> Effizienz-Forschung untersucht den Effekt der klinischen Arbeit unter optimalen Bedingungen, d. h. in einer Kontrollstudie. Im Gegensatz dazu wird die **Effektivität** unter »normalen« klinischen Bedingungen erforscht.

Die Effizienz einer Therapie sollte vor ihrer Effektivität etabliert werden. Die Autoren skizzieren diesen Prozess als ein **Fünf-Phasen-Modell**, bei dem die randomisierte Kontrollstudie (s. 9.1.1) als der stärkste Beweis für die Wirksamkeit einer Therapie gilt.

De facto gibt es z. B. im Bereich der Logopädie oder der ▶ Dysphagie-Therapie kaum Studien, die den derzeit gängigen wissenschaftlichen Kriterien standhalten wie die durchgeführten Reviews, z. B. Cochrane Database of Systematic Review und Metaanalysen zeigen (Thomas et al. 1999). Als ein methodisches Hauptproblem wird das **Fehlen der Randomisierung** gesehen, d. h. die Zufallsverteilung der zu untersuchenden Subjekte in Versuchs- und (z. B. nicht behandelte) Kontrollgruppen.

## Aussagekraft statistischer Untersuchungen

F.O.T.T.-Therapeutinnen und Reha-Teams stehen in der Verantwortung, sich wissenschaftlich mit diesem Konzept auseinander zu setzen. Die Wahl des Studiendesigns will jedoch gut überlegt sein, da statistisch nicht signifikante Resultate dazu führen könnten, dieses Konzept allgemein als »nicht effektiv« abzustempeln. All zu gerne wird übersehen,

- dass statistische Signifikanz nur ausdrückt, wie wahrscheinlich es ist, dass die Resultate durch Zufall erreicht wurden;
- dass statistisch signifikante Resultate nicht gleichzeitig bedeuten, dass sie auch klinisch relevant sind;
- Umgekehrt kann ein statistisch nicht signifikantes Resultat für einen Patienten in der realen Welt von Bedeutung sein.

### ▸ Beispiel

Stiefel et al. (1993) verglichen den Mundstatus (z. B. Anzahl kariöser Zähne, Paradontose) rückenmarkverletzter Menschen mit dem anderer behinderter Menschen (z. B. nach Schädelhirntrauma). Sie fanden eine Tendenz zu mehr ▸ Gingivitis und periodontalen Problemen bei Tetraplegikern, die auf tägliche Mundpflege angewiesen waren als bei Rückenmarkverletzten, die die Mundpflege selbständig ausführen konnte. Obwohl dieses Resultat statistisch nicht signifikant war, kann man sich die Konsequenzen für das Individuum gut vorstellen.

Forschung und Studien verfolgen das **Ziel**, Wissen zu erweitern sowohl im Labor wie auch im klinischen Setting. Das Design ist das Vehikel, welches die Fragen des Forschers/der Forscherin in Projekte umsetzt, d. h. systematisch und organisiert nach Antworten sucht.

Es beschäftigt sich mit
- Zielen,
- Methoden,
- Datensammlung und -analyse und
- dem Kommunizieren der Resultate (Crombie 1997).

Das Design berücksichtigt »weltliche« Einschränkungen wie den Ort der Untersuchung, den Zeitaufwand, finanzielle und personelle Ressourcen.

Traditionell unterscheidet man **drei Strategien**:
- experimentelle Designs,
- Befragungen (Surveys) und
- Fallstudien.

**Experimentelle Designs** testen Hypothesen (z. B. Medikament X senkt den Blutdruck), vergleichen Behandlungen (z. B. Medikament X senkt den Blutdruck schneller als Medikament Y) und erklären die Zusammenhängen von Ursache und Wirkung. Sie verlangen einen hohen Grad an Kontrolle aller beeinflussender Faktoren.

**Befragungen** werden in vielfältiger Weise angewendet, um im Gesundheitswesen Informationen zu sammeln. Sie fragen zum Beispiel nach der Häufigkeit von Asthma in der Bevölkerung, ob alle Gruppen der Gesellschaft die gleiche Gesundheitsversorgung erhalten, oder wie Ärzte zum Thema Euthanasie denken (Crombie 1997).

**Fallstudien** beschreiben und untersuchen Geschehnisse in einem spezifischen Kontext und lassen keine Schlüsse der Kausalität zu. Sie sind jedoch oft ein erster Schritt zu mehr experimentellen Untersuchungen und eine wertvolle Ergänzung für die Praxis.

### ❗ Beachte

Grundsätzlich sollte die Fragestellung die Wahl des Designs leiten, doch leider wird oft das vom Untersucher/der Untersucherin bevorzugte Forschungsdesign gewählt (Robson 1998).

Im Folgenden werden aus den **Gruppendesigns** die ▸ randomisierte Kontrollstudie, das quasi-experimentelle Design, und aus den **Einzelfalldesigns** die experimentelle Einzelfallstudie und die beschreibende Fallstudie beschrieben.

### ❗ Beachte

Die randomisierte Kontrollstudie gilt als das »wahre« experimentelle Forschungsdesign und wird häufig als der stärkste Beweis für die Effektivität einer Therapie genannt. Sie kann jedoch kaum in ihrer reinen Form außerhalb des Labors umgesetzt werden. Das quasi-experimentelle Design soll dies ermöglichen.

▼

Die experimentelle Einzelfallstudie und die beschreibende Fallstudie scheinen Stiefkinder der Forschung zu sein, haben im Klinikalltag aber durchwegs ihren Platz und ihre Berechtigung. ◘ Übersicht 9.1 fasst die Forschungsmethoden zusammen.

> **Übersicht 9.1: Forschungsmethoden Gruppendesigns**
> — **Gruppendesigns**
>   — ▶ Randomisierte Kontrollstudie
>   — Quasi-experimentelles Design
> — **Einzelfalldesigns**
>   — Experimentelle Fallstudie
>   — Beschreibende Fallstudie

### 9.1.2 Gruppendesigns

#### Das »wahre« Experiment: randomisierte Kontrollstudie

Jeder Arzt und jede Therapeutin möchte verständlicherweise glauben, dass ihre gewählte Form der Therapie wirksam ist. Die traditionelle Medizin (z. B. beim Testen neuer Medikamente) und auch Studien der Psychologie bedienen sich, um Zusammenhänge von Ursache und Wirkung zu beweisen, oft eines sogenannten **experimentellen Designs**.

> **Exkurs**
> Die Methodik für Experimente stammt ursprünglich aus der landwirtschaftlichen Forschung, wo Experimente unter Laborbedingungen durchgeführt wurden. Pflanzen derselben Gruppe (Population) wurden in zufälliger Weise – **randomisiert** – verschiedenen Untergruppen (Testgruppe und Kontrollgruppe) zugeteilt. In der Testgruppe wurde zum Beispiel die Menge Wasser oder Licht manipuliert, die Veränderungen gemessen und mit denselben **Variablen** in den Kontrollgruppen verglichen. Der hohe Grad an Kontrolle aller beeinflussender Faktoren erlaubt es mathematisch auszudrücken, wie groß die Wahrscheinlichkeit ist, dass der beobachtete Effekt durch Zufall entstanden ist (p-Wert, statistische Signifikanz). Ist der p-Wert sehr klein (p<0.05) wird der Schluss gezogen, dass die manipulierte Variable den Effekt ausgelöst hat.
> ▼

Da die Test- und Kontrollgruppe von derselben Population stammen, können Schlussfolgerungen bezüglich Ursache und Wirkung auf die Gesamtpopulation (alle Pflanzen derselben Art) übertragen – **generalisiert** – werden.

Auch außerhalb des Labors, im **klinischen Setting**, muss eine Studie gewisse Voraussetzungen erfüllen, um als wahres Experiment zu gelten, welches Schlussfolgerungen bezüglich der Wirksamkeit einer Therapie zulässt. Die **randomisierte Zuteilung** aller an der Studie teilnehmenden Patienten (Subjekte) zur Testgruppe (die das Medikament erhält) oder zur Kontrollgruppe (die ein Placebo erhält) ist von größter Bedeutung. Dies verlangt eine **homogene Gruppe** vieler Patienten mit einer klaren Diagnosenstellung (wie z. B. Bluthochdruck). Die randomisierte Zuteilung einer großen Anzahl Patienten zur Test- oder Kontrollgruppe erleichtert das Erzielen signifikanter Resultate trotz einer gewissen Variabilität zwischen den Subjekten. Verabreicht wird eine klar beschriebene, uniforme Therapie, z. B. das neue Medikament, welches in derselben Dosis an alle Patienten abgegeben wird.

> **Beachte**
> Oft werden die Tests als **Doppelblindstudien** durchgeführt, d. h. weder die Person, die das Medikament aushändigt, noch die Person, die das Medikament einnimmt wissen, wer den Wirkstoff und wer den Placebo erhält.

Ist die Hürde der Randomisierung genommen, kann die Studie mehr oder weniger komplex gestaltet werden. Es können zum Beispiel Vor- und Nachtests vorgenommen werden oder verschiedene Medikamente (oder Therapien) miteinander verglichen werden. Robson (1998) beschreibt einfache experimentelle Designs und gibt weitere Quellen an.

#### Das quasi-experimentelle Design
**Voraussetzungen**

In der Therapieforschung ist es oft unmöglich, die Prinzipien der randomisierten Kontrollstudie vollständig zu erfüllen. Eine häufig auftretende Schwierigkeit ist eine ausreichend große Anzahl Personen mit derselben Schädigung zu finden. Dies erschwert eine randomisierte Zuteilung in zwei Gruppen oder macht sie manchmal unmöglich. Somit ist die wichtigste Voraussetzung der experimentellen Kontrollstudie bereits nicht erfüllt. Da auch beeinflussende Faktoren in der realen Welt nicht vollständig kontrolliert werden können, wird das **quasi-experimentelle Design** als **Alternative zur randomisierten Kontrollstudie** vorgeschlagen (Robson 1998). Wie der Name sagt, ist auch dieses Design experimentell, die Zuteilung zur Test-oder Kontrollgruppe ist jedoch nicht randomisiert, sondern geschieht auf der Basis anderer Kriterien (z. B. Patienten zweier verschiedener Pflegeheime werden miteinander verglichen). Oft wird versucht die Subjekte der einzelnen Gruppen aufeinander abzustimmen – **matching** –, z. B. Alter, Geschlecht, absolvierte Schuljahre.

#### Durchführung
Beide Gruppen werden nach denselben Kriterien befundet (**Vortests**), die Testgruppe wird anschließend behandelt, während die Kontrollgruppe keine spezielle Intervention erhält. Nach der Behandlungsphase werden beide Gruppen nochmals getestet (**Nachtests**).

Eine starke Indikation dafür, dass die Behandlung die Veränderungen bewirkt hat (Ursache-Wirkung), wäre folgendes **Resultat**:

> **Beispiel**
> Die Testgruppe erlangte in den Vortests schlechtere Ergebnisse als die Kontrollgruppe und in den Nachtests bessere Ergebnisse, die zudem über den Vortest-Ergebnissen der Kontrollgruppe liegen. Solche Resultate könnten, wenn auch mit Vorsicht, auf die Gesamtpopulation generalisiert werden.

### 9.1.3 Einzelfalldesigns

Die oben erwähnten Kontrollstudien testen **Hypothesen** und ziehen Schlüsse bezüglich Ursache und Wirkung, die auf eine Gesamtpopulation übertragen werden können. Dieses Vorgehen ist vor allem beim Testen von neuen Medikamenten wünschenswert, da deren Wirkung (bzw. die Nebenwirkungen) noch nicht bekannt ist.

Im **klinischen Alltag** (z. B. in der Rehabilitation) konnte die Wirksamkeit von »hands-on« Therapien bereits beobachtet werden, wenn auch nicht immer eindeutig klar ist, warum sich das Verhalten des Patienten verändert hat (z. B. durch Effekte wie Spontanremission, Kombination der Therapien). Die Frage ist also nicht, ob der therapeutische Ansatz einen Effekt hat.

Es wird gefragt,
- warum die Therapie bei einem bestimmten Patienten (nicht) gewirkt hat,
- wie sie wirkt oder
- wie lange es dauert, bis ein Patient Veränderungen zeigt.

Dies sind Fragen die in den ersten zwei Phasen von Robey und Schultz (1998) untersucht werden. Gruppenstudien eignen sich nicht, um diese Fragen zu beantworten, da sie überdecken, wie individuelle Patienten auf eine Therapie reagieren.

#### Die experimentelle Einzelfallstudie
Bei der experimentellen Einzelfallstudie (single-subject experimental design) handelt es sich um einen von B. F. Skinner geprägten Ansatz (Robson 1998). Es werden **wiederholt Messungen am selben Subjekt** vorgenommen, wobei die Messungen über eine gewisse Zeitspanne erhoben werden, meistens bevor, während und nach einer Intervention. Der Patient agiert somit als seine eigene Kontrolleinheit.

Im Weiteren ist die **Kontrolle beeinflussender Faktoren** von größter Wichtigkeit:
- So muss zwischen den Einflüssen der Therapie und anderen, zu Verbesserungen führender Faktoren unterschieden werden (z. B. Spontanheilung).
- Es müssen spezifische Einflüsse der Therapie von mehr generellen, wie zum Beispiel erhöhter persönlicher Aufmerksamkeit, separiert werden.

#### Durchführung
Ein mögliches Design ist ein sogenanntes **ABA-Design**. Die Buchstaben stehen für **drei verschiedene Phasen**, die sich über einen gewissen Zeitraum erstrecken.

Die erste Phase A entspricht der ersten »**Nicht-Behandlungsphase**«. In dieser werden Tests und Untersuchungen an den zu beobachtenden Verhalten (Variablen) vorgenommen und somit die **Baseline** etabliert.

Phase B entspricht der **Behandlungsphase** und A einer **zweiten** »**Nicht-Behandlungsphase**«, an deren Ende wiederum getestet und untersucht wird.

> **Beachte**
> Man geht von einem Behandlungseffekt aus, wenn das beobachtete Verhalten in der ersten Phase A stabil ist, sich in der Phase B verbessert und in der zweiten Phase A wieder auf die Baseline zurückfällt.

Das Zurückfallen des beobachteten Verhaltens auf die Baseline ist notwendig um zu validieren, dass die Veränderung aufgrund der Behandlung entstanden ist (Fukkink 1996). Die Rückkehr zur Baseline ist **in der Therapie** natürlich nicht wünschenswert. In diesem Fall kann auf ein **AB-Design** ausgewichen werden, wobei in beiden Phasen genügend Daten aus verschiedenen Quellen gesammelt werden müssen. Zudem müssen wichtige Veränderungen (z. B. Infekte, Medikamentengabe, Abschluss anderer Therapien) festgehalten werden (Pring 2000).

### Beachte
Die Ergebnisse einer einzelnen experimentellen Einzelfallstudie können nicht auf die Gesamtpopulation generalisiert werden.

**Mehrere,** sorgfältig geplante **experimentelle Einzelfallstudien** können jedoch **Tendenzen** aufzeigen.

### Praxistipp
Experimentellen Designs gemeinsam ist, dass alle wichtigen Aspekte der Studie *vor der Datensammlung* festgelegt werden müssen, d. h.:
- zu testende Hypothese,
- Auswahlkriterien für Patienten,
- zu sammelnde Daten, Art der Datenanalyse und
- statistische Tests, Kontrollvariable.

Hat das Sammeln der Daten begonnen, dürfen keine Veränderungen am Design mehr vorgenommen werden.

## Die beschreibende Fallstudie

### Beachte
Beschreibende Fallstudien verfolgen das Ziel, Patienten, den Rehabilitationsprozess, die angewandte Therapie selbst oder zum Outcome beitragende Faktoren zu explorieren.

Sie können auch Hinweise darauf geben, wie sich die Therapie (z. B. F.O.T.T.) auf eine beeinträchtigte Funktion auswirkt oder bei welchen Patienten die besten Resultate erzielt werden. Beschreibende Fallstudien lassen jedoch **keine Generalisierungen** bezüglich der Kausalität oder der Gesamtpopulation zu.

Fallstudien können mit mehr oder weniger Struktur angegangen werden, dabei gilt es jedoch zu beachten, dass nicht alles untersucht werden kann. Die **Hauptaspekte der Fallstudie**, d. h. Fragestellungen, Design, Studienteilnehmer, Instrumente, Datenerhebungstechniken und falls angebracht Datenanalyse, sollten deshalb vor dem Beginn der Datensammlung zumindest überlegt werden.

Robson (1998) vertritt die Ansicht, dass die **Fragestellung** allgemein oder sehr spezifisch sein kann und mehrere Haupt- wie auch Nebenfragen beinhalten kann. Diese Fragestellungen werden im Verlauf des Prozesses, aufgrund der gesammelten Daten überdacht und gegebenenfalls verändert.

### Praxistipp
Bei einer mehr strukturierten Strategie ist es hilfreich, sich eine Art Trichter vorzustellen, in den anfangs alle Projektideen gefüttert werden, an dessen Ende jedoch nur eine *spezifische Fragestellung* untersucht wird (Clifford 1990). Im Raum zwischen Trichtermündung und Ausfluss werden die Ideen verfeinert, bis sich eine Fragestellung herauskristallisiert.

### Beispiel
Mögliche Fragestellungen:
- Wie lange dauert es im Rehabilitationsprozess, bis die Zahninnenflächen bei einem Patienten mit Beißreflex geputzt werden können? Welche therapeutischen Maßnahmen wurden eingesetzt, um zu diesem Resultat zu gelangen?
- Wie lange dauert es, bis der Patient nicht mehr mit hypersensiblen Reaktionen auf Berührungen im Gesicht/Mund reagiert, z. B. beim Gesicht waschen?
- Wie wirkt sich regelmäßige F.O.T.T. auf die beeinträchtigte Schluckfunktion aus, z. B. weniger häufiges Absaugen, Schlucken von einer oder mehrere Konsistenzen?
- Welche Langzeitveränderungen können bei einem Patienten nach Abschluss der Therapie beobachtet werden? Ist zum Beispiel eine Verbesserung, Verschlechterung oder Erhaltung der Funktion beobachtbar, z. B. des Speichelschluckens?

Die Daten zur Beantwortung dieser Fragen werden aus **möglichst vielen Quellen** zusammengetragen. Das Herausarbeiten eines spezifischen Problems oder eines Aspektes der Therapie ist für im wissenschaftlichen Arbeiten ungeübte F.O.T.T.- Therapeutinnen ein zeitaufwändiger Prozess, der jedoch für das Gelingen eines Projektes, und mag es noch so klein sein, wichtig erscheint.

Die **Wahl der Patientenklientel** für eine Einzelfallstudie ergibt sich entweder aus dem klinischen Arbeitsfeld (z. B. Neurologie, HNO) oder wird aufgrund des Zieles gewählt werden (z. B. Beschreibung des Rehabilitationsverlaufes).

Dieses Design wurde von Gratz u. Woite (2000) gewählt, die die Rehabilitation des fazio-oralen Trakts zweier Patienten beschrieben. ◘ Tabelle 9.1 fasst die wichtigsten Merkmale der oben beschriebenen Studiendesigns zusammen.

## Objektivität von Tests

Die Möglichkeit Beobachtungen mittels Zahlen auszudrücken, ist wohl ein Grund dafür, dass die Ergebnisse experimenteller Studien – speziell von Kontrollstudien – heute als der stärkste Beweis für die Effektivität einer Therapie gelten. Dass der die Tests durchführende Akademiker als unabhängiger Beobachter gewertet wird, verstärkt die Ansicht, dass solche Studien und deren Resultate objektiv sind. Robson (1998) hingegen argumentiert, dass alle Beobachtungen auf Theorien basieren, welche

◘ **Tabelle 9.1.** Zusammenfassung der wichtigsten Merkmale der Studiendesigns

|  | Gruppendesigns | | Einzelfalldesigns | |
|---|---|---|---|---|
|  | Randomisierte Kontrollstudie: Das »wahre« Experiment | Quasi-experimentelles Design | Experimentelle Einzelfallstudie | Beschreibende Fallstudie |
| Untersuchungsort | Labor | Reale Welt | Reale Welt | Reale Welt |
| Ziel | Testen von Hypothesen Vergleichen von Therapien (v.a. Medikamente) und Therapieansätzen. Ursache – Wirkung. | | Testen von Hypothese bzgl. eines individuellen Patienten. Untersuchen des Therapieprozesses und spezifischer Fragestellungen. | Exakte Beschreibung des Therapieprozesses Explorieren spezifischer Fragestellungen. |
| Kontrollen | Randomisierte Einteilung in Test- und Kontrollgruppe. Rigorose Kontrolle aller beeinflussenden Faktoren. | Einteilung in Test- und Kontrollgruppe aufgrund spezifischer Kriterien. Matching der Studienteilnehmer. Möglichst umfassende Kontrolle der beeinflussenden Faktoren in beiden Gruppen. | Patient agiert als eigene Kontrolle. Möglichst umfassende Kontrolle der beeinflussenden Faktoren. | Keine Kontrollen notwendig. |
| Planung | Detaillierte Planung vor der Datensammlung notwendig:<br>− Formulierung der Hypothese und/oder Fragestellungen<br>− Festlegung der Datensammlung und -analyse<br>− Festlegung der statistischen Tests<br>− Bestimmen der statistischen Signifikanz-Levels<br>Hat das Sammeln der Daten begonnen, dürfen keine Veränderungen mehr angebracht werden. | | | Ausarbeiten der Fragestellung/en Welche Daten sollen erfasst werden? Wer sammelt die Daten? Wann? Mit welchem Instrument? |
| Generalisieren der Resultate | Resultate können auf Gesamtpopulation generalisiert werden | | Resultate mehrerer Studien geben Tendenzen an. | Beschreibungen können nicht auf die Gesamtpopulation generalisiert werden. |

die Wahrnehmung des Forschers beeinflussen und somit eine **vollkommene Objektivität verunmöglichen**.

> **Beachte**
> Das Ausarbeiten eines Projektes, die Datensammlung und -analyse wird von diesen Theorien beeinflusst, ob sich der Forscher dessen bewusst ist oder nicht.

Dies weist auf **zwei Kulturen der Medizin** (Wulff 1999) hin:
- die Kultur der objektiven Fakten (d. h. der Naturwissenschaften) und
- die Kultur der Subjektivität und Werte (d. h. der Human-/Geisteswissenschaften).

Die Vertreter der ersten Kultur, sind der Ansicht, dass alles gemessen werden muss. Kann etwas nicht gemessen werden, muss es messbar gemacht werden. Vertreter der zweiten Kultur setzen sich mit der subjektiven, individuellen Welt der Patienten auseinander. Dieser Zwiespalt ist laut Wulff unglücklich, da die Medizin sowohl eine wissenschaftliche als auch eine humanistische Disziplin ist. Dieses Problem tritt auch im therapeutischen Kontext auf.

Kesselring (2000) fordert, dass für »hands-on« Therapien (wie z. B. F.O.T.T., Physiotherapie, Ergotherapie), die unbestritten von größter Wichtigkeit in der Neurorehabilitation sind, **andere Kriterien zur Bewertung** ihrer Effektivität gelten müssen als bei Studien der Wirksamkeit von Medikamenten. Er begründet dies damit, dass sich die Neurorehabilitation die Mechanismen der Plastizität (Robertson u. Murre 1999) zu Nutze macht. Die Theorien der Plastizität des ZNS und Forschungsstudien gehen davon aus, dass Lernen ein Leben lang stattfindet – auch nach Hirnschädigungen (Hamdy et al. 1998). Kesselring kommt zum Schluss, dass »hands-on« Therapien konsequenterweise **wie Lernerfolge oder Trainingseffekte** beurteilt werden müssten. Er fordert heraus mit der Frage, wem es denn einfallen würde, die Effektivität von Erziehung – Schule – oder eines Training-Camps in einer Doppelblindstudie zu evaluieren.

> **Beachte**
> Lernen im Kontext der Neurorehabilitation muss also als Veränderung allgemein verstanden werden, als Verhaltensänderung, die sich auch physisch zeigen kann.

> **Beispiel**
> Das durch die neurologische Schädigung vorherrschende Muster (z. B. Extensionsmuster) kann durch das Lagern im Bett verstärkt (bei Rückenlagerung) oder (zumindest teilweise) vermindert werden (bei Seitenlagerung mit Beinen und Oberkörper in Flexion, Davies 1994).

Coombes (1996a, b) betont die Wichtigkeit eines konsequenten 24-Stunden-Konzeptes in der Rehabilitation von schädelhirnverletzten Menschen, unter anderem um Sekundärproblemen (z. B. Muskelverkürzungen) vorzubeugen.

Akzeptieren wir, dass **Lernen mehr ist als Wissenserweiterung** und dass es lebenslang stattfindet, (zumindest so lange der Patient stimuliert wird), dann kommt der Rolle von Pflegekräften besondere Bedeutung zu, vor allem in der Langzeitpflege von schwerst behinderten Patienten, einem Sektor in dem kaum mehr Therapien stattfinden. Auch hier gibt es noch keine Untersuchungen darüber, wie sich Pflege auswirkt, die Aspekte von F.O.T.T. im Langzeitmanagement neurologisch beeinträchtigter Menschen integriert.

Nachfolgend zeigt ◘ Übersicht 9.2 die Schwierigkeiten auf, die randomisierte Kontrollstudie auf F.O.T.T. anzuwenden.

> **Übersicht 9.2: Probleme der Randomisierung**
> - Die randomisierte Zuteilung in Test- und Kontrollgruppe wird erschwert oder ist beinahe unmöglich, da die **Gruppe der Patienten**, die F.O.T.T. benötigen relativ klein ist und heterogen bezüglich Krankheitsverursachung und Läsionsort.
> - Die randomisierte Zuteilung wird zur **ethischen Problematik**. Wie kann zum Beispiel begründet werden, dass eine Patientengruppe nicht oder erst später behandelt wird? Vor allem in der Frührehabilitation widerspricht dies der Überzeugung, dass frühstmögliche Intervention z. B. zur Prävention notwendig ist (Robertson u. Murre 1999).
> - Die Messbarkeit wird dadurch erschwert, dass für F.O.T.T. kein Rezeptbuch besteht, dem die Therapeutin folgen könnte (s. Einführungs-

kapitel). Das wichtigste Gut der Therapeutin, ihre »Handlingsskills«, werden in Kursen erworben und im Alltag und im interdisziplinären Austausch verfeinert. Persönliche Beobachtungen bestätigen, dass die Therapie **von Therapeutin zu Therapeutin variiert**, abhängig vom beruflichen Hintergrund und der Berufserfahrung. Multizentrische Studien (Studien an denen verschiedene Institutionen gleichzeitig teilnehmen) sind deswegen schwierig zu vergleichen, da einerseits die Patienten und andererseits die »Handlingskills« der Therapeutinnen aufeinander abgestimmt werden müssten (**matching**).
- Die Interdisziplinarität von F.O.T.T., Voraussetzung für eine optimale Rehabilitation, stellt eine weitere Schwierigkeit dar, da sie die Abgrenzung zwischen den **Einflüssen verschiedener Therapien** (z. B. Physiotherapie) nahezu unmöglich macht. Gerade in der Frührehabilitation bleibt zudem die Frage nach Spontanheilung oder Spontanremission bestehen.
- Das »Handling« des Patienten in der **therapiefreien Zeit** ist von zentraler Bedeutung. Wird der Patient zum Beispiel ständig in einer nicht adäquaten Stellung gelagert, so kann dies die Resultate einer F.O.T.T. Studie negativ beeinflussen.
- Einen nicht zu unterschätzenden Einfluss auf die Messergebnisse stellt die **Untersucherin** selbst dar (Reed u. Procter 1995). Bei der ▶ randomisierten Kontrollstudie (d. h. beim Testen von Medikamenten) spielt die Persönlichkeit, Erfahrung oder Motivation des Studienleiters eine minimale Rolle. Hingegen ist die Person, die sich mit Fragen zu F.O.T.T. auseinandersetzt wahrscheinlich eine Insiderin, eine Therapeutin, die sich mehr wissenschaftlich mit dem Thema oder einem praktischen Problem auseinander setzen möchte. Therapeutin und Patient werden im Verlauf der Therapie miteinander vertraut, sie interagieren und in der Regel versucht die Therapeutin den Patienten positiv zu verstärken.

> **Beachte**
> Experimentelle Einzelfallstudien und beschreibende Fallstudien, oder eine Kombination beider Designs, scheinen am besten geeignet für F.O.T.T..

## 9.2 Das F.O.T.T. Assessment Profile

### 9.2.1 Entstehungsgeschichte

Um die Effektivität der F.O.T.T. – oder Aspekte daraus – nachzuweisen, ist ein **Instrument** notwendig, das F.O.T.T.-Therapeutinnen erlaubt, ihre klinischen Beobachtungen festzuhalten, zu vergleichen und zu quantifizieren. Dieses Instrument sollte sensitiv genug sein, um diskrete Veränderungen, die noch nicht zu funktionellen Verbesserungen führen, zu erfassen.

Die Idee, solch ein Instrument zu entwickeln, entstand während meiner Arbeit mit schädelhirnverletzten Patienten in einer großen Akutklinik in London. Die Umsetzung erfolgte im Rahmen eines Pilotprojektes (Fuchs Ziegler u. O'Donoghue 1998) und meiner Dissertation (Fuchs 2001), für den Studiengang Masters of Science in Human Communication an der City University London. Letztere testete die Inhaltsvalidität und Inter-Rater Reliabilität (s. auch Abschn. 9.2.3) des weiterentwickelten **F.O.T.T. Assessment Profile**. Die Realisierung dieses Vorhabens war nur mit Hilfe der Unterstützung vieler F.O.T.T-Therapeutinnen und Therapeuten möglich, die in den verschiedenen Phasen die Skalen erprobten. An dieser Stelle möchte ich mich für die Mitarbeit und konstruktive Kritik herzlich bedanken!

#### Bisher angewandte Instrumente

Im Rahmen der ersten Phase der Dissertation (Fuchs 2001) ergab eine **Umfrage** bei sechsundzwanzig F.O.T.T.-Therapeutinnen und Therapeuten aus sieben Kliniken in Dänemark, Deutschland und der Schweiz, dass Veränderungen im fazio-oralen Trakt erfasst wurden anhand von:
- schriftlichen Therapieaufzeichnungen,
- Videos,
- hausinternen F.O.T.T. Erfassungsbögen,
- dem ▶ »Functional Independent Measure« (FIM) und
- ▶ »Early Functional Abilities« (EFA) (Heck et al. 2000).

Alle diese Methoden haben ihre Berechtigung im klinischen Alltag, sind jedoch nur zum Teil geeignet für F.O.T.T. Studien.

**Therapieaufzeichnungen und Videos** sind zum Beispiel wertvoll in der Verlaufsdokumentation. Das Vergleichen von Therapieaufzeichnungen wird jedoch dadurch erschwert, dass sie selten einem einheitlichen System folgen, und von Therapeutin zu Therapeutin variieren. Videoanalysen in Bezug auf die Therapieplanung sind zudem enorm zeitaufwendig.

Der in der Rehabilitation oft benutzte ▶ **Functional Independent Measure** (FIM) ist nicht darauf ausgerichtet, die vier Bereiche von F.O.T.T. (d. h. Nahrungsaufnahme, Mundhygiene, non-verbale Kommunikation, Atmung-Stimme-Sprechen) zu erfassen. Auch sind sogenannte Bodeneffekte bei schwerst beeinträchtigten Patienten bekannt (Hall u. Johnston 1994), d. h. im Klinikalltag beobachtete Veränderungen, die zu keinem Funktionsgewinn führen, können nicht aufgezeigt werden.

Das Benutzen **hausinterner Erfassungsbögen** ist ein Schritt in die richtige Richtung. Sie zielen darauf ab, nach einheitlichen Kriterien zu befunden und Resultate zu sammeln. Schwierigkeiten ergeben sich vor allem daraus, dass wissenschaftliche Kriterien wie Validität und Reliabilität der Instrumente nicht evaluiert worden sind und dies die Aussagekraft der Resultate limitiert. Resultate verschiedener Bogen können zudem nicht miteinander verglichen werden.

Die ▶ **Early Functional Abilities Skalierung** (Heck et al. 2000) scheint bisher am besten geeignet, Aspekte des fazio-oralen Traktes widerzuspiegeln. EFA wurde zudem validiert und hatte gute Resultate für Reliabilität gezeigt. Ein Vergleich von EFA und des F.O.T.T. Assessment Profile ergab im weiteren sowohl Gemeinsamkeiten als auch Unterschiede. Die Unterschiede zwischen den beiden Instrumenten, sowie Diskussionen mit Kolleginnen, denen beide bekannt waren, schienen eine Weiterentwicklung des F.O.T.T. Assessment Profile zu rechtfertigen. Gemeinsamkeiten und Unterschiede werden im Anschluss an die Beschreibung des F.O.T.T. Assessment Profile zusammengefasst.

## 9.2.2 Beschreibung des F.O.T.T. Assessment Profile

Das **F.O.T.T. Assessment Profile** ist wie alle funktionalen Messverfahren (z. B. FIM) eine Ordinalskala, die die Rangposition verschiedener Messwerte zueinander angibt. In **Ordinalskalen** sind die Abstände zwischen den Rangpositionen nicht gleich groß. Der Abstand von Rang 2 zu Rang 3 entspricht somit nicht demjenigen von Rang 3 zu Rang 4. In der Praxis bedeutet dies, dass ein Patient mit Rang 4 nicht doppelt so gut ist wie ein Patient mit Rang 2.

### Die Skalen des F.O.T.T. Assessment Profile

Das F.O.T.T. Assessment Profile besteht aus **sieben Skalen**, die, außer für die Mundhygiene, jeweils zwischen spontanen Bewegungen und elizitierten/fazilitierten Bewegungen separat unterscheiden. ◘ Übersicht 9.3 stellt die Skalen dar.

> **Übersicht 9.3: Skalen des F.O.T.T. Assessment Profile**
> — Mundhygiene
> — Spontanes Schlucken
> — Elizitiertes/fazilitiertes Schlucken
> — Spontane Zungenbewegungen
> — Elizitierte/fazilitierte Zungenbewegungen
> — Spontane Gesichtsbewegungen
> — Elizitierte/fazilitierte Gesichtsbewegungen

Allen sieben Skalen des F.O.T.T. Assessment Profile liegt eine Basisstruktur zu Grunde, die aus **fünf Levels oder Stufen** besteht.

### Die Levels des F.O.T.T. Assessment Profile

Die Levels 1, 3 und 5 beschreiben **klar zu unterscheidende Patientenzustände**.
— Auf Level 1 ist der Patient komatös, reagiert nicht oder kann nicht aktiv mitarbeiten.
— Auf Level 3 arbeitet der Patient mit, soweit es seine eingeschränkte Funktion erlaubt.
— Level 5 beschreibt Patienten mit noch leicht eingeschränkten Funktionen.

- Die Levels 2 und 4 agieren als Übergänge, wobei Überschneidungen der Levels möglich sind.

Die Levels des F.O.T.T. Assessment Profile erfassen:
- veränderte Sensibilität und ▸ Tonus,
- Bewegungsmöglichkeiten und -einschränkungen des Patienten, und
- wieviel Unterstützung der Patient benötigt, z. B. durch die Lagerung (s. ◘ Tabelle 9.2 zur Illustration der Skala für ▸ fazilitiertes/▸ elizitiertes Schlucken).

◘ Übersicht 9.4 fasst die Gemeinsamkeiten und Unterschiede des F.O.T.T. Assessment Profile und EFA zusammen.

◘ **Tabelle 9.2.** Skala für Schlucken: elizitiert/fazilitiert (Version 9)

| Level 1 | Level 2 | Level 3 | Level 4 | Level 5 |
|---|---|---|---|---|
| **In gut unterstützter Lagerung:** | **In gut unterstützter Lagerung:** | **In unterstützter Lagerung:** | **In unterstützter Lagerung:** | **In normaler Haltung oder therapeutischer Lagerung:** |
| **Schlucken** Kein Schlucken pro Therapieeinheit; in der Folge ständiger Speichelfluss aus dem Mund und/oder Speichelansammlung im Mund/Pharynx | **Schlucken** Bis zu 5 Schlucke pro Therapieeinheit können fazilitiert werden | **Schlucken** 6 bis 10 Schlucke pro Therapieeinheit fazilitiert | **Schlucken** Mehr als 10 Schlucke pro Therapieeinheit fazilitiert | **Schlucken** Mehr als 50 % der Schlucke pro Therapieeinheit sind vollständig |
| Entblocken der Kanüle löst kein Schlucken aus | Verändern der Lagerung elizitiert Schlucken | Entblocken der Kanüle elizitiert Schlucken und/oder Schlucken kann leichter fazilitiert werden | Schlucke können durch Stimmgebung ausgelöst werden | Therapeutisches Essen (Kauen in Gaze) Therapiebestandteil |
| Silent Aspiration vermutet oder sichtbar via Kanüle | Entblocken der Kanüle elizitiert Schlucken | Pumpen der Zunge kann inhibiert werden und resultiert in Schlucken | Inhibieren des Zungenpumpens resultiert in promptem Schlucken | Schlucken kann zuverlässig fazilitiert werden nach Husten/Räuspern |
| **Husten/Atmung** Husten kann nicht fazilitiert werden von TherapeutIn | Zungenpumpen vor dem Schlucken notwendig | Unsichere Qualität des Schluckens | Bis zur Hälfte aller Schlucke sind gefolgt von klarer Stimme (kein Husten) | **Husten** Verzögertes Husten nach therapeutischem Essen möglich |
| Unwillkürliches/nicht effektives Husten wird ausgelöst durch Absaugen | Husten und Schlucken sind unkoordiniert | Schlucken kann nicht fazilitiert werden nach Husten/Räuspern | Schlucken kann nicht fazilitiert werden nach Husten/Räuspern | |
| Flaches und hastiges Atmen | Unsichere Qualität des Schluckens | **Husten** Verzögertes Husten, kein Husten und/oder tönt ähnlich wie Räuspern | **Husten** Gelegentlich verzögertes Husten | |
| | **Husten** Verzögertes und/oder schwaches, nicht effektives Husten | Bewusstes Husten kann stimuliert werden durch taktile Unterstützung am Brustkorb | **Stimme** Verändern der Stimmhöhe 'a'–'i' nicht möglich | |
| | **Stimme** Gurgelnde, nasse Stimme | **Stimme** Veränderung der Stimmhöhe 'a'–'i' gelegentlich möglich | | |

> **Übersicht 9.4: Gemeinsamkeiten und Unterschiede des F.O.T.T. Assessment Profile und EFA**
>
> **Gemeinsamkeiten**
> - Zu den Gemeinsamkeiten zählten die Zielgruppe und dass alle vier Bereiche der Facio-Oralen Trakt Therapie in fünf Levels unterteilt (Stufen 1 bis 5) wurden.
>
> **Unterschiede**
> - Im Gegensatz zum F.O.T.T. Assessment Profile unterscheidet EFA nicht in separaten Skalen zwischen spontanen Bewegungen und ▶ fazilitierten Bewegungen.
> - EFA beschreibt die Abstände zwischen den einzelnen Messwerten sehr eindeutig, und. diskrete Veränderungen können weniger gut erfasst werden als mit dem F.O.T.T. Assessment Profile. Das Schlucken wird bei EFA wie folgt beschrieben: Level 1: schlucken fehlt/nicht sicher erkennbar; Level 2: schlucken angedeutet, spontanes Schlucken; Level 3: Schlucken deutlich erkennbar, Esstraining beginnt. Im Vergleich dazu wird das therapeutische Kauen beim F.O.T.T. Assessment Profile erst auf Stufe 5 erwähnt (s. ◘ Tabelle 9.2).
> - Bei EFA wird der Einfluss der Lagerung und Position des Patienten auf den fazio-oralen Trakt nicht bewertet, hingegen besteht eine Skala für Lagerung.

### 9.2.3 Inhaltliche Validität und Inter-Rater Reliabilität

Die **Wahl des Messinstrumentes** hängt sowohl von der Fragestellung, als auch vom zugrundeliegenden Störungsbild ab. Ein Instrument sollte zudem gewisse wissenschaftliche Kriterien erfüllen, um Resultate vergleichbar zu machen. Zu diesen Kriterien gehören Validität und Reliabilität, die der Verständlichkeit halber erst definiert werden sollen (Blanco u. Mäder 1999).

**Validität** bezieht sich darauf, wie genau ein Instrument die Merkmale misst, die es vorgibt zu messen (Johnston et al. 1992). Ein Instrument zu validieren ist ein enorm arbeitsreicher und komplexer Prozess. Eine der einfachsten zu evaluierenden Formen von Validität ist die inhaltliche Validität (content validity). Fachexperten beurteilen, ob das Instrument die für die zu messende Therapie wichtigen und relevanten Merkmale vereint (Streiner u. Norman 1991).

Unter **Reliabilität** versteht man die Zuverlässigkeit oder den Grad der Genauigkeit, mit dem ein Instrument oder Test ein Merkmal misst, unabhängig davon, ob es dieses auch zu messen beansprucht (Blanco u. Mäder 1999).

Die **Inter-Rater Reliabilität** gibt darüber Auskunft, wie stabil ein Instrument ist, wenn es von verschiedenen Benutzern angewendet wird.

#### Phase 1: Etablieren der Inhaltsvalidität

Die inhaltliche Validität des F.O.T.T. Assessment Profile (Version 8) wurde von sechzig F.O.T.T.-Therapeutinnen und Therapeuten beurteilt, die die Skalen in einer Testphase anwendeten und mittels eines **strukturierten Fragebogens** beurteilten. Im Anschluss an die Analyse der Fragebogen konnten der Version 8 weitere wichtige Merkmale zugefügt werden. Einige Beispiele sind unten aufgeführt. Diese adaptierte Version 9 wurde in einer weiteren Phase auf ihre Inter-Rater Reliabilität getestet.

> **Beispiel**
> - Mundhygiene: Patient kann den Mund nicht öffnen; Aspiration; Zahnprothesen.
> - Spontane Zungenbewegungen: ständiges Bewegen der Zunge; Neglekt der Hemiseite.
> - Elizitierte/▶ fazilitierte Zungenbewegungen: Zungenpumpen vor dem Schlucken; Silent Aspiration; /n/ und /g/ Bewegungen.
> - Spontanes Schlucken: eingeschränkte Sicherung der Atemwege; Koordination von Husten und Schlucken; Patient schluckt nur während einer Lageveränderung.
> - Elizitiertes/▶ fazilitiertes Schlucken: Speichelfluss führt zu häufigerem Schlucken; Stimme nicht erwähnt auf Level 3; Patient schluckt nach Husten oder Räuspern.
> - Spontane Gesichtsbewegungen: Mitbewegungen von Kopf und Oberkörper; Augenkontakt nicht erwähnt auf Level 3.
> - Elizitierte/▶ fazilitierte Gesichtsbewegungen: markanter Unterschied in den drei Teilen des Gesichtes (d. h. Stirne, Augen und Nase, Wangen und Lippen).

### Phase 2: Testen der Inter-Rater Reliabilität

Für die Inter-Rater Reliabilität wurden sechzehn verschiedene Patienten (w = 3, m = 13) von neun Therapeutinnen-Paaren beurteilt. Die Daten (Total 112 Befundungen) wurden mit dem weighted Kappa (Cohen 1968) ausgewertet.

Der weighted Kappa (Kw) berücksichtigt:
- das zufällige Zustandekommen einer Übereinstimmung und
- eine teilweise Übereinstimmung.

Die **teilweise Übereinstimmung**, bei Nominal- und Ordinalskalen ein wichtiger Aspekt, wird verschieden gewichtet. So wird zum Beispiel beim F.O.T.T. Assessment Profile ein Unterschied von Level 1 zu Level 2 weniger schwer gewichtet als ein Unterschied von Level 1 zu Level 3 (Fuchs 2001). Die Resultate für individuelle Skalen sind unten aufgeführt.

### Ergebnisse

- Resultate weighted Kappa Statistik (Kw)
- Mundhygiene: Kw = 0.60 (fair)
- Spontanes Schlucken: Kw = 0.49 (fair)
- Elizitiertes/▶ fazilitiertes Schlucken: Kw = 0.61 (good)
- Spontane Zungenbewegungen: Kw = 0.70 (good)
- Elizitierte/▶ fazilitierte Zungenbewegungen: Kw = 0.66 (good)
- Spontane Gesichtsbewegungen: Kw = 0.50 (fair)
- Elizitierte/fazilitierte Gesichtsbewegungen: Kw = 0.75 (good)

**Übereinstimmung aller Skalen:** Kw = 0.63 (good)

Drei Skalen resultierten in einer Übereinstimmung die als »fair« bezeichnet wird (Robson, 1998), wobei die Skala für Mundhygiene an »gut« grenzt. Vier Skalen erreichten eine gute Übereinstimmung, wobei die Skala für »elizitierte/fazilitierte Gesichtsbewegungen« an »exzellent« grenzt.

#### Beachte
Eine visuelle Analyse aller Ratings (N = 112) ergab eine totale Übereinstimmung in 65 Fällen, was rund 58 % entspricht. 42 Mal (38 %) beurteilten die Therapeutinnen die Patienten mit einem Unterschied von einer Stufe.

Nur gerade zweimal ergab sich ein Unterschied von mehr als zwei Levels, wobei dies auf die unterschiedliche Technik der beiden Therapeutinnen beim Erfassen zurückzuführen war.

### Diskussion

Kritische Leser werden zu bedenken geben, dass dies relativ viele Ratings mit einem Level Unterschied sind. Demgegenüber betont Wade (1992), dass sehr sensitive Instrumente oft weniger reliabel sind. Gerade in den vier Bereichen der F.O.T.T. und speziell bei schwerstbetroffenen Patienten aber ist es wichtig, **diskrete Veränderungen** zu erfassen, weil Veränderungen nicht in riesigen Sprüngen geschehen. Benutzerinnen des F.O.T.T. Assessment Profile müssen sich also im Klaren sein, dass ein ▶ Trade-Off besteht zwischen Sensitivität und Reliabilität, d. h. dass die erhöhte Sensitivität eventuell eine reduzierte Reliabilität zur Folge hat.

#### Praxistipp
Um auf eine wirkliche Veränderung schließen zu können, wird in Anbetracht dieser Einschränkung vorgeschlagen, dass *mindestens zwei Levels Unterschied* bestehen sollten, wenn der Patient im Verlaufe der Rehabilitation *von verschiedenen Therapeutinnen* mit dem F.O.T.T. Assessment Profile beurteilt wurde.

Wird die Beurteilung hingegen *von derselben Therapeutin* vorgenommen, reicht eine *Veränderung von einem Level* aus, um als klinisch signifikant zu gelten. Fisher (1992) weist darauf hin, dass dieselbe Therapeutin einen konstanten Schweregrad bei der Beurteilung von Funktionsbeeinträchtigungen anwendet.

Zum jetzigen Zeitpunkt und im Wissen um die vorhandenen Grenzen, eignet sich die Version 9 des F.O.T.T. Assessment Profile für die in ▢ Übersicht 9.5 beschriebenen Zwecke.

> **Übersicht 9.5: Einsatzmöglichkeiten des F.O.T.T. Assessment Profile**
> - **Quantifizieren der klinischen Beobachtungen**, zum Beispiel bei der Erstbefundung. Das Instrument fördert ein strukturiertes Vorgehen und das Beobachten von Schlüsselparametern der Facio-Oralen Trakt Therapie. Dies wiederum erleichtert eine gezielte Dokumentation und das Planen der Therapie.
> - **Vergleichen weiterer Befundungen** im Verlauf der Rehabilitation mit der Erstbefundung zu Evaluationszwecken.
> - Instrument bei **Einzelfallstudien**.
> - Basisinstrument für eine **Weiterentwicklung** des F.O.T.T. Assessment Profile

## 9.3 Studiendesign für F.O.T.T.

In diesem Abschnitt soll exemplarisch ein mögliches Design für eine F.O.T.T.-**Einzelfallstudie** skizziert werden (Fuchs Ziegler 2000), das auf das jeweilige klinische Umfeld abgestimmt werden muss.

Statistisch signifikante Resultate können in einer Kontrollstudie nur erreicht werden, wenn eine klare, **relativ enge Fragestellung** mittels einer homogenen Gruppe (Test- und Kontrollgruppe) untersucht wird. Laut Pring (2000) ist ein solches Studiendesign beim derzeitigen Stand der Forschung verfrüht, da die Therapieforschung im Bereich von F.O.T.T. am Anfang steht, und wir vorerst noch im Prozess sind herauszufinden, bei welchen Patienten der Ansatz wirkt, welche Patienten am meisten (oder am wenigsten) davon profitieren und welche Auswirkungen in der Langzeitpflege zu beobachten sind.

Die **detaillierte Beschreibung von Patienten**, ähnlich der Fallstudien von Gratz u. Woite (2000), die als eine gute Vorlage dienen könnte, ist ein Einstieg für Therapeutinnen, die sich mit der wissenschaftlichen Arbeit auseinandersetzen möchten. Es sollten die Probleme im fazio-oralen Trakt und der Behandlungsverlauf verschiedenster Patienten (z. B. mit Schädelhirntrauma, nach Schlaganfall, Tumorpatienten und verschiedene Wachheitsgrade) beschrieben werden, speziell:

- die Befundaufnahme,
- davon abgeleitete Therapieziele und therapeutische Interventionen,
- Zwischen- und Abschlussbefunde.

Interessant wäre auch Patienten mit ähnlichen Diagnosen zu beurteilen (matching), die sich in Pflegeheimen mit wenig Therapie-Input aufhalten.

Bei beschreibenden Fallstudien können das F.O.T.T. Assessment Profile und bildgebende Verfahren (z. B. Endoskopie) hinzugezogen werden.

### 9.3.1 Ausarbeiten der Fragestellung

F.O.T.T.-Einzelfallstudien entwickeln sich aus den Erfahrungen in der Praxis heraus. Jede F.O.T.T.-Therapeutin erarbeitet sich die Fragestellung im jeweiligen therapeutischen Umfeld. Es sollten **spezifische Fragestellungen** untersucht werden, die im therapeutischen und pflegerischen Alltag wichtig sind (s. Fragestellungen in Abschn. 9.1.2). Das Projekt muss selbstverständlich von der Klinik und ggf. von einer Ethikkommission genehmigt werden.

### 9.3.2 Design

Es wird ein **AB-Design** vorgeschlagen, in dem die Phasen von unterschiedlicher Länge sind (z. B. drei Wochen in der Phase A und zwölf Wochen in der Phase B).

Eine **erste Phase A** ist wichtig, um eine Baseline zu etablieren, sollte jedoch nicht zu lange sein, um Sekundärproblemen (z. B. Zahnfleischentzündung) vorzubeugen (vor allem in der Frührehabilitation). In Phase A wird der Patient wie üblich behandelt (z. B. Physiotherapie) erhält jedoch keine spezifische Facio-Orale Trakt Therapie. Eine zweite Phase A (»Nicht-Behandlungsphase«) ist nicht sinnvoll, da der einmal gewonnene Effekt nicht rückgängig gemacht werden möchte. Es können aber weitere ▶ »follow-up«-Tests geplant werden (z. B. dreimal im Abstand von sechs Wochen), falls die Behandlung nach der Phase B abgeschlossen wird. Diese würden aufzeigen, ob sich die Funktion ohne Therapie verschlechtert hat oder erhalten geblieben ist, z. B. die Mundöffnung beim Zähneputzen.

## 9.3.3 Studienteilnehmer

- **Patienten mit schweren Problemen** im fazio-oralen Trakt aufgrund neurologischer Schädigungen. Patienten sollten bisher nicht mit dem F.O.T.T. Ansatz behandelt worden sein.
- **Zwei Therapeutinnen** (A und B), die für die Zeitdauer des Projektes nicht ausgewechselt werden.
- **Ausgewählte Pflegekräfte** (oder Therapeutinnen anderer Berufsgruppen), die sich bereit erklärt haben, einen Fragebogen am Anfang und am Ende des Projektes auszufüllen.

## 9.3.4 Instrumente

Die Instrumente werden generell aufgrund der zu beantwortenden Fragen ausgewählt. Aufgeführt sind einige Beispiele, wobei die Liste keinesfalls vollständig ist.

**F.O.T.T. Assessment Profile** zur Befundung von Mundpflege, Schlucken von Speichel, Gesichtsbewegungen und Zungenbewegungen (spontan und elizitiert/▶ fazilitiert).

**Berliner Dysphagie-Index** (Seidl et al. 2002) zur Befundung der FEES: Fiberoptic Endoscopic Examination of Swallowing; Beurteilung des Befundes, des Schluckens von Speichel und Nahrung und der Schutzmechanismen.

**Glasgow Coma Scale** (GCS) (falls notwendig) zur Befundung der Wachheit und zur Kontrolle von funktionellen Verbesserungen aufgrund erhöhter Wachheit.

**Patientenspezifische Messung**, z. B. Absaughäufigkeit bei Kanülenpatienten oder abgesaugte Speichelmenge pro Therapieeinheit. Die patientenspezifische Messung wird aufgrund der Beobachtungen in der Phase A festgelegt.

**Fragebogen für die Pflegekräfte** bezüglich ihrer Wahrnehmung der Schwierigkeiten (z. B. bei der Mundpflege, Schlucken). Dieser Fragebogen kann sehr wenige Fragen umfassen und kann von einzelnen Teammitgliedern vervollständigt werden.

## 9.3.5 Datenerhebung

### Phase A: Etablieren der Baseline

- Dreiwöchige Periode, in der der Patient **keine Therapie** des fazio-oralen Trakts erhält.
- Zwei Therapeutinnen (A und B) **befunden** den Patienten sowohl in der ersten als auch in der dritten Woche unabhängig voneinander. Die Befundungen sollten an aufeinander folgenden Tagen unter denselben Bedingungen stattfinden (z. B. Tageszeit, keine Therapie vorher). Die Befundungen werden während oder unmittelbar im Anschluss mit dem F.O.T.T. Assessment Profile beurteilt. Die **Beurteilungen beider Therapeutinnen** werden anschließend verglichen und Unterschiede von zwei und mehr Levels diskutiert und die Gründe dafür schriftlich festgehalten. Eine dieser Befundungen wird zudem auf Video dokumentiert.
- **GCS Scores** werden parallel zur Befundung erhoben.
- Eine **FEES Untersuchung** wird innerhalb der ersten drei Wochen vorgenommen. Relevante Beobachtungen werden sofort schriftlich festgehalten (z. B. Schlucken von 20 ml angedicktem Saft mit anschließender Penetration ohne effektives Räuspern, ohne anschließendem Nachschlucken), damit sie in Nachuntersuchungen verglichen werden können. Mit dem Berliner Dysphagie-Index können die Beobachtungen quantifiziert werden (Seidl et al. 2002).
- Eine **patientenspezifische Messung** wird aufgrund der Beobachtungen ausgewählt.
- **Subjektive Informationen** im Pflegeteam werden mittels eines Fragebogens erhoben. Schwierigkeiten bei der Mundpflege könnten zum Beispiel mit einer Zahl ausgedrückt werden (z. B. Skala von 1 bis 10). Hilfreich sind auch beschreibende Angaben (z. B. Mundöffnung, Beißreflex, Schlucken).
- **Andere therapeutische Interventionen** werden beschrieben und deren Häufigkeit festgehalten (z. B. Mobilisation der HWS und des Kiefergelenkes in der Physiotherapie; therapeutisches Zähneputzen).
- **Medikamente**, Veränderungen der Medikamente und andere wichtige Ereignisse (z. B. Epilepsie, Infektionen, Shuntanlage) müssen sorgfältig festgehalten werden.

### Phase B: Behandlungsphase

- Der Patient wird für einen festgelegten Zeitraum (z. B. zwölf Wochen) **von Therapeutin B behandelt**.
- **Therapeutin A und B** beurteilen den Patienten monatlich mit dem F.O.T.T. Assessment Profile (insgesamt drei Befundungen in zwölf Wochen). Diese Beurteilungen sollten an sich folgenden Tagen unter denselben Bedingungen vorgenommen werden (z. B. Uhrzeit, keine Therapie vorher, Ausgangsposition).

- Die Anfangs- und Schlussbefundungen werden auf **Video** aufgezeichnet.
- **GCS Scores** werden parallel zu den Befundungen erhoben, so lange notwendig.
- Die **patientenspezifische Messung** wird in jeder Therapieeinheit erfasst (z. B. Häufigkeit des Absaugens).
- **Verlaufskontrolle** FEES/Berliner Dysphagie-Index wird am Schluss der Behandlungsphase (Woche zwölf) nochmals durchgeführt.
- **Subjektive Informationen** des Pflegeteams werden mittels desselben Fragebogens (dieselben Pflegenden) am Ende der Behandlungsphase nochmals erhoben.
- **Veränderungen** (z. B. Medikamente) werden über den gesamten Zeitraum der Fallstudie sorgfältig festgehalten.

> **Beachte**
> Bei klinisch signifikanten Veränderungen müssen Befundungen auch »außerhalb« des Zeitrahmens vorgenommen werden.

### 9.3.6 Datenanalyse

#### F.O.T.T. Assessment Profile

Die mit dem F.O.T.T. Assessment Profile erhobenen Daten werden analysiert und mittels einer Graphik dargestellt. Skalen sollten individuell repräsentiert werden (d. h. sieben Graphiken) und die Datenpunkte beider Therapeutinnen enthalten. Somit sind unterschiedliche Bewertungen zwischen den Therapeutinnen ersichtlich. Treten Unterschiede von zwei und mehr Levels auf, sollten die Gründe dafür separat aufgeführt werden.

Um herausfinden zu können, ob die Veränderungen im F.O.T.T. Assessment Profile mit einer Veränderung in der Wachheit eines Patienten einhergehen, sollten die Durchschnittswerte jedes Monats mit dem monatlichen GCS Score verglichen werden. Dieser Vergleich wird wiederum in einer Graphik dargestellt.

> **Beachte**
> Alle Graphiken sollten erst objektiv beschrieben und anschließend interpretiert werden.

#### Fiberoptische Endoskopische Examination of Swallowing (FEES)

Die Untersuchungsergebnisse der FEES werden **qualitativ analysiert**. Die wichtigsten Beobachtungen jeder Untersuchung werden nach einheitlichen Kriterien beschrieben (z. B. Schlucken, Sensibilität) und die Erstbefundung (in der Baseline) mit der letzten Untersuchung verglichen. Falls möglich wird eine **reliable Ordinalskala** herangezogen (z. B. Seidl et al 2002).

#### Patientenspezifische Messung

Die Ergebnisse dieser Messungen werden entweder **qualitativ beschrieben oder graphisch dargestellt**. Wichtig ist, dass die Analyse dieser Daten bereits in der Planungsphase überdacht wird.

#### Fragebogen

Die Fragebogen können
- für jede Pflegekraft individuell ausgewertet werden: Die Angaben des Fragebogens der Phase A werden mit denen der Phase B verglichen. Widersprüchliche Angaben innerhalb desselben Fragebogens werden aufgezeigt (s. Beispiel unten).
- für die Gruppe der Pflegekräfte ausgewertet werden: Die Angaben der Fragebogen der Phase A werden mit denen der Phase B verglichen.

> **Beispiel**
> Innerhalb zweier Einzelfallstudien zum Thema Mundpflege beurteilten die Pflegekräfte mittels eines **Fragebogens**, wie schwierig sich die Mundpflege für den jeweiligen Patienten gestaltete. Es wurde zum einen danach gefragt, wie schwierig der Zugang zum Mund des Patienten sei, zum anderen ob die Zahnaußenflächen, Zahninnenflächen und die Beißflächen geputzt werden konnten. Die Antwortmöglichkeiten zur ersten Frage waren: »Unmöglich«, »Sehr schwierig«, »Schwierig«, »Leicht«; bei der zweiten Frage: »Ja«, »Nein«, »Manchmal«.
> Bei der **Auswertung** der Fragebogen fiel auf, dass viele Pflegekräfte die erste Frage mit »Einfach« beantwortet hatten, die zweite Frage hingegen zeigte, dass nur vereinzelte Pflegekräfte alle Zahnflächen putzen konnten und auch dies nicht immer.

Daten, die in der Follow-up Phase erhoben werden, werden zum entsprechenden Zeitpunkt der Datenanalyse beigefügt.

Literatur

◘ Übersicht 9.6 fasst die wichtigsten Informationen zur Gestaltung eines Forschungsdesigns zusammen.

### Übersicht 9.6: Zusammenfassung
- **Therapieforschung** findet nicht im Labor statt und ist deshalb eine ganz spezielle Herausforderung an die Fachkräfte, die sich mehr wissenschaftlich mit der Rehabilitation des fazio-oralen Trakts beschäftigen wollen.
- Selbst einfach geplante **Fallstudien** sind ein wichtiger Beitrag im Prozess, die Effizienz und Effektivität von F.O.T.T. darzustellen. Da sich die Therapieforschung bezüglich F.O.T.T. noch in den Anfängen befindet, scheint eine zahlenmäßig groß angelegte Studie mit Kontrollgruppe wenig sinnvoll zu sein.
- Therapeutinnen sollen ermutigt werden, ihre Therapie in **systematischer Weise niederzuschreiben** und ihre Erfahrungen mit dem F.O.T.T. Konzept anderen Fachkräften zugänglich zu machen.
- Mit dem **F.O.T.T. Assessment Profile** besteht nun auch ein Arbeitsinstrument, das sich dazu anbietet, kleine Veränderungen bei schwerstbeeinträchtigten Patienten zu quantifizieren.

## Literatur

Blanco J, Mäder M (1999) Dokumentation, Messung und Qualitätsmanagement. Sonderdruck aus: Frommelt P, Grötzbach H (Hrsg) Neuro Rehabilitation, Blackwell, Berlin

Clifford C (1990) Nursing and Health Care Research. A skill-based introduction. Prentice Hall, London

Cohen J (1968) Weighted Kappa: nominal scale agreement with provision for scaled disagreement or partial agreement. Psychological Bulletin 70 (4): 213–220

Coombes K (1996a) Einführung in die facio-orale Therapie. Skript zum G/F.O.T.T. Malvern UK

Coombes K. (1996b) Von der Ernährungssonde zum Essen am Tisch. In: Lipp B, Schlaegel W (Hrsg) »Wege von Anfang an« Frührehabilitation schwerst hirngeschädigter Patienten. Neckar, Villingen-Schwenningen

Crombie (1997) Research in Health Care. Design, Conduct and Interpretation of Health Services Research. Wiley, Chichester UK

Davies PM (1994) Staring Again. Early rehabilitation after traumatic brain injury or other severe brain lesion. Springer, Berlin

Fisher AG (1992) Functional measures, part 2: selecting the right test, minimizing the limitations. Am J Occ Therapy 3: 278–281

Fuchs Ziegler P (2000) The problems of assessing efficacy of Facial Oral Tract Therapy. Unpublished coursework: professional development. Assessing clinical effects. City University, London

Fuchs P (2001) The F.O.T.T. Assessment Profile: Validity and Reliability. Unpublished Masters Thesis. City University, London

Fuchs Ziegler P, O'Donoghue S (1998) Poster: FOTTOMT – Facial Oral Tract Therapy Outcome Measurement Tool. Pilot project, March 1998 – August 1998. 2nd Australasian Dysphagia Conference, Melbourne

Fukkink R (1996) The internal validity of aphasiological single-subject studies. Aphasiology 10: 741–754

Gratz C, Woite D (2000) Die Therapie des Facio-Oralen Traktes bei neurologischen Patienten. Zwei Fallbeispiele. Schulz-Kirchner, Idstein

Hall KM, Johnston MV (1994) Outcomes evaluation in TBI rehabilitation. Part II: Measurement tools for a nationwide data system. Arch Phys Med Rehabil 75: SC-10–SC-18

Hamdy S, Rothwell JC (1998): Gut feelings about recovery after stroke: the organization and reorganization of human swallowing cortex. Trends Neurosci 21: 278–82

Heck G et al. (2000) Early Functional Abilities (EFA) – Eine Skala zur Evaluation von Behandlungsverläufen in der neurologischen Frührehabilitation. Neurol Rehabil 6: 125–133

Johnston MV et al (1992) Measurement standards for interdisciplinary medical rehabilitation. Arch Phys Med Rehabil 73, 7–12: S3–S23

Kesselring J (2000) Foreword in: Davies P (2000) Steps to Follow. Springer London

Nusser-Müller-Busch R (1997) Therapie des Facio-Oralen Traktes (FOTT) zur Behandlung facio-oraler Störungen und Störungen der Nahrungsaufnahme. Forum Logopädie 2: 12–15

Oxford Advanced Learner's Dictionary (1995). Oxford University Press, Oxford UK

Pring T (2000) Assessing clinical effects: group and single case study designs. Handout City University, London

Reed J, Procter S (1995) Practicioner Research in Health Care. The inside story. Chapman u. Hall, London

Robertson IH, Murre JMJ (1999) Rehabilitation of brain damage: Brain plasticity and principles of guided recovery. Psych Bull 125 (5): 544–575

Robey RR, Schultz MC (1998) A model for conducting clinical outcome research: an adaptation of the standard protocol for use in aphasiology. Aphasiology 12: 787–810

Robson C (1990) Real world research. Blackwell, Oxford UK

Seidl RO, Nusser-Müller-Busch R, Ernst A (2002) Evaluation eines Untersuchungsbogens zur endokopischen Schluckuntersuchung. Sprache Stimme Gehör 26: 28–36. Thieme Stuttgart

Stiefel et al. (1993) A comparison of oral health in spinal cord injury and other disability groups. SpecCare Dentist 13:229–235

Streiner DL, Norman GR (1991) Health measurement scales. A practical guide to their development and use. Oxford University Press, Oxford

Thomas L, Cullum N, McColl E, Rousseau N, Soutter J, Steen N (1999): Guidelines in professions allied to medicine

Wade D (1992) Measurement in neurological rehabilitation. Oxford University Press, Oxford

Wulff H (1999) The two cultures of medicine: objective facts versus subjectivity and values. J R Soc Med 92: 549–552

# Pilotstudie zu F.O.T.T. bei neurologischen Patienten

Rainer O. Seidl, Wibke Hollweg, Ricki Nusser-Müller-Busch

**10.1 Methode** – 224

10.1.1 Beobachtungszeiträume – 224
10.1.2 Therapie- und Untersuchungsablauf am Behandlungstag – 224
10.1.3 Untersuchungsverfahren – 225

**10.2 Ergebnisse** – 226

10.2.1 Verlauf über den Behandlungszeitraum – 226
10.2.2 Verlauf am Behandlungstag – 227

**10.3 Diskussion** – 228

10.3.2 Patienten – 229
10.3.3 Zielparameter – 230
10.3.4 Verlauf über den Behandlungszeitraum – 230
10.3.5 Verlauf am Behandlungstag – 231

Literatur – 231

Die englischsprachige Version dieses Artikels wird im August 2007 in der Zeitschrift *Clinical Rehabilitation* (SAGE Publications 2007) publiziert. Sie ist erhältlich unter hhttp://online.sagepub.com.

Ziel der Pilotstudie war es, in einer prospektiven, randomisierten Untersuchung den Stellenwert der Therapie des Facio-Oralen Trakts im klinischen Alltag zu prüfen. Das Therapieergebnis sollte während der Therapie anhand einer Vergleichsgruppe geprüft werden.

## 10.1 Methode

Untersucht wurden 10 Patienten mit einer neurogenen Schluckstörung nach Hirnblutungen oder Schädelhirntraumen. Einschlusskriterien für die Studie waren:
- Frühreha-Barthel-Index (FBI) < −150,
- Schluckfrequenz pro 5 Minuten kleiner als eins,
- Tracheotomie und geblockte Trachealkanüle zur Verhinderung einer Aspiration bei einer neurogenen Schluckstörung.

Ausschlusskriterium für die Studie war ein hypoxischer Hirnschaden. Da die Aufnahme in die Studie möglichst früh nach Krankheitsbeginn stattfinden sollte, befanden sich am Ausgangspunkt der Therapie alle Patienten im intensivmedizinischen Überwachungszustand. Die Therapie begann nach vollständigem Absetzen der Sedierung und Beatmung.

### 10.1.1 Beobachtungszeiträume

> **Beobachtungszeiträume**
> - Verlauf über den gesamten Behandlungszeitraum
> - Verlauf am Behandlungstag
>   – Während der Therapie
>   – Nach Abschluss der Therapie

Es wurden drei Beobachtungszeiträume untersucht:

#### Verlauf über den Behandlungszeitraum

Um den Therapieverlauf der Patienten über den gesamten Behandlungszeitraum (3 Wochen = 15 Behandlungstage) zu evaluieren, erfolgte nach Aufnahme des Patienten als Eingangsuntersuchung eine fiberoptisch endoskopische Schluckuntersuchung, die Registrierung des Allgemeinzustandes durch den Frühreha-Barthel-Index (FBI) und die Komaremissionsskala (KRS) durch 2 unabhängige Neurologen. Die Untersuchungen wurden wöchentlich und nach Abschluss der Therapie wiederholt.

#### Verlauf am Behandlungstag

**Während der Therapie.** Um den direkten Einfluss der Therapiemaßnahmen auf den Patienten zu untersuchen, erfolgte die Erhebung der Parameter Schluckfrequenz, Wachheit, Kanülenstatus, und Lagerung an den einzelnen Behandlungstagen vor, während und nach Ende der Therapie.

**Nach Abschluss der Therapie.** Um den posttherapeutischen Verlauf der Patienten nach Ende der Therapie zu überwachen, wurden die während der Therapie erhobenen Parameter Schluckfrequenz, Wachheit, Kanülenstatus und Lagerung im Abstand von 30 Minuten für einen Zeitraum von 120 Minuten erfasst.

### 10.1.2 Therapie- und Untersuchungsablauf am Behandlungstag

Vor Beginn jeder Manipulation am Patienten fand eine erste Registrierung der Schluckfrequenz über fünf Minuten statt. Der Kanülenstatus, die Lagerung und die Wachheit der Patienten wurden dokumentiert.

Anschließend wurde der Patient im Rahmen der Therapie in eine möglichst physiologische Ausgangstellung gebracht. Die Trachealkanüle wurde kontrolliert und bei Bedarf fand eine Reinigung der Trachea durch Absaugen statt. Das Trachealkanülenmanagement umfasste täglich, je nach Patient und vorliegendem Kanülenstatus, das Entblocken der Kanüle, den danach folgenden intermittierenden Verschluss der Kanüle, die entsprechende Versorgung mit einem Sprechventil bis zur Entfernung der Kanüle und/oder Ersetzen der geblockten Kanüle durch eine geschlossene Sprechkanüle.

Am Ende der Therapie wurden die Schluckfrequenz, der in der Therapie hergestellte Kanülenstatus, die Lagerung und die Wachheit des Patienten dokumentiert. Anschließend wurde die Trachealkanüle je nach Kanülenstatus wieder in ihren früheren Status zurückgeführt und der Patient in die Abschlusslagerung gebracht, in der erneut die Daten erhoben wurden. Die Parameter

Schluckfrequenz, Wachheit, Lagerung und Trachealkanülenstatus wurden für weitere 2 Stunden alle 30 Minuten kontrolliert (30, 60, 90, 120 Minuten nach Ende der Therapie). Die Therapie wurde für weitere Auswertungen mit einer Kamera aufgezeichnet und erfolgte durch zwei Therapeuten.

### 10.1.3 Untersuchungsverfahren

Als nicht-invasives Untersuchungsverfahren zur Quantifizierung des Schluckens während der Therapie wurde die **Schluckfrequenz** gewählt. Da keine sicheren technischen Verfahren zur Registrierung der Schluckfrequenz vorliegen, wurde die Frequenz visuell anhand der Kehlkopfhebung erfasst. Die Auszählung erfolgte durch zwei von der Therapie unabhängige Therapeutinnen.

Zur Dokumentation der **Wachheit** wurde eine veränderte Form der Wachheitsskala der Komaremissions-Skala mit fünf Abstufungen genutzt. Da der wiederholte Einsatz von Schmerzreizen tonuserhöhend wirken kann, wurde auf diese Untersuchung verzichtet. Die Bewertung erfolgte durch zwei von der Therapie unabhängige Untersucher. Zur **Dokumentation des Kanülenstatus** durch den Therapeuten wurde eine Skala entwickelt, die der Abfolge des nach dem Konzept der F.O.T.T. durchgeführten Kanülenmanagements entspricht

Die **Lagerung** der Patienten erfolgte nach dem Konzept der F.O.T.T. und wurde mit einer eigenen Skala durch den Therapeuten registriert (◘ Tab. 10.1).

Die Dokumentation des Aspirationsgrades und des Schluckerfolgs erfolgte durch die transnasale fiberoptisch endoskopische Untersuchung (Olympus Winter-Ibe, ENF-P4 ⌀ 3,4 mm, rp-Szene, Rheder Medizintechnik, Hamburg). Die Dokumentation der endoskopischen Untersuchung erfolgte mit einem eigenen Untersuchungsbogen für die endoskopische Untersuchung, der für die Studie evaluiert wurde (Seidl et al. 2002). Die endoskopische Untersuchung erfolgte zu Beginn und am Ende der Studie durch einen nicht an der Therapie beteiligten Hals-Nasen-Ohrenarzt.

◘ Tabelle 10.1. Skalen für Lagerung, Kanülenstatus und Wachheit

| | Lagerung | | Kanülenstatus | | Wachheit |
|---|---|---|---|---|---|
| 1 | Seitenlage rechts | 1 | Geblockte Kanüle | 1 | Keine |
| 2 | Seitenlage links | 2 | Ungeblockte Kanüle | 2 | Augenöffnen spontan |
| 3 | Langsitz im Bett | 3 | Ungeblockte Kanüle mit Sprechaufsatz | 3 | Hinwendung zum Reiz |
| 4 | Sitz an der Bettkante mit Unterstützung | 4 | Sprechkanüle | 4 | Verweilen am Reiz >5 Sekunden |
| 5 | Angelehnter Sitz auf Therapiebank | 5 | Sprechkanüle mit Verschluss | 5 | Aufmerksamkeit für 1 Minute oder länger |
| 6 | Sitz im Rollstuhl | 6 | Ohne Kanüle | | |
| 7 | Rückenlage | | | | |
| 8 | Angelehnter Langsitz | | | | |
| 9 | Sitz im Rollstuhl mit Unterstützung | | | | |
| 10 | Bauchlage | | | | |

Zur Dokumentation des Kanülenstatus wurde eine Skala entwickelt, die der Abfolge des durchgeführten Kanülenmanagements entspricht. Der Kanülenstatus wurde zu Beginn der Behandlung geändert und nach der Behandlung wieder in den ursprünglichen Zustand zurückgeführt oder beibehalten. Zur Dokumentation der Wachheit wurde eine veränderte Form der Wachheitsskala der Komaremissions-Skala mit fünf ordinalskalierten Abstufungen benutzt. Da der wiederholte Einsatz von Schmerzreizen bei wahrnehmungsgestörten betroffenen Patienten tonuserhöhend wirkt, wurde auf die Untersuchung mit einem Schmerzreiz verzichtet

Die Dokumentation des Allgemeinstatus der Patienten erfolgte durch den Frühreha-Barthel-Index (FBI, -325 -0) und die Komaremissionsskala (KRS, 0-20). Die Bewertung erfolgte durch zwei von der Therapie unabhängige Neurologen.

## 10.2 Ergebnisse

Untersucht wurden 10 Patienten (♂6, ♀4) mit einem Durchschnittsalter von 39,17 (±20,5) Jahren zum Zeitpunkt der Erkrankung. Ursache der Erkrankungen waren Hirnblutungen (5), Hirninfarkte (3) und Schädelhirntraumata (2). Die Tracheotomie erfolgte 10,22 (±4,41) Tage, der Behandlungsbeginn 42,78 (12–177) Tage nach dem Krankheitsbeginn. Bei allen Patienten konnte das Tracheostoma nach Abschluss der Therapie verschlossen werden, im Durchschnitt 32,22 (±14,96, 17-58) Tage nach Behandlungsbeginn (Tab. 10.2).

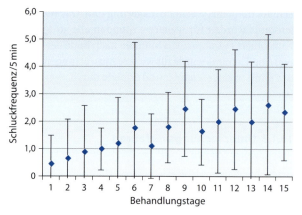

Abb. 10.1. Verlauf Schluckfrequenz vor Therapie

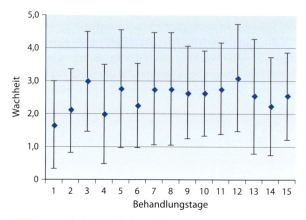

Abb. 10.2. Verlauf Wachheit vor Therapie

Tabelle 10.2. Daten der Patienten der Therapiestudie

| Patienten | Werte |
| --- | --- |
| Geschlecht | 6 ♂, 4 ♀ |
| Alter | 39,7 ± 20,5 Jahre |
| Zeitpunkt Tracheotomie nach Ereignis | 10,22 ± 4,41 Tage |
| Behandlungsbeginn nach Ereignis | 42,78 (12–177) Tage |
| Verschluss Tracheotomie | 32,22 ± 14,96 Tage |

### 10.2.1 Verlauf über den Behandlungszeitraum

Untersucht wurde über einen Zeitraum von 3 Wochen, dies entsprach 15 Behandlungstagen. An den Wochenenden (Samstag und Sonntag) wurde die Therapie ausgesetzt.

Die **Schluckfrequenz** vor Beginn der Therapie betrug am ersten Tag im Mittel 0,44 (±1,0) und am letzten Tag 2,33 (±1,73). Ab dem 11. Therapietag war die Schluckfrequenz im Mittel auf mehr als 2 Schlucke pro 5 Minuten angestiegen. Die Steigerung der Schluckfrequenz über den gesamten Behandlungsverlauf war statistisch relevant (Wilcoxon [p<0,05] p = 0,043) (Abb. 10.1).

Die **Wachheit**, gemessen in einer 5-stufigen Skala (Tab. 10.1) vor Beginn der Therapie betrug am ersten Tag 1,67 (±1,32) und am letzten Tag der Therapie 2,56 (±1,32). Die Steigerung der Wachheit über den gesamten Behandlungsverlauf war statistisch relevant (Wilcoxon [p<0,05] p=0,067) (Abb. 10.2).

Der Frühreha-Barthel-Index stellt eine Modifizierung des Barthel-Index dar, um ihn im Bereich der Rehabilitation für schwer hirngeschädigte Patienten einsetzen zu können. Eine statistisch relevante Änderung des Frühreha-Barthel-Index konnte über den gesamten Zeitraum der Therapie beobachtet werden (Wilcoxon [p<0,05] p=0,02) (Tab. 10.3).

## 10.2 · Ergebnisse

**Tabelle 10.3.** Verlauf Frühreha-Barthel-Index und Komaremissionsskala

|     | Beginn | 1. Woche | 2. Woche | Ende |
| --- | --- | --- | --- | --- |
| FBI | −175,00 ± 0,00 | −175,00 ± 0,00 | −154,17 ± 33,23 | −124,44 ± 73,33 |
| KRS | 9,44 ± 6,64 | 11,17 ± 7,63 | 16,83 ± 7,36 | 18,89 ± 6,47 |

Dargestellt sind die Mittelwerte der Skalen vor Beginn der Therapie, nach Ende der 1. und 2. Woche sowie nach Abschluss der Therapie. Die Änderung der Komaremissionsskala war statistisch signifikant (n = 10, Wilcoxon p < 0,05 farblich hervorgehoben)

**Tabelle 10.4.** Verlauf endoskopische Schluckuntersuchung

|     | Beginn | Kontrolle | Ende |
| --- | --- | --- | --- |
| Anatomie | 5,29 ± 1,50 | 2,67 ± 2,31 | 2,86 ± 1,95 |
| Schluckvermögen | 33,57 ± 5,50 | 22,67 ± 6,11 | 8,57 + 9,16 |
| Schutz der Atemwege | 11,86 ± 3,08 | 6,00 ± 2,00 | 2,57 ± 2,44 |

Dargestellt sind die Ergebnisse der endoskopischen Untersuchung mit dem BDI. Es zeigt sich eine statistisch relevante Änderung der Untersuchungswerte (n = 10, Wilcoxon p < 0,05 farblich hervorgehoben).

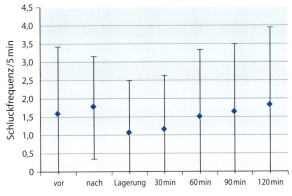

**Abb. 10.3.** Verlauf Schluckfrequenz am Behandlungstag

Die Komaremissions-Skala erlaubt eine Einschätzung der Bewusstseinslage von Patienten mit protrahierter Komaremission durch differenzierte Stimulationen und Verhaltensbeobachtung. Während der Therapie kam es über den Studienzeitraum zu einem statistisch signifikanten Anstieg der Komaremissionsskala (Wilcoxon (p<0,05) p=0,004) (Tab. 10.3).

Zur Prüfung des Schluckvermögens wurden endoskopische Schluckuntersuchungen durchgeführt. Die über dem Verlauf der Therapie registrierten Änderungen des Schluckvermögens und des Schutzes der unteren Atemwege waren statistisch signifikant (Tab. 10.4).

### 10.2.2 Verlauf am Behandlungstag

Es wurden die Parameter Schluckfrequenz, Wachheit, Trachealkanülenstatus, und Lagerung erfasst Eine Aussage über die Wirkung der Therapie sollten die Schluckfrequenz und die Wachheit geben. Durch diese Untersuchungen sollte die direkte Wirkung der Behandlung am Patienten während der Therapie geprüft und evaluiert werden.

### Schluckfrequenz

**Während der Therapie.** Die Schluckfrequenz wurde als Parameter für die direkte Folge der Schlucktherapie bei dem Patienten gewählt. Ausgewertet wurde die Frequenz zwischen dem Beginn und dem Ende der Therapie. Es kam während der Therapie zu einer Änderung der Schluckfrequenz, die statistisch nicht signifikant war (Wilcoxon [p<0,05] p=0,198) (Abb. 10.3).

**Nach Abschluss der Therapie.** Zwischen dem Ende der Therapie und der Lagerung des Patienten kam es zu einem signifikanten Abfall der Schluckfrequenz (Wilcoxon [p<0,05] p=0,008). Die Schluckfrequenz stieg im weiteren Verlauf langsam wieder an und erreichte 90 Minuten nach der Umlagerung wieder die Ausgangswerte von vor Beginn der Therapie (Abb. 10.3).

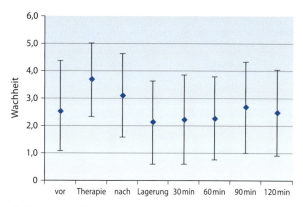

**Abb. 10.4.** Verlauf Wachheit am Behandlungstag

### Wachheit

**Während der Therapie.** Untersucht wurde die Änderung der Wachheit während der Therapie. Die Wachheit stieg zwischen dem Beginn der Therapie und dem Ende der Therapie statistisch relevant an (Wilcoxon [p<0,05] p=06,35 * $10^{-8}$) (Abb. 10.4).

**Nach Abschluss der Therapie.** Nach Abschluss der Therapie und Umlagerung des Patienten kam es vorerst zu einer statistisch relevanten Minderung der Wachheit (Wilcoxon [p<0,05] p=6,48 * $10^{-7}$). Die Wachheit stieg jedoch in den nächsten 90 Minuten wieder auf das Ausgangsniveau von vor der Therapie an (Abb. 10.4).

Um zu prüfen, ob die Änderungen der Schluckfrequenz auf eine Änderung der Wachheit zurückzuführen war, wurde die Korrelation zwischen den erhobenen Parametern Lagerung, Kanülenstatus, Wachheit und Schluckfrequenz an den einzelnen Messpunkten geprüft. Eine schwache Korrelation fand sich zwischen dem Trachealkanülenstatus und der Schluckfrequenz vor Beginn der Therapie (Spearmann-Rangkorrelationskoeffizient [<=0,5, p<=0,05] 0,55) und 120 Minuten nach Ende der Therapie (Spearmann-Rangkorrelationskoeffizient [<=0,5, p<=0,05] 0,53). Eine statistisch relevante Korrelation zwischen der Wachheit und der Schluckfrequenz fand sich bei keinem der untersuchten Messpunkte.

## 10.3 Diskussion

Als Goldstandard bei der Überprüfung von therapeutischen Verfahren gelten randomisierte, verblindete Vergleichsstudien, die multizentrisch durchgeführt werden. Dabei werden die Ergebnisse einer Therapie an gleichen Gruppen mit bekannten Therapieverfahren oder im Vergleich zu einem Spontanverlauf der Erkrankung geprüft. Diesen Anforderungen entspricht in der Dysphagietherapie bis zum heutigen Zeitpunkt nur eine Studie über den Stellenwert einer chirurgischen Therapie bei Schluckstörungen nach Operationen im Kopf-Hals-Bereich (Jacobs et al. 1999). Während zur Therapie von Schluckstörungen nach Operationen im Kopf-Hals-Bereich bereits Studien durchgeführt wurden (Logemann 2006), liegen zur Therapie von neurologischen Schluckstörungen nur wenige, unvollständige Untersuchungen vor (Bath et al. 2002).

Die Prüfung von komplexen neurophysiologischen Therapiekonzepten im Rahmen von wissenschaftlichen Studien bereitet Probleme. Zum einen handelt es sich bei den Therapieverfahren (F.O.T.T., Bobath) um Therapiekonzepte, die keine klare Handlungsanweisung an die Therapeuten geben. Sie geben lediglich Prinzipien zur Befunderhebung und Behandlung von Störungen vor. Innerhalb dieses Rahmens werden individuelle Therapiemaßnahmen eingeleitet. Damit ist das therapeutische Prinzip in Teilen an die Entscheidung der Therapeuten gebunden, was eine Reproduzierbarkeit der Therapiemaßnahmen erschwert.

Zum anderen ist die Bestimmung von einzelnen Therapiezielen im Rahmen einer Studie bei komplexen Krankheitsursachen und Therapiestrategien diffizil. Komplexe Therapiestrategien lassen sich nur mit erheblichen Einschränkungen auf einzelne Therapieziele reduzieren. In der hier vorgestellten Studie bereitet es Schwierigkeiten das Ergebnis der Dysphagietherapie von den weiteren Therapieeffekten, die mit den allgemeinen Skalen gemessen wurden, zu differenzieren. Ursache für die Überschneidung in den gemessenen Therapieeffekten ist auch die Auswahl der Messparameter und Messverfahren. Diese Auswahl musste den Grunderkrankungen der Patienten und den Anforderungen der Ethikkommission angepasst werden, so dass keine anderen Verfahren für diese Studie zur Verfügung standen.

Durch die geschilderten Schwierigkeiten besteht die Gefahr, dass die komplexen Therapieansätze in ein wissenschaftliches Abseits geraten, da diese Therapie den Anforderungen an eine Prüfung in einer evidenz-basierten Medizin nicht standhält. Es wurden bereits verschiedene Untersuchungen zu neurophysiologischen Therapieverfahren (z. B. Bobath-Therapie) vorgelegt, die aus den beschriebenen Gründen sehr kontrovers diskutiert wurden (Langhammer & Stanghelle 2003, Panturin 2001).

## Studiendesign

Die zuständige Ethikkommission lehnte bei der Planung der vorgestellten Studie den Antrag auf eine randomisierte, prospektive Studie mit einer Gruppe ohne Therapie mit der Begründung ab, dass Patienten, die nicht einwilligungsfähig sind, nicht an einer Studie teilnehmen dürfen, in der sie nicht einen deutlichen Vorteil durch die Teilnahme an der Studie haben. Diese Aussage erstreckt sich nicht nur auf eine Gruppe, die keine Therapie erhält, sondern auch auf eine weitere Patientengruppe, die auf Grund von z. B. personellen oder finanziellen Engpässen in einer anderen Klinik keine Therapie erhält. Die Einschränkung der Ethikkommission macht die Überprüfung einer Therapie mit einer Kontrollgruppe bei Patienten mit ausgeprägten neurologischen Erkrankungen nach evidenzbasierten Grundlagen unmöglich.

Der Vergleich mit einer bereits etablierten Therapie ist nicht möglich, da für Patienten mit diesem Schweregrad der neurologischen Erkrankung mit einer Schluckstörung kein standardisiertes Therapieverfahren eingeführt ist. Die bekannten Therapieverfahren setzen eine kognitive Mitarbeit und eine Kopf- und Rumpfkontrolle der Patienten voraus. Eine Änderung der zu untersuchenden Patientenpopulation für die Studie ist nicht möglich, da das zu untersuchende Therapieverfahren auf die geplante Patientengruppe zugeschnitten ist.

In der Literatur wurde ein ABA-Studiendesign für eine Therapieüberprüfung bei Schluckstörungen vorgeschlagen. Bei diesem Design wird eine Patientengruppe eine Zeit behandelt (A) und in direkter Folge eine Zeit lang nicht behandelt (B). Verglichen werden die Parameter am Ende der Perioden A und B. Dieses Studiendesign setzt voraus, dass die Therapie (z. B. eine Übungstherapie) direkt für die Änderung eines Messparameters (z. B. das Schlucken) verantwortlich ist. Dieses Design wurde bereits für die Überprüfung von Schluckmanövern in der Dysphagietherapie von Kopf-Halstumoren genutzt (Logemann 2006).

Das zu Grunde liegende Schädigungsmuster bei neurogenen Schluckstörungen macht einen anderen Therapieansatz notwendig. Rehabilitation bei neurogenen Erkrankungen ist nicht nur mit einer Übungsbehandlung zu erreichen, sondern macht ein Therapiekonzept notwendig, das zu zentralen Änderungen, führt. Eine Unterbrechung der Therapie würde in einem solchen Fall zu keiner schnellen Änderung der Messergebnisse führen, sondern nur die Qualität des Endergebnisses ändern (Muellbacher et al. 2001).

In dieser Studie zeigte sich, dass es durch die Unterbrechung der Therapie an zwei Tagen am Wochenende zu keiner signifikanten Änderung der Parameter Wachheit und der Schluckfrequenz kam. Dies kann zum einen als Indiz für die oben formulierte These angesehen werden und bedeutet für den klinischen Alltag, dass eine Unterbrechung der Therapie am Wochenende ohne Folgen für den Patienten bleibt. Für eine endgültige Beurteilung fehlt aber eine Kontrollgruppe, so dass eine fehlende Änderung der Messparameter durch ein Aussetzen der Therapie am Wochenende auch bedeuten kann, dass mit und ohne Therapie das Ergebnis unverändert bleibt.

### 10.3.2 Patienten

In den bisher vorliegenden Studien zu neurologischen Schluckstörungen (Neumann 1993; Neumann 1995; Bartolome, Neumann 1993; Prosiegel 2002) wurden sehr uneinheitliche Patientenpopulationen untersucht. So wurden akute und chronische Erkrankungen mit unterschiedlichen Krankheitsursachen und Schweregraden gemischt. In der vorgestellten Studie wurde erstmals eine Patientengruppe mit einem sehr schweren neurologischen Krankheitsbild untersucht. Als Einschlusskriterium in die Studie wurde eine Skala (Frühreha-Barthel-Index) gewählt, die in Deutschland in den Rehabilitationskliniken für die Dokumentation des Behandlungsverlaufs vorgeschrieben wird. Um zu prüfen, ob das Therapiekonzept überhaupt eine Wirkung zeigt, wurden für die erste Studie Patienten mit einem hypoxischen Hirnschaden aus der Studie ausgeschlossen, da bei diesen Patienten die Prognose für eine Rehabilitation deutlich schlechter ist (Neumann et al. 1995).

Der Therapiebeginn nach dem Schadensereignis war in dieser Studie nicht einheitlich. Komplikationen auf der Intensivstation durch Begleiterkrankungen in Folge der Hirnerkrankungen verhinderten einen früheren Beginn der Therapie. In der Studie wurde als Startpunkt der Therapie das Ende der intensivmedizinischen Interventionen und damit das Ende der therapeutischen Sofortmaßnahmen im Rahmen der Grunderkrankung gewählt. Die Sedierung der Patienten musste beendet sein, so dass eine medikamentöse Beeinflussung der Wahrnehmung und Motorik nicht mehr vorlag.

### 10.3.3 Zielparameter

Die Aspiration stellt ein häufiges Outcome-Kriterium bei Therapiestudien dar (Bartolome, Neumann 1993; Freed 2001). Bartolome und Neumann (1993) konnten bei 65% von 28 untersuchten Patienten mit verzögerter Öffnung des krikopharyngealen Sphinkters nach Therapie mit kausalen und kompensatorischen Therapieverfahren eine Abnahme der Aspiration beschreiben. Neumann (1993) konnte bei 58 Patienten mit unterschiedlicher neurologischer Grunderkrankung keine Korrelationen zwischen dem Ausmaß der Aspiration und dem Ernährungsstatus finden, wohingegen Prosiegel (2002) den Aspirationsgrad als einen von vier aussagekräftigen Outcome-Prädiktoren für den Ernährungsstatus angibt.

In den genannten Studien wurde keine differenzierten Angaben über die genaue Änderung des Schluckablaufs gemacht. Die Untersuchungsmethode zur Erfassung des Aspirationsgrads war in den Untersuchungen die Videofluoroskopie. Dieses Untersuchungsverfahren stand hier nicht zu Verfügung, da es die aktive Teilnahme der Patienten erfordert. In dieser Studie konnten im Rahmen der endoskopischen Schluckuntersuchung an Hand eines standardisierten Untersuchungsprotokolls statistisch signifikante Änderungen beobachtet werden.

Der Kanülenstatus als Parameter zur Überprüfung des Behandlungserfolgs bei neurogenen Dysphagien wurde bisher selten beschrieben. Prosiegel (2002) führt als Outcome-Kriterium neben dem Ernährungsstatus auch die Dekanülierung auf. In einer Studie mit 208 Patienten, von denen 55 zu Beginn der Studie auf eine Trachealkanüle angewiesen waren, konnte bei 24 Patienten eine Dekanülierung erfolgen. In dieser Studie hat sich der Kanülenstatus bei allen Patienten über den Studienverlauf verändert. Bei Anfangs geblockten Kanülen konnten alle Patienten im Behandlungsverlauf auf eine Sprechkanüle umgestellt werden. Bei allen Patienten konnte das Tracheostoma nach Ende der Studie, im Durchschnitt 32,22 Tagen nach Therapiebeginn verschlossen werden.

In vielen Studien zur Dysphagietherapie wird der Ernährungsstatus als Erfolgsparameter für die Änderung einer Schluckstörung herangezogen (Neumann et al. 1995). Als Kriterien werden Unterscheidungen wie „Ernährung über Sonde" und „orale Ernährung" herangezogen. Prosiegel (2002) verwendet zur Beurteilung des Ernährungsstatus vor und nach der Schlucktherapie eine ordinale Variable „Schluckbeeinträchtigung", die von den Patienten angegeben wird. In der vorliegenden Studie wurden alle Patienten über den Studienverlauf über eine PEG ernährt. Der Parameter Ernährungsstatus ist wegen der Schwere der Grunderkrankungen der Patienten nicht aussagekräftig.

Eine Skala zur Erhebung des Allgemeinzustandes der Patienten wurde in der Studie von Prosiegel (2002) erhoben. Der Barthel-Index war in dieser Untersuchung einer der aussagekräftigsten Outcome-Prädiktoren für die genannte Zielvariable „Schluckbeeinträchtigung". Neumann (1993) untersuchte u.a. einen möglichen Zusammenhang von kognitivem Status (Aufmerksamkeit, Gedächtnis, Problemlöseverhalten) und Behandlungserfolg und konnte keinen Zusammenhang finden. Barer (1989) fand einen engen Zusammenhang zwischen Bewusstseinszustand und Schluckbeeinträchtigung bei 105 Patienten mit Dysphagie nach Schlaganfall. Patienten mit schweren Bewusstseinsstörungen, die über eine Sonde ernährt werden mussten, waren allerdings von der Studie ausgeschlossen. In dieser Studie besserte sich der Allgemeinzustand, gemessen mit dem Frühreha-Barthel-Index und der Komaremissions-Skala, signifikant zwischen dem ersten und letzten Behandlungstag.

### 10.3.4 Verlauf über den Behandlungszeitraum

Über den gesamten Behandlungsverlauf kam es zu einer signifikanten Steigerung der Wachheit der Patienten, was sich in der Komaremissions-Skala und dem Frühreha-Barthel-Index zeigte. Bereits 3 Tage nach Beginn der Therapie hatte sich die Wachheit deutlich gesteigert und blieb über den Behandlungszeitraum auf einem hohen Niveau. Zusätzlich kam es über den gesamten Zeitraum zu einer nicht signifikanten Steigerung der Schluckfrequenz. Um auszuschließen, dass die Änderung der Wachheit Ursache für die Änderung der Schluckfrequenz ist, wurde die Korrelation zwischen den gemessen Parametern ermittelt. Dabei zeigte sich, dass die Änderung der Schluckfrequenz unabhängig von der Wachheit war. Diese Aussage muss allerdings eingeschränkt werden, da die eigenen Untersuchungen gezeigt haben, dass die Schluckfrequenz ein zu ungenaues Messinstrument ist und Änderungen nur sehr grob erfasst. Es erscheint naheliegend, dass eine Änderung der Wachheit eine Änderung der Wahrnehmung und damit des Schluckens zur Folge haben kann. Hier sind weitere Untersuchungen mit differenzierteren Untersuchungs- und Messmethoden notwendig, um die Zusammenhänge weiter zu klären.

## 10.3.5 Verlauf am Behandlungstag

### Während der Therapie

An den einzelnen Behandlungstagen kam es während der Therapie zu einer statistisch relevanten Steigerung der Wachheit. Dabei korrelierte diese Änderungen nicht mit einer Änderung der Schluckfrequenz, der Lagerung oder dem Trachealkanülenstatus.

Eine signifikante Änderung der Schluckfrequenz an den einzelnen Behandlungstagen durch die Therapie konnte nicht gesehen werden. Über den gesamten Untersuchungszeitraum kam es in den endoskopischen Untersuchungen zu einer statistisch signifikanten Besserung des Schluckvermögens und des Schutzes der Atemwege. Es kann anhand der Änderung der Schluckfrequenz vermutet werden, dass die Therapie Einfluss auf das Schlucken hat. Diese Änderung erfolgt wahrscheinlich unterschwelliger und war nicht mit einer Änderung der Schluckfrequenz am Therapietag zu messen. Für die weitere Klärung der Prozesse die entscheidend für das Verständnis der Rehabilitationsprozesse ist, sind weitere Untersuchungen mit anderen Messverfahren und Parametern notwendig.

Zusammenfassend fanden sich positive Änderungen der Messparameter durch die Therapie bei den Patienten. Diese Änderungen konnten über den gesamten Untersuchungsverlauf signifikant nachgewiesen werden. Ob das Ergebnis der Therapiebemühungen nach 3 Wochen allerdings über dem Ergebnis eines Spontanverlaufes liegt, kann nicht ausgeschlossen werden. Geht man von der Hypothese aus, dass ein neurologischer Rehabilitationsprozess eine kontinuierliche Lernleistung ist, kann aus den täglichen Änderungen während der Therapie ein positiver Einfluss der Therapie auf den gesamten Krankheitsverlauf vermutet werden.

### Nach Abschluss der Therapie

Durch die Aufzeichnungen der Parameter nach Ende der Therapie in Intervallen von 30 Minuten für weitere 120 Minuten sollte der posttherapeutische Verlauf der Messparameter bei den Patienten geprüft werden.

Verschiedene Untersuchungen mit einer elektrischen Stimulation des Pharynx hatten bei gesunden Probanden und Patienten mit einem Schlaganfall in der repetitiven transkraniellen Magnetstimulation eine Ausdehnung des motorischen Schluckkortex gezeigt. Nach Ende der elektrischen Stimulationen fand sich in den nächsten 90 Minuten eine Abnahme der Ausdehnung der durch die elektrische Stimulation vergrößerten motorischen Areale (Hamdy et al. 1998a, Hamdy et al. 1998b, Fraser et al. 2002).

Ausgehend von diesen Untersuchungsergebnissen wurde die Hypothese formuliert, dass es nach Ende einer erfolgreichen Therapie zu einer Abnahme der Messparameter kommt.

In der vorliegenden Untersuchung konnte die Hypothese nicht bestätigt werden. Es kam unmittelbar nach dem Ende der Therapie zu einem signifikanten Abfall von Wachheit und Schluckfrequenz unter das Niveau der Ausgangswerte von vor Beginn der Therapie (◘ Abb. 10.3 und ◘ Abb. 10.4). Die Schwere der Grunderkrankung legt nahe, dass die Patienten durch eine intensive körperliche Therapie maximal belastet wurden. Dies zeigte sich in der sofortigen Erschöpfung nach Ende der Therapie. Diesem bisher nicht beschriebenen Ergebnis muss man in Zukunft vermehrt Aufmerksamkeit schenken. Geht man davon aus, das Neurorehabilitation ein Lernprozess ist, so sind Lernpausen für den Rehabilitationserfolg von entscheidender Bedeutung (Muellbacher et al. 2001). Wann diese Pausen erfolgen müssen und welche Dauer sie haben müssen, ist bisher nicht bekannt. Ruhepausen sind demnach in die Planung von Therapien in Rehabilitationseinrichtungen in Zukunft einzubeziehen. Ob dies in einer Zeit der knapper werdenden Ressourcen möglich sein wird, ist fraglich.

## Literatur

Barer DH (1989) The natural history and functional consequences of dysphagia after hemispheric stroke. J Neurol Neurosurg Psychiatry 51: 236–241

Bartolome G, Neumann S (1993) Swallowing Therapy in Patients with neurological disorders causing cricopharyngeal dysfunction. Dysphagia 8: 146–149

Bath PMW, Bath FJ, Smithard DG (2002) Interventions for dysphagia in acute stroke (Cochrane Review). The Cochrane Libary, Issue 4: Update Software. Oxford

Fraser C, Power M, Hamdy S, Rothwell J, Hobday D, Hollander I, Tyrell P, Hobson A, Williams S, Thompson D (2002) Driving Plasticity in Human Adult Motor Cortex is Associated with Improved Motor Function after Brain Injury. Neuron 34: 831–840

Freed ML, Freed L, Chatburn RL, Christian M (2001) Electrical Stimulation for Swallowing Disorders Caused by Stroke. Respiratory Care 46: 466–474

Hamdy S, Aziz Q, Rothwell JC, Power M, Singh KD, Nicholson DA, Tallis RC, Thompson DG (1998a) Recovery of Swallowing after stroke relates to functional reorganisation in the intact motor cortex. Gastroenterology 115: 1104–1112

Hamdy S, Rothwell JC, Aziz Q, Singh K, Thompson DG (1998b) Long-term reorganization of human motor cortex driven by short-term sensory stimulation. Nature Neuroscience 1: 64–68

Jacobs JR, Logemann J, Pajak TF, Pauloski BR, Collins S, Casiano RR, Schuller DE (1999) Failure of cricopharyngeal myotomy to improve dysphagia following head and neck cancer surgery. Arch Otolaryngol Head Neck Surg 125: 942–946

Langhammer B, Stanghelle JK (2003) Bobath or motor relearning programme? A follow-up one and four years post stroke. Clin Rehabil 17: 731–734

Logemann JA (2006) Update on clinical trials in Dysphagia. Dysphagia 21: 116–120

Muellbacher W, Ziemann U, Boroojerdi B, Cohen L, Hallett M (2001) Role of the human motor cortex in rapid motor learning. Exp Brain Res 136: 431–438

Neumann S (1993) Swallowing Therapy with Neurologic Patients: Results of Direct and Indirect Therapy Methods in 66 Patients Suffering from Neurological Disorders. Dysphagia 8: 150–153

Neumann S, Bartolome G, Buchholz D, Prosiegel M (1995) Swallowing Therapy of neurologic patients: Correlation of outcome with pretreatment variables and therapeutic methods. Dysphagia 10: 1–5

Panturin E (2001) The Bobath concept. Clin Rehabil 15: 111–113

Prosiegel M, Heintze M, Wagner-Sonntag E, Hannig C, Wuttge-Hannig A, Yassouridis A (2002) Schluckstörungen bei neurologischen Patienten. Nervenarzt 73: 364–370

Seidl RO, Nusser-Müller-Busch R, Ernst A (2002) Evaluation eines Untersuchungsbogens zur endoskopischen Schluckuntersuchung. Sprache-Stimme-Gehör 26: 28–36

# Glossar

| | |
|---|---|
| Abdomen | Bauch. |
| Abduktion | Seitwärtswegführen eines Körperteils von der Körper- bzw. von der Gliedmaßenlängsachse. |
| Abrasion | Langsam fortschreitender Verlust von Zahnhartsubstanzen, d. h. von Zahnschmelz, später auch am Dentin, an Kauflächen und Schneidkanten. |
| Absaugen | Maschinelles Entfernen von Sekret aus der Trachea mittels Absaugkatheter. |
| Adduktion | Heranführen eines Körperteils an die Körper- bzw. Gliedmaßenlängsachse. |
| Agonist | Der Muskel, der die Schwerkrafteinwirkungen kontrolliert, d. h. ▶ konzentrisch gegen die Schwerkraft wirkt oder ▶ exzentrisch die Schwerkrafteinwirkung bremst. Ein Agonist hat wegen dieser Aufgabe stets ein höheres Tonusniveau als der ▶ Antagonist (s. u., Paeth Rohlfs 1999). |
| Aktivitätsebene | In der ▶ ICF wird mit Aktivitätsebene (Activity) die Durchführung einer Aufgabe oder Tätigkeit (Aktion) durch eine Person bezeichnet. |
| Alignment | Einstellung /Ausrichtung aller Körperabschnitte zueinander und in Beziehung zur Unterstützungsfläche und zur Schwerkraft. A. bedeutet, dass alle Anteile eines Gelenks (Knochen, Sehnen, Bänder, Muskeln, Kapseln) während jeden Moments einer Haltung oder Bewegung in einer bestimmten, exakten Ausrichtung zueinander stehen müssen, um einen geschmeidigen, effizienten Bewegungsablauf gewährleisten zu können. |
| Antagonist | Der Muskel (es können auch mehrere sein), der sich in seiner Arbeit dem ▶ Agonisten (s. o.) reaktiv anpasst, d. h. mit seiner ▶ exzentrischen Kontraktion dessen Verlängerung begleitet. Der Antagonist hat stets ein niedrigeres Tonusniveau als der Agonist (Paeth Rohlfs 1999). |
| Anterior | Vorne, vorderer. |
| Anterograd | Nach vorne kommend, nach vorne gerichtet. |
| Aphten | Entzündliche Schleimhautveränderungen. |
| Approximalraum | Zahnzwischenraum. |
| Aspiration | Eindringen von Speichel, Nahrung, Flüssigkeit oder Fremdkörper in die unteren Atemwege (unterhalb der Stimmlippen). Meist begleitet von physiologischem Husten. |
| Assoziierte Reaktionen | Unkontrollierte, pathologische und stereotype Bewegungen, die auf eine Störung normaler Bewegungskontrolle hinweisen. Oft bei Anstrengung, am deutlichsten in den Extremitäten zu erkennen. |
| Ataxie | Störungen der Bewegungsabläufe u. der Haltungsinnervation mit Auftreten unzweckmäßiger Bewegungen infolge gestörter funktioneller Abstimmung der entsprechenden Muskelgruppen. |
| Autochthone Muskulatur | Rückenmuskeln, die aus den dorsalen Hälften der Myotome (embryonale Körpersegmente) entstanden sind und sich in einer Rinne zwischen Dorn- und Querfortsätzen befinden. |
| B.A.T.S.A. | Basler anterior trunc support approach: Basler Behandlungsansatz zur Unterstützung des Rumpfes von vorne (im Rollstuhl). |
| Bewegungsmuster | Koordiniertes Zusammenspiel von ▶ Agonisten und ▶ Antagonisten bezogen auf eine Aktivität. Sie setzen sich aus einer Reihe von selektiver Bewegungen zusammen, die je nach Person, Ziel und Zusammenhang der Bewegung variieren (Gjelsvik 2002). |
| Botulinumtoxin | Zellgift, das zur vorübergehenden Hemmung von Muskelaktivitäten genutzt werden kann. |
| Bruxismus | Bezeichnet im Allgemeinen das nichtfunktionale Zähneknirschen und Aufeinanderpressen der Zähne. Bruxistische Tätigkeiten können sowohl während des Tages als auch nachts auftreten. |

## Glossar

| | |
|---|---|
| Candida | Sprosspilze mit zahlreichen fakultativ pathogenen Arten. |
| Dentin | Zahnbein, knochenähnliche Zahnhartsubstanz. |
| Dekanülierung, Dekanülement | Entfernung einer Trachealkanüle. |
| Dilatationstracheotomie | Nicht chirurgische ▸ Tracheotomie: nach einer Punktion wird mit stiftartigen Kathetern aufsteigender Größe das ▸ Tracheostoma erweitert. |
| Distal | Körperfern, entfernt von der Körpermitte. |
| Dorsal | Rückwärts, zum Rücken hin gelegen bzw. gerichtet bzw. erfolgend bzw. gehörend. |
| Dynamische Stabilität | Stabilität eines Körperteils, die gehalten wird gegen die Schwerkraft oder gegen eine erwartete oder unerwartete Aktion, und die gleichzeitig Aktivität/Bewegungen (eines anderen Körperteils) zulässt. |
| Dysarthr(ophon)ie | Zentral bedingte Störungen der Sprechmotorik. Die Bereiche: – (Sprech)Atmung, – Stimmgebung, – Artikulation und – die Prosodie können isoliert oder in ihrem Zusammenspiel gestört sein. Sehr oft liegen abnorme Haltungs- und Tonusbedingungen zugrunde. |
| Dysphagie | Schluckstörung. |
| Dysphagie Index, Berliner (BDI) | Messinstrument zur Klassifizierung des Schweregrades einer Dysphagie im Rahmen einer endoskopischen Untersuchung. Die erhobenen Befunde werden in einem standardisierten Untersuchungsbogen indexiert. |
| Dyspnoe | Störung der Atmung hinsichtlich Frequenz, Tiefe, u./o. Volumen, verbunden mit vermehrter Atemarbeit und mit Lufthungergefühl (»Atemnot«). |
| Early Functional Abilities (EFA) | Skala zur Beurteilung von Fähigkeiten schwer betroffener Patienten und zur Evaluierung von Behandlungsverläufen in der neurologischen Frührehabilitation (Heck et al. 2000). |
| Elizitiert | Eine (durch einen Stimulus) ausgelöste, hervorgerufene Reaktion. |
| Emphysem | Übermäßiges, ungewöhnliches Vorkommen von Luft (Gas) in Körpergeweben, -organen, hier: nach Verletzungen, Perforationen oder Operationen. |
| Endoskopie | Siehe Fiberoptische endoskopische Untersuchung. |
| Equilibriumreaktion | – Kleinste automatisch ablaufende Spannungsveränderungen der Muskulatur, um kleinste Gewichtsverlagerungen, welche zu geringem Ungleichgewicht führen, durch eine Gegenkraft auszugleichen, <br> – automatische Adaptionen des Haltungstonus als Reaktion auf Einwirkungen der Schwerkraft und Gewichtsverlagerung.; <br> – sind funktionell u. dienen dem Erhalt des ▸ Alignments in einer Haltung, <br> – können nicht willkürlich ausgeführt werden (Paeth Rohlfs 1999). |
| Erosion | Materialabtragung durch chemisch-physikalische Vorgänge, z. B. Verlust von Zahnhartsubstanz durch Fruchtsäure. |
| Euton, Eutonus | Physiologischer Normotonus. |
| Exspiration | Ausatmung. |
| Extension | Streckung, Bewegung einer Gliedmasse oder der Wirbelsäule aus der Beuge- in die Streckstellung. |
| Exzentrische Kontraktion | Koordinierte Aktivierung von Aktin-Myosin-Molekülen, die sich auseinanderschieben, um einer einwirkenden Kraft (konzentrische Kontraktion des Antagonisten oder Schwerkraft) kontrolliert nachzugeben. Durch sie kommt es zu einer Verlängerung des Muskels, die trotz Spannungsentwicklung im Endeffekt zu einer Entspannung führt (Paeth Rohlfs 1999). |

| | |
|---|---|
| Fazilitieren | Geben eines Stimulus (Input), um eine Aktivität oder einen Prozess zu erleichtern (Paeth Rohlfs 1999). |
| Fiberoptische endoskopische Untersuchung | Untersuchung mit einem flexiblen Endoskop (hier: transnasal zur Inspektion der Strukturen und Funktionen im Rachen). |
| Flexion | Beugung, Bewegung einer Gliedmasse oder der Wirbelsäule aus der Streck- in die Beugestellung. |
| Follow-up-Test | Nachfolgetest zur Überprüfung eines Ergebnisses. |
| Frühreha-Barthel-Index (FRB) | Beurteilung des funktionellen Status von schwerbetroffenen Patienten mit neuromuskulären und muskuloskelettalen Erkrankungen. |
| Führen, geführt | »Führen nach Affolter«. Vermitteln von Information über (Alltags)Geschehnisse, z. B. führen der Hände, Arme, des Körpers mittels taktiler Inputs, mittels gespürter Information (Affolter 1996, 2001). |
| Functional Independence Measure (FIM) | Psychometrisches Instrument zur Einschätzung der funktionalen Selbständigkeit bei Patienten mit Funktionseinschränkungen. |
| Gingiva | Zahnfleisch. |
| Gingivitis | Zahnfleischentzündung. |
| Haltungshintergrund | Die jeder Bewegung (Aktivität, Tätigkeit) zugrunde liegende Körperhaltung. Er wird automatisch eingenommen und passt sich an die Anforderungen der jeweiligen Aktivität an. Er ist abhängig von Faktoren wie ▶ Tonus, Gleichgewicht, ▶ Unterstützungsfläche und gewährleistet ökonomische, effiziente Bewegung. |
| Hemianopsie | Halbseitiger Ausfall des Gesichtsfeldes eines oder beider Augen infolge Schädigung der Sehbahn vor, hinter oder im Chiasma opticum. |
| Hyperextension | Überstreckung. |
| Hypersalivation | Übermäßige Speichelabsonderung. Hypersalivation ist selten. Bei Dysphagien aber ein oft verkanntes Phänomen: Zu viel Speichel im Schlucktrakt ist meist ein Hinweis auf eine reduzierte Schluckfrequenz. |
| Hypertonus | Überhöhte Haltungsspannung, oft mit vermehrt auftretenden Massenmuster und ▶ assoziierten Reaktionen in der Auseinandersetzung mit der Schwerkraft. Der Widerstand gegen eine passive Bewegung ist stärker bis sehr stark, der Bewegung wird nur mit Verzögerung nachgegeben. |
| Hypotonus | Schlaffe, reduzierte Haltungsspannung. Es ist zu wenig oder gar kein Widerstand gegen eine Bewegung spürbar, die Extremität fühlt sich schlaff an. |
| ICF | International Classification of Function, Disability and Health, neueste Fassung des ICIDH-2. Sozialmedizinisches Klassifikationssystem der Weltgesundheitsorganisation (WHO). Das Klassifikationskonzept umfasst 3 Dimensionen und Kontextfaktoren: 1. Körperfunktion und Struktur, 2. Aktivität, 3. Partizipation, Kontextfaktoren (Umweltfaktoren und persönliche Faktoren). |
| Infrahyoidal | Sich unterhalb des Os hyoideum befindend. |
| Inspiration | Einatmung. |
| Interdentalraum | Zahnzwischenraum, s. auch ▶ Approximalraum. |
| Intrazerebral | Innerhalb des Großhirns. |
| Karies | Demineralisation der Zahnhartsubstanzen, die Symptome der Kariesbildung reichen von Initialläsionen bis zur Bildung von Kavitäten (Höhlen). |
| Kaudal | Schwanz- bzw. steißwärts. |
| Komaremissionsskala (KRS) | Skala zur Dokumentation des Verlaufs eines Komazustandes (Schönle, Schwall 1995) |

## Glossar

| | |
|---|---|
| Kompensation | Ausgleichung einer verminderten Fähigkeit oder funktionellen Leistung durch eine verstärkte, übertriebene oder alternative Aktivität. |
| Kontaminierter Speichel | Mit Mikroorganismen verunreinigter Speichel. |
| Kontraktur | Unwillkürliche Dauerverkürzung bestimmter Muskeln oder Muskelgruppen als rückbildungs- und nicht rückbildungsfähiges Geschehen mit dem Effekt einer anhaltenden Gelenkzwangstellung mit Einschränkung bis zur Aufhebung der Beweglichkeit. Es gibt auch Gelenkkontrakturen, bei denen ossäre (knöcherne) Strukturen die Bewegung verhindern. |
| Konzentrische Kontraktion | Koordinierte Aktivierung von Aktin-Myosin-Molekülen, die sich ineinanderschieben. Es kommt zu einer Spannungsentwicklung mit Verkürzung des Muskels (Paeth Rohlfs 1999). |
| Kranial | Kopfwärts. |
| Kyphose | Nach dorsal (rückwärts) gerichtete Krümmung der Wirbelsäule. Im Bereich der BWS in leichter Ausprägung natürlich. |
| Lateral | Seitlich, von der Mitte(llinie) abgewandt. |
| Laryngoskopie | Siehe Fiberoptische endoskopische Untersuchung. |
| Level | Stufe. |
| Molare | Backenzähne. |
| Multimorbid | Gleichzeitig Erkrankt sein an mehreren Krankheiten. |
| Muster | Sequenz selektiver Bewegungen in entsprechendem Alignment (Paeth Rohlfs 1999). |
| Nach hinten gekipptes Becken | In der Physiotherapie spricht man hier vom – im Hüftgelenk – extendierten Becken. Der Winkel vom Oberschenkel zum Becken ist im Sitzen auf einem normalen Stuhl größer als 90°. |
| Nach vorne gekipptes Becken | In der Physiotherapie spricht man hier vom – im Hüftgelenk – flektierten Becken. Der Winkel vom Oberschenkel zum Becken ist auf einem normalen Stuhl kleiner als 90°. |
| Neglect | Differenzierte sensorische Reize aus der kontralateralen Körperhälfte (somatosensorisch, visuell) werden nicht erkannt und motorisch nicht beantwortet. |
| Neural | Einen Nerv bzw. das Nervensystem oder dessen Funktion betreffend. |
| Normale Bewegung | Koordinierte und angepasste Antwort des ZNS, um ein Ziel zu erreichen. Grundlage für normale Bewegung ist ein normaler Haltungs-Kontroll-Mechanismus. Dieser beinhaltet normalen ▶ Tonus, normale reziproke Innervation, normales Gleichgewicht und normale Sensorik. |
| Okklusion | Zahnreihenschluss, Stellung der unteren zur oberen Zahnreihe beim Schlussbiss. |
| Okklusale Interferenzen | Überlagerungen, versetzter Zahnreihenschluss. |
| Parodont(ium) | Zahnhalteapparat (Alveolarknochen, Zahnfleischsaum, Wurzelhaut). |
| Penetration | Eindringen von Speichel, Nahrung, Flüssigkeit oder Fremdkörper in den Larynx bis oberhalb der Stimmlippen. |
| Partizipationsebene | Art und Ausmaß des Einbezogenseins einer Person in Lebensbereiche in Bezug auf Körperfunktionen, Aktivitäten, gesundheitliche Situation und Kontextfaktoren (▶ ICF). Die Partizipation kann in Art, Dauer und Qualität eingeschränkt sein. Das Betrachtungsfeld ist die soziale Ebene. |

| | |
|---|---|
| Pathologisches Bewegungsmuster | Abnormale Bewegungsmuster, die bei einem Patienten stereotyp, d. h. stets aus denselben Komponenten zusammengesetzt sind, aber von Patient zu Patient variieren (nach Paeth Rohlfs 1999). |
| Perkutane endoskopische Gastrostomie PEG | Anlegen einer Magensonde durch die Bauchdecke in den Magen unter endoskopischer Kontrolle. |
| Phasisches Beißen | (Länger)anhaltendes, wiederkehrendes Öffnen und Schließen des Kiefers. Zeigt sich durch dauerhafte, starke Tonuserhöhung bes. in den Mm. masseter. Häufig bei Patienten mit deutlich herabgesetztem Bewusstsein (z. B. Wachkoma). |
| Physiologisch | Normaler, natürlicher, gesunder Vorgang im Körper. |
| Physiologisches Bewegungsmuster | Sequenz selektiver Bewegungen in entsprechendem Alignment, die bei Menschen trotz individueller Variationen und Möglichkeiten prinzipiell ähnlich verlaufen. |
| Plaque | Bakterielle Zahnbeläge mit einer polysaccharidreichen Grundsubstanz. |
| Pronation des Fusses | Hochheben des äusseren Fussrandes und Absenken des inneren Fussrandes. |
| Prosodie, Prosodische Elemente | Sprechausdrucksmerkmale, z. B. Rhythmus, Akzent/Betonung, Intonation, Tonhöhe Tempo/Geschwindigkeit/Schnelligkeit. |
| Protrusion | Vorschieben, hier: Vordrücken, Pressen der Zunge. |
| Proximal | Körpernah, näher zur Körpermitte hin. |
| Punktionstracheotomie | s. ▶ Dilatationstracheotomie. |
| Randomisierte Studien | Die teilnehmenden Personen einer Studie werden nach dem Zufallsprinzip der Versuchs- oder Kontrollgruppe zugeordnet. |
| Reflux, gastroösophagealer | Retrograde Bewegung von Mageninhalt in die Speiseröhre (und Rachen). |
| Retentionen | Reste, Rückstände (hier: nicht abgeschluckte, im Rachenraum verbliebene Nahrung, Speichel oder Sekret). |
| Retrahiert | Zurückgezogen. |
| Retrograd | Von hinten her bzw. entgegen der natürlichen Fluss- oder Eingriffsrichtung |
| Retrograde Larynxansicht | Ansicht des Larynx, der Stimmbänder durch das ▶ Tracheostoma. |
| Retrohyoidal | Sich hinter dem Os hyoideum befindend. |
| Rhagade | Hautschrunde, mikrotraumatischer Riss, Fissur in entzündlich veränderter Haut. |
| Salivation | Speichelabsonderung. |
| Schilddrüsenisthmus | Das die paarigen Seitenlappen verbindende schmale Gewebsmittelstück der Schilddrüse vor der Trachea. |
| Schlifffacetten | Mechanischer Abrieb mit Substanzverlust, Reiben einzelner Zahnflächen gegeneinander, z. B. durch Knirschen. |
| Schwerkraftlinie | Ein gedachtes Lot durch die Längsachse des Körpers bei aufrechter Haltung. |
| Sensomotorisches System | Zusammenspiel der Sensorik und Motorik. Dieses System verknüpft die aktiven Bewegungsvorgänge des willkürlichen Systems mit den gesamten nervalen Vorgängen für Aufnahme, Weiterleitung und Verarbeitung von Informationen über die Umwelt und den eigenen Körper. |
| Stenose | Angeborene oder erworbene dauerhafte Einengung eines Kanals. |
| Stille Aspiration | Aspiration ohne Hustenreaktion (durch Schädigung oder Ausfall der »Schutz«-Rezeptoren). |
| Stillmann-Methode | Zahnputzmethode in der professionellen Mundhygiene. |
| Stomatognathes System | Gesamtheit der Funktionselemente: Zähne, Kieferknochen, Gelenke, Muskeln und Steuerung |
| Stomatitis, Stomatitiden | Entzündung der Mundschleimhaut. |
| Stridor | Pfeifendes Atemgeräusch bei Ein- u./o. Ausatmung. |

| | |
|---|---|
| **Subkortikale Automatismen** | Primitive Reflexsynergismen wie Saugen, Beißen, Rooting. |
| **Suprahyoidal** | Sich oberhalb des Os hyoideum befindend. |
| **Symptom** | Hinweiszeichen auf eine Krankheit. |
| | Primäres S.: Durch die Grunderkrankung bedingt. |
| | Sekundäres S.: Durch die aus der Krankheit entstandene Behinderung bedingt (z. B. Kontrakturen durch veränderte Haltung oder erhöhten Tonus). |
| **Tapping** | Fazilitationstechnik zur Tonisierung der quergestreiften Muskulatur. |
| **Temporomandibulares Gelenk** | Kiefergelenk. |
| **Tonus** | Physiologischer Spannungs- und Erregungszustand eines Gewebes, hier: der Muskeln. |
| **Trachea** | Luftröhre. |
| **Trachealkanüle** | Kunststoff- oder Metallröhre für die Atemzuleitung über ein Tracheostoma. |
| **Trachealstenose** | (Meist durch eine Trachealkanüle) erworbene dauerhafte Einengung der Trachea. |
| **Tracheostoma** | Durch Tracheotomie herbeigeführte Öffnung der Luftröhre nach außen. |
| **Tracheo(s)tomie** | Eröffnung der Luftröhrenvorderwand (Spaltung) im oberen Drittel zwecks Einführung einer Kanüle. |
| **Trade-Off** | Kompromiss, Abwägung. |
| **Translatiert** | Verschoben. |
| **Ulkus** | Geschwür, Substanzverlust der Haut oder der Schleimhaut. |
| **Unterstützungsfläche** | Angebotene Fläche, auf der und über der Körpergewichte abgegeben werden können (Paeth Rohlfs 1999). |
| **Valleculae, Valleculärräume** | Paarige Grube zwischen Zungenbasis und Kehldeckel. |
| **Venter** | Bauch. |
| **Ventral** | Bauchwärts gelegen oder gerichtet bzw. die Vorderseite eines Körperteils betreffend. |
| **Videofluoroskopie** | Videogestützte Röntgenuntersuchung des Schluckvorganges. |
| **White-Out-Phänomen** | Bezeichnet den Zeitpunkt einer Endoskopie, wenn sich die Schleimhaut vollständig auf das Endoskop legt (meist zeitgleich mit Epiglottiskippung, pharyngealem Schlucken). |
| **Xerostomie** | Trockenheit der Mundschleimhaut. |
| **Zungenprotrusion** | Vorschieben, Vordrücken, Vorpressen der Zunge. |

# 12 Fort- und Weiterbildungsmöglichkeiten

### E/F.O.T.T.: Einführungsseminar

**Teilnehmer:** Ärzte, Physiotherapeuten, Ergotherapeuten, Sprachtherapeuten, Pflegende und Klinikmitarbeiter
**Dauer:** 2 Tage
**Kursleitung:** F.O.T.T. Instruktor/in

### G/F.O.T.T.: Grundkurs

**Teilnehmer:** Ärzte, Physiotherapeuten, Ergotherapeuten, Sprachtherapeuten, Pflegende (und nach Absprache: weitere Klinikmitarbeiter)
**Dauer:** 5 Tage
**Kursleitung:** 1–2 F.O.T.T.-Instruktor/innen
**Voraussetzungen:**
- Die Teilnehmer sollten mit dem Transfer der Patienten vom Rollstuhl auf die Behandlungsbank vertraut sein.
- Ein Bobath-Kurs ist erwünscht, aber nicht Voraussetzung.

**Kursinhalte** in Theorie und Praxis (Workshops):
- Normale, physiologische Muster bei der Nahrungsaufnahme, der Atmung, Stimmgebung, des Sprechens und nonverbale Kommunikation und ihr Zusammenwirken.
- Typische Probleme von Patienten mit Hirnschädigungen.
- Prinzipien der Befunderhebung und Therapie.
- Therapeutisches Essen und therapeutische Mundpflege.
- Supervidierte Arbeit mit Patienten in Kleingruppen und Auswertung.

### Speziell für Pflegende: G/F.O.T.T. Pflege

### R/F.O.T.T.: Refresherkurs

**Teilnehmer:** Ärzte, Physiotherapeuten, Ergotherapeuten, Sprachtherapeuten, Pflegende
**Dauer:** 3 Tage
**Kursleitung:** Kay Coombes
Der Kurs findet in englischer Sprache mit Übersetzung statt.

**Voraussetzung:**
- Erfolgreiche Absolvierung eines F.O.T.T.-Grundkurses (G/F.O.T.T.) und eine mindestens halbjährige praktische Erfahrung im Umgang mit den Patienten.
- Vor Kursbeginn: Einreichen eines Videos einer Patientenbehandlung.

**Kursinhalte** in Theorie und Praxis (Workshops):
- »Problemlösen« im Alltag.
- Fallbesprechungen und Reflexion der Patientenvideos.
- Vertiefung von Inhalten.
- Supervidierte Patientenbehandlungen zu dritt.

### A/F.O.T.T.: Themenspezifische Aufbaukurse:

### A/F.O.T.T. Trach-Kurs

**Teilnehmer:** Ärzte, Physiotherapeuten, Ergotherapeuten, Sprachtherapeuten, Pflegende
**Dauer:** 4 Tage
**Kursleitung:** 1–2 Senior Instruktorinnen
**Voraussetzungen:**
- Absolvierung eine G/F.O.T.T. und Einführungskurs in das Bobathkonzept.
- Praktische Arbeit mit Trachealkanülenpatienten.
- Vor Kursbeginn: Einreichen eines Videos einer Patientenbehandlung (Trachealkanülen-Patient).

**Kursinhalte** in Theorie und Praxis (Workshops):
- Behandlung von Patienten mit Trachealkanülen nach dem F.O.T.T. Konzept im interdisziplinären Team.
- Fazio-oraler Trakt und Trachealkanülenmanagement.
- Umsetzen von theoretischen Prinzipien in die Behandlung.
- Supervidierte Patientenbehandlungen zu dritt.
- Fallbesprechungen, Reflexion der Patientenvideos.

Weitere A/F.O.T.T. Kurse in Planung u.a. Themenbereiche: Gesicht, Nahrungsaufnahme (therapeutisch und assistiert) F.O.T.T. und Kinder

> **Praxistipp**
> *Teilnahmeplätze* für Einführungsseminare, Grund-, Aufbau- und Refresherkurse werden ausschließlich von den veranstaltenden Kliniken vergeben. Die aktuelle Kursliste ist unter www.formatt.org abzurufen.

Fort- und Weiterbildungsmöglichkeiten

## FOrmaTT

FOrmaTT ist eine von F.O.T.T.-Instruktor/innen gegründete Gesellschaft mit Sitz in Deutschland. Sie bietet Kliniken und Einrichtungen F.O.T.T. Grundkurse und Aufbaukurse an und vermittelt Referenten für Vorträge, Seminare und Supervision. Die kursleitenden Instruktorinnen sind von Kay Coombes ausgebildet und lizensiert.
FOrmaTT
Sekretariat Frau Christa Sticher
Strohgäuring 55
D-71254 Ditzingen
Fon 0049(0)7152-355 458
Fax 0049(0)7152-355 459
E-Mail: sekretariat@formatt.org
Internet: www.formatt.org

## F.O.T.T. International S.I.G.

### (S.I.G. = special interest group)

Dieser Zusammenschluss besteht aus Personen, die sich mit dem Konzept auseinandersetzen, es weiter entwickeln und weiter verbreiten wollen. Die Gruppe ist multidisziplinär und international zusammengesetzt. Voraussetzung zur Mitgliedschaft ist die Absolvierung eines F.O.T.T.-Grundkurses.

Pro Jahr gibt es zwei Treffen der Mitglieder an unterschiedlichen Orten, eines davon ist das AGM (annual general meeting), die Jahresversammlung. Beim AGM gibt es in der Regel ein »open meeting«, bei dem Gäste willkommen sind.
Auskünfte erteilt das Sekretariat der F.O.T.T. International S.I.G.
E-Mail: fott_international_sig@web.de

## TOP – F.O.T.T. International

Organisation in England, die von Kay Coombes (MRCSLT, Speech and Language Therapist, Supervising F.O.T.T.-Instruktorin, Bobath-Tutor) gegründet wurde. Sie bietet folgende Dienstleistungen an:

Kursangebot für Kliniken: in begrenztem Umfang Grund- und Refresherkurse, Supervision an Kliniken.

Ausbildung zum/r F.O.T.T.-Instruktor/in gemeinsam mit FOrmaTT

Kay Coombes, c/o ARCOS, Whitbourne Lodge, 137 Church Street Malvern Worcs. WR14 2AN, G.B.
E-Mail: arcos@globalnet.co.uk

## Hilfsmittel

Untersuchungslampen mit Spatelhalter, Trinkbecher mit Aufsatz, Cheyne spoon und Pat Saunders Straw (Strohhalm) sind erhältlich bei:
FOrmaTT
Abbildungen und Bestellformular: www.formatt.org

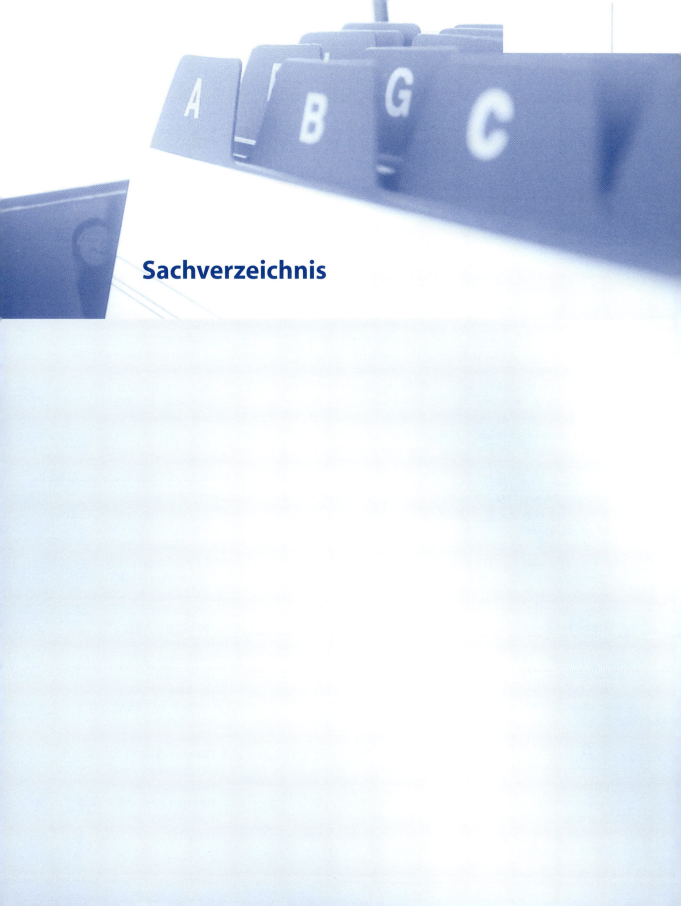

# Sachverzeichnis

# Sachverzeichnis

24-Stunden-Konzept  21, 22, 178, 192

## A

Absaugen  155
- regelmäßiges  160
- therapeutisches  181, 185

Absaugkatheter  160
Adaptation  9
Akutphase  13
Alignments  4
Andickmittel  72
Angehörige  143, 192
Angehörigenanleitung  114, 115
Angehörigenarbeit  113
Arbeitshypothese  11, 12, 42, 43
Aspiration  49, 134
Aspirationsgefahr  108
Aspirationsrisiko  199
assistierte Mahlzeit  48, 69, 70, 74
Atem-Schluck-Koordination  17, 54, 68, 123, 128, 135, 174, 176
Atem-Schluckmuster  135
- abnormes  130, 175
- unwillkürliches  174

Atem-Sprech-Koordination  175
Atemführung
- taktile  136

Atemhilfsmuskulatur  122
Atempause  121
Atemstopp  123, 124
Atemtypen  121
Atemvolumina  172
Atemwege
- Schutz der  58

Aufbaukurse  242
Ausgangsstellung  19, 28, 40
- sitzende  142

## B

Balance  6
Basisputzmethode  101
Bauchlage  143
Befundung  90
Behandlungsablauf  92

Behandlungsplan  92, 95
Beißen  62
- Hemmung von  107
- phasisches  81, 88
- starkes  88
- tonisches  88
- vermehrtes  109

Beißkeil  109
Beißreflex  89, 108, 109
Berliner Dysphagie-Index (BDI)  167, 219
Bewegungen
- assoziierte  6, 7
- automatische  5
- automatisierte  5
- fazilitierte  11
- inhibierte  11
- normale  50, 62, 63
- physiologische  51, 128
- selektive  131

Bewegungsbahn
- physiologische  67

Bewegungskontrolle, dynamische  6
Bewegungsmuster  28, 50, 59
- abnorme  6, 7
- gestörte  7
- normale  4, 6
- pathologische  84

Bisswunden  87
Bobath-Konzept  8
Bronchoskopie  197
Bruxismus  82, 83, 85

## C

Cheyne spoon  243
Co-Therapien  192
Cuff  153, 155

## D

Dekanülierung  185
Deprivation
- sensorische  14, 88

Diät  48

Dilatationstracheotomie  151, 176
dynamische
- Bewegungskontrolle  6
- Haltungskontrolle  6
- Stabilität  32, 127, 130

Dysarthrophonien  136

## E

EFA  164, 213, 214
Einführungsseminar  242
Einzelfalldesigns  211
Eis  19, 20
Emphysem  153
Entblocken  85
- therapeutisches  182, 185

Entblockung  99
Ernährungssituation  24
Extension  35, 127, 131
Extensionsmuster  142

## F

F.O.T.T.
- Assessment Profile  213, 219, 220
- Aufbaukurs  191
- Einzelfallstudie  218
- Grundkurs  191
- Mundhygiene  110
- Trach-Kurs  191

Fazilitation  8, 67
Fazilitieren  51, 81
fazilitierend  63
Fazilitierung  15
Feedback  31, 44
Feedforward  31, 44
FIM  213, 214
Fingerlinge  105
Flexion  29, 36, 42, 127, 131, 178
Flexionsmuster  142
Flüssigkeitszufuhr  74
Forschungsmethoden  208
Fortbildung  201
FRB  164

# Sachverzeichnis

Frühreha-Barthel-Index (FBI)   224, 226, 230
Frührehabilitation   23

## G

Glasgow Coma Scale (GCS)   219
Glycerin-Zitronenstäbchen   108
Granulationen   162
Grundkurs   242
Gruppendesigns   211

## H

Haftcreme   104
Haltung
– abnormale   175
– korrigierte   52
Haltungshintergrund   19, 28, 39, 43, 56, 61, 63, 70, 81, 130
– flexibler   29
Haltungskontrolle, dynamische   6
Handling
– adäquates   22
Hands-on   14
– Ansatz   128
– taktile Atemführung   136
Heiserkeit   38
Hilfen
– taktile   140
– verbale   129
– visuelle   140
Hilfsmittel   243
– Becheraufsatz   72
– Besteck   73
– Cheyne Spoon   72
– für die Mundhygiene   105
– – Fingerlinge   105
– – Kinderzahnbürste   105
– – Kunststoffspatel   105
– – Untersuchungslampe   105
– – Zahnseide   105
– kontraindizierte   108
– therapeutische   107
– Trinkhalme   73

Husten   59, 72, 167
– attacken   82
– reflektorisches   17, 173
– willkürliches   17
Hyoid   32
Hyperextension   29, 35, 36, 41, 85
Hypersensibilität   14, 86, 88, 106
Hypothesen   40, 46

## I

ICF   93
Inhibition   8
Innenkanüle   181
Input
– strukturierter   88
– taktiler   17
Interdisziplinarität   185

## K

Kälte   65
Kältereize   65
Kanülen
– blockbare   153
– geblockte   224
– nichtblockbare   155
– sonstige   157
– zubehör   157
Karies   84
Kauen in Gaze   66
Kehlkopf   125, 170
Kernfaktoren   57
Kiefer
– retrahierter   11
Kieferbewegungen
– pumpende   92, 134
Kieferkontrollgriff   10, 38, 81, 107, 184
Kieferschluss   37
– fehlender   134
Kieferstabilisierung   11, 139
Kieferstabilität   81
Komaremissionsskala (KRS)   224, 226, 230
Kombinationskanülen   157

kombinierte Ernährungsform   15
Kommunikation   120
– nonverbale   18
Kompensation   8
Kontrakturen   36, 41
Konzept   10
Körperschlüsselpunkte   140
Kostaufbau
– Beginn   48
Kosten der Frührehabilitation   23
Kräutertee   100
KRS   164
Kunststoffspatel   105
Kursangebote   25

## L

Lagerung   140, 225
– asymmetrische   142
– symmetrische   142
Lagerungsmaterial   141
Lagewechsel   88
Langzeitbeatmung   149, 166

## M

Mahlzeiten
– assistierte   48, 69, 70, 74
Mechanismen
– Feedback   31
– Feedforward   31
Mimik   18
Monitoring   143
motorisches Lernen   31
Mundboden   37
Mundgeruch   100
Mundhygiene   55, 61, 73, 78, 84, 89, 92, 95, 97, 98, 110
Mundpflege
– selbständige   60
Mundspatel
– gepolsterte   107
Mundstimulation   14, 61, 97
– taktile   71
Muskeltonus   127
Muskelzugrichtung   32, 33

## N

Nachschlucken 62, 135
Nahrungsaufnahme 16, 47, 50
– sichere 57
– – Kernfaktoren 57
– – Zusatzfaktoren 57
Nahrungsgabe
– therapeutische 56, 69
naso-gastrale Sonde 58
Niesen 173
Nonverbale Kommunikation 18

## O

oraler Kostaufbau 48
Ösophagussphinkter
– oberer (oÖS) 30, 38, 177

## P

Packs 67
PEG-Sonde 74
Penetration 49
Pflegeheim 25
Phase
– orale 56
– pharyngeale 49, 52
– prä-orale 46, 52, 56, 67, 197
Phonieren 136
Pilzinfektion 100
Pneumonie 55, 60, 85
Pneumonierisiko 55
prä-orale Phase 16, 46, 197
primäre Probleme 79, 85
Problem
– primäres 79, 83
– sekundäres 83
Problemanalyse 90
progredienten Erkrankungen 15
Punctum
– mobile 32, 33
– stabile 32, 33
Punktionstracheotomie 151, 161
Putzmethoden 104

## R

Räuspern 17, 167, 173
Reflux 100
Refresherkurs 242
Residuen 58
Rotationskomponenten 131
Rückenlage 142

## S

Salivation 81
Saug- und Schmatzbewegungen 81
Schädelhirntrauma (SHT) 87
Schluckapnoe 54
Schlucken
– elizitiertes 215, 216
– fazilitiertes 215, 216
– sicheres 57
– spontanes 216
Schluckfrequenz 131, 163, 165, 224, 225, 226, 227
– herabgesetzte 82
Schluckhilfe 72
Schluckreaktion 5
Schlucksequenz 16, 51, 52
– sichere 48
Schlucksprechstunde 25
Schutz der Atemwege 58
Schutzfunktion 135
Schutzmechanismen 7, 17, 51, 57, 166, 173, 177
– effektive 59, 69, 173
– nicht effektive 174
– physiologische 173
– unvollständige 174
Schutzreaktion 6
– körpereigene 17
Schwerkraft 140
Schwerkraftlinie 29
Seitenlage 43, 184
Sekrettransport 167
Sekundärkomplikationen 24, 62
Sekundärprobleme 41, 82, 83, 85, 89
Selbsterfahrungen 21

self stimulation 40, 129
Sensibilität 166
Sensibilitätsstörung 18
sensorische Deprivation 14, 88
Sicherheit 54
Situationsverständnis 95
Sitz
– am Tisch 43
– unterstützter 43
Sitzende Ausgangsstellung 142
Sonde 13
– naso-gastrale 58
Spastizität 175
Speichel 99
– transport 134
Sprechaufsatz 183
Sprechkanüle 155, 167
– geschlossene 224
Sprechventil 155, 224
Stabilität
– dynamische 127, 130
Stehen 142
Stellenschlüssel 23
Stenose 148, 151
Stimmklang
– feucht-gurgeliger 138
– heiserer 138
– nasaler 138
Stomaplatzhalter 157
Stridor
– expiratorischer 132
– inspiratorischer 132
Strohhalm 243
– trinken 135

## T

taktile
– Hilfen 73, 98
– Mundstimulation 71
tapping 19
Team 22
Technik 10
therapeutische
– Hilfsmittel 107
– Nahrungsgabe 56, 69
therapiefreien Zeiten 184

Thermale Kältereize 19
Tonhaltedauer 139
Tonus 62
Tonuserhöhung 62
Tonusnormalisierung 80
Tonusregulation 98
Trachea 170
Trachealkanüle 13, 15, 53, 58, 59, 86, 133, 148, 155, 179, 181, 183, 193
– Arten 153
– befestigen 157
– Befestigung 158
– einsetzen 157
– entblockt 15
– Entblockung 99
– Entfernung 159, 166
– geblockte 99, 133, 167, 177
– Pflege 157
– selbstblockende 155
– ungeblockte 133
– Wechsel 157, 158
Trachealkanülen 133, 176
– Management 16, 20
Trachealknorpel
– Verletzungen 162
Trachealstenosen 20
Tracheostoma
– abgeklebtes 185
– punktiertes 53, 185

Tracheostomaverschluss 167
Tracheotomie 13, 148
– Arten 149
– Indikationen 149
– Komplikationen 153
– plastische 151
– temporäre 149
Trinkbecher 72, 243
Trinken 71

## U

Unterstützungsfläche 80, 81, 137, 141
Untersuchungslampe 105, 243

## V

Vallecularbereich 68
Vallecularraum 63, 68
Viskosität 65

## W

Wachheit 225, 226
Wachkoma 25

Wechselwirkungen 36
Würgen/Erbrechen 17
Würgreflex 17

## Z

Zahnbürste 109
– elektrische 106
Zähneknirschen 82, 83, 85
Zähneputzen 90
Zahnfleischentzündung 99
Zahnprothesen
– Pflege der 104
Zahnreinigung
– grundsätzliche Regeln 101
Zahnseide 105, 106
Zunge 37, 53, 98
– fixierte 139
– lähmungen 139
– zurückgezogene 139
Zungenbein 32
Zungenbelag 100
Zungenbewegungen
– elizitierte 216
– fazilitierte 216
Zusatzfaktoren 57
Zwerchfell 122

1   Das F.O.T.T.-Konzept: funktionell – komplex – alltagsbezogen

2   Haltungshintergrund »Wir schlucken mit dem Becken ...«

3   Nahrungsaufnahme – mehr als Schlucken

4   Mundhygiene in der F.O.T.T.: therapeutisch – strukturiert – regelmäßig

5   Atmung und Stimme: wieder sprechen ...

6   Die Trachealkanüle: Segen und Fluch

7   Trachealkanülen-Management in der F.O.T.T.

8   Das F.O.T.T.-Konzept in der neurologischen Rehabilitation am Beispiel TZB

9   F.O.T.T.: Mythos oder messbar?

10   Pilotstudie zu F.O.T.T. bei neurologischen Patienten

11   Glossar

12   Fort- und Weiterbildungsmöglichkeiten

    Sachverzeichnis